por Jarmo Ahonen
Tiina Lahtinen
Marita Sandström
Giuliano Pogliani
Rolf Wirhed

# Kinesiología
## y
## Anatomía
## Aplicada a
## la Actividad Física

# Kinesiología
# y
# Anatomía Aplicada
# a la Actividad
# Física

Por
**Jarmo Ahonen**
**Tiina Lahtinen**
**Marita Sandström**
**Giuliano Pogliani**
**Rolf Wirhed**

Con 442 ilustraciones
44 láminas a color
y 21 cuadros sinópticos

## 2ª edición

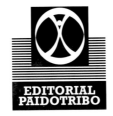

**EDITORIAL PAIDOTRIBO**

Título original de la obra:
Kehon Rakenne, Toiminta ja Lihashuolto

Traducción:
Cristina Halberstadt

Director de colección y revisor técnico:
Dr. Mario Lloret

© VK-Kustannus Oy

© 2001, Jarmo Ahonen
   Tiina Lahtinen
   Marita Sandström
   Giuliano Pogliani
   Rolf Wirhed
   Editorial Paidotribo
   Consejo de Ciento, 245 bis 1° 1ª
   08011 Barcelona
   tf: 93 3233311 Fax: 93 4535033
   E-mail: Paidotribo@Paidotribo.com
   http://www.paidotribo.com

Segunda edición
ISBN: 84-8019-307-7
Fotocomposición Vicgraf
Impreso en España por Sagràfic

# Índice

# Introducción

## El hombre en movimiento y el próximo milenio

El hombre es un ser móvil. La movilidad está íntimamente ligada con el concepto de salud. Si se observa más detenidamente el cuerpo humano se descubrirán un gran número de estructuras funcionales, cuya genialidad sorprende. Además, el cuerpo humano dispone de un sistema funcional de autorregulación. El funcionamiento sin problemas de todas las partes del cuerpo presupone, sin embargo, una dosis adecuada y variada de actividad física.

Los cambios de la sociedad, la industrialización y la urbanización han hecho imposibles las formas originales de actividad física. El movimiento físico en forma de trabajo muscular lo realizan cada vez menos personas en la actualidad. Incluso en las profesiones que están relacionadas con el trabajo corporal, muchas actividades han sido sustituidas por las máquinas y los medios de ayuda. El mayor error es, sin embargo, estar sentado continuamente, algo a lo que el hombre de la sociedad actual se ve forzado. Ya en la infancia nos educan para que nos mantengamos quietos en nuestro sitio. En estos cuerpos delicados y en crecimiento, ello interfiere en el desarrollo de un cuerpo sano y de un buen equilibrio muscular.

En la escuela lo principal es transmitir unos conocimientos teóricos. Prácticamente no se otorga ningún valor al desarrollo físico y deportivo. De esta forma, se impide el desarrollo de un individuo integral, es decir, móvil, pensante y con conocimientos. Pero ¿de qué sirve todo el conocimiento teórico cuando las bases de la actividad física se descuidan por completo? La felicidad humana depende también de la capacidad de disfrutar de la belleza del mundo gracias a la propia movilidad.

Los pronósticos sobre la salud en el año 2000 no son muy halagüeños. En Finlandia, por nombrar un ejemplo, con el cambio de milenio habrá aproximadamente un millón de pacientes con trastornos del aparato de sostén y locomoción. El aumento de la edad media no es suficiente para explicar este fenómeno. Las causas principales son la disminución general de la movilidad y de las capacidades físicas.

La actividad física cada vez es más aceptada como forma de ocupar el tiempo libre. Sin embargo, esto no es suficiente para que se consiga un cambio en los pronósticos. No es infrecuente que una persona de edad media comience espontáneamente con una actividad deportiva sin tener unos conocimientos o aptitudes previos. Para los niños, la actividad física es muy adecuada ya que tienen una gran capacidad de aprendizaje. Aprenden sin esfuerzo y correctamente los modelos de movimiento imitando quizás a los deportistas de élite. Además, el niño aún no ha desarrollado movimientos incorrectos.

En el caso de los adultos, el proceso de aprendizaje es mucho más difícil. Su comportamiento es demasiado analítico y sufre las consecuencias de la costumbre de realizar movimientos erróneos y de sufrir de un equilibrio muscular deficiente. Si comienza con una actividad deportiva sin disponer de un control por parte de una persona especializada, inevitablemente se producirán lesiones por sobrecarga a medida que aumente la amplitud del entrenamiento. Puede parecer extraño que para los adultos sea necesario aprender a correr, andar o nadar bajo la supervisión de un profesor. Sin embargo, para algunas personas es imprescindible para evitar que su salud se resienta a causa del entusiasmo despertado hacia el deporte.

Si se lleva a cabo de forma correcta, la actividad deportiva mejora el estado de salud. La función del excelente sistema de autorregulación del cuerpo depende completamente del ejercicio. Las articulaciones son «engrasadas» automáticamente y los músculos conservan su fuerza cuando se les permite que trabajen. La actividad física es beneficiosa para el sistema cardiovascular. Además, el esfuerzo físico estimula la secreción de endorfinas, que son «drogas» propias del cuerpo producidas en el cerebro y que tienen efectos beneficiosos. Por tanto, vale la pena dedicar algo de tiempo y energía al aprendizaje de una actividad física correcta y practicar lo aprendido de forma regular.

Los campos especiales de la actividad física son el deporte de rendimiento y de élite, donde es de especial importancia que se practiquen y se realicen los movimientos correctamente. Ya que la carga es extremadamente alta, los mínimos errores pueden ser fatales. También en las personas que no practican ningún deporte se manifiestan las consecuencias de estos errores como son, por ejemplo, las lesiones por desgaste, pero no antes de que hayan cumplido la edad de 40 a 50 años. Una de las ventajas del ejercicio deportivo duro realizado en la juventud es que permite ver estos errores a tiempo para poderlos solucionar.

En este libro se explican las funciones básicas del cuerpo humano, sobre todo la postura, el equilibrio muscular y la mecánica del movimiento. El lector debe compender por qué razón es tan importante el desarrollo correcto de un movimiento y cómo se puede trabajar la musculatura, sea individualmente o con ayuda de un especialista. La comprensión de estas relaciones presupone conocimientos de anatomía, fisiología y biomecánica. Queremos darles a nuestros lectores unas ideas básicas cercanas a la práctica y, al mismo tiempo, proporcionarles conocimientos sobre los fundamentos y las causas de la aparición de errores en el desarrollo de los movimientos.

Nos acercamos al año 2000. Cada uno debería contribuir en la lucha contra los malos pronósticos sobre la salud. Ello requiere una postura activa, un interés por adquirir conocimientos, así como un sentido de la responsabilidad consigo mismo.

En nombre del grupo de autores

Jarmo Ahonen, fisioterapeuta

# Parte I.
# Anatomía general

**Giuliano Pogliani**
**Vanio Vannini**

# Células

Como todos los seres vivos, el hombre está compuesto de células. La célula es la unidad funcional más pequeña de la vida con la capacidad de multiplicarse. Las células, que se han especializado para desempeñar una determinada función, forman un tejido y en los organismos superiores forman órganos que tienen unas tareas específicas.

Las células se forman siempre a partir de otras células por medio de un complicado procedimiento de división y duplicación (mitosis) independientemente del origen, la forma y el tamaño. En las ilustraciones inferiores se puede ver la mitosis completa desde el principio hasta el final (1). La membrana del núcleo se disuelve (2) y dentro de la célula se hace visible el DNA, que contiene toda la información hereditaria, en forma de cromosomas. Hay 23 pares de cromosomas (3), que se ordenan regularmente en el plano ecuatorial de la célula (4). Las cromátides son separadas por medio del huso acromático (5), seguidamente el protoplasma se constriñe. Todo ello ocurre muy rápidamente (7 y 8), después de que la fase de división ha terminado. Como resultado se obtienen dos células hermanas (9) con núcleo y número de cromosomas completo. De esta forma la herencia se transmite completa desde la célula madre a las células hermanas. La mitosis dura por regla general

entre 15 y 20 minutos. En las células cancerígenas esta división se produce con mucha mayor rapidez y de forma incontrolada. La duración de la vida de una célula oscila entre unos minutos (algunas células intestinales) y cuatro meses (células de la sangre).

La multiplicación de las células sexuales o de los espermatozoides (célula germinativa masculina madura) y del óvulo (célula germinativa femenina madura) se produce de forma diferente. Este proceso de división se denomina meiosis.

El microscopio electrónico ha hecho visibles muchas estructuras celulares, las denominadas organelas celulares.

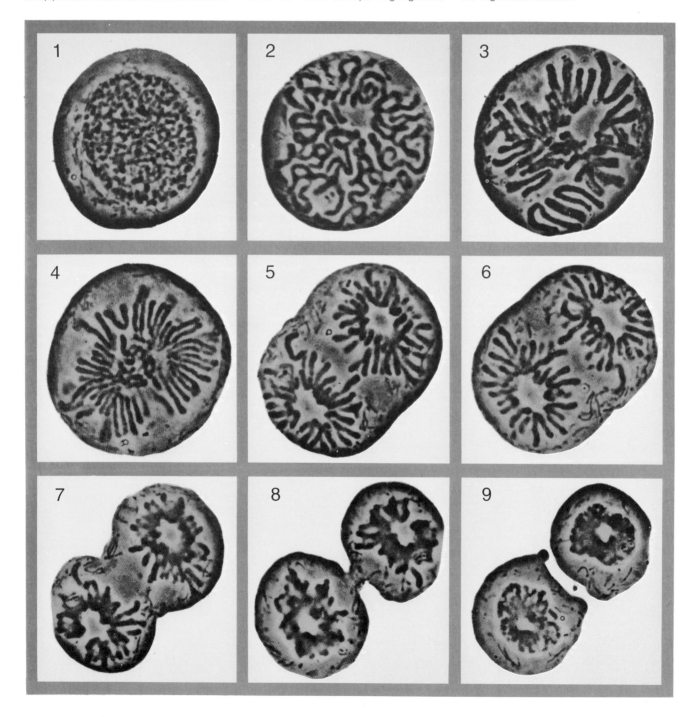

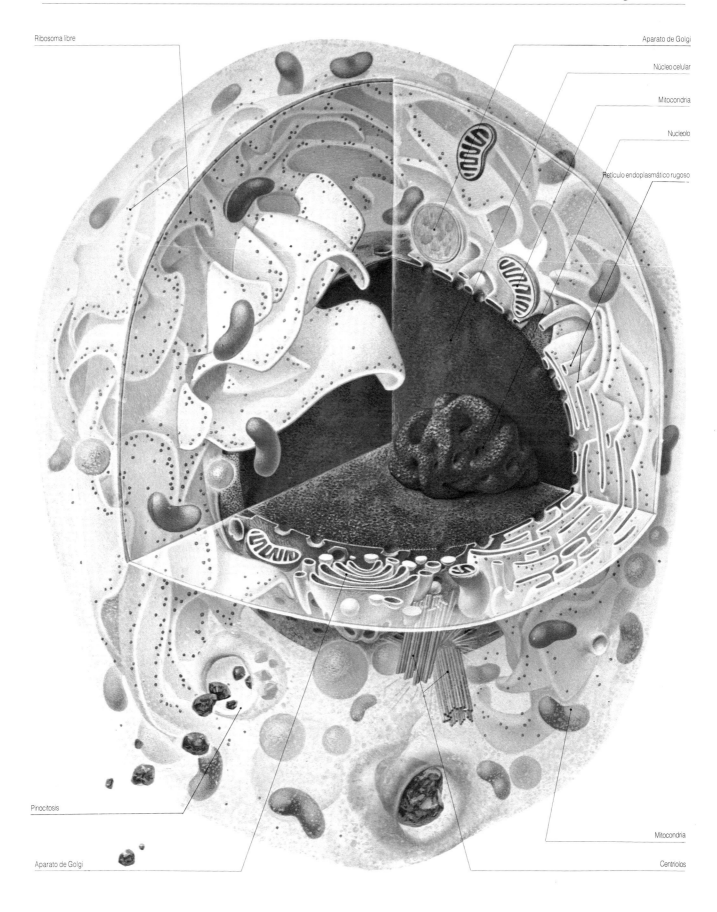

Ribosoma libre

Aparato de Golgi

Núcleo celular

Mitocondria

Nucleolo

Retículo endoplasmático rugoso

Pinocitosis

Aparato de Golgi

Mitocondria

Centriolos

Aquí nos encontramos ante un dibujo tridimensional de una célula típica. La célula está rodeada de una membrana celular, la totalidad del contenido celular se denomina citoplasma. Una gran parte de él está recorrida por pequeños canales conectados entre sí, que están ocupados por ribosomas (organelas celulares, en las cuales se lleva a cabo la síntesis de las proteínas.). Este sistema es lo que se denomina retículo endoplasmático rugoso. En la parte inferior de la imagen se observa un pinocito, cuya tarea consiste en eliminar sustancias de desecho de la célula.
En el citoplasma se encuentran otras organelas celulares, que en parte están separadas del citoplasma por membranas. El dibujo muestra algunos ejemplos. Las mitocondrias se encuentran en gran número sobre todo en las células que participan activamente en el metabolismo. En los pliegues dentro de las mitocondrias encontramos sistemas enzimáticos, que son necesarios para generar energía (ATP). Los aparatos de Golgi participan en la síntesis de las proteínas. En el núcleo celular, que está rodeado de una membrana celular que permite la entrada de determinadas sustancias, se localiza el ácido desoxirribonucleico (ADN). El nucleolo es rico en ácido ribonucleico (ARN) . La tarea del ARN mensajero consiste en realizar la información contenida en el ADN sobre la función, la reparación, el crecimiento y división de la célula con ayuda de los ribosomas. En la mitosis se necesitan microtúbulos.

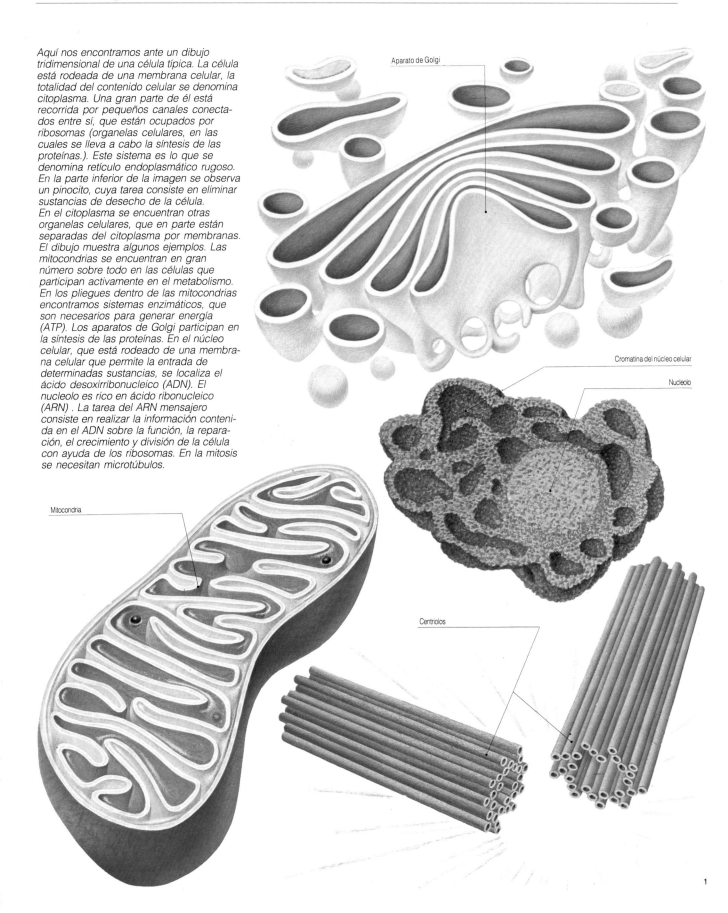

Aparato de Golgi

Cromatina del núcleo celular

Nucleolo

Mitocondria

Centriolos

# El tejido

El tejido humano está dividido en diferentes grupos dependiendo de su procedencia. En el embrión, pocas semanas después de la implantación del óvulo fecundado en la pared uterina, se pueden distringuir tres tipos de células : de la hoja externa del blastodermo del embrión (ectodermo) se forman la piel y las mucosas adyacentes así como las glándulas salivales. Además, del ectodermo se desarrollan el sistema nervioso, la hipófisis, la médula de las cápsulas suprarrenales, la córnea, el cristalino, así como las células de otros órganos sensoriales.
De la hoja interna (endodermo) se forman las mucosas del tracto digestivo con las correspondientes glándulas (inclusive el hígado y el páncreas),las células de la glándula

tiroides, de la glándula paratiroides, partes del oído así como las mucosas pulmonares y de las vías respiratorias, de la vejiga y casi de la totalidad de las vías urinarias.
De la hoja media del embrión (mesodermo) se forma el tejido de sostén y conectivo, los huesos, los músculos, la sangre y el sistema inmunológico, así como el interior de la cavidad torácica y abdominal (p.ej. diafragma, corazón y peritoneo).
El desarrollo se produce por fases. En el marco del desarrollo embrionario el tejido de determinados órganos puede estar formado por las diferentes hojas. Ello tiene como consecuencia el que un órgano pueda asumir varias tareas completamente diferentes entre sí.
Ya que la piel y el sistema nervioso se han

desarrollado a partir del ectodermo, se puede explicar una tarea importante de la piel, la «transmisión de noticias» al sistema nervioso central (SNC) La sensibilidad de la piel es posible gracias a diversas células nerviosas especializadas que se encuentran dentro de ella. Éstas perciben los estímulos de tacto, peso, el calor y el dolor. La piel también tiene otras tareas, p.ej. la regulación del calor. Las glándulas sudoríparas producen un líquido incoloro e hipotono (el sudor), que refrigera el organismo a través de la piel por medio de la evaporación. En el extremo de la raíz del vello se encuentran músculos que se han desarrollado del mesodermo, que levantan el vello, de forma que entre el vello se forma una capa de aire que produce calor. También el temblor involuntario de determinados grupos musculares produce calor.

*La epidermis del hombre es un tejido complicado formado por varias capas. La capa superior de la piel está formada por células muertas (epidermis)  El **tejido** epitelial tiene una estructura típica : está*

*formado por una o varias capas de células que cubren las membranas basales. La piel impide la penetración de algunas sustancias (p.ej. agua, bacterias), pero deja pasar otras (p.ej. medicamentos). La*

*piel está recorrida por poros de las glándulas sudoríparas y de las vainas de las raíces del vello.*

| Receptores táctiles | Corion, capa reticular | Nervio | Nucleo capilar | Músculo erector del pelo |
| | | | Papila | |
| Tejido conectivo | Capilares | Raíz capilar | pilosa o de tejido conectivo | Epidermis |
| Corion | Tejido conectivo subcutáneo y tejido adiposo | Vaina de la raíz epitelial | Glándula sudorípara | Corium, dermis |
| Epidermis | Folículo adiposo (glándula sebácea) | Vaina de la raíz conectiva | Capilares | Tejido subcutáneo |

En la imagen microscópica de  la piel que aparece en la ilustración se puede observar como degenera la capa córnea de la piel y se escama. En la capa geminativa (estrato basal) se forman nuevas células de forma constante. La epidermis.está formada por un epitelio laminar de varias capas; dependiendo del grado de queratinización se pueden distinguir hasta cinco capas de epitelio : capa de células basales, capa de células espinosas, capa granulosa, estrato lúcido y capa córnea. De este tipo de epitelio se han formado células exocrinas (es decir, que secretan mucosidad, sebo, etc.) así como las glándulas sudoríparas. Estas estructuras sinuosas, tubulares, de la epidermis están conectadas con la

superficie cutánea por medio de conductos tortuosos, los poros. Las glándulas endocrinas, como son las glándulas suprarrenales, no desarrollaron poros (glándulas falsas). Secretan sus productos (hormonas) directamente a la sangre. La zona externa de las vías respiratorias está recubierta por un epitelio vibrátil. Los cilios (ver dibujo de la imagen microscópica) tienen como función la protección de las vías respiratorias. Las partículas (extrañas) que se recogen  con la respiración se adhieren a la mucosidad producida por las mucosas. Esta mucosidad es transportada por el movimiento de los cilios hacia la faringe, desde donde el cuerpo extraño es expulsado con la tos.

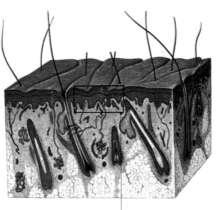

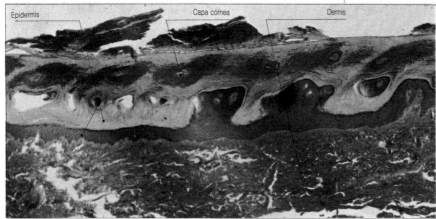

Epidermis    Capa córnea    Dermis

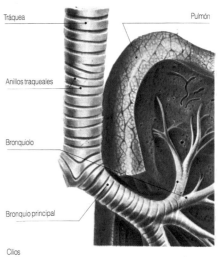

Tráquea    Pulmón

Anillos traqueales

Bronquiolo

Bronquio principal

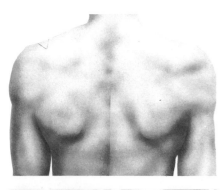

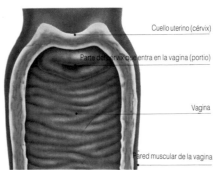

Cuello uterino (cérvix)

Parte del cérvix que entra en la vagina (portio)

Vagina

Pared muscular de la vagina

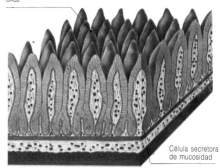

Cilios

Célula secretora de mucosidad

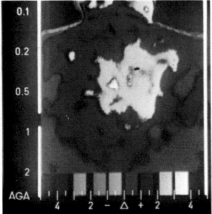

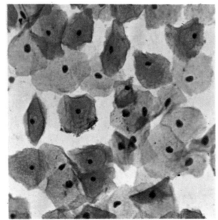

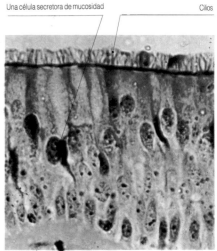

Una célula secretora de mucosidad    Cilios

Localización e imagen microscópica de las glándulas salivales

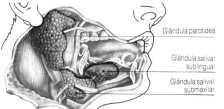

**La principal característica del tejido muscular** es su capacidad de contraerse. La histología diferencia tres tipos de tejido : tejido muscular estriado (musculatura esquelética), tejido muscular liso (musculatura intestinal) y musculatura cardíaca. El organismo puede contraer la musculatura estriada voluntariamente, mientras que la actividad de la musculatura lisa y del músculo cardíaco se desarrolla de forma involuntaria. La contracción de las miofibrillas se produce cuando se forman «puentes» entre los filamentos de actina y miosina en presencia de los iones de calcio y fosfato, como también de las moléculas muy activas de ADP y ATP (ver dibujo). Las miofibrillas son subunidades de las fibras musculares y están formadas por filamentos de actina y miosina.

La musculatura lisa aparece en los vasos sanguíneos y los órganos internos (huecos). Está formada por células largas y fusiformes, cuyo núcleo oval se encuentra en el centro. Ya que los filamentos de actina y miosina no están ordenados de forma regular, faltan las típicas rayas oblicuas de la musculatura esquelética (ver imagen miscroscópica abajo)

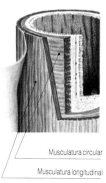

Musculatura circular

Musculatura longitudinal

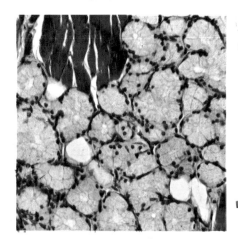

*Posición de estómago e intestino delgado, así como imagen microscópica de la mucosa*

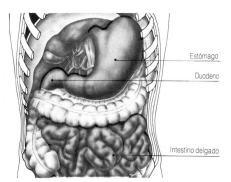

Estómago

Duodeno

Intestino delgado

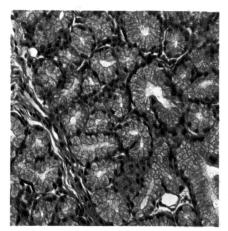

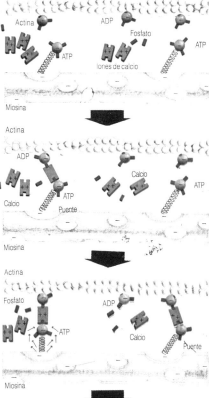

Actina

ADP

Fosfato

Iones de calcio

ATP

ATP

Miosina

Actina

ADP

Calcio

Calcio

ATP

ATP

Puente

Miosina

Actina

Fosfato

ADP

ATP

Calcio

Puente

Miosina

Actina

ADP

ADP

Fosfato

ATP

Calcio

Miosina

Actina

ADP

Calcio

ADP

ATP

Fosfato

Miosina

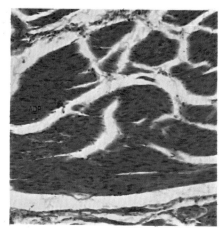

ADP

*Fibra muscular de la musculatura estriada (dibujo e imagen de miscroscopio electrónico). Las líneas oblicuas son claramente visibles.*

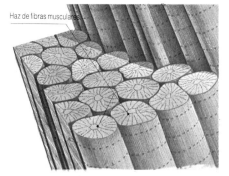

Haz de fibras musculares

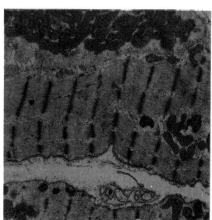

### Sistema nervioso

*El sistema nervioso del hombre es increíblemente complicado. Actúa en todos los procesos biológicos, pero sobre todo es responsable de las reacciones ante los estímulos internos y externos. En la ilustración lateral se pueden ver las vías nerviosas más importantes. Los axones del sistema nervioso central (ver dibujo e imagen microscópica) están en conexión por medio de muchas prolongaciones y reaccionan frente a los estímulos que se han producido por impulsos nerviosos.*

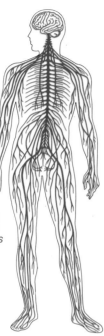

### Tejido conectivo

*El tejido conectivo se divide en dos partes : células de tejido conectivo y sustancias intercelulares. La sustancia intercelular es una sustancia base muy viscosa en la cual se encuentran las fibras de colágeno en cantidades variables. Las células del tejido conectivo son, entre otras, los fibroblastos, los macrófagos, así como las células adiposas y de pigmentación. El tejido conetivo se encuentra en todo el cuerpo. Sirve, entre otras cosas, para recubrir nervios, vasos linfáticos y sanguíneos, rellenar los espacios vacíos, p.ej. entre los músculos y las fibras musculares y sirve como tejido de sostén. Los huesos y los cartílagos son tejido conectivo especializado. Los cartílagos son duros y resistentes a la flexión; las articulaciones están recubiertas por un pericordio liso y resistente. La mayoría de los huesos se desarrollan a partir de un cartílago, que lentamente se convierte en hueso. Las células óseas forman laminillas ordenadas concéntricamente, en cuyo centro se sitúa un canal central con vasos sanguíneos y nervios (sistema de laminillas de Havers), que suministran sangre al tejido. La laminillas acumulan grandes cantidades de calcio y fosfato.*

### Tejido óseo

*Los huesos no solamente son tejido de sostén y un «almacén de sustancias minerales», sino que sus cavidades tienen otra función. En su interior se encuentra la médula ósea, en la cual se forman los glóbulos blancos y rojos. Las dos imágenes obtenidas con microscopio que vemos abajo, las células de médula ósea teñidas con medios de tinción.*

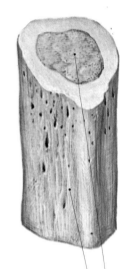

Hueso

Médula ósea

Canal central (canal de Havers)

Laminillas

Dendrita

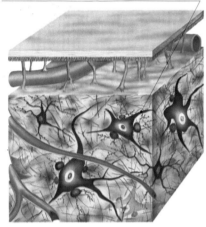

Neurita

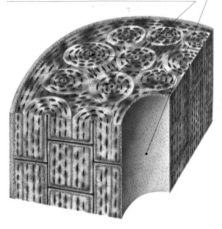

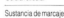

Célula plasmática

Sustancia de marcaje

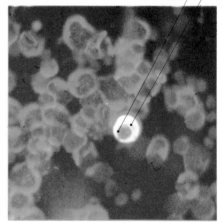

Célula reticular

Célula nerviosa

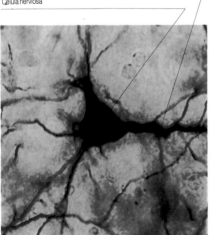

Laminillas

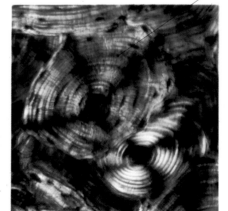

Sustancia de marcaje

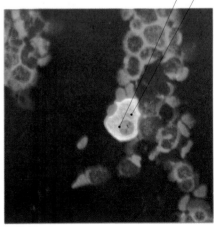

## La sangre

La sangre está especializada en el transporte y la protección del organismo. En un adulto circulan paroximadamente 5 litros de sangre. Los glóbulos blancos y rojos se forman a partir de un célula madre (ver dibujo) y nadan en un líquido con alto contenido en proteínas, el plasma sanguíneo. En la sangre también hay plaquetas sin las cuales aquélla no coagula. Los glóbulos rojos son discos planos y bicóncavos, que están algo hundidos en el centro, como se puede ver en la imagen microscópica. Ambas clases de glóbulos contienen hemoglobina, una proteína que capta hierro y cuya principal función consiste en transportar oxígeno.

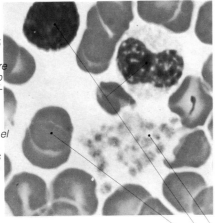

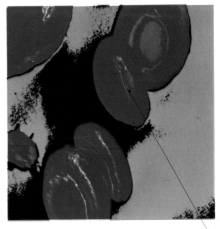

Glóbulo rojo (eritrocito)

Glóbulos blancos (leucocitos)

Glóbulo rojo

Plaqueta sanguínea (trombocito)

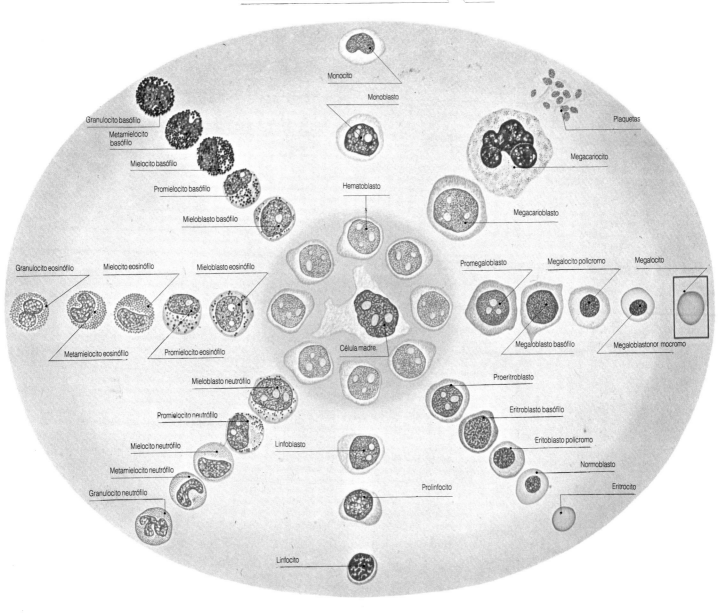

Monocito

Monoblasto

Granulocito basófilo

Metamielocito basófilo

Mielocito basófilo

Promielocito basófilo

Mieloblasto basófilo

Plaquetas

Megacariocito

Hematoblasto

Megacarioblasto

Granulocito eosinófilo

Mielocito eosinófilo

Mieloblasto eosinófilo

Promegaloblasto

Megalocito polícromo

Megalocito

Metamielocito eosinófilo

Promielocito eosinófilo

Célula madre.

Megaloblasto basófilo

Megaloblastonor mocromo

Mieloblasto neutrófilo

Proeritroblasto

Promielocito neutrófilo

Eritroblasto basófilo

Mielocito neutrófilo

Linfoblasto

Eritoblasto polícromo

Metamielocito neutrófilo

Normoblasto

Granulocito neutrófilo

Prolinfocito

Eritrocito

Linfocito

## El bazo

El bazo se encuentra debajo del extremo izquierdo de la cúpula que forma el diafragma, en la mitad superior de la cavidad abdominal. Es muy importante para la eliminación de los glóbulos rojos viejos de la sangre (hematólisis) Este proceso de eliminación se lleva a cabo en la pulpa roja, un retículo permanentemente muy irrigado. La pulpa blanca está formada por un gran número de folículos linfáticos.

## Tejido linfático

El sistema linfático tiene dos funciones: vuelve a introducir en las vías sanguíneas la linfa que se ha acumulado en el tejido periférico, pero al mismo tiempo desempeña un papel muy importante en el sistema de defensa del organismo por medio de la producción de células de defensa (linfocitos). A la izquierda puede ver un dibujo de los vasos linfáticos, a la derecha una representación esquemática de un ganglio linfático.

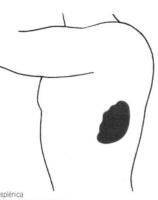

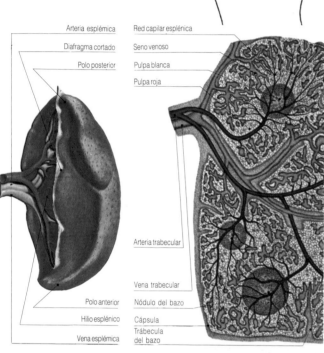

Arteria esplémica
Diafragma cortado
Polo posterior
Red capilar esplénica
Seno venoso
Pulpa blanca
Pulpa roja
Arteria trabecular
Vena trabecular
Polo anterior
Nódulo del bazo
Hilio esplénico
Cápsula
Vena esplémica
Trábecula del bazo

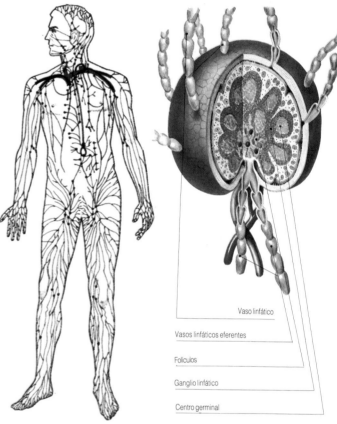

Vaso linfático
Vasos linfáticos eferentes
Folículos
Ganglio linfático
Centro germinal

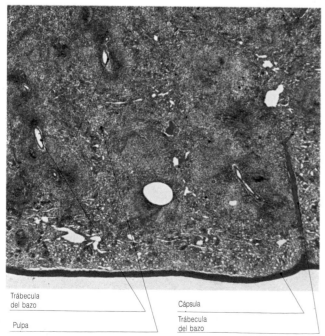

Trábecula del bazo
Pulpa
Cápsula
Trábecula del bazo

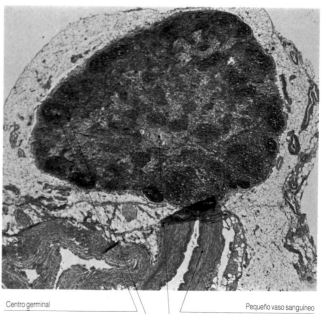

Centro germinal
Capa cortical
Pequeño vaso sanguíneo
Folículo

# Aparato de sostén y locomoción

El aparato de sostén del ser humano está compuesto por 208 huesos, en los cuales se insertan 501 músculos voluntarios. Con ayuda de estos músculos el hombre puede mantenerse de pie y moverse. En las páginas anteriores hemos visto la estructura básica del tejido óseo y muscular, ahora nos concentraremos en su función. De forma simplificada se puede decir que los huesos suponen un sistema de palancas móviles, cuyas partes están unidas entre sí por medio de articulaciones con movilidad. Las estructuras y las funciones de las articulaciones son muy diversas. Las articulaciones permiten realizar movimientos en diferentes direcciones y están recubiertas por un cartílago articular.

Las posibilidades de movimiento de la colum-na vertebral están limitadas, pero son suficientes por el tipo de conexión de las distintas vértebras entre sí. Un caso extremo son las junturas de los huesos craneales, que son completamente inmóviles.

La complicada estructura del aparato óseo y de los diferentes huesos se puede ver en las ilustraciones inferiores. A la izquierda se observa el esqueleto de un adulto, cuyo crecimiento óseo ha finalizado. A la derecha se puede ver la estructura del fémur.

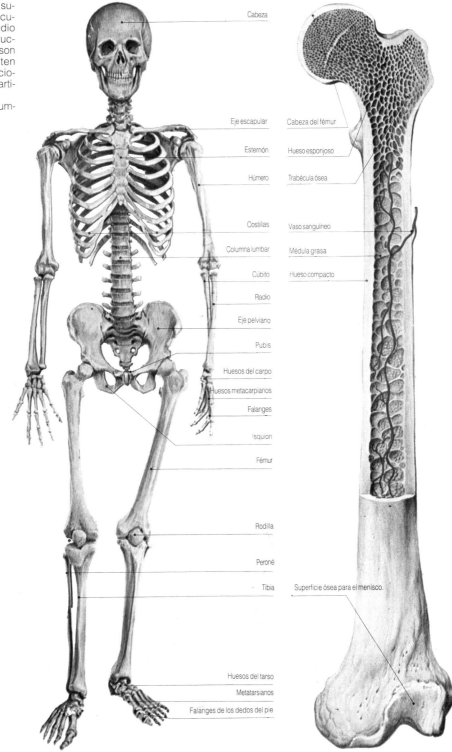

Cabeza

Eje escapular

Esternón

Húmero

Costillas

Columna lumbar

Cúbito

Radio

Eje pelviano

Pubis

Huesos del carpo

Huesos metacarpianos

Falanges

Isquion

Fémur

Rodilla

Peroné

Tibia

Huesos del tarso

Metatarsianos

Falanges de los dedos del pie

Cabeza del fémur

Hueso esponjoso

Trabécula ósea

Vaso sanguíneo

Médula grasa

Hueso compacto

Superficie ósea para el menisco.

# Huesos

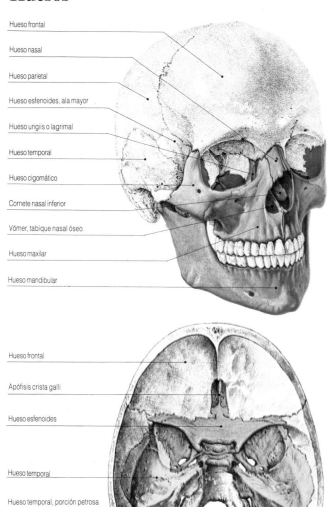

Hueso frontal

Hueso nasal

Hueso parietal

Hueso esfenoides, ala mayor

Hueso ungiis o lagrimal

Hueso temporal

Hueso cigomático

Cornete nasal inferior

Vómer, tabique nasal óseo.

Hueso maxilar

Hueso mandibular

Hueso frontal

Apófisis crista galli

Hueso esfenoides

Hueso temporal

Hueso temporal, porción petrosa

Agujero occipital

Hueso occipital

*En la mitad inferior izquierda de esta página pueden ver una tomografía computerizada, cuyo plano de sección se encuentra en la fosa posterior del cráneo. Se pueden ver claramente los conductos nasales y los senos como zonas más oscuras.*

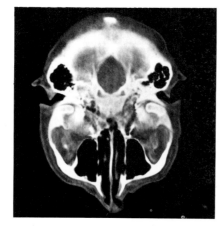

*Aquí se muestran el cráneo, el tórax y la pelvis. Para que se pueda distinguir con mayor facilidad unos huesos de otros hemos coloreado algunos de ellos.*

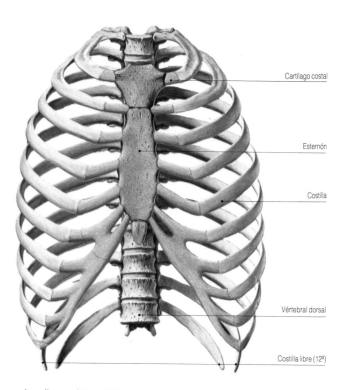

Cartílago costal

Esternón

Costilla

Vértebral dorsal

Costilla libre (12ª)

*Las ilustraciones inferiores muestran la pelvis de una mujer y la de un hombre. La pelvis femenina es más ancha.*

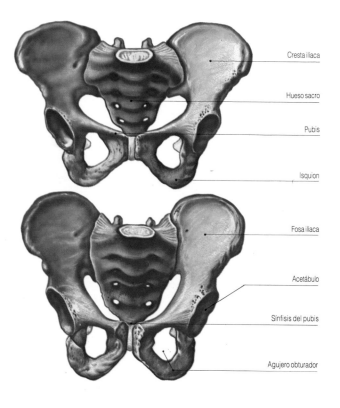

Cresta ilíaca

Hueso sacro

Pubis

Isquion

Fosa ilíaca

Acetábulo

Sínfisis del pubis

Agujero obturador

*Brazo : Los números de los preparados óseos se correponden con los números con los cuales están marcados los dibujos*

*Pie : los nombres de las distintas partes del esqueleto del pie siguen el mismo orden que en el brazo y mano*

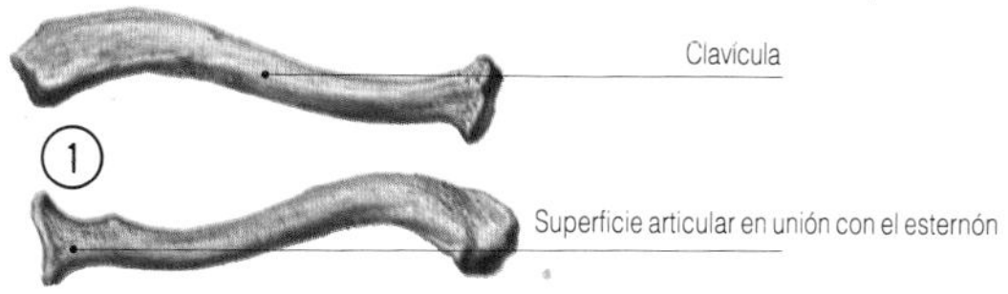

1
Clavícula
Superficie articular en unión con el esternón


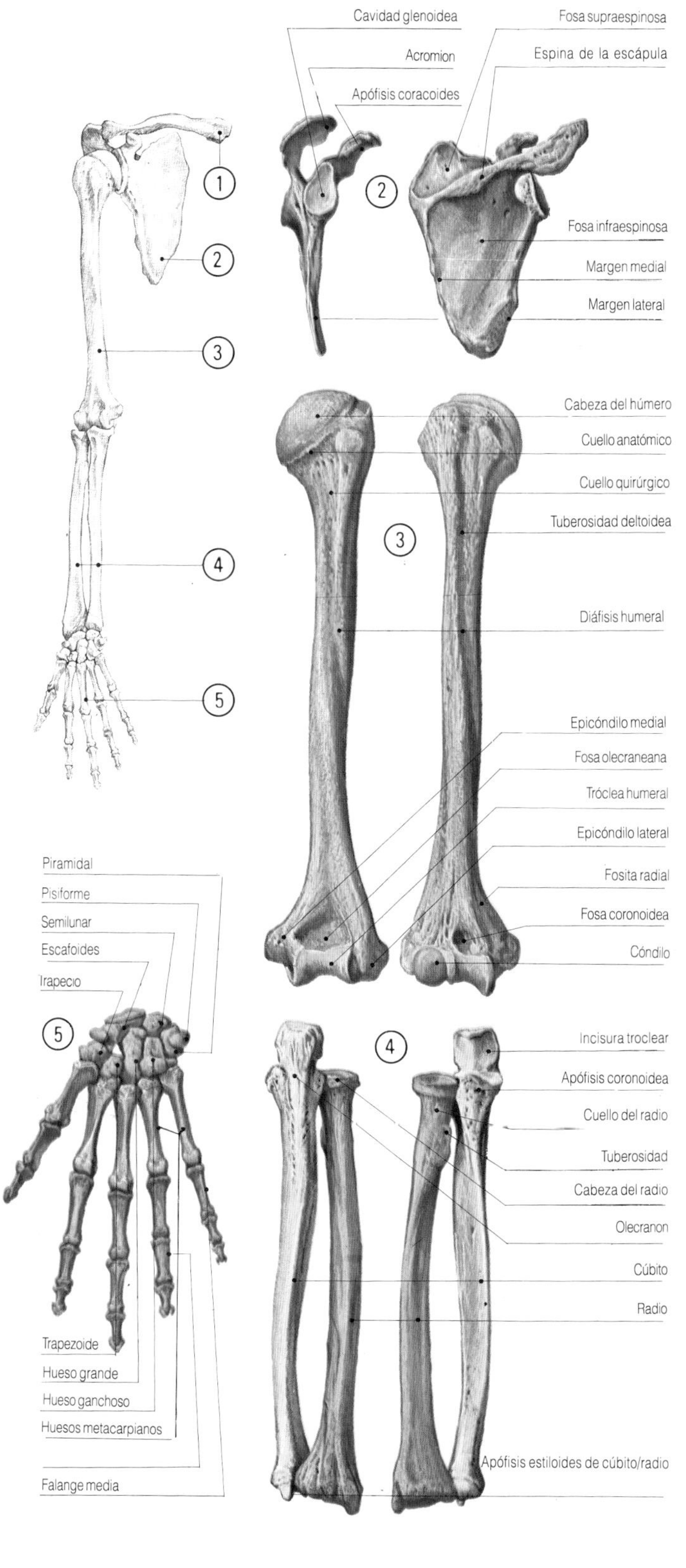

Cavidad glenoidea
Acromion
Apófisis coracoides
Fosa supraespinosa
Espina de la escápula
Fosa infraespinosa
Margen medial
Margen lateral
1
2
3
4
5
Cabeza del húmero
Cuello anatómico
Cuello quirúrgico
Tuberosidad deltoidea
Diáfisis humeral
Epicóndilo medial
Fosa olecraneana
Tróclea humeral
Epicóndilo lateral
Fosita radial
Fosa coronoidea
Cóndilo
Piramidal
Pisiforme
Semilunar
Escafoides
Trapecio
Trapezoide
Hueso grande
Hueso ganchoso
Huesos metacarpianos
Falange media
Incisura troclear
Apófisis coronoidea
Cuello del radio
Tuberosidad
Cabeza del radio
Olecranon
Cúbito
Radio
Apófisis estiloides de cúbito/radio


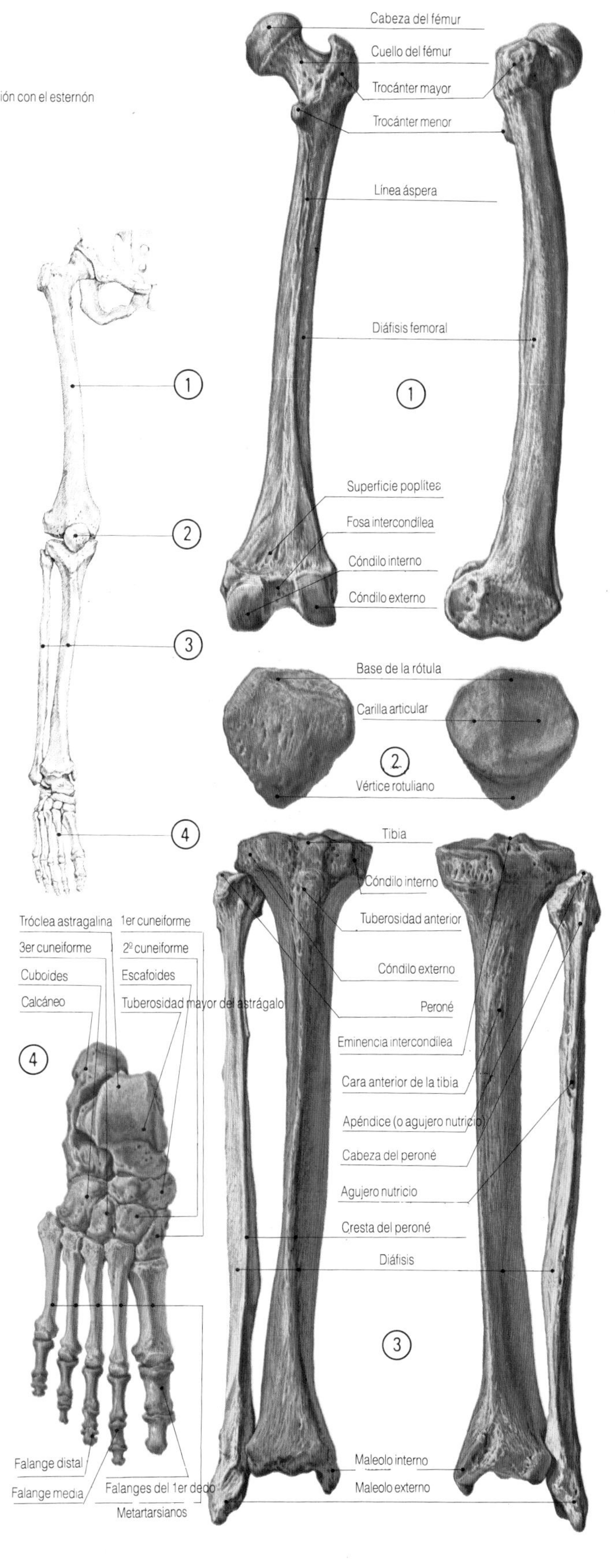

Cabeza del fémur
Cuello del fémur
Trocánter mayor
Trocánter menor
Línea áspera
Diáfisis femoral
1
Superficie poplitea
Fosa intercondílea
Cóndilo interno
Cóndilo externo
2
3
4
Base de la rótula
Carilla articular
Vértice rotuliano
Tibia
Cóndilo interno
Tuberosidad anterior
Cóndilo externo
Peroné
Eminencia intercondílea
Cara anterior de la tibia
Apéndice (o agujero nutricio)
Cabeza del peroné
Agujero nutricio
Cresta del peroné
Diáfisis
Maleolo interno
Maleolo externo
Tróclea astragalina
3er cuneiforme
Cuboides
Calcáneo
1er cuneiforme
2º cuneiforme
Escafoides
Tuberosidad mayor del astrágalo
Falange distal
Falange media
Falanges del 1er dedo
Metatarsianos

# Los músculos

El objeto de la musculatura no es solamente conseguir el movimiento, sino también proteger y delimitar los órganos internos. Al mismo tiempo, la musculatura le da al cuerpo su forma exterior.

El conocimiento exacto de la localización, los puntos de inserción y la función de los distintos músculos es muy importante para los médicos, especialmente para los cirujanos, naturalmente. Solamente de esta manera es posible elegir la forma óptima de llevar a cabo una operación.

En esta página se muestra la ilustración de los principales músculos del hombre, en su visión ventral y dorsal.

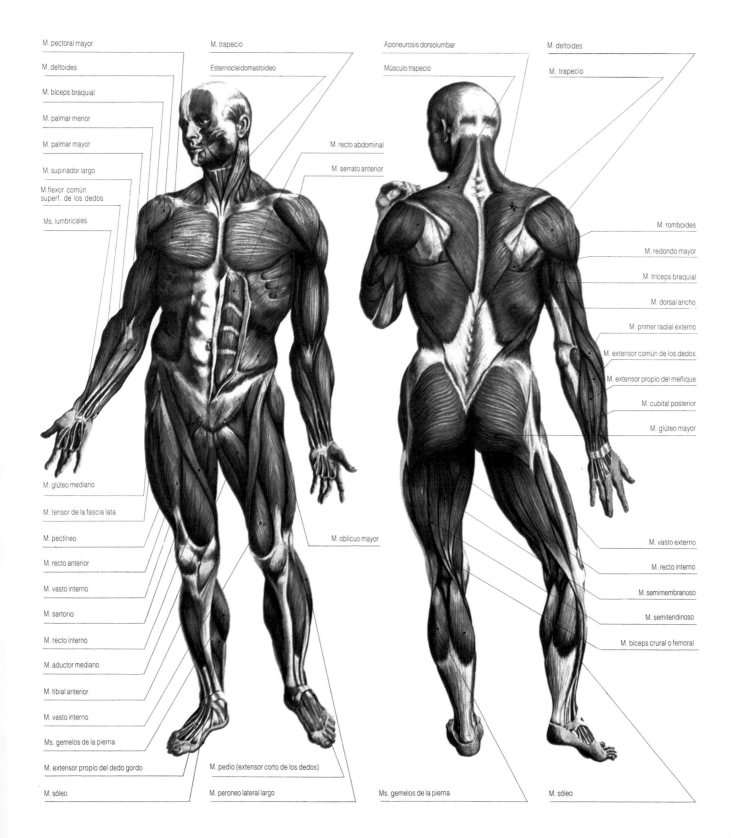

La figura inferior muestra una imagen obtenida con un microscopio electrónico del corte tranversal de un músculo esquelético. Los puntos oscuros son las miofibrillas. Entre ellas se encuentran los filamentos de actina, que están unidos entre sí por medio de puentes. En el borde izquierdo de la imagen se distinguen dos mitocondrias.

La estructura específica de la membrana celular (ver esquema a la derecha) hace posible que se transmitan los impulsos eléctricos desde la placa final hasta el tejido muscular.

La musculatura esquelética se puede dividir de acuerdo con sus funciones. Los músculos esqueléticos más importantes los encontrarán en las siguientes páginas. En la ilustración se pueden ver las formas tan diversas que tienen los diferentes músculos. En la mitad inferior izquierda de la página se muestran los músculos de la cara, gracias a los cuales se pueden expresar, entre otras cosas, los sentimientos más delicados. A su derecha se observa la musculatura superficial de tórax y abdomen en su visión ventral y dorsal.

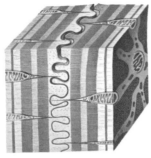

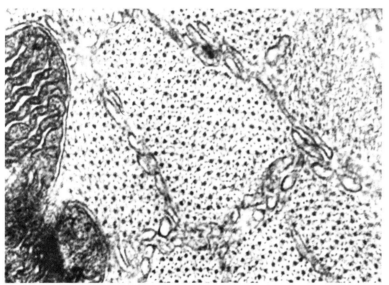

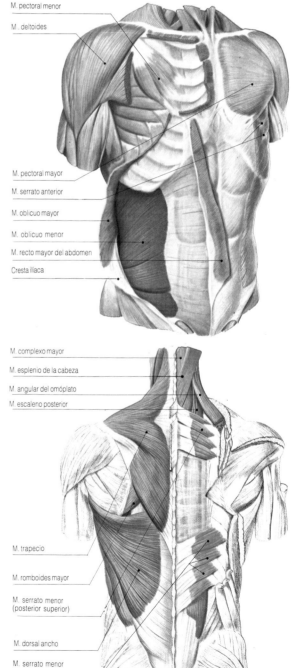

M. pectoral menor

M. deltoides

M. pectoral mayor

M. serrato anterior

M. oblicuo mayor

M. oblicuo menor

M. recto mayor del abdomen

Cresta ilíaca

M. complexo mayor

M. esplenio de la cabeza

M. angular del omóplato

M. escaleno posterior

M. trapecio

M. romboides mayor

M. serrato menor (posterior superior)

M. dorsal ancho

M. serrato menor (posterior) inferior

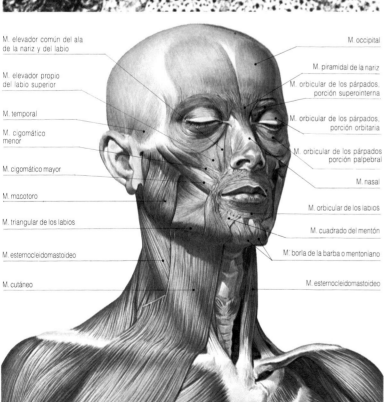

M. elevador común del ala de la nariz y del labio

M. elevador propio del labio superior

M. temporal

M. cigomático menor

M. cigomático mayor

M. macotoro

M. triangular de los labios

M. esternocleidomastoideo

M. cutáneo

M. occipital

M. piramidal de la nariz

M. orbicular de los párpados, porción superointerna

M. orbicular de los párpados, porción orbitaria

M. orbicular de los párpados porción palpebral

M. nasal

M. orbicular de los labios

M. cuadrado del mentón

M: borla de la barba o mentoniano

M. esternocleidomastoideo

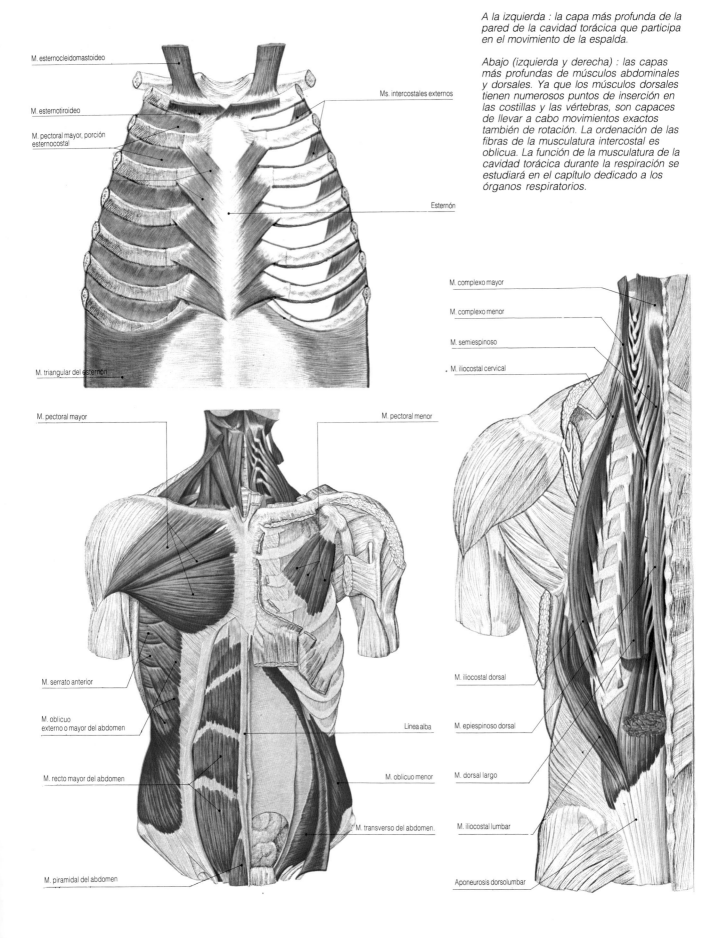

A la izquierda : la capa más profunda de la pared de la cavidad torácica que participa en el movimiento de la espalda.

Abajo (izquierda y derecha) : las capas más profundas de músculos abdominales y dorsales. Ya que los músculos dorsales tienen numerosos puntos de inserción en las costillas y las vértebras, son capaces de llevar a cabo movimientos exactos también de rotación. La ordenación de las fibras de la musculatura intercostal es oblicua. La función de la musculatura de la cavidad torácica durante la respiración se estudiará en el capítulo dedicado a los órganos respiratorios.

M. esternocleidomastoideo

M. esternotiroideo

M. pectoral mayor, porción esternocostal

Ms. intercostales externos

Esternón

M. triangular del esternón

M. complexo mayor

M. complexo menor

M. semiespinoso

M. iliocostal cervical

M. pectoral mayor

M. pectoral menor

M. serrato anterior

M. oblicuo externo o mayor del abdomen

M. recto mayor del abdomen

Línea alba

M. oblicuo menor

M. transverso del abdomen.

M. piramidal del abdomen

M. iliocostal dorsal

M. epiespinoso dorsal

M. dorsal largo

M. iliocostal lumbar

Aponeurosis dorsolumbar

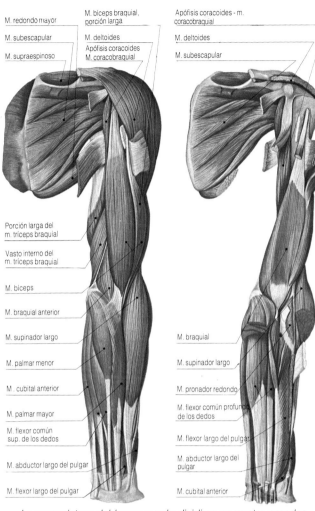

M. redondo mayor
M. biceps braquial, porción larga
Apófisis coracoides - m. coracobraquial
M. subescapular
M. deltoides
M. deltoides
M. supraespinoso
Apófisis coracoides M. coracobraquial
M. subescapular

Porción larga del m. tríceps braquial
Vasto interno del m. tríceps braquial
M. biceps
M. braquial anterior
M. supinador largo
M. braquial
M. palmar menor
M. supinador largo
M. cubital anterior
M. pronador redondo
M. palmar mayor
M. flexor común profundo de los dedos
M. flexor común sup. de los dedos
M. flexor largo del pulgar
M. abductor largo del pulgar
M. abductor largo del pulgar
M. flexor largo del pulgar
M. cubital anterior

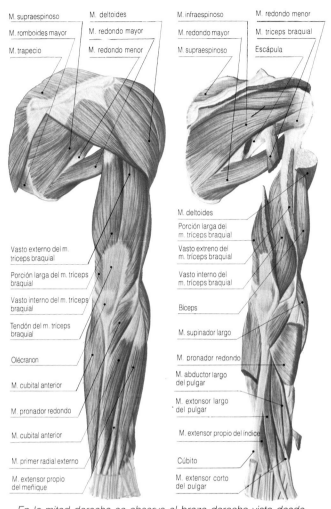

M. supraespinoso
M. deltoides
M. infraespinoso
M. redondo menor
M. romboides mayor
M. redondo mayor
M. redondo mayor
M. triceps braquial
M. trapecio
M. redondo menor
M. supraespinoso
Escápula

M. deltoides
Porción larga del m. tríceps braquial
Vasto externo del m. triceps braquial
Vasto extreno del m. tríceps braquial
Porción larga del m. tríceps braquial
Vasto interno del m. tríceps braquial
Vasto interno del m. tríceps braquial
Tendón del m. tríceps braquial
Biceps
Olécranon
M. supinador largo
M. cubital anterior
M. pronador redondo
M. pronador redondo
M. abductor largo del pulgar
M. cubital anterior
M. extensor largo del pulgar
M. primer radial externo
M. extensor propio del índice
Cúbito
M. extensor propio del meñique
M. extensor corto del pulgar

La musculatura del brazo puede dividirse en cuatro grandes grupos: musculatura esquelética, músculatura del brazo, musculatura del antebrazo y musculatura de la mano. Arriba se puede ver la musculatura del hombro y brazo del lado izquierdo (sin musculatura torácica). En el lado izquierdo se puede ver la musculatura superficial, al lado el nivel más profundo.

En la mitad derecha se observa el brazo derecho visto desde su cara dorsal. El hombro consituye un punto fuertemente anclado pero móvil, al cual se sujeta el brazo. Gracias a las posibilidades de flexión y extensión del brazo, así como a la movilidad de la mano, es posible realizar muchos movimientos diversos y diferenciados.

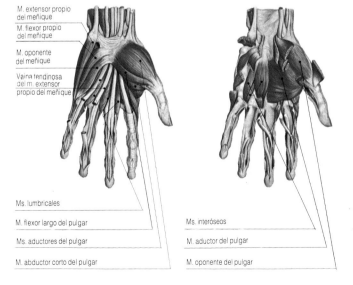

M. extensor propio del meñique
M. flexor propio del meñique
M. oponente del meñique
Vaina tendinosa del m. extensor propio del meñique

Ms. lumbricales
M. flexor largo del pulgar
Ms. aductores del pulgar
M. abductor corto del pulgar

Ms. interóseos
M. aductor del pulgar
M. oponente del pulgar

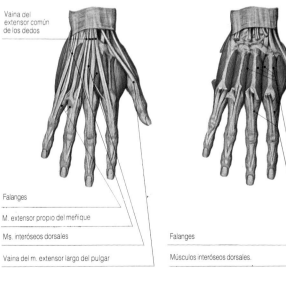

Vaina del extensor común de los dedos

Falanges
M. extensor propio del meñique
Ms. interóseos dorsales
Vaina del m. extensor largo del pulgar

Falanges
Músculos interóseos dorsales.

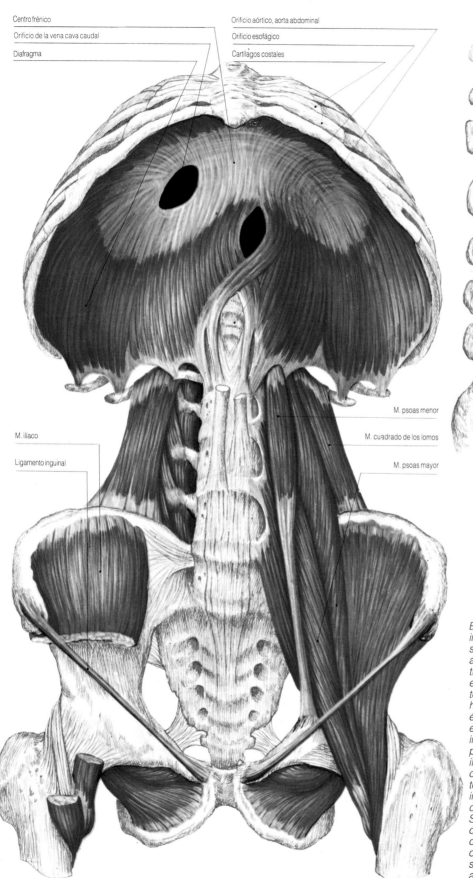

Centro frénico

Orificio de la vena cava caudal

Diafragma

Orificio aórtico, aorta abdominal

Orificio esofágico

Cartílagos costales

Columna vertebral

12ª costilla

M. psoas menor

M. cuadrado de los lomos

M. psoas mayor

M. iliaco

Ligamento inguinal

Cresta ilíaca

M. cuadrado de los lomos

El diafragma es el músculo respiratorio más importante. Forma una «cúpula», que separa la cavidad torácica de la cavidad abdominal. En el diafragma se observan tres orificios, a través de los cuales pasa el esófago, la aorta y la vena cava. La zona tendinosa del centro frénico llega en parte hasta el pericardio, que se sitúa encima de él. El borde externo del diafragma se extiende hasta el esternón y hasta el borde interno de las seis costillas inferiores. Una parte de las fibras se inserta en la cresta ilíaca, llega por detrás hasta la última costilla y la fija en los movimientos respiratorios. Esta parte del diafragma también es importante en determinados movimientos del cuerpo.

Similar es la función de la musculatura de la cresta ilíaca y de la que se inserta en la columna lumbar. Esta musculatura sujeta el cuerpo cuando está sentado y es lo suficientemente fuerte para flexionar la articulación de la cadera.

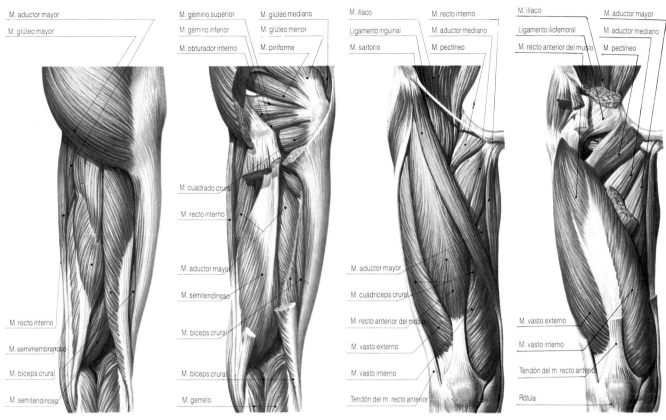

En esta página se recogen las ilustraciones de las capas superficiales y profundas de la musculatura de la pierna derecha. El muslo puede moverse en todas direcciones con ayuda de la potente musculatura y de la articulación coxofemoral.

Cuando el músculo debe superar la fuerza de la gravedad (p.ej. la musculatura glútea para levantar el muslo) se necesita mucha masa muscular. En la posición de pie, el centro de gravedad del cuerpo se encuentra en el borde anterior de la articulación tibiotarsiana. La musculatura de la pierna y de la bóveda del pie tienen una gran importancia para mantener esta postura.

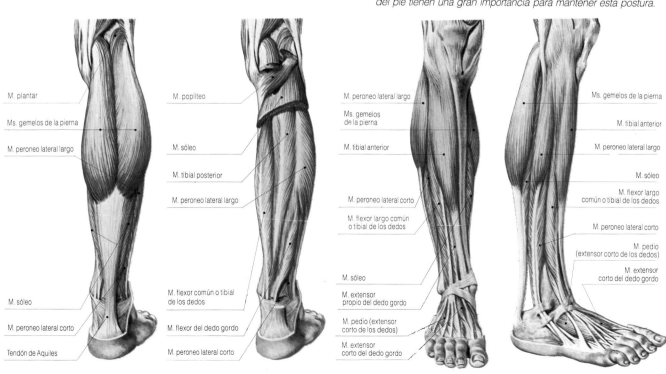

# Las articulaciones

*La unión entre los huesos se denomina articulación. De acuerdo con su función y su forma, las articulaciones se ordenan en diferentes grupos: uniones osificadas, uniones de tejido conectivo y uniones*

*formadas a partir de tejido conectivo elástico. En las articulaciones verdaderas con movimientos libres los huesos, que están separados por medio de las carillas articulares, están unidos por medio de tejido conectivo. Los ligamentos y los tendones se extienden por encima de la cápsula articular. Las superficies articula-*

*res están «engrasadas» por el líquido articular (líquido sinovial) y evitan la fricción. En algunas articulaciones encontramos unos discos articulares de cartílago fibroso, p.ej. los meniscos en la rodilla, cuya finalidad consiste en mejorar la capacidad funcional de la articulación.*

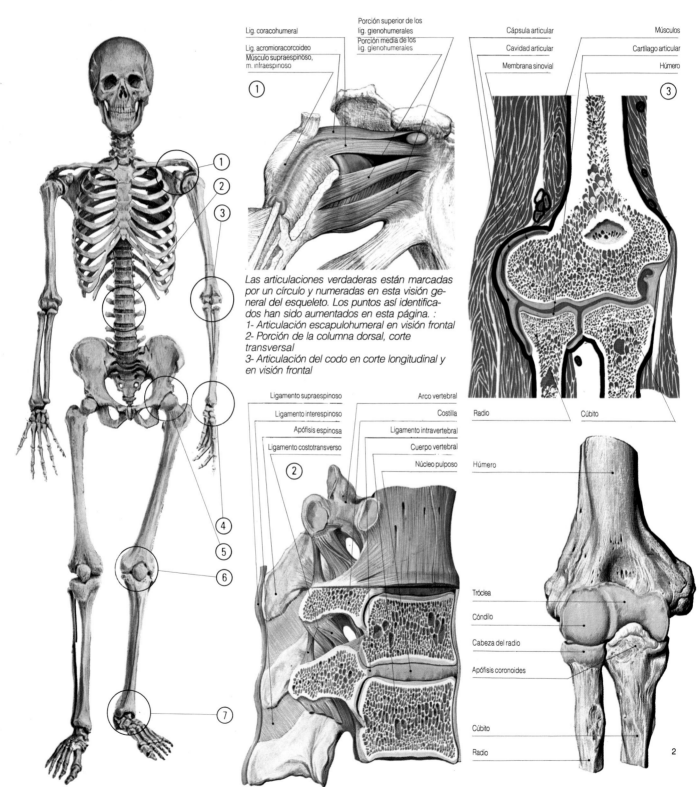

*Las articulaciones verdaderas están marcadas por un círculo y numeradas en esta visión general del esqueleto. Los puntos así identificados han sido aumentados en esta página. :*
*1- Articulación escapulohumeral en visión frontal*
*2- Porción de la columna dorsal, corte transversal*
*3- Articulación del codo en corte longitudinal y en visión frontal*

Pág. 23 : En esta imagen (4) se muestran las articulaciones carpianas y las metacarpianas. La articulación carpometacarpiana del pulgar posee una articulación propia (cápsula articular), que está recubierta por una membrana interna (membrana sinovial). A causa de ello y por los numerosos músculos que se insertan en el pulgar, la movilidad de éste es muy alta.

La ilustración inferior muestra un corte tranversal a través de la articulación coxofemoral, en el lado derecho se puede ver el interior de la articulación.

La cápsula articular es fuerte y cuida de que la articulación resista. El ligamento situado en el interior de la articulación coxofemoral (ligamento redondo) está recubierto por una capa dentro de la cápsula: la membrana sinovial.

Huesos metacarpianos

Huesos del carpo

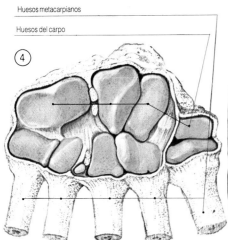

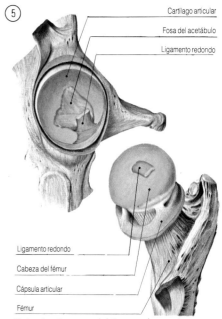

Cartílago articular

Cavidad articular

Cápsula articular

Músculos

Músculos

Membrana sinovial

Cabeza del fémur

Pelvis

Cartílago articular

Fosa del acetábulo

Ligamento redondo

Ligamento redondo

Cabeza del fémur

Cápsula articular

Fémur

Abajo se muestra un corte transversal de la articulación de la rodilla (6), a su derecha un dibujo de la pierna flexionada. La rótula ha sido extirpada para facilitar la visión del

interior de la articulación. La rodilla es la articulación de mayor tamaño del ser humano. Los movimientos relacionados con las extensiones de la rodilla son muy complicados, ya que la extensión está acompañada de un ligero movimiento rotatorio.

Entre los huesos del tarso y los metarsos se localizan muchas articulaciones. Las superficies articulares son casi planas, por lo cual solamente es posible un mínimo deslizamiento. El primer metatarso es algo más móvil que los demás. Estas articulaciones velan por una buena adherencia al suelo al correr y andar. Las bóvedas longitudinal y transversal del pie intensifican la estabilidad y al mismo tiempo la movilidad de la mitad anterior del pie.

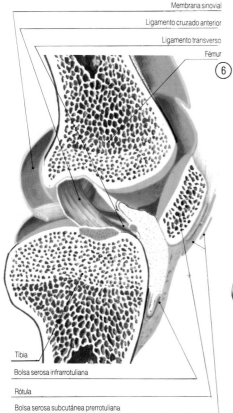

Membrana sinovial

Ligamento cruzado anterior

Ligamento transverso

Fémur

Tibia

Bolsa serosa infrarrotuliana

Rótula

Bolsa serosa subcutánea prerrotuliana

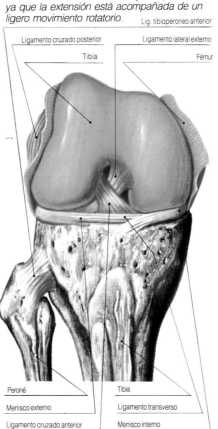

Lig. tibioperoneo anterior

Ligamento cruzado posterior

Ligamento lateral externo

Tibia

Fémur

Peroné

Tibia

Menisco externo

Ligamento transverso

Ligamento cruzado anterior

Menisco interno

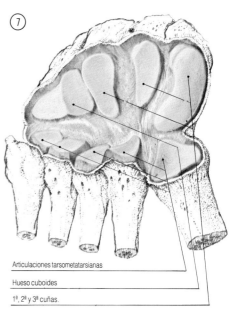

Articulaciones tarsometatarsianas

Hueso cuboides

1ª, 2ª y 3ª cuñas.

# La circulación sanguínea

La capacidad de rendimiento y funcionamiento de los distintos tejidos del cuerpo humano depende de que sean provistos con la sangre suficiente. Por una parte, la sangre transporta el oxígeno necesario para el metabolismo, por otra parte también transporta el dióxido de carbono resultante fuera de los tejidos.

El corazón y los vasos sanguíneos forman un sistema de bombeo hidráulico, en el cual la sangre actúa de medio de transporte. La sangre bombeada con la doble bomba mecánica (corazón) fluye con una presión muy alta por el «sistema de tubos» (arterias y capilares). Desde el corazón hacia la periferia el diámetro de las arterias se reduce gradualmente, los capilares más pequeños tiene un diámetro del tamaño de una célula. Cuando la sangre ha entregado el oxígeno, fluye hacia el miocardio derecho por las venas con menos presión (sistema de presión baja), desde donde es bombeada hacia los pulmones.

En los pulmones, la sangre se enriquece con el oxígeno del aire inspirado y emite dióxido de carbono, que se expulsa con el aire espirado. Desde los pulmones, la sangre fluye hacia el miocardio derecho, y la circulación sanguínea comienza desde el principio.

La estructura microscópica de las paredes de arterias y venas es muy diversa. En la proximidad del corazón, las paredes de los vasos sanguíneos tienen múltiples fibras elásticas, que son capaces de repartir la presión uniformemente en la fase de tensión (sístole). Más hacia la periferia, donde el flujo de sangre es más regular, las paredes de los vasos presentan sobre todo fibras musculares lisas, cuya tensión está regulada por el sistema nervioso. La resistencia de los vasos sanguíneos cambia y actúa directamente sobre la presión sanguínea. De esta forma se puede producir un aumento del flujo de sangre en aquellas zonas que necesitan más oxígeno (p.ej. la musculatura que trabaja).

El metabolismo gaseoso de oxígeno y dióxido de carbono, así como el metabolismo hídrico, iones y diferentes catabolitos se lleva a cabo en las finas paredes de los capilares.

También los leucocitos, que son células del sistema inmunológico, pueden penetrar en la musculatura a través de las paredes de los vasos sanguíneos en caso de inflamación. Durante el paso por los capilares entra líquido en el tejido a causa de la presión, líquido que es transportado de vuelta al ventrículo derecho del corazón por el sistema de los vasos linfáticos. El sistema de vasos venosos funciona como un gran contenedor de sangre con presión baja.

La cantidad de sangre que fluye hacia el corazón debe estar regulada exactamente; el volumen de sangre bombeado por los ventrículos derecho e izquierdo del corazón debe ser siempre idéntico, a pesar de que la diferencia de la presión entre la circulación

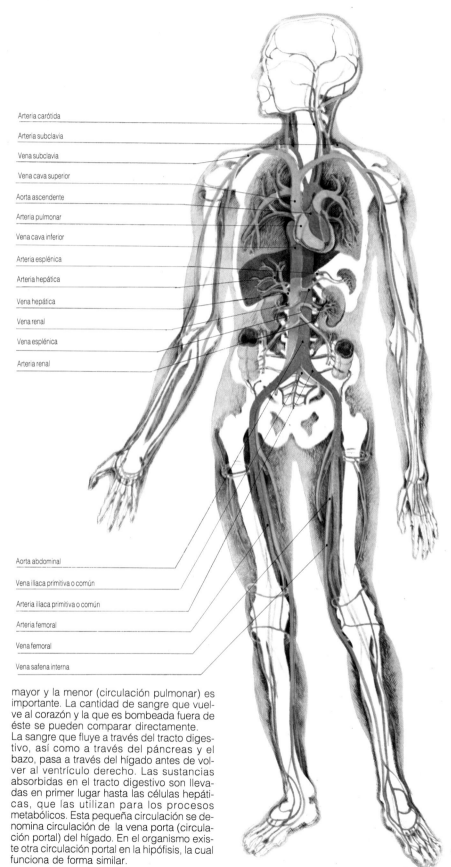

Arteria carótida
Arteria subclavia
Vena subclavia
Vena cava superior
Aorta ascendente
Arteria pulmonar
Vena cava inferior
Arteria esplénica
Arteria hepática
Vena hepática
Vena renal
Vena esplénica
Arteria renal
Aorta abdominal
Vena ilíaca primitiva o común
Arteria ilíaca primitiva o común
Arteria femoral
Vena femoral
Vena safena interna

mayor y la menor (circulación pulmonar) es importante. La cantidad de sangre que vuelve al corazón y la que es bombeada fuera de éste se pueden comparar directamente.

La sangre que fluye a través del tracto digestivo, así como a través del páncreas y el bazo, pasa a través del hígado antes de volver al ventrículo derecho. Las sustancias absorbidas en el tracto digestivo son llevadas en primer lugar hasta las células hepáticas, que las utilizan para los procesos metabólicos. Esta pequeña circulación se denomina circulación de la vena porta (circulación portal) del hígado. En el organismo existe otra circulación portal en la hipófisis, la cual funciona de forma similar.

# El corazón

A la izquierda se puede ver una visión anterior del corazón, en el centro una visión posterior. A la derecha y uno debajo de otro se observan dos esquemas del sistema circulatorio del corazón

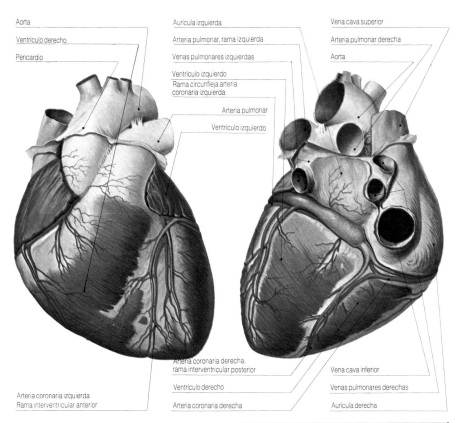

Aorta
Ventrículo derecho
Pericardio

Aurícula izquierda
Arteria pulmonar, rama izquierda
Venas pulmonares izquierdas
Ventrículo izquierdo
Rama circunfleja arteria coronaria izquierda
Arteria pulmonar
Ventrículo izquierdo

Vena cava superior
Arteria pulmonar derecha
Aorta

Arteria coronaria derecha, rama interventricular posterior
Ventrículo derecho
Arteria coronaria derecha

Vena cava inferior
Venas pulmonares derechas
Aurícula derecha

Arteria coronaria izquierda
Rama interventricular anterior

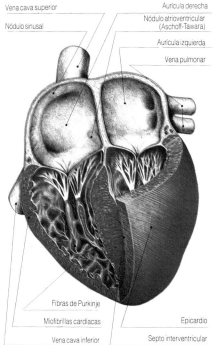

Vena cava superior
Nódulo sinusal

Aurícula derecha
Nódulo atrioventricular (Aschoff-Tawara)
Aurícula izquierda
Vena pulmonar

Fibras de Purkinje
Miofibrillas cardíacas
Vena cava inferior

Epicardio
Septo interventricular

El corazón es un órgano hueco, un músculo de casi 300 gramos de peso. En su centro se encuentra el tabique interventricular, que divide el corazón en dos partes. Ambas mitades se componen de una aurícula y un ventrículo. El corazón está rodeado de una bolsa, el pericardio. La valva tricúspide y la mitral cuidan de que la sangre no vuelva a las aurículas; las válvulas aórticas impiden, por su parte, el reflujo de los vasos que salen del corazón (arteria pulmonar, aorta). En la tomografía computerizada de la cavidad torácica (derecha) se puede ver con detalle el mecanismo valvular. La musculatura cardíaca es estriada, pero a diferencia del resto de la musculatura estriada tiene unas características especiales. Una parte de sus fibras está especializada como sistema transmisor de estímulos. Este sistema de transmisión de estímulos produce y controla la contracción y relajación del corazón.

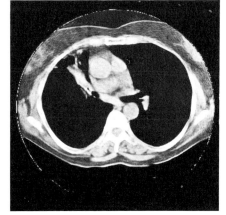

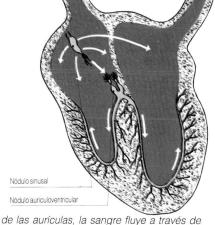

Nódulo sinusal
Nódulo auriculoventricular

La sangre es transportada de la circulación mayor (azul, bajo contenido en oxígeno) y desde los pulmones (roja, alto contenido en oxígeno) hasta las aurículas (ver ilustración abajo). Cuando se produce la contracción

de las aurículas, la sangre fluye a través de las valvas. Seguidamente, las valvas se cierran, las aurículas se contraen (sístole), con lo cual la sangre fluye hacia la arteria pulmonar y la aorta

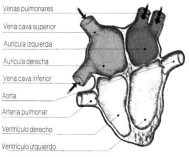

Venas pulmonares
Vena cava superior
Aurícula izquierda
Aurícula derecha
Vena cava inferior
Aorta
Arteria pulmonar
Ventrículo derecho
Ventrículo izquierdo

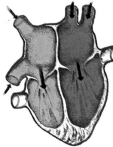

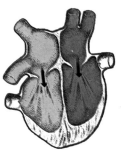

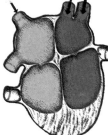

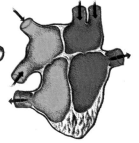

La función mecánica del corazón permite que se registren las modificaciones del campo eléctrico (diferencias de potencial) sobre la superficie del cuerpo por medio del electrocardiograma. El registro (derecha) comienza en una fase neutral eléctricamente (línea cero), que termina con la contracción de la aurícula (onda P). La contracción de la aurícula produce una onda bastante mayor (complejo QRS), y después se produce la fase de relajación (onda T). Seguidamente comienza el próximo estímulo. La curva del ECG tiene una gran significación clínica: los trastornos del ritmo y los defectos en el sistema de estímulos del músculo cardíaco presentan unas curvas modificadas, que serán interpretadas por el médico.

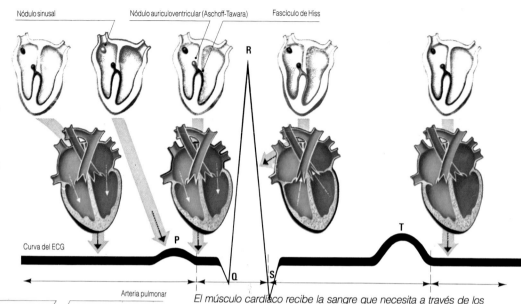

Nódulo sinusal  Nódulo auriculoventricular (Aschoff-Tawara)  Fascículo de Hiss

Curva del ECG

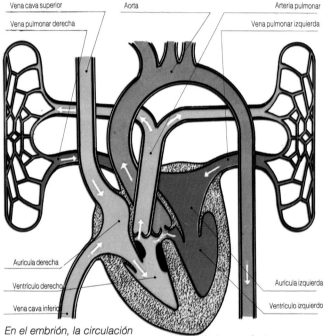

Vena cava superior  Aorta  Arteria pulmonar
Vena pulmonar derecha  Vena pulmonar izquierda

Aurícula derecha
Ventrículo derecho
Vena cava inferior

Aurícula izquierda
Ventrículo izquierdo

*El músculo cardíaco recibe la sangre que necesita a través de los vasos coronarios. Cuando estos vasos coronarios están obstruidos, se produce una repentina escasez de oxígeno, que puede conducir al infarto de miocardio o incluso al paro cardíaco. Cuando la estenosis de los vasos coronarios se produce lentamente, con el tiempo puede aparecer una bifurcación de la zona estrecha por medio de un vaso nuevo.*

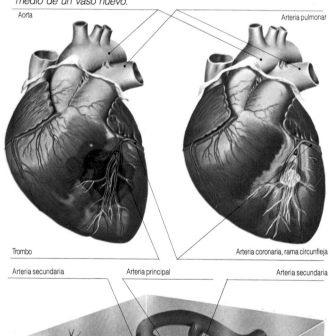

Aorta  Arteria pulmonar

Trombo  Arteria coronaria, rama circunfleja

*En el embrión, la circulación pulmonar todavía no funciona, las dos aurículas están conectadas por el orificio oval (agujero de Botal): la sangre de la aurícula derecha puede penetrar en la izquierda. Delante del agujero oval por lo general se halla una valva que se cierra cuando el recién nacido respira por primera vez. En algunas malformaciones cardíacas, los afectados muestran una tonalidad azulada de piel (cianosis), ya que la sangre arterial contiene una cantidad insuficiente de oxígeno. Un ejemplo es la tetralogía de Fallot, que tiene las siguientes características : estenosis pulmonar, tabique interventricular defectuoso, retroposición de la aorta e hipertrofia (aumento del tamaño) del ventrículo derecho.*

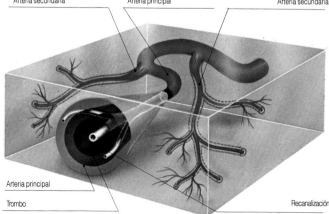

Arteria secundaria  Arteria principal  Arteria secundaria

Arteria principal
Trombo  Recanalización

# Las arterias

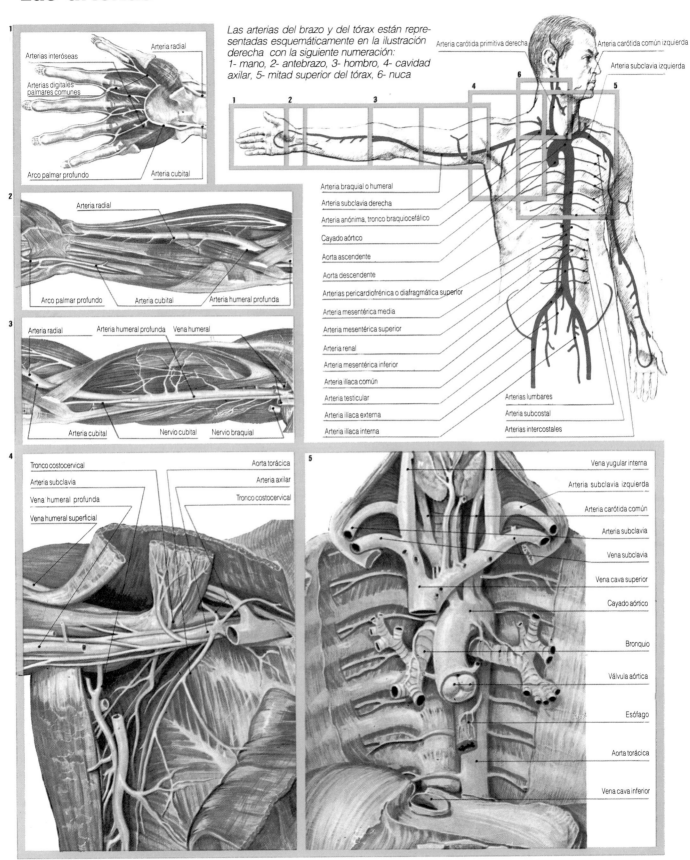

Las arterias del brazo y del tórax están representadas esquemáticamente en la ilustración derecha con la siguiente numeración:
1- mano, 2- antebrazo, 3- hombro, 4- cavidad axilar, 5- mitad superior del tórax, 6- nuca

**1**

Arterias interóseas
Arteria radial
Arterias digitales palmares comunes
Arco palmar profundo
Arteria cubital

**2**

Arteria radial
Arco palmar profundo
Arteria cubital
Arteria humeral profunda

**3**

Arteria radial
Arteria humeral profunda
Vena humeral
Arteria cubital
Nervio cubital
Nervio braquial

Arteria carótida primitiva derecha
Arteria carótida común izquierda
Arteria subclavia izquierda

Arteria braquial o humeral
Arteria subclavia derecha
Arteria anónima, tronco braquiocefálico
Cayado aórtico
Aorta ascendente
Aorta descendente
Arterias pericardiofrénica o diafragmática superior
Arteria mesentérica media
Arteria mesentérica superior
Arteria renal
Arteria mesentérica inferior
Arteria ilíaca común
Arteria testicular
Arteria ilíaca externa
Arteria ilíaca interna

Arterias lumbares
Arteria subcostal
Arterias intercostales

**4**

Tronco costocervical
Arteria subclavia
Vena humeral profunda
Vena humeral superficial
Aorta torácica
Arteria axilar
Tronco costocervical

**5**

Vena yugular interna
Arteria subclavia izquierda
Arteria carótida común
Arteria subclavia
Vena subclavia
Vena cava superior
Cayado aórtico
Bronquio
Válvula aórtica
Esófago
Aorta torácica
Vena cava inferior

*La aorta abdominal se divide a la altura de la cuarta vértebra dorsal en la arteria ilíaca interna y externa. La arteria ilíaca interna es la responsable del suministro a la pared abdominal como de los órganos abdominales. La arteria ilíaca externa transcurre por debajo del ligamento inguinal y pasa a formar la arteria femoral.*

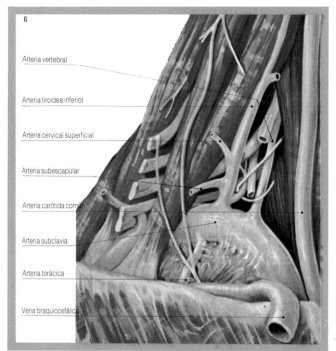

Arteria vertebral
Arteria tiroidea inferior
Arteria cervical superficial
Arteria subescapular
Arteria carótida común
Arteria subclavia
Arteria torácica
Vena braquiocefálica

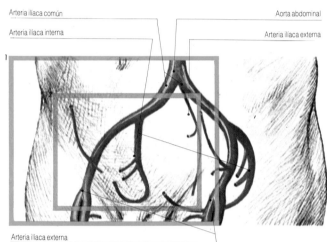

Arteria ilíaca común
Arteria ilíaca interna
Aorta abdominal
Arteria ilíaca externa
Arteria ilíaca externa

*La arteria primitiva común se divide por encima de la nuez en una arteria que suministra oxígeno al cerebro y otra a la cara. Las arterias cerebrales se extienden por ambos lados y penetran a través de orificios en el cráneo dentro de la cavidad craneana. Allí forman, conjuntamente con las arterias de la columna vertebral, un sistema anastomótico casi circular en la base del cráneo (polígono arterial de Willis).*

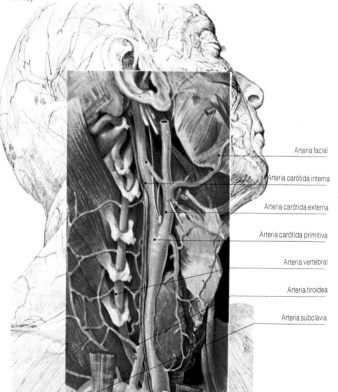

Arteria facial
Arteria carótida interna
Arteria carótida externa
Arteria carótida primitiva
Arteria vertebral
Arteria tiroidea
Arteria subclavia

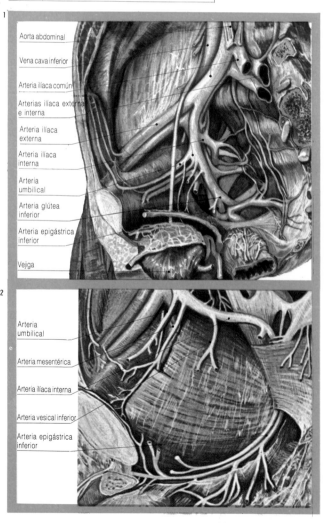

Aorta abdominal
Vena cava inferior
Arteria ilíaca común
Arterias ilíaca externa e interna
Arteria ilíaca externa
Arteria ilíaca interna
Arteria umbilical
Arteria glútea inferior
Arteria epigástrica inferior
Vejiga

Arteria umbilical
Arteria mesentérica
Arteria ilíaca interna
Arteria vesical inferior
Arteria epigástrica inferior

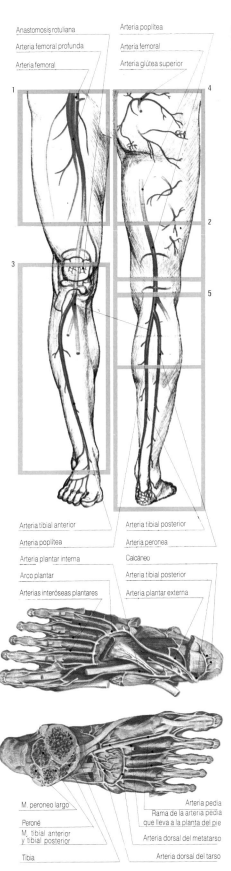

Anastomosis rotuliana
Arteria femoral profunda
Arteria femoral
Arteria poplítea
Arteria femoral
Arteria glútea superior

Arteria tibial anterior
Arteria poplítea
Arteria plantar interna
Arco plantar
Arterias interóseas plantares

Arteria tibial posterior
Arteria peronea
Calcáneo
Arteria tibial posterior
Arteria plantar externa

M. peroneo largo
Peroné
M. tibial anterior y tibial posterior
Tibia

Arteria pedia
Rama de la arteria pedia que lleva a la planta del pie
Arteria dorsal del metatarso
Arteria dorsal del tarso

1

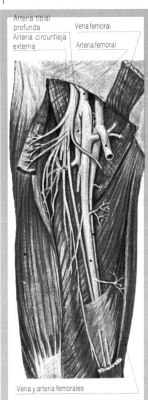

Arteria tibial profunda
Arteria circunfleja externa
Vena femoral
Arteria femoral

Vena y arteria femorales

2

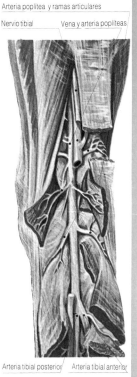

Arteria poplítea y ramas articulares
Nervio tibial
Vena y arteria poplíteas

Arteria tibial posterior   Arteria tibial anterior

3

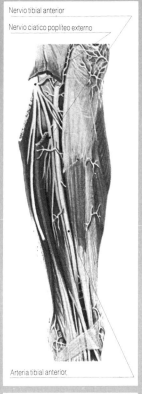

Nervio tibial anterior
Nervio ciatico poplíteo externo

Arteria tibial anterior.

A la izquierda se pueden ver las arterias de la pierna y el pie en visión frontal y posterior. Los detalles se muestran por separado en tamaño ampliado. La arteria de mayor tamaño, la arteria femoral, es la prolongación de la arteria ilíaca, que transcurre por un canal debajo de la musculatura del muslo y se convierte en la arteria poplítea, la cual se divide en la arteria tibial anterior y la arteria tibial posterior. Alrededor de la rodilla, tres pares de arterias forman una red arterial, la red rotuliana. La arteria tibial anterior se extiende por la cara anterior de la membrana interósea entre la tibia y el peroné, hasta convertirse en la arteria pedia. De la arteria tibial posterior surge primero la arteria peronea antes de que la arteria plantar interna y la arteria plantar externa se unan en el arco plantar.

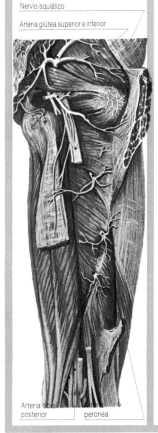

Nervio isquiático
Arteria glútea superior e inferior

Arteria tibial posterior   Arteria peronea

4

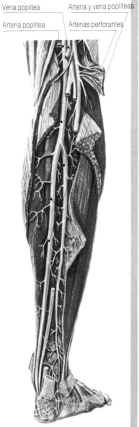

Vena poplítea
Arteria y vena poplíteas
Arteria poplítea
Arterias perforantes

5

# Las venas

Las venas transportan la sangre desde la periferia de vuelta al corazón. El recorrido de las venas superficiales es muy distinto en cada persona, las venas profundas por lo general transcurren a lo largo de las arterias. En las ilustraciones se pueden ver las venas de la cabeza, del cuello, de las manos, de las piernas y de la pelvis, así como también el sistema de venas de la pared interna del tórax.

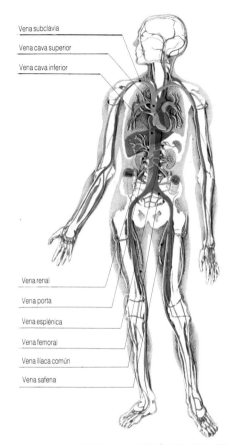

Vena subclavia
Vena cava superior
Vena cava inferior

Vena renal
Vena porta
Vena esplénica
Vena femoral
Vena ilíaca común
Vena safena

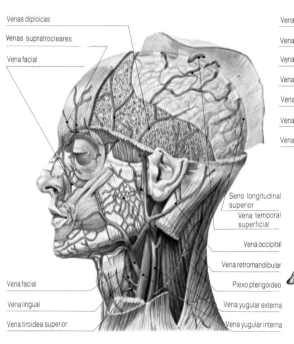

Venas diploicas
Venas supratrocleares
Vena facial

Vena facial
Vena lingual
Vena tiroidea superior

Seno longitudinal superior
Vena temporal superficial
Vena occipital
Vena retromandibular
Plexo pterigoideo
Vena yugular externa
Vena yugular interna

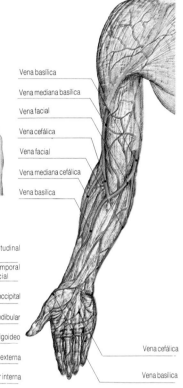

Vena basílica
Vena mediana basílica
Vena facial
Vena cefálica
Vena facial
Vena mediana cefálica
Vena basílica

Vena cefálica
Vena basílica

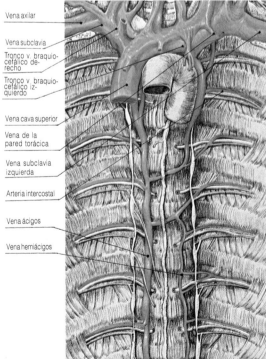

Vena axilar
Vena subclavia
Tronco v. braquio-cefálico de-recho
Tronco v. braquio-cefálico iz-quierdo
Vena cava superior
Vena de la pared torácica
Vena subclavia izquierda
Arteria intercostal
Vena ácigos
Vena hemiácigos

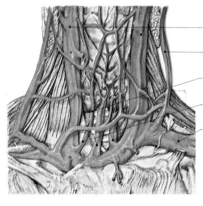

Vena yugular interna
Vena yugular externa
Vena yugular anterior
Vena tiroidea inferior
Vena subclavia

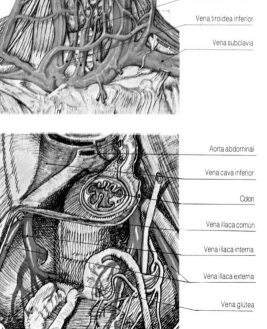

Aorta abdominal
Vena cava inferior
Colon
Vena ilíaca común
Vena ilíaca interna
Vena ilíaca externa
Vena glútea

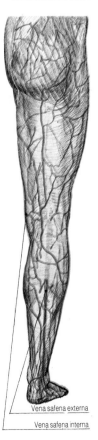

Vena safena externa
Vena safena interna

# Los vasos linfáticos

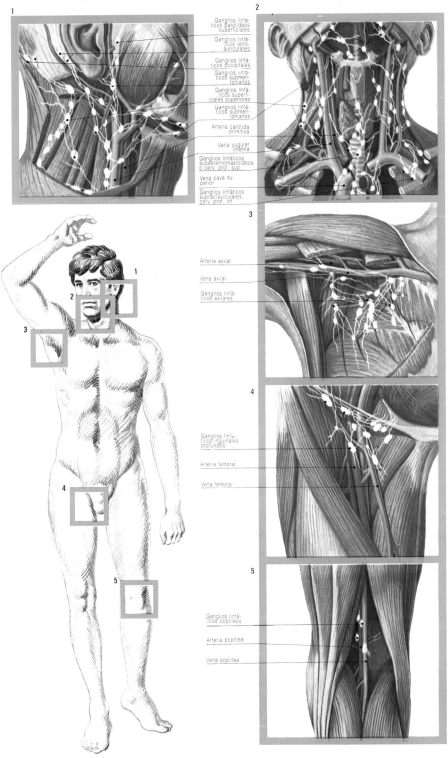

Ganglios linfáticos parotídeos superficiales

Ganglios linfáticos retroauriculares

Ganglios linfáticos occipitales

Ganglios linfáticos submentonianos

Ganglios linfáticos superficiales superiores

Ganglios linfáticos submentonianos

Arteria carótida primitiva

Vena yugular interna

Ganglios linfáticos subesternomastoideos o cerv. prof. sup.

Vena cava superior

Ganglios linfáticos supraclaviculares, cerv. prof. inf.

Arteria axilar

Vena axilar

Ganglios linfáticos axilares

Ganglios linfáticos inguinales profundos

Arteria femoral

Vena femoral

Ganglios linfáticos poplíteos

Arteria poplítea

Vena poplítea

Un trastorno de la circulación sanguínea (p.ej. a causa de un trombo) en las arterias periféricas conduce normalmente a un descenso de la temperatura de la piel; ésta puede ser detectada con una cámara de calor, que registra los rayos infrarrojos. Con este método se puede obtener una idea del alcance de la limitación del flujo sanguíneo.

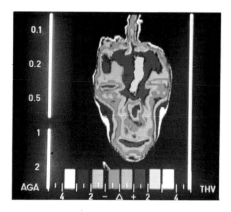

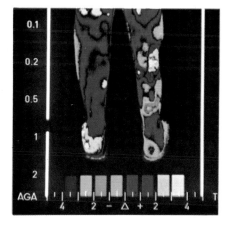

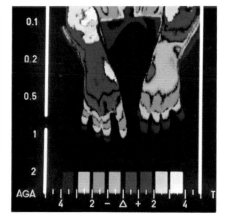

El sitema linfático está compuesto por una red de vasos linfáticos y ganglios linfáticos. El líquido linfático se produce durante el paso capilar, en el cual pasa líquido de la sangre al tejido. Este líquido es retenido por los capilares linfáticos y se transporta a través de los grandes vasos linfáticos. Los ganglios linfáticos se encuentran sobre todo en las zonas que aparecen en los dibujos. Los ganglios linfáticos aumentan de tamaño cuando están inflamados o en caso de enfermedades malignas. Por esta razón, la palpación de los ganglios linfáticos de la nuca, de la cavidad axilar y de las ingles es una parte muy importante de la exploración médica.

# El sistema endocrino

Las glándulas endocrinas no tienen conductos eferentes como las exocrinas, sus secreciones entran directamente en la sangre. Las hormonas actúan sobre determinadas funciones del cuerpo. Las glándulas endocrinas pueden ser órganos enteros, p.ej. la glándula tiroides, o células glandulares aisladas, como los islotes de Langerhans del páncreas.

El páncreas es una glándula con una parte endocrina (producción de hormonas, que entran directamente en los vasos sanguíneos) y otra exocrina (producción de jugos gástricos, que se secretan a través de los conductos glandulares). Normalmente, existe un equilibrio entre las funciones de las diferentes partes del sistema endocrino (dibujo a la derecha: las glándulas endocrinas más importantes en la mujer y el hombre).

La función de la glándula tiroides, de las glándulas suprarrenales y de los órganos sexuales internos es controlada por la hipófisis por medio de hormonas especiales. La hipófisis, por su parte, es controlada por el hipotálamo y también se relaciona funcionalmente con él.

El hipotálamo, que coordina las diversas funciones del sistema endocrino, se comunica a través de haces nerviosos tanto con el cerebro como con la hipófisis. Con el lóbulo anterior está conectado a través de la circulación de las venas porta. La hipófisis también es fundamental para la regulación del sistema nervioso autónomo. La secreción de las hormonas, por tanto, está regulada por el sistema nervioso central (cuando la concentración de una hormona en la sangre es muy alta se suprime la producción de esta hormona).

Gracias a este tipo de regulación, el organismo humano se puede adaptar sin dificultad a las diferentes situaciones. A pesar de la estructura aparentemente complicada, el sistema funciona con gran exactitud. La unidad funcional de hipotálamo e hipófisis influye sobre el crecimiento, la sexualidad, el funcionamiento de la glándula tiroides, la producción de leche después del parto, el nivel de agua así como el metabolismo de los hidratos de carbono, las grasas y las proteínas.

La glándula suprarrenal, que secreta adrenalina y noradrenalina, también es controlada por el hipotálamo. Estas sustancias hacen que el organismo sea capaz de luchar o de huir influyendo directamente sobre el corazón, los pulmones y la musculatura esquelética. También el nivel de azúcar en la sangre sube para que el organismo tenga más «combustible» para la mayor exigencia de rendimiento. La angustia y el estrés también pueden provocar enfermedades somáticas. Un estímulo fuerte y duradero de la hipófisis puede dañar el corazón y los vasos sanguíneos.

Las glándulas paratiroideas son pequeñas, por lo general hay cuatro. Se sitúan en los polos de la glándula tiroidea (su situación puede variar), pero funcionan de forma completamente autónoma. Regulan los niveles de fósforo y calcio.

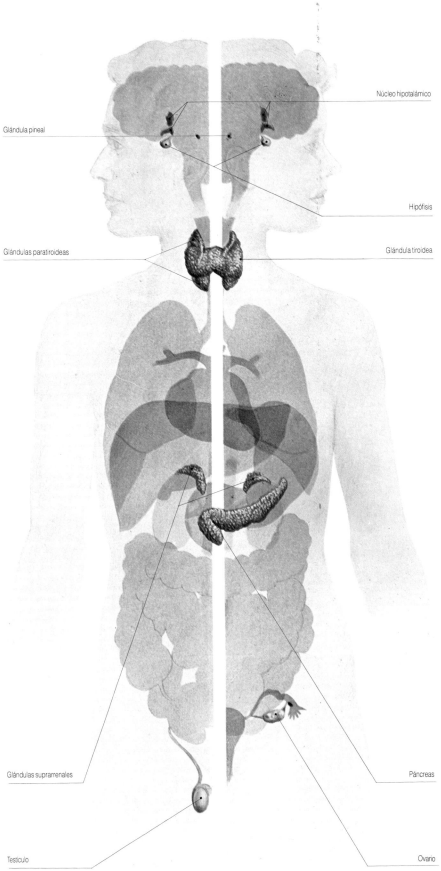

Núcleo hipotalámico

Glándula pineal

Hipófisis

Glándulas paratiroideas

Glándula tiroidea

Glándulas suprarrenales

Páncreas

Testículo

Ovario

# La hipófisis

*En el corte sagital del encéfalo (izquierda) se puede apreciar la localización de la hipófisis en la silla turca del cuerpo del esfenoides. En la ampliación (abajo) se observa claramente la diferencia entre el tejido del lóbulo anterior y del posterior.*

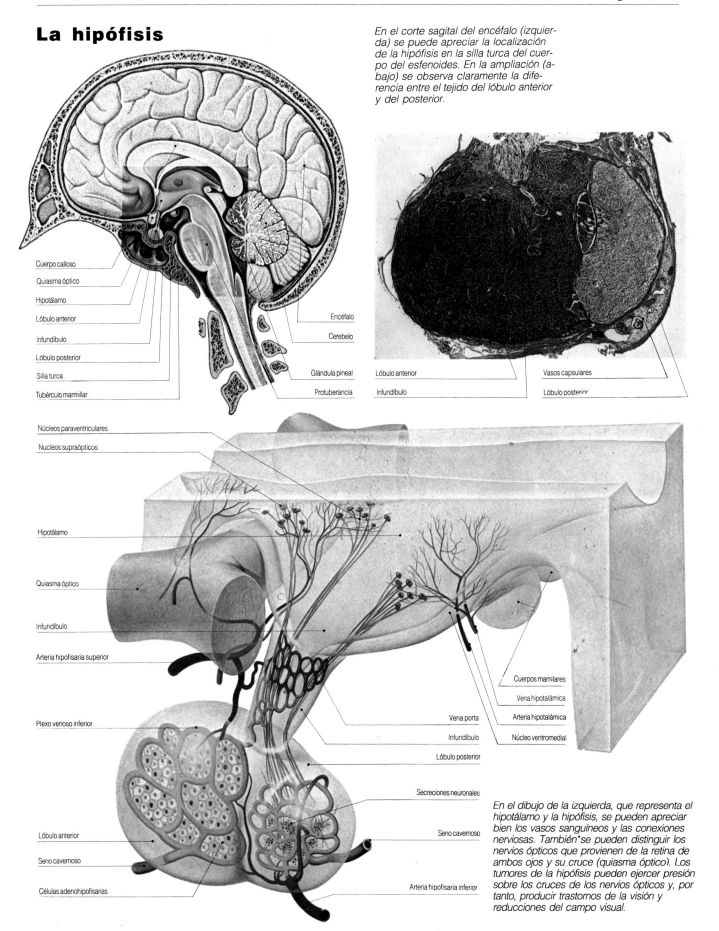

Cuerpo calloso
Quiasma óptico
Hipotálamo
Lóbulo anterior
Infundíbulo
Lóbulo posterior
Silla turca
Tubérculo marmillar

Encéfalo
Cerebelo

Glándula pineal
Protuberancia

Lóbulo anterior
Infundíbulo

Vasos capsulares
Lóbulo posterior

Núcleos paraventriculares
Nucleos supraópticos

Hipotálamo

Quiasma óptico

Infundíbulo

Arteria hipofisaria superior

Plexo venoso inferior

Lóbulo anterior
Seno cavernoso
Células adenohipofisarias

Vena porta
Infundíbulo
Lóbulo posterior

Secreciones neuronales

Seno cavernoso

Arteria hipofisaria inferior

Cuerpos mamilares
Vena hipotalámica
Arteria hipotalámica
Núcleo ventromedial

*En el dibujo de la izquierda, que representa el hipotálamo y la hipófisis, se pueden apreciar bien los vasos sanguíneos y las conexiones nerviosas. También se pueden distinguir los nervios ópticos que provienen de la retina de ambos ojos y su cruce (quiasma óptico). Los tumores de la hipófisis pueden ejercer presión sobre los cruces de los nervios ópticos y, por tanto, producir trastornos de la visión y reducciones del campo visual.*

La hipófisis se divide en el lóbulo anterior
(adenohipófisis = porción glandular) y el
lóbulo posterior (neurohipófisis = porción
cerebral). La estructura celular, la irrigación
sanguínea y las conexiones nerviosas del
lóbulo anterior y del posterior son diferentes. El lóbulo anterior produce por lo menos
siete hormonas : la hormona del crecimiento, somatotropina (STH), que entre otras
cosas regula el desarrollo hasta llegar a la
pubertad, la adrenocorticotropina (ACTH),
que actúa sobre la corteza suprarrenal, la
tirotropina (TSH), que estimula la función de
la glándula tiroides, la prolactina  (LTH),
que estimula la producción de leche
durante el embarazo y la lactancia; la
hormona foliculoestimulante (FSH) y la
hormona hipofisaria estimulante de las
células intersticiales (ICSH) controlan la
formación de las células sexuales tanto
femeninas como masculinas (oogénesis y
espermatogénesis) y la secreción de
progesterona en mujeres y hombres.
La basofilia de los dos tipos de células que
se encuentran en el lóbulo anterior es
distinta: existen células cromófilas (que

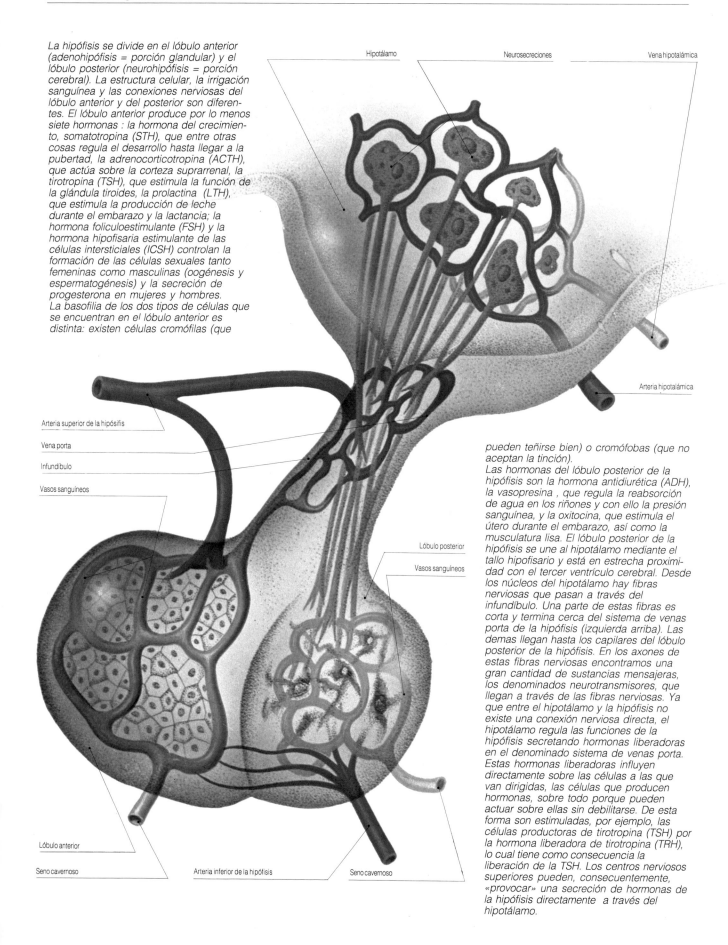

Hipotálamo

Neurosecreciones

Vena hipotalámica

Arteria hipotalámica

Arteria superior de la hipósifis

Vena porta

Infundíbulo

Vasos sanguíneos

Lóbulo posterior

Vasos sanguíneos

Lóbulo anterior

Seno cavernoso

Arteria inferior de la hipófisis

Seno cavernoso

pueden teñirse bien) o cromófobas (que no
aceptan la tinción).
Las hormonas del lóbulo posterior de la
hipófisis son la hormona antidiurética (ADH),
la vasopresina , que regula la reabsorción
de agua en los riñones y con ello la presión
sanguínea, y la oxitocina, que estimula el
útero durante el embarazo, así como la
musculatura lisa. El lóbulo posterior de la
hipófisis se une al hipotálamo mediante el
tallo hipofisario y está en estrecha proximidad con el tercer ventrículo cerebral. Desde
los núcleos del hipotálamo hay fibras
nerviosas que pasan a través del
infundíbulo. Una parte de estas fibras es
corta y termina cerca del sistema de venas
porta de la hipófisis (izquierda arriba). Las
demas llegan hasta los capilares del lóbulo
posterior de la hipófisis. En los axones de
estas fibras nerviosas encontramos una
gran cantidad de sustancias mensajeras,
los denominados neurotransmisores, que
llegan a través de las fibras nerviosas. Ya
que entre el hipotálamo y la hipófisis no
existe una conexión nerviosa directa, el
hipotálamo regula las funciones de la
hipófisis secretando hormonas liberadoras
en el denominado sistema de venas porta.
Estas hormonas liberadoras influyen
directamente sobre las células a las que
van dirigidas, las células que producen
hormonas, sobre todo porque pueden
actuar sobre ellas sin debilitarse. De esta
forma son estimuladas, por ejemplo, las
células productoras de tirotropina (TSH) por
la hormona liberadora de tirotropina (TRH),
lo cual tiene como consecuencia la
liberación de la TSH. Los centros nerviosos
superiores pueden, consecuentemente,
«provocar» una secreción de hormonas de
la hipófisis directamente  a través del
hipotálamo.

# La glándula tiroides

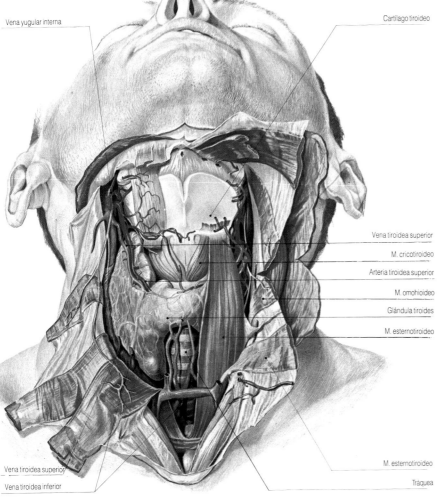

La glándula tiroides está muy irrigada y se encuentra en la cara anterior del cuello (dibujo izquierda). Normalmente está formada por dos lóbulos, que están conectados entre sí por un istmo; está recubierta por una fina cápsula fibrosa y dividida por pequeños tabiques de tejido conectivo. Las células glandulares secretan tiroxina en los folículos, en los cuales se almacena esta hormona unida a yodo en forma de coloide (ver izquierda abajo). Entre los folículos se encuentran unas células diferentes, las cuales secretan calcitonina (otra hormona de la glándula tiroides, que entre otras cosas impide la degeneración ósea). La tiroxina secretada por los folículos estimula el metabolismo célular. Cuando se forma excesiva tiroxina se produce la hiperfunción del tiroides (hipertiroidismo). Los síntomas son piel rubicunda y excesivamente caliente, ojos desorbitados, palpitaciones y temblores. En muchas ocasiones el tiroides está hipertrofiado (bocio). Cuando el tiroides no funciona suficientemente (hipotiroidismo) en los neonatos, el desarrollo cerebral puede verse seriamente afectado y provocar el denominado cretinismo con oligofrenia (deficiencia mental) y enanismo. El hipotiroidismo en el adulto produce un descenso del metabolismo basal, debilidad mental, como también la infiltración del tejido subcutáneo (mixedema).
Las dos imágenes tomográficas muestran dos tipos de bocio : el bocio de Basedow en caso de hipertiroidismo, que está infiltrado por numerosos vasos, y el bocio quístico.

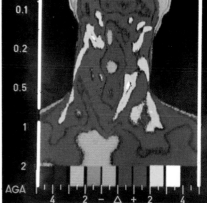

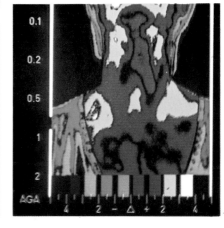

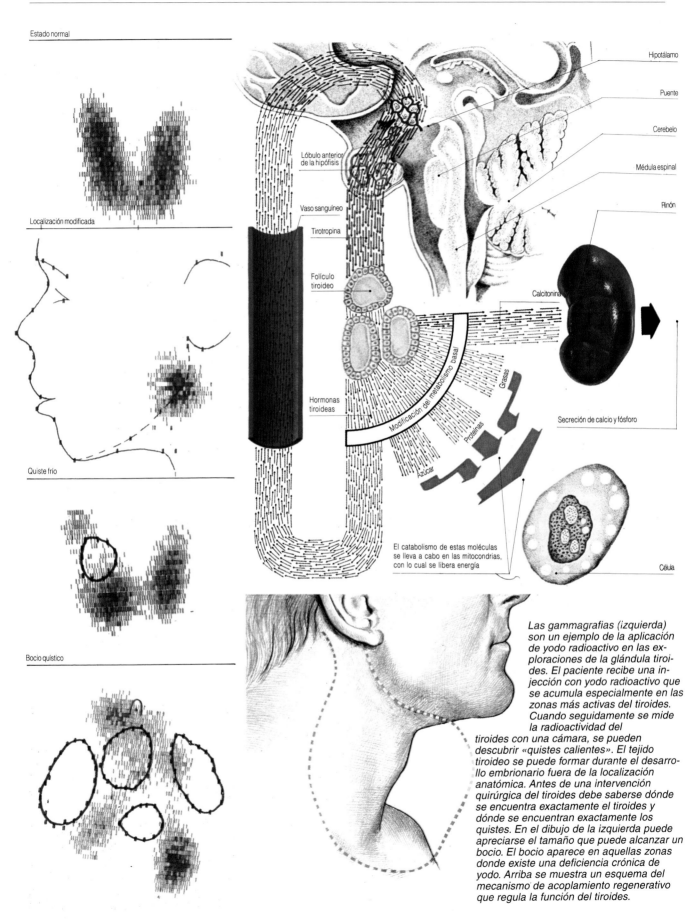

Estado normal

Localización modificada

Quiste frío

Bocio quístico

Hipotálamo

Puente

Cerebelo

Médula espinal

Riñón

Lóbulo anterior de la hipófisis

Vaso sanguíneo

Tirotropina

Folículo tiroideo

Calcitonina

Hormonas tiroideas

Modificación del metabolismo basal

Grasas

Proteínas

Azúcar

Secreción de calcio y fósforo

El catabolismo de estas moléculas se lleva a cabo en las mitocondrias, con lo cual se libera energía

Célula

*Las gammagrafías (izquierda) son un ejemplo de la aplicación de yodo radioactivo en las exploraciones de la glándula tiroides. El paciente recibe una inyección con yodo radioactivo que se acumula especialmente en las zonas más activas del tiroides. Cuando seguidamente se mide la radioactividad del tiroides con una cámara, se pueden descubrir «quistes calientes». El tejido tiroideo se puede formar durante el desarrollo embrionario fuera de la localización anatómica. Antes de una intervención quirúrgica del tiroides debe saberse dónde se encuentra exactamente el tiroides y dónde se encuentran exactamente los quistes. En el dibujo de la izquierda puede apreciarse el tamaño que puede alcanzar un bocio. El bocio aparece en aquellas zonas donde existe una deficiencia crónica de yodo. Arriba se muestra un esquema del mecanismo de acoplamiento regenerativo que regula la función del tiroides.*

# El páncreas

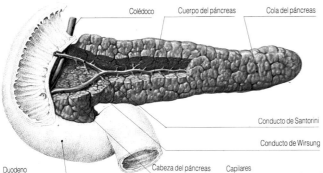

Colédoco   Cuerpo del páncreas   Cola del páncreas

Conducto de Santorini

Conducto de Wirsung

Duodeno   Cabeza del páncreas

El páncreas se localiza en el abdomen. Funciona tanto como una glándula endocrina como exocrina. El jugo gástrico que se produce en el páncreas contiene gran cantidad de enzimas, que descomponen hidratos de carbono, proteínas y grasas. Conjuntamente con la vesícula biliar, este jugo gástrico estimula la digestión en el duodeno (ver izquierda). En el páncreas se encuentran los islotes de Langerhans. Las células de los islotes de Langerhans, en los cuales se distinguen diferentes tipos de células (células A y B) que responden de forma diferente a la tinción, se secreta glucagón e insulina. Su función gira alrededor del metabolismo de los hidratos de carbono. En la tomografía computerizada abajo a la izquierda se distingue la cabeza del páncreas encima de una vértebra.

Capilares   Islotes de Langerhans   Conducto secretor

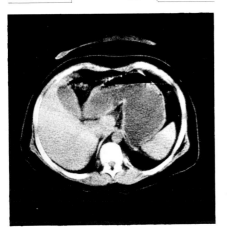

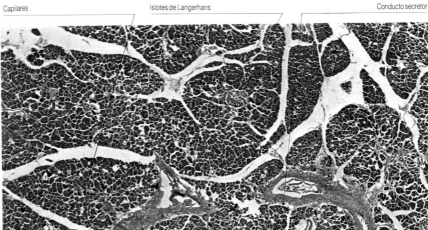

La insulina tiene un efecto muy importante sobre el metabolismo (esquema derecha). Aumenta la permeabilidad de la membrana celular para la glucosa y la síntesis de glucógeno en el hígado. La insulina estimula la absorción de ácidos grasos libres en el tejido adiposo. La fosforilación (activación de glucosa) y la oxidación consecuente se produce en la glucólisis, en el ciclo de Krebs, en la cadena respiratoria. Por ello se genera energía en forma de ATP. La deficiencia de insulina provoca la diabetes, en la cual se produce un aumento del nivel de azúcar en sangre y un trastorno metabólico. La falta de insulina afecta la absorbión de azúcar en las células; éstas se empobrecen en glucosa. En estos casos se sintetizan ácidos grasos y proteínas como soporte energético. El organismo regula el nivel de azúcar en sangre con unos límites muy ajustados, ya que el azúcar es la única fuente de energía del cerebro.

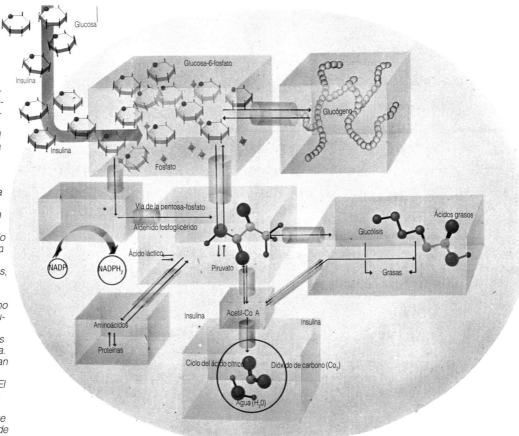

# Las glándulas suprarrenales

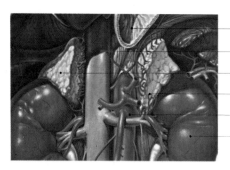

Páncreas

Vena cava inferior

Glándula suprarrenal derecha

Glándula suprarrenal izquierda

Aorta abdominal

Riñón izquierdo

Las dos glándulas suprarrenales se localizan encima de los riñones. Se componen de corteza y médula (ver abajo izquierda), estando constituida la corteza por tres capas. Las principales hormonas de las glándulas suprarrenales son los glucocorticoides (como el cortisol), que actúan sobre el metabolismo de los hidratos de carbono, los mineralocorticoides (como la aldosterona), que estimulan la reabsorción de las sales de sodio y la eliminación de sales de potasio en el riñon, así como hormonas sexuales (como andrógenos y estrógenos), que influyen sobre la aparición de los caracteres sexuales secundarios.

Las células basófilas de la médula de la glándula suprarrenal secretan grandes cantidades de adrenalina y noradrenalina en las situaciones de estrés y miedo o peligro bajo el efecto de un estímulo emitido por el sistema nervioso simpático.

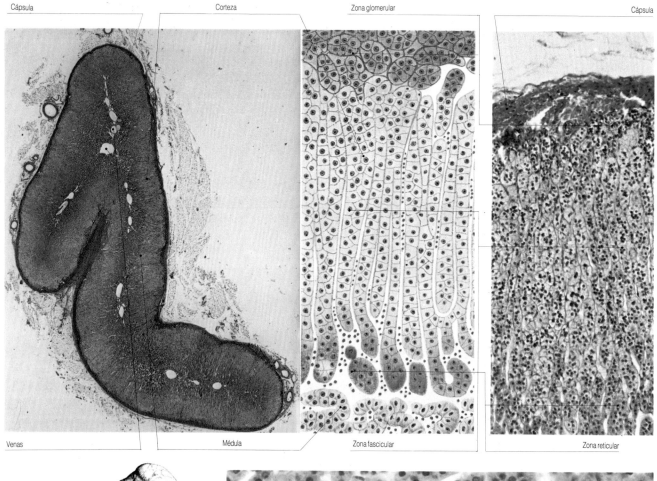

Cápsula

Corteza

Zona glomerular

Cápsula

Venas

Médula

Zona fascicular

Zona reticular

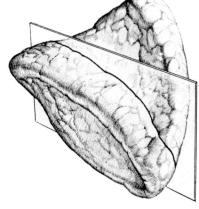

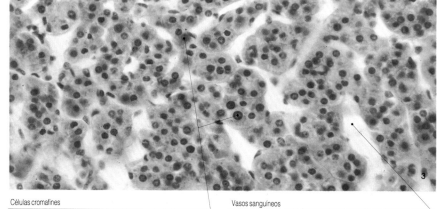

Células cromafines

Vasos sanguíneos

# Las glándulas paratiroides

Las glándulas paratiroides se componen de los cuatro cuerpos epiteliales de forma ovalada situadas en la cara posterior del tiroides (ver abajo). Son irrigadas por la arteria tiroidea inferior. Las glándulas paratiroides son muy importantes para la regulación del nivel de calcio en la sangre.
La regulación del nivel de calcio y fósforo en sangre depende de la alimentación, de

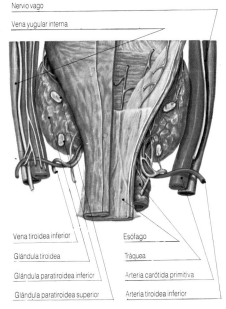

Nervio vago
Vena yugular interna
Vena tiroidea inferior
Glándula tiroidea
Glándula paratiroidea inferior
Glándula paratiroidea superior
Esófago
Tráquea
Arteria carótida primitiva
Arteria tiroidea inferior

las reservas de sales minerales en la estructura ósea y de los procesos de reabsorción que se desarrollan en los riñones (ver abajo). Una eliminación excesiva de la hormona de la glándula paratiroides (parathormona) lleva a un déficit de sales minerales en los hue-sos y aumenta el nivel de calcio en la orina.

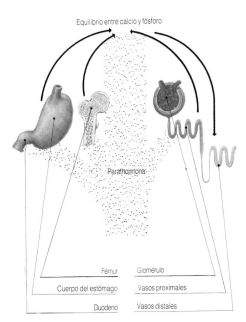

Equilibrio entre calcio y fósforo
Parathormona
Femur
Cuerpo del estómago
Duodeno
Glomérulo
Vasos proximales
Vasos distales

# La epífisis (glándula pineal)

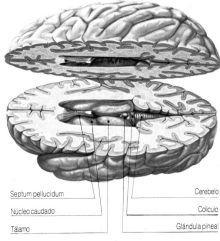

Septum pellucidum
Núcleo caudado
Tálamo
Cerebelo
Colículo
Glándula pineal

La epífisis es un pequeño órgano cerebral coniforme que está situado en la base del tercer ventrículo. Está fuertemente irrigado. En ocasiones puede calcificarse a edad avanzada y por ello se convierte en un excelente punto de orientación para los radiólogos. La función de la epífisis en las personas aún no ha sido determinada exactamente.

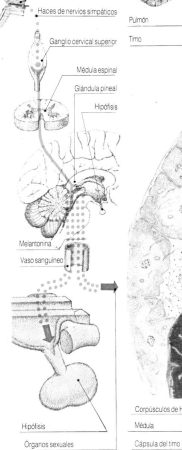

Retina
Nervio óptico
Haces de nervios simpáticos
Ondas de luz
Ganglio cervical superior
Médula espinal
Glándula pineal
Hipófisis
Melantonina
Vaso sanguíneo
Hipófisis
Órganos sexuales

# El timo

El timo es un órgano del sistema linfático que alcanza su mayor tamaño en el recién nacido. Cuando se alcanza la madurez sexual se atrofia. El órgano impar se localiza detrás del esternón (ver abajo). El timo contiene linfocitos dependientes del timo (linfocitos T) que son importantes para las defensas inmunológicas, así como células reticulares.

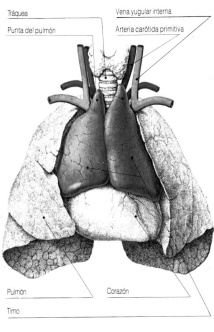

Tráquea
Punta del pulmón
Vena yugular interna
Arteria carótida primitiva
Pulmón
Corazón
Timo

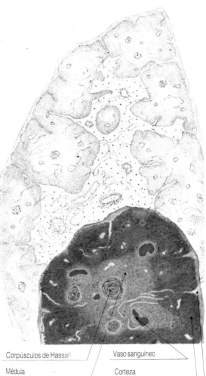

Corpúsculos de Hassall
Médula
Cápsula del timo
Vaso sanguíneo
Corteza

# El sistema nervioso

La razón por la cual el ser humano es superior a otros organismos vivos es la variedad y las amplias capacidades de su sistema nervioso, cuyas funciones aún no se conocen con exactitud a pesar de las investigaciones realizadas. Su estructura y su funcionamiento están unidos a todas las formas de nuestra vida. Millones de células nerviosas, conectadas entre sí por medio de innumerables sinapsis, son necesarias para realizar las más diversas actividades físicas y psíquicas, intelectuales, abstractas y concretas, analíticas y constructivas. Aunque la tecnología de los microprocesadores ha dado pasos de gigante en los últimos años, el cerebro es con mucho la «computadora» con más aplicaciones que se conoce. Sin embargo, necesita menos energía que una bombilla. En resumen, se puede decir que el sistema nervioso tiene dos objetivos: mantener el equilibrio interno del organismo y adaptarlo a las situaciones cambiantes de su entorno.

Todos los seres vivos muestran características reactivas a diferentes niveles evolutivos, pero ninguno tiene un desarrollo tan complejo como el sistema nervioso humano. En el cerebro se compara una determinada forma de estímulo nueva con otras formas similares ya conocidas. Cuando se tienen varias formas de reaccionar, la elección se basa en la experiencia. La acción correspondiente se lleva a cabo y se comprueba en vista de las consecuencias que ha provocado. En caso de que la decisión tomada lleve al éxito, la forma de estímulo, la reflexión y la reacción serán almacenadas en la memoria: el cerebro «aprende».

Este proceso se desarrolla en la persona de forma tan diferenciada, que las decisiones reactivas se toman únicamente en base a reflexiones abstractas, una experiencia concreta y personal no es necesaria. Además, el cerebro recibe constantemente información de los sentidos a través del sistema nervioso periférico, que está formado por diferentes receptores altamente especializados en las células sensoriales o incluso por simples terminaciones nerviosas. Las sensaciones se transmiten por complicadas conexiones por el sistema nervioso central, y de repente se produce una respuesta adecuada a una determinada forma de reacción. Los impulsos concretos se transmiten a lo largo de vías nerviosas eferentes hasta el órgano destinatario. A veces esto ocurre de forma refleja, con lo cual los centros superiores pueden influir sobre estos procesos.

El cerebro se encuentra protegido por el cráneo y se puede dividir en diferentes zonas : rombencéfalo, mesencéfalo, diencéfalo y telencéfalo. El rombencéfalo se divide a su vez en mielencéfalo y metencéfalo. El metencéfalo consiste en el puente de Varolio y el cerebelo. El diencéfalo está formado por tálamo, hipotálamo, epífisis y lóbulo posterior de la hipófisis.

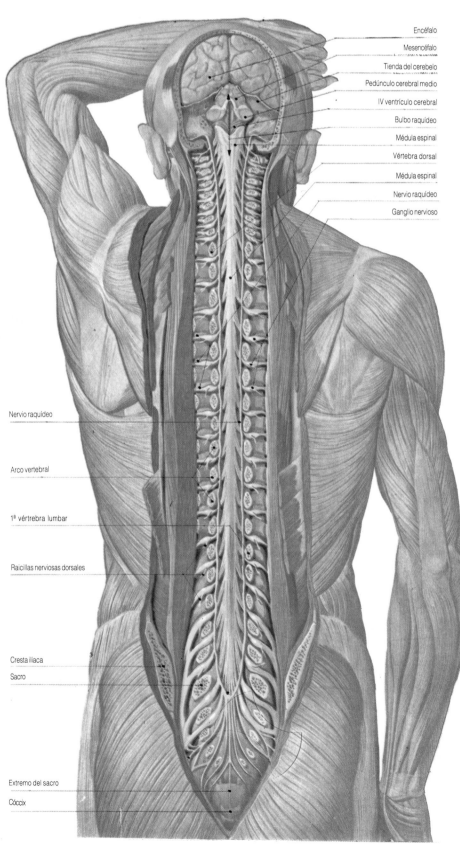

Encéfalo

Mesencéfalo

Tienda del cerebelo

Pedúnculo cerebral medio

IV ventrículo cerebral

Bulbo raquídeo

Médula espinal

Vértebra dorsal

Médula espinal

Nervio raquídeo

Ganglio nervioso

Nervio raquídeo

Arco vertebral

1ª vértrebra lumbar

Raicillas nerviosas dorsales

Cresta iliaca

Sacro

Extremo del sacro

Cóccix

# El sistema nervioso central

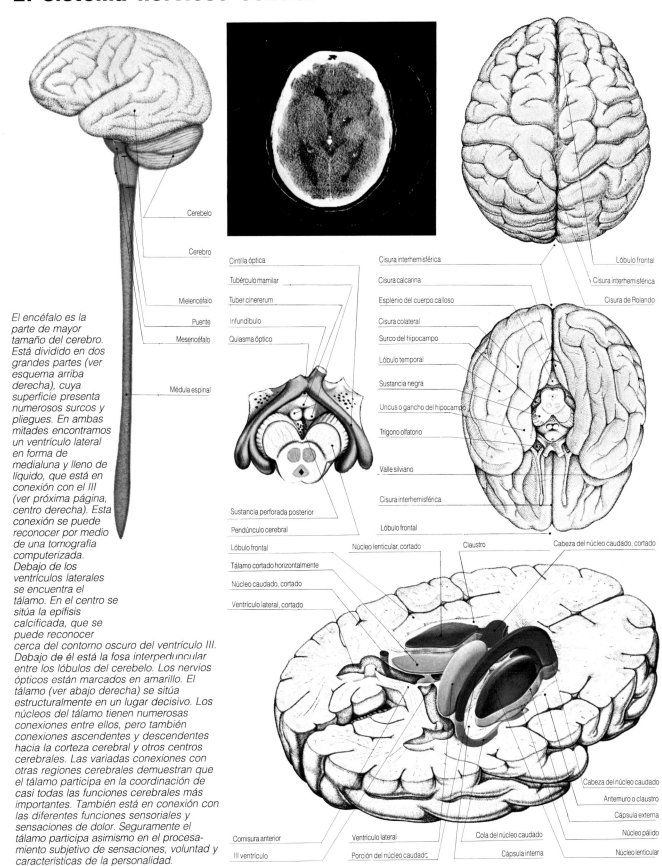

Cerebelo

Cerebro

Mielencéfalo

Puente

Mesencéfalo

Médula espinal

Cintilla óptica

Tubérculo mamilar

Tuber cinererum

Infundíbulo

Quiasma óptico

Sustancia perforada posterior

Pendúnculo cerebral

Lóbulo frontal

Cisura interhemisférica

Cisura calcarina

Esplenio del cuerpo calloso

Cisura colateral

Surco del hipocampo

Lóbulo temporal

Sustancia negra

Uncus o gancho del hipocampo

Trígono olfatorio

Valle silviano

Cisura interhemisférica

Lóbulo frontal

Lóbulo frontal

Cisura interhemisférica

Cisura de Rolando

Tálamo cortado horizontalmente

Núcleo caudado, cortado

Ventrículo lateral, cortado

Núcleo lenticular, cortado

Claustro

Cabeza del núcleo caudado, cortado

Cabeza del núcleo caudado

Antemuro o claustro

Cápsula externa

Núcleo pálido

Núcleo lenticular

Comisura anterior

III ventrículo

Ventrículo lateral

Porción del núcleo caudado

Cola del núcleo caudado

Cápsula interna

El encéfalo es la parte de mayor tamaño del cerebro. Está dividido en dos grandes partes (ver esquema arriba derecha), cuya superficie presenta numerosos surcos y pliegues. En ambas mitades encontramos un ventrículo lateral en forma de medialuna y lleno de líquido, que está en conexión con el III (ver próxima página, centro derecha). Esta conexión se puede reconocer por medio de una tomografía computerizada. Debajo de los ventrículos laterales se encuentra el tálamo. En el centro se sitúa la epífisis calcificada, que se puede reconocer cerca del contorno oscuro del ventrículo III. Dobajo de él está la fosa interpeduncular entre los lóbulos del cerebelo. Los nervios ópticos están marcados en amarillo. El tálamo (ver abajo derecha) se sitúa estructuralmente en un lugar decisivo. Los núcleos del tálamo tienen numerosas conexiones entre ellos, pero también conexiones ascendentes y descendentes hacia la corteza cerebral y otros centros cerebrales. Las variadas conexiones con otras regiones cerebrales demuestran que el tálamo participa en la coordinación de casi todas las funciones cerebrales más importantes. También está en conexión con las diferentes funciones sensoriales y sensaciones de dolor. Seguramente el tálamo participa asimismo en el procesamiento subjetivo de sensaciones, voluntad y características de la personalidad.

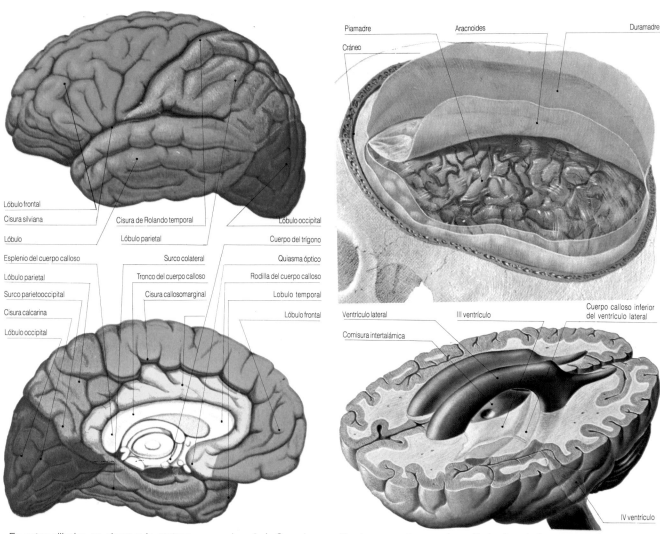

Lóbulo frontal
Cisura silviana
Lóbulo
Esplenio del cuerpo calloso
Lóbulo parietal
Surco parietooccipital
Cisura calcarina
Lóbulo occipital

Cisura de Rolando temporal
Lóbulo parietal
Surco colateral
Tronco del cuerpo calloso
Cisura callosomarginal

Lóbulo occipital
Cuerpo del trígono
Quiasma óptico
Rodilla del cuerpo calloso
Lobulo temporal
Lóbulo frontal

Piamadre
Cráneo
Aracnoides
Duramadre

Ventrículo lateral
Comisura intertalámica
III ventrículo
Cuerpo calloso inferior del ventrículo lateral
IV ventrículo

En estos dibujos se observa la corteza cerebral desde una visión lateral y desde el centro. La membrana cerebral interna, la aracnoides, es muy fina, pero recorrida por numerosos vasos sanguíneos (ver arriba

derecha), Cuando se estimulan correctamente diferentes puntos de la corteza cerebral se puede determinar cuáles son las funciones para cada una de las regiones cerebrales. Los centros motores

(ver dibujo derecha) muestran claramente cuántos nervios son necesarios especialmente para los movimientos tan exactos de los dedos y de la mano o para la capacidad de hablar.

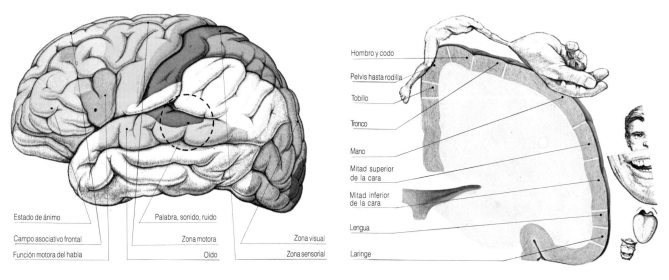

Estado de ánimo
Campo asociativo frontal
Función motora del habla
Palabra, sonido, ruido
Zona motora
Oído
Zona visual
Zona sensorial

Hombro y codo
Pelvis hasta rodilla
Tobillo
Tronco
Mano
Mitad superior de la cara
Mitad inferior de la cara
Lengua
Laringe

La médula espinal es la prolongación del sistema nervioso central y se sitúa en el conducto raquídeo de la espina dorsal (ver derecha). En dirección descendente se hace más fina, con la excepción de los ganglios situados en la zona cervical y lumbar, en donde existen conexiones con plexos nerviosos. Tanto en la cara ventral como dorsal de la médula espinal surgen raíces nerviosas que traspasan la duramadre espinal. Debajo de la segunda vértebra lumbar, la médula espinal se convierte en un fino nervio terminal, el filum terminale. En el centro de la médula encontramos la sustancia gris, en cuyo centro existe un pequeño canal. La sustancia gris está rodeada de una sustancia blanca compuesta de fibras nerviosas con sustancia medular (ver abajo). Estas fibras nerviosas transportan las sensaciones recibidas por los sentidos en dirección ascendente hasta el tálamo y las informaciones motoras de la corteza cerebral y los núcleos del diencéfalo hacia la periferia.

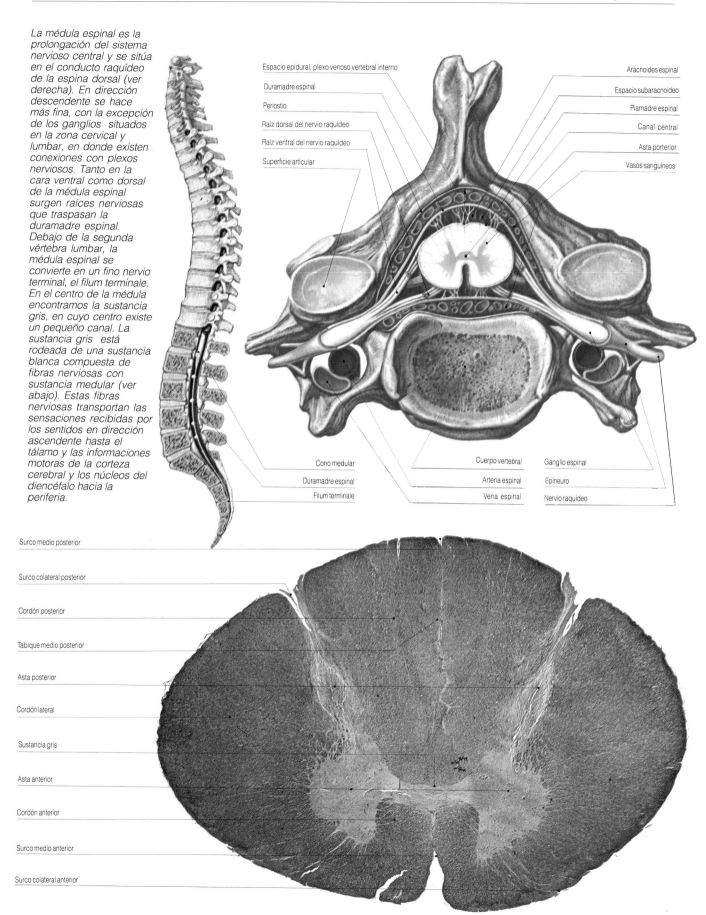

Espacio epidural, plexo venoso vertebral interno

Duramadre espinal

Periostio

Raíz dorsal del nervio raquídeo

Raíz ventral del nervio raquídeo

Superficie articular

Aracnoides espinal

Espacio subaracnoideo

Piamadre espinal

Canal central

Asta porterior

Vasos sanguíneos

Cono medular

Duramadre espinal

Filum terminale

Cuerpo vertebral

Arteria espinal

Vena espinal

Ganglio espinal

Epineuro

Nervio raquídeo

Surco medio posterior

Surco colateral posterior

Cordón posterior

Tabique medio posterior

Asta posterior

Cordón lateral

Sustancia gris

Asta anterior

Cordón anterior

Surco medio anterior

Surco colateral anterior

# El sistema nervioso periférico

*La raíz ventral y la dorsal de los nervios raquídeos se unen formando los diferentes plexos, que contienen fibras motoras y* *sensibles. A la altura de las extremidades, las ramas anteriores de los nervios raquídeos forman plexos que recogen* *fibras de distintos nervios raquídeos.*

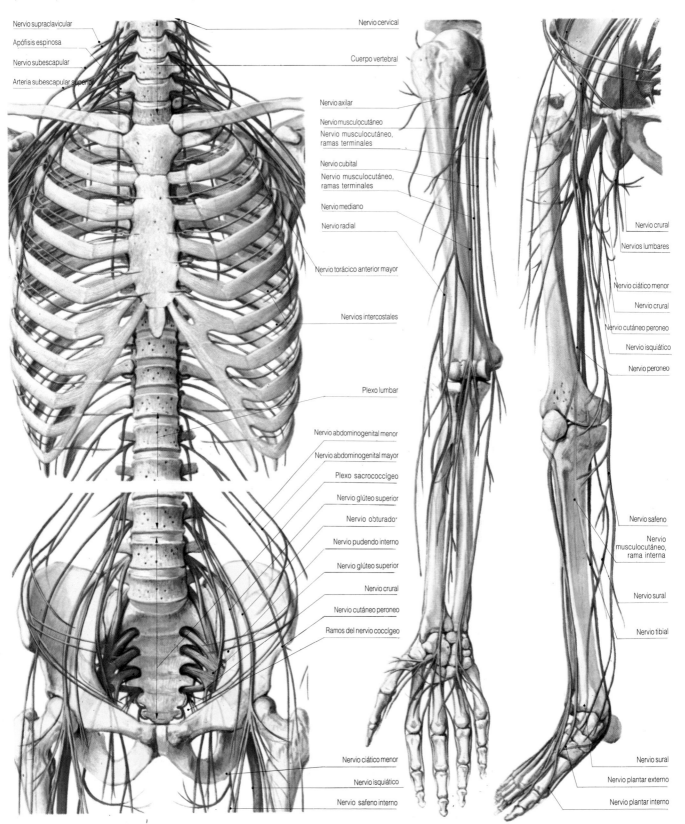

Nervio supraclavicular
Apófisis espinosa
Nervio subescapular
Arteria subescapular superior

Nervio cervical
Cuerpo vertebral

Nervio axilar
Nervio musculocutáneo
Nervio musculocutáneo, ramas terminales
Nervio cubital
Nervio musculocutáneo, ramas terminales
Nervio mediano
Nervio radial
Nervio torácico anterior mayor
Nervios intercostales

Plexo lumbar
Nervio abdominogenital menor
Nervio abdominogenital mayor
Plexo sacrococcígeo
Nervio glúteo superior
Nervio obturador
Nervio pudendo interno
Nervio glúteo superior
Nervio crural
Nervio cutáneo peroneo
Ramos del nervio coccígeo

Nervio ciático menor
Nervio isquiático
Nervio safeno interno

Nervio crural
Nervios lumbares
Nervio ciático menor
Nervio crural
Nervio cutáneo peroneo
Nervio isquiático
Nervio peroneo

Nervio safeno
Nervio musculocutáneo, rama interna
Nervio sural
Nervio tibial

Nervio sural
Nervio plantar externo
Nervio plantar interno

# Los órganos respiratorios

El oxígeno es necesario para la vida. El metabolismo consume oxígeno y al mismo tiempo produce dióxido de carbono. En los seres vivos unicelulares este metabolismo gaseoso se desarrolla por difusión. Los organismos pluricelulares superiores, como por ejemplo el ser humano, necesitan un sistema de transporte (sangre) que haga posible el transporte de oxígeno hasta el tejido y retire el dióxido de carbono del mismo. El metabolismo gaseoso se lleva a cabo en los pulmones. Las vías respiratorias superiores se extienden desde la nariz hasta la laringe. Están recubiertas por un epitelio ciliado donde la circulación sanguínea es constante.

El aire inspirado se calienta y se humedece cuando pasa por el epitelio ciliado. Las partículas extrañas que se encuentran en el aire inspirado se adhieren a una gruesa capa de mucosidad y el movimiento de los cilios transporta estas partículas junto con la mucosidad hacia la faringe, desde donde la mucosidad puede ser expectorada. El reflejo de la tos es una función protectora de la laringe, cierra la apertura de las cuerdas vocales y con ello evita que los alimentos y los líquidos entren en las vías respiratorias inferiores. La función principal de la laringe es la formación de sonidos, la producción del habla. La capacidad de hablar, que depende de la regulación nerviosa exacta de la nuez y la faringe, como también de la musculatura de la lengua, es un factor extremadamente importante en el desarrollo del ser humano. Debajo de la laringe se encuentra la tráquea, un conducto membranoso que está reforzado por anillos cartilaginosos. En la persona adulta, la tráquea tiene unos 11 centímetros bronquios principales. Éstos, a su vez ,se dividen en bronquios más pequeños que conducen a diferentes lóbulos y segmentos, separándose finalmente en finas ramificaciones (bronquiolos), que terminan en los alveolos pulmonares. Los alveolos son estructuras de paredes muy finas y con forma de racimo. Aunque hay 300 millones de alveolos en un espacio muy pequeño (tórax), su superficie total sería 30 veces mayor que la superficie corporal del hombre (en un adulto aproximadamente 70 m²). Las paredes de los alveolos presentan numerosos capilares. El intercambio de oxígeno y dióxido de carbono tiene que producirse con mucha rapidez, ya que los glóbulos rojos de la sangre (eritrocitos) permanecen en los capilares menos de un segundo antes de volver al ventrículo izquierdo y desde allí a la circulación sanguínea.

La musculatura respiratoria es la responsable del trabajo mecánico de la respiración pulmonar. El tejido pulmonar elástico se resiste durante la inspiración, pero apoya de forma pasiva la espiración. Las vías respiratorias suponen un obstáculo natural que debe ser superado al respirar. Ello se convierte en un factor importante cuando las vías respiratorias están estenosadas a causa de una enfermedad.

El tórax está tapizado por la pleura visceral, los pulmones por la pleura parietal-costal, ambas capas forman la pleura. Entre las dos porciones de la pleura, la interna y la externa, existe una cavidad que está llena de líquido. Ya que entre las dos porciones existe un estado de baja presión, los pulmones siguen de forma pasiva a los movimientos del tórax. Este principio se puede entender mediante un ejemplo, en el cual se utilizará una retorta cerrada por una membrana de goma y con dos globos en su interior. Cuando la membrana se estira, se produce un vacío y los globos se hinchan. En las lesiones pleurales se produce un equilibrio de la presión entre el mundo exterior y el tórax, lo cual tiene como consecuencia el cese de la actividad pulmonar.

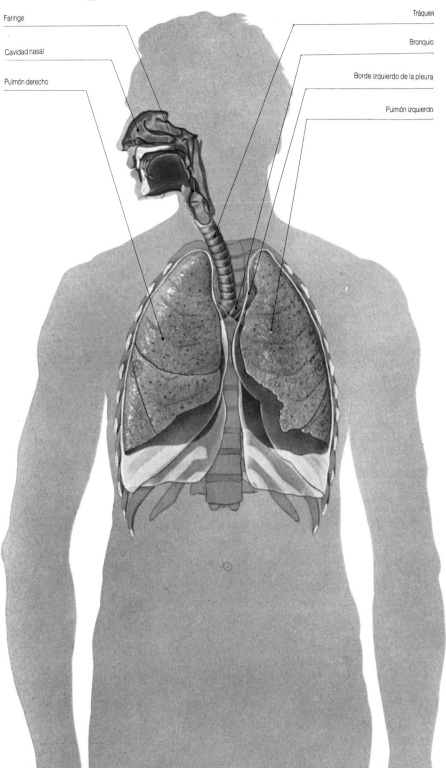

Faringe

Cavidad nasal

Pulmón derecho

Tráquea

Bronquio

Borde izquierdo de la pleura

Pulmón izquierdo

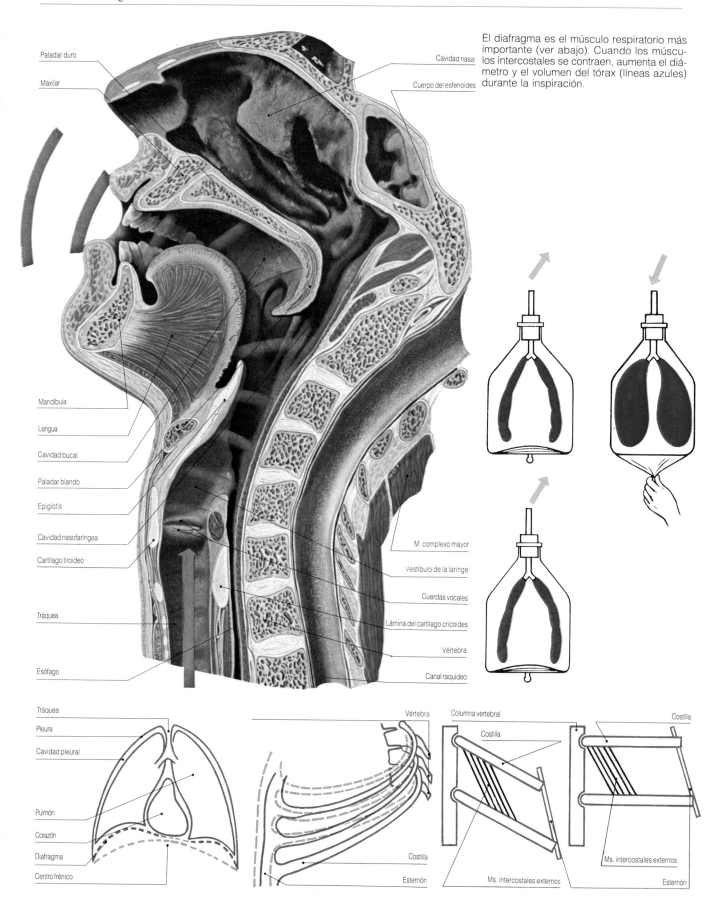

El diafragma es el músculo respiratorio más importante (ver abajo). Cuando los músculos intercostales se contraen, aumenta el diámetro y el volumen del tórax (líneas azules) durante la inspiración.

Paladar duro
Maxilar

Cavidad nasal
Cuerpo del esfenoides

Mandíbula
Lengua
Cavidad bucal
Paladar blando
Epiglotis
Cavidad nasofaríngea
Cartílago tiroideo
Tráquea
Esófago

M. complexo mayor
Vestíbulo de la laringe
Cuerdas vocales
Lámina del cartílago cricoides
Vértebra
Canal raquídeo

Tráquea
Pleura
Cavidad pleural
Pulmón
Corazón
Diafragma
Centro frénico

Vértebra
Columna vertebral
Costilla
Costilla
Costilla
Ms. intercostales externos
Ms. intercostales externos
Esternón
Esternón

*La musculatura respiratoria (que funciona de forma diferente a la musculatura cardíaca) no tiene un funcionamiento rítmico independiente, sino que la respiración es regulada por determinadas células del tronco encefálico y de la médula espinal, que forman parte del sistema nervioso central. Una parte regula la inspiración, otra parte la espiración; se habla por tanto de centro de inspiración y espiración. Éstos a su vez son controlados por centros cerebrales superiores. El centro de la respiración obtiene informaciones sobre el grado de funcionamiento de la respiración a través de impulsos nerviosos recibidos por receptores en los pulmones y los músculos, o bien por medio de estímulos químicos recogidos por receptores químicos en la aorta y la carótida primitiva (ver abajo), que reaccionan frente al nivel de oxígeno de la sangre. Sobre el centro de la respiración actúa directamente el nivel de dióxido de carbono de la sangre, también el pH del líquido medular juega un papel importante.*

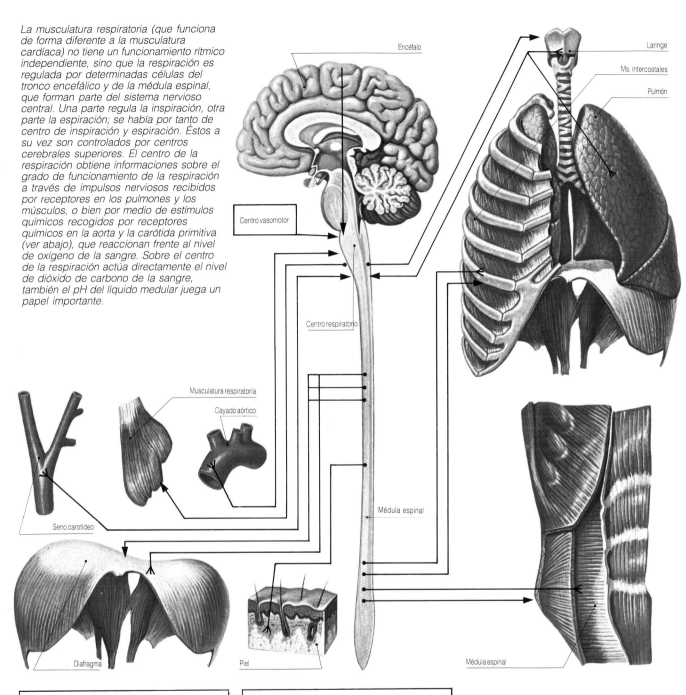

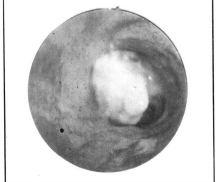

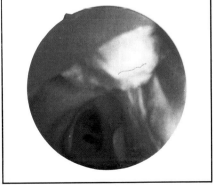

*Estas imágenes fueron obtenidas durante una exploración de los bronquios. A la izquierda se observa un adenoma de tipo pólipo que ocupa casi todo el sistema ramificado de los bronquios. En la segunda imagen se distingue un tumor maligno en la pared bronquial. Los tumores pulmonares son más frecuentes en los fumadores; con una biopsia se confirma el diagnóstico histológicamente. El método moderno de realizar las broncoscopias con fibra óptica, más elástica, resulta más fiable que el método antiguo.*

# Parte II.
# Fisiología deportiva

**Marita Sandström**

# 1. Aprendizaje de movimientos y esquema de movimientos

## Introducción

La motricidad es controlada principalmente por el segmento «mudo» (no dominante) del cerebro, en una persona diestra por el hemisferio derecho. Las informaciones provenientes de los sentidos se procesan a gran velocidad en las regiones cerebrales responsables de las impresiones visuales y espaciales y transformadas en imágenes móviles. El hemisferio derecho trabaja sin palabras; se habla por tanto de intuición, de percepción interna. Ésta resulta directamente del entramado formado por una cantidad ingente de informaciones, que no han sido analizadas paso a paso. Una vivencia intuitiva se almacena en el hemisferio derecho y más tarde puede ser recuperada. Estas complejas imágenes de movimiento dominan sobre la motricidad sobre todo en aquellos casos, en los cuales participan muchos grupos musculares, p.ej. en diferentes juegos y en el esquí.

Igual de importante que el movimiento es la relajación de la musculatura después de realizar un esfuerzo. También es necesario entonces el hemisferio derecho. La concentración cuando se piensa en los contenidos que son procesados en el hemisferio sin palabras ni «preocupaciones» lleva a una relajación física y psíquica (fig. 1).

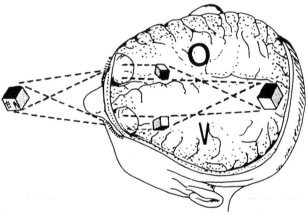

*Fig. 1. La memoria visual y la espacial se localizan en el hemisferio derecho (O), la memoria verbal y analítica en el hemisferio izquierdo (V).*

Las órdenes para llevar a cabo un movimiento provienen del cerebro y son llevadas a la práctica por el aparato locomotor. El grado de dominio de nuestro trabajo diario y los resultados obtenidos al practicar un deporte dependen de la estructura y del estado del cerebro.

A continuación analizaremos el funcionamiento del sistema nervioso y del aparato de sostén y locomoción, donde el sistema nervioso es lo más importante.

## De la posición al movimiento

Por posición se entiende la postura inmóvil (estática) de una parte del cuerpo. La posición de las extremidades, del tronco y del conjunto del cuerpo se mantiene gracias al trabajo muscular. Equilibrio significa conservar una determinada posición del cuerpo. Con el movimiento cambia esta postura. El movimiento comienza en una posición y termina en otra. Las posiciones y los movimientos pueden ser conscientes (voluntarios) o automáticos (reflejos).

El juego de conjunto entre las posiciones y los movimientos es especialmente importante cuando se trata del aprendizaje de un movimiento nuevo. Antes de poder aprender el desarrollo de un nuevo movimiento debe dominarse una nueva posición del cuerpo o bien de sus extremidades.

## Aprendizaje de movimientos (aprendizaje motor)

Las habilidades motoras de un recién nacido son muy limitadas. La mayoría de los movimientos aún deben ser aprendidos. Probablemente, el sistema nervioso ya dispone de una variedad de programas motores o partes de programas que pueden ser activados por medio del ejercicio y se unen formando movimientos efectivos. Diversos investigadores parten de la base de que en el transcurso de los tres primeros años de vida en el sistema nervioso central se produce una activación o una estructuración de los programas básicos de la mayoría de los movimientos, también de los movimientos deportivos técnicos.

El aprendizaje motor se desarrolla en tres fases. Comienza con una fase cognitiva, en la cual el niño entiende «lo que tiene que hacerse». Seguidamente comienza la fase asociativa, de relación, en la cual reconoce «cómo deben desarrollarse los movimientos». En la última fase, la automática, domina el movimiento por completo sin tener que pensar en él.

Hasta el segundo año de vida, el aprendizaje motor del sentido de la postura y el movimiento, procurado por los denominados propioceptores, juega un papel determinante. Más tarde dominará el sentido de la vista, el cual solamente será necesario para iniciar y controlar ocasionalmente el movimiento después de que se haya automatizado el desarrollo del mismo.

Lo fundamental en el aprendizaje de nuevos movimientos es saber utilizar la musculatura en el orden temporal correcto con el objeto de conseguir una sucesión fluida de movimientos articulares y musculares (coordinación). La regla de oro en el aprendizaje motor sería la siguiente : «Aprendemos al hacerlo y solamente hacemos lo que hemos aprendido». En la memoria motora se almacenan tanto las informaciones sobre sensaciones experimentadas durante el movimiento, como los resultados de éste. Tanto la sensación del movimiento como su resultado influyen sobre la motivación, la cual es muy importante para el rendimiento motor. Ello queda especialmente claro en el deporte. Además, el aprendizaje motor depende de la atención, la capacidad de concentración y el estado de ánimo. El cansancio, la distracción y el decaimiento retrasan el aprendizaje motor. La recompensa, por el contrario, acelera todas las formas de aprendizaje, sea aprendizaje teórico sea la práctica de una técnica deportiva.

Los programas motores son almacenados en diferentes partes del sistema nervioso central, las cuales están relacionadas entre sí. La función de los sentidos puede consistir en mantener estos programas «al día», en otras palabras, proporcionar informaciones sobre el desarrollo del rendimiento motor y al mismo tiempo corregir posibles errores con ayuda del cerebelo.

# Aprendizaje de habilidades

Las habilidades se aprenden a lo largo del desarrollo de acuerdo con el grado de madurez del sistema nervioso central. Por tanto, también el desarrollo de esquema del cuerpo (body scheme, body consciousness) y de la imagen del cuerpo (body image) es un proceso que se desarrolla lentamente (fig. 2).

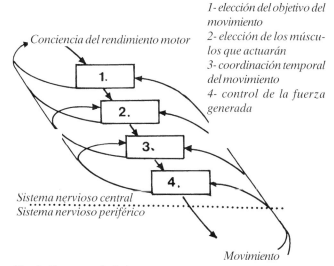

1- elección del objetivo del movimiento
2- elección de los músculos que actuarán
3- coordinación temporal del movimiento
4- control de la fuerza generada

*Fig. 2. Esquema de la jerarquía constructiva de los programas de movimiento.*

El esquema del cuerpo incluye las percepciones de los movimientos propios, las percepciones del propio entorno, el conocimiento de la propia capacidad de redimiento y todos las experiencias sensoriales que están unidas a ello. Caunto mayor sea la exactitud con la cual una persona conoce su esquema corporal, mayor será el dominio de su motricidad.

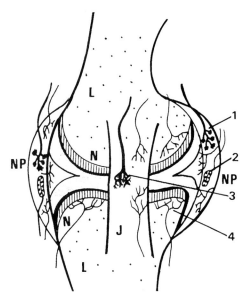

*Fig. 3. Receptores articulares. 1- receptor de posición, 2- receptor de la velocidad del movimiento, 3 - receptor de posición, 4- receptor de dolor.*
*Abreviaturas : L = hueso, J = tendón o ligamento, N= cartílago articular, NP= cápsula articular.*

A través de las percepciones del sentido cinestésico (percepción del movimiento como parte de la sensibilidad profunda, en la cual proporcionan informaciones el huso muscular y los receptores articulares y de presión de la piel), la conciencia del cuerpo puede mejorarse. Los estímulos cinestésicos se descifran en la corteza cerebral y son transformados en informaciones sobre la fuerza utilizada en el movimiento y sobre la localización especial de las articulaciones participantes (fig. 3).

En la imagen del cuerpo se trata de un «modelo psíquico del cuerpo», de la conciencia del propio cuerpo. Si la imagen del cuerpo no está lo suficientemente desarrollada, también la postura del cuerpo será incorrecta por lo general. La actividad deportiva aumenta la conciencia de uno mismo y la fuerza muscular. Ambas cosas mejoran la imagen del cuerpo y con frecuencia también la postura. Un esquema del cuerpo y una imagen del cuerpo que sean sanos son condiciones necesarias para aprender habilidades sin que existan problemas.

La medida para determinar el grado de desarrollo de una habilidad motora es la eficacia del rendimiento motor. La eficacia, por su parte, se mide en base al gasto de oxígeno y energía. Un nadador inexperto gasta cinco veces más energía que uno con experiencia para recorrer la misma distancia.

La base del dominio de los movimientos es el ejercicio, o sea, la repetición de un determinado rendimiento físico o psíquico, sea de forma sistemática o a lo largo de la vida cotidiana, hasta conseguir que el organismo se adapte y sea capaz de un rendimiento más alto. Es importante practicar precisamente aquellos movimientos con cuya ayuda se pretenda aumentar el rendimiento. «Un remero debe practicar el remo, un corredor la carrera». Un ejercicio no específico para ninguna disciplina tiene un efecto de apoyo, pero no mejora el grado de dominio.

Tanto en el trabajo como el deporte , las reglas fisiológicas son las mismas. Las formas de trabajo repetidas y acostumbradas hacen posible que el rendimiento sea mayor. El «secreto» del ejercicio consiste en gastar menos energía para controlar el equilibrio, en realizar menos movimientos musculares innecesarios, en conseguir que la dirección de los movimientos de las extremidades sea más precisa y que disminuya la actividad de los antagonistas de los músculos afectados, ya que obstaculizan el movimiento.

Lo decisivo para el desarrollo de habilidades es la sensibilidad del sentido cinestésico (fig. 4), más exactamente, la capacidad de quien practica de percibir la fuerza desarrollada y las posiciones de las articulaciones durante el movimiento. La sensibilidad del sentido cinestésico y, por tanto, también la capacidad de aprendizaje motor como condición para el desarrollo de las habilidades motoras, varían mucho de persona a persona. En los deportistas, por lo general, suele ser superior a la media.

Por talento se entiende todos aquellos factores que influyen sobre el rendimiento y que no pueden modificarse por medio del ejercicio. El talento en parte es innato, pero en parte se puede desarrollar en los primeros años de vida. Por esta razón, en la infancia se puede aprender con relativa facilidad a mantener el equilibrio cuando se patina sobre hielo, pero después de los 40 es algo lento y fatigoso; ya no se puede alcanzar un nivel de rendimiento comparable.

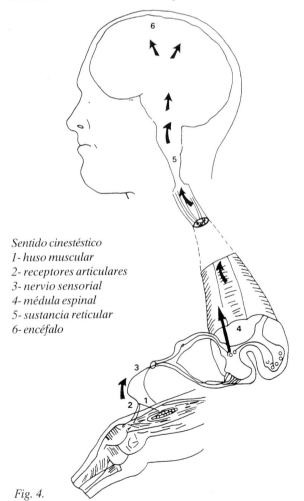

Sentido cinestésico
1- huso muscular
2- receptores articulares
3- nervio sensorial
4- médula espinal
5- sustancia reticular
6- encéfalo

Fig. 4.

# El tiempo de reacción ¿está determinado genéticamente?

Tal y como se ha mencionado, el talento es hereditario, por lo menos en parte. ¿Ocurre lo mismo con el tiempo de reacción, que juega un papel determinante en el deporte? Por tiempo de reacción se entiende el intervalo de tiempo entre la aparición de un estímulo sensorial y el comienzo del movimiento. La velocidad con la cual un estímulo lleva a un movimiento varía individualmente y, entre otras cosas, depende de la edad y el sexo de la persona. El tiempo de reacción es más corto a la edad de 20 a 30 años, en los hombres generalmente es menor que en las mujeres. Además de ello, los tiempos de reacción de distintas partes del cuerpo también varían: en ocasiones el tiempo de reacción de los brazos es significativamente menor que el de las piernas. Todavía no se ha explicado hasta qué punto los tiempos de reacción de las distintas partes del cuerpo están determinados genéticamente y en qué medida se pueden influenciar a través del ejercicio.

Antes se pedía al deportista que pensara en el movimiento de salida antes de oír el disparo (disposición motora). La mayoría, sin embargo, reaccionan con mayor rapidez si solamente se concentran en la señal de salida. Gracias a esta disposición sensorial pueden aprovechar los reflejos aprendidos; no intentarán programar nuevos movimientos en esta situación. Los deportistas de alto rendimiento tienen un tiempo de reacción más corto que los simples aficionados al deporte. Ello no solamente es debido al entrenamiento, sino también a las expectativas de rendimiento.

# Factores psicológicos que influyen sobre el rendimiento

Algunos autores opinan que no son los factores físicos, sino los psíquicos los que ponen límites a la capacidad de rendimiento. Entre estos factores psíquicos se encuentran la motivación, el control del desarrollo de la fuerza en el cerebro, así como el grado de activación general del organismo.

Por motivación se entiende la totalidad de los diferentes motivos que llevan a realizar una determinada acción. Pueden ser conscientes, como la voluntad de ganar, o inconscientes, como la memoria de dolores pasados. El motivo como concepto psicológico concuerda en gran medida con la necesidad como concepto fisiológico. Algunas necesidades son innatas y sirven para la conservación de la vida, como pueden ser la necesidad de obtener comida, agua y calor. Sin embargo, la necesidad de tener dinero o la necesidad de beber otra cosa que no sea agua es algo aprendido.

Tanto las necesidades innatas como las aprendidas se satisfacen cuando se dan las indicaciones necesarias al sistema nervioso central desde el hipocampo, una eminencia en forma de medialuna situada en el lóbulo temporal de la corteza cerebral. Probablemente, el hipocampo almacena el recuerdo de si la satisfacción de la necesidad estuvo acompañada de una sensación agradable o desagradable. Ambas experiencias tienen un fuerte efecto sobre nuestro comportamiento. Incluso se ha llegado a afimar que todo el comportamiento humano está dirigido a experimentar sensaciones agradables y a evitar las desagradables (fig. 5).

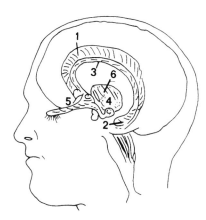

*Fig. 5 . Estructuras cerebrales que participan en el desarrollo de la motivación y el bienestar.*
*1= lóbulo cerebral límbico, 2 y 3 = hipocampo y vías eferentes, 4= hipotálamo, 5= nervio olfatorio, 6= tálamo. Todas las estructuras mencionadas forman parte del sistema límbico.*

En el caso del deporte, la sensación positiva que produce un triunfo es un factor de motivación tan fuerte, que hace que el deportista soporte el dolor, las sensaciones negativas y el malestar a causa de la dificultad respiratoria mucho mejor que la persona «normal». Las informaciones almacenadas en la memoria motora de un deportista sobre las sensaciones y los resultados relacionados con un rendimiento motor parecen poner un mayor énfasis en el resultado.

# Control del desarrollo de fuerza en el cerebro

No es posible conseguir sin problemas el máximo fisiológico del rendimiento de fuerza muscular, ya que la corteza cerebral lo impide. Este mecanismo posiblemente protege de la fatiga excesiva. En determinadas circunstancias (peligro, hipnosis, aumento del nivel de adrenalina en sangre, fuertes gritos antes de un rendimiento deportivo) se liberan grandes cantidades de unidades que producen fuerza. Puede ser que el entrenamiento contribuya a una mayor «producción psíquica de fuerza» bajo la influencia de la corteza cerebral. Por medio de la práctica y gritando con fuerza antes de un esfuerzo el cerebro puede «liberar» energía adicional. (La utilización en el deporte de anfetaminas, que actúan de forma similar a la adrenalina, no será comentada, ya que su utilización es peligrosa y está prohibida).

# El efecto del grado de activación general sobre el rendimiento

El cerebro solamente funcionará de forma óptima si es estimulado por impulsos muy diversos. Todos los estímulos sensoriales son acumulados en la formatio reticularis, que se extiende desde el mielencéfalo hasta el diencéfalo. Aquí se procesan los estímulos en células nerviosas que controlan el nivel de excitación de la corteza cerebral, es decir, modifican el nivel de activación o bien su disposición a actuar. Un grado de activación excesivo tiene efectos negativos sobre la capacidad de rendimiento. La concentración disminuye, los movimientos musculares se hacen imprecisos y su coordinación temporal se ve afectada. De acuerdo con ello, un grado de activación demasiado bajo hace que los movimientos sean más lentos y no se desarrolle la fuerza necesaria (fig. 6).

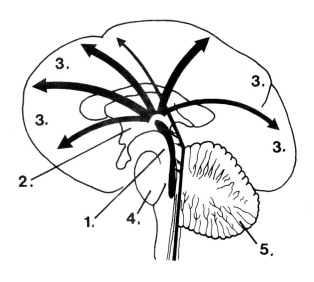

*Fig. 6 . Sustancia reticular y sus conexiones con el encéfalo.*
*1 = Sustancia reticular, 2 = tálamo, 3 = corteza cerebral,*
*4 = puente de Varolio, 5 = cerebelo.*

Para cada rendimiento existe un estado de estímulo óptimo (fig. 7). Sobre todo, cada individuo tiene un nivel de activación en el cual funciona mejor. La disposición óptima a desarrollar fuerza depende de la personalidad del deportista. Las personas extrovertidas alcanzan buenos rendimientos aunque estén en un estado de activación muy alto, mientras que la capacidad de rendimiento de las personalidades introvertidas sufre por ello claramente.

*Fig. 7. Influencia del grado de activación sobre la capacidad de rendimiento (ley de Yrkes-Dodson).*
*Fase 1: los estímulos mejoran la capacidad de rendimiento.*
*Fase 2: los estímulos no tienen influencia sobre la capacidad de rendimiento.*
*Fase 3: los estímulos empeoran la capacidad de rendimiento.*
*Parece ser que para cada tarea existe un grado óptimo de activación. Si este grado es demasiado alto se verá afectada la percepción simultánea de diferentes objetos. Las emociones (p.ej. el estrés) aumentan el grado de activación.*

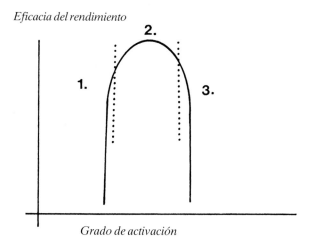

*Eficacia del rendimiento*

*Grado de activación*

# 2. Control de la motricidad

## Determinación motriz de la posición adecuada motóricamente

Cada movimiento comienza y finaliza en una posición. Los responsables motrices del control nervioso de la posición adecuada son los ganglios basales y la corteza cerebral premotora. Antes de adoptar una postura y realizar un movimiento es imprescindible que el tono muscular sea lo suficientemente alto, ya que solamente así se podrá mantener erguida la postura, y por otra parte, un tono bajo suficiente, ya que es necesario para realizar movimientos.

## Tensión muscular (tono muscular)

Incluso el músculo totalmente relajado está sometido a una fuerza que intenta estirarlo. Esta resistencia se denomina tensión muscular pasiva o bien tono muscular pasivo. Está producida por los componentes paralelos y elásticos del músculo, entre los cuales se encuentran los sarcolemas (membranas celulares) de las fibras musculares con las estructuras de tejido conjuntivo (fascias) del músculo. También son elásticos los citoplasmas de la fibra muscular. Además, el tono muscular pasivo depende posiblemente también de los componentes elásticos en serie, entre los cuales se encuentran las articulaciones de miosina. En un músculo, también en estado relajado, se encuentran algunas articulaciones de miosina sujetas a los filamentos de actina, que ceden al estirarlos (fig. 8).

Mientras la persona está despierta y en parte también mientras duerme, el tono muscular permanece activo. La sustancia reticular sensibiliza durante el sueño las pequeñas motoneuronas alfa (células nerviosas motoras) en la médula espinal para los estiramientos. Si se produce un estiramiento, los receptores musculares del estiramiento, los husos musculares, son estimulados y dan la orden de actuar a las motoneuronas alfa. Los husos musculares reaccionan incluso a los estiramientos más pequeños, dependientes de la fuerza de la gravedad; las motoneuronas sensibilizadas responden con una débil contracción muscular. Su intensidad es la mínima necesaria para conseguir que el estiramiento en el huso muscular sea neutralizado. Una nueva orden a la acción solamente se produce cuando los husos son estirados de nuevo por la fuerza de la gravedad (fig. 9).

El tono muscular, que es necesario para adoptar una determinada postura, está controlado, por tanto, por el cerebro y los ganglios basales; éstos obtienen constantemente informa-

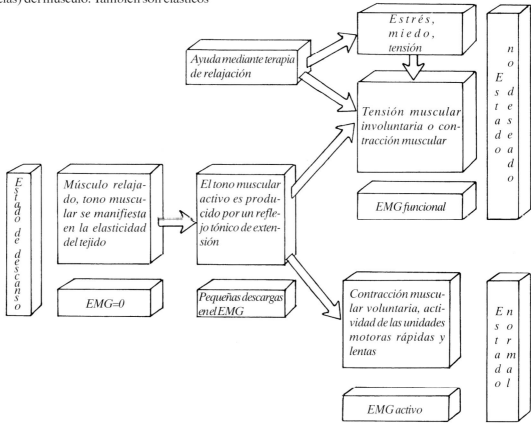

*Fig. 8*

ciones táctiles de las articulaciones y los músculos, en base a las cuales decidirán si es necesario cambiar un reflejo de estiramiento y cómo debería hacerse. El estiramiento del huso muscular también puede ser controlado desde el cerebro. Sin embargo, en este caso solamente será estirada la región de receptores, lo cual es suficiente. Este estiramiento manda a la motoneuronas alfa la orden de actuar, que por su parte provocan de nuevo una contracción muscular refleja (fig. 10).

La percepción de una posición presupone que la corteza cerebral ha recibido los estímulos correspondientes. Antes se creía que estos estímulos provenían de los receptores articulares y que las modificaciones del ángulo de la articulación se percibían como modificaciones de la posición. Sin embargo, esto no parece ser correcto. La percepción del cambio de posición seguramente se basa en la actividad del huso mus-

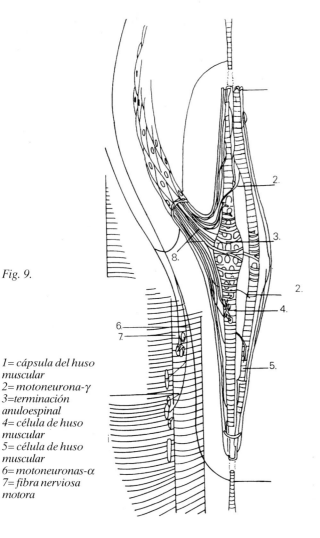

Fig. 9.

1= cápsula del huso muscular
2= motoneurona-γ
3= terminación anuloespinal
4= célula de huso muscular
5= célula de huso muscular
6= motoneuronas-α
7= fibra nerviosa motora

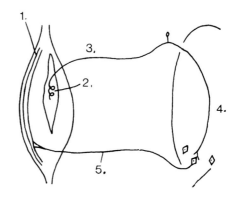

Fig. 10. Esquema funcional del huso muscular
1= fibra muscular oblicua, 2= terminación primaria sensible del huso muscular, 3= fibra nerviosa sensible del huso muscular, 4= médula espinal, 5= motoneurona α.

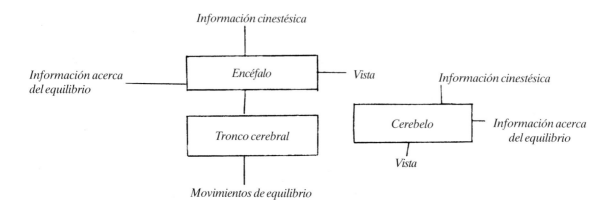

Fig. 11. El encéfalo analiza en base a informaciones visuales y estáticas si la cabeza se mueve o su entorno. Las informaciones erróneas de los órganos del equilibrio pueden ser corregidas por medio de la vista. Además, el encéfalo es informado por el sentido cinestésico sobre la postura del cuerpo y la motricidad. De esta forma se produce la percepción del equilibrio. El cerebelo obtiene las mismas informaciones que el encéfalo. Aquí se valora si el centro de gravedad del cuerpo cambia a causa de una modificación de la postura o un movimiento de la línea central. Los movimientos para corregir el equilibrio se «planean» conjuntamente por el encéfalo y el cerebelo.

cular y de los receptores de presión en la piel que recubre las articulaciones.

El aprendizaje de un nuevo movimiento comienza con el aprendizaje de una nueva postura del cuerpo. La mayoría de las posiciones y movimientos básicos probablemente se aprenden a lo largo de los tres primeros años de vida, aunque el control del equilibrio, la conservación de una determinada posición mientras la superficie de apoyo se mueve, se consigue completamente más tarde.

El dominio de la posición erguida es una parte importante del control del equilibrio. Los estímulos que producen las complicadas series de movimientos para mantener el equilibrio provienen del laberinto del oído interno (fig. 11).

# Posición erguida y equilibrio

El órgano del equilibrio se encuentra en el oído interno, detrás y por encima del caracol. Consta de tres canales (conductos semicirculares) y dos pequeños sacos (el utrículo y el sáculo). Los canales limitados por membranas y los sacos contienen el mismo líquido, la endolinfa, como el caracol, con el cual están conectados. Están rodeados de cavidades perilinfáticas, cada conducto tiene una dilatación, la ampolla, en la cual se hallan los mecanorreceptores; reaccionan a la aceleración en ángulo de la cabeza. La aceleración lineal de la cabeza, por el contrario, es percibida por los mecanorreceptores del utrículo y del sáculo.

Los receptores del equilibrio en el laberinto del oído interno son considerados propioceptores (receptores de la posición y del movimiento). El laberinto, así como el sáculo y el utrículo forman el aparato vestibular, que hace posible orientarse en el espacio.

El aparato vestibular transmite constantemente informaciones sobre la postura y movimientos de la cabeza en relación con el campo de gravitación. Estas informaciones sirven para que el sistema nervioso central mantenga la postura erguida y la mirada recta durante los movimientos de la cabeza. Cuando existe un trastorno en este aparato, la motricidad es controlada por medio de la vista. Entonces es difícil mantener la posición erguida en la oscuridad o en terreno irregular.

Los cuerpos celulares de las fibras nerviosas, que salen de los diferentes receptores, se encuentran en el ganglio vestibular, cerca del órgano del equilibrio. Las fibras que se insertan en este punto se unen con las fibras del nervio auditivo que forman el ganglio espiral de la cóclea formando juntos el VIII par craneal.

## Los conductos semicirculares

En cada oído existen tres conductos semicirculares llenos de endolinfa. Estos conductos se encuentran en tres planos ordenados en ángulo recto uno con otros, uno en horizontal y

dos en plano vertical. Ello hace posible que siempre haya uno de ellos que responda a los movimientos de la cabeza. En las ampollas, que son dilataciones situadas en cada extremo de cada conducto, se encuentran células ciliadas, las cuales están recubiertas por una sustancia gelatinosa. Cuando se produce un giro de la cabeza, cambia la presión interna, la endolinfa fluye, las células ciliadas se doblan y las fibras sensibles del VIII par craneal son estimuladas. Si, por ejemplo, una persona sentada en un sillón rotatorio es girada hacia la derecha, la endolinfa del conducto horizontal del oído derecho se mueve hacia la ampolla y en el oído izquierdo lejos de ella. Si el giro se hace más lento o se interrumpe, la endolinfa fluye en dirección contraria (fig. 12).

La estimulación de los receptores de los conductos semicirculares también produce un movimiento rítmico de los ojos, el nistagmus. Si la persona es girada hacia la derecha, durante la acelereción los ojos se mueven lentamente hacia la izquierda y después rápidamente hacia la derecha. Esto se repite hasta que la velocidad del movimiento giratorio es constante. Cuando el giro vuelve a hacerse más lento, se vuelve a producir el nistagmus, pero ahora la fase rápida se dirige hacia la izquierda. Los conductos reaccionan, por tanto, ante los cambios de velocidad.

## El utrículo y el sáculo

En el utrículo y el sáculo también encontramos células ciliadas que forman parte del grupo de receptores, los denominados campos sensitivos (máculas). Sobre estas células ciliadas se extiende una capa de sustancia gelatinosa. En ella se encuentran pequeñas concreciones calcáreas (otolitos). Estan sujetas a las puntas de las células ciliadas y actúan sobre ellas con una fuerza que depende de la posición de la cabeza. Cuando la cabeza está erguida, los otolitos presionan con todo su peso sobre las células ciliadas; cuando la cabeza se inclina, esta presión se modifica. Con ello, los otolitos y las células ciliadas proporcionan informaciones sobre la posición de la cabeza en el campo de gravitación. Estas informaciones, como también las informaciones provenientes de los conductos semicirculares, son transmitidas a través del VIII par craneal hasta los ganglios vestibulares (fig. 13).

## Reacciones de equilibrio

Todavía no se conoce exactamente de qué forma las reacciones que mantienen el equilibrio son controladas en el sistema nervioso central. Algunos autores opinan que las informaciones provenientes del encéfalo y el cerebelo son coordinadas en el bulbo raquídeo y transformadas en una reacción de equilibrio con la consiguiente serie de movimientos. En el caso del mareo seguramente se haya trastornada la percepción del equilibrio, no los procesos de control o transformación. El tono muscular necesario para llevar a cabo las reacciones del equilibrio es coordinado por el cerebelo.

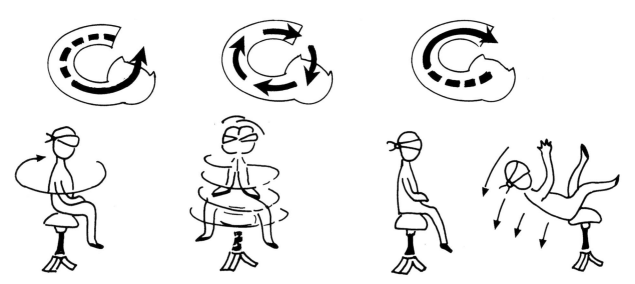

*Fig. 12 . El flujo de la endolinfa en los conductos auditivos cuando el movimiento rotatorio es horizontal. Cuando se frena repentinamente el movimiento, la endolinfa sigue fluyendo. Los receptores se irritan y transmiten al cerebro informaciones falsas acerca de una continuación del movimiento en dirección contraria. Si además se anula el sentido de la vista, en el cerebro se produce un conflicto informativo que conduce a la pérdida del equilibrio.*

Las reacciones que mantienen el equilibrio se desarrollan a lo largo de los cinco primeros años de vida. Los trastornos del desarrollo del niño influyen el rendimiento motor, de forma que éste puede estancarse, por ejemplo, en el nivel de la fase de gateo.

Con ayuda de la vista también se puede mantener el equilibrio cuando los conductos semicirculares no funcionan correctamente. La vista casi ocuparía un lugar superior. Por medio de la comparación de las informaciones visuales y de las informaciones estáticas provenientes de los conductos semicirculares, el encéfalo puede deducir si se mueve la cabeza o su entorno.

El olfato también hace posible una orientación en el entorno. Por el contrario, no contribuye a mantener el equilibrio.

# Control de la motricidad en el cerebro

En el cerebro existen diferentes regiones anatómicas y estructuras que participan en la planificación y realización de movimientos. Entre ellas se encuentran la región suplementaria, premotora y motora primaria de la corteza cerebral, los ganglios basales, regiones de la corteza del cerebro, del tron-

co encefálico y de la médula espinal. Distintas células de la misma región se vuelven activas en situaciones diferentes. Por ejemplo, en la sustancia negra, que forma parte de los ganglios basales, existen determinadas células que responden ante estímulos sensoriales aferentes (centrípetos). Otras células, por su parte, reaccionan únicamente a los estímulos motores que son transmitidos por otras estructuras cerebra-

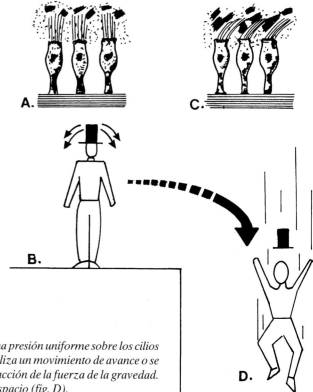

*Fig. 13. Función del utrículo y del sáculo. Fig. A. Los otolitos ejercen una presión uniforme sobre los cilios y reaccionan frente a las modificaciones (fig. B). Fig. C. Cuando se realiza un movimiento de avance o se «cae» en un ascensor, también los otolitos caen sobre los cilios por la acción de la fuerza de la gravedad. Ello produce una sensación de cambio de postura de la cabeza en el espacio (fig. D).*

les. En estos ganglios también se pueden localizar células que solamente reaccionan frente a los impulsos de las regiones de la memoria. Estos hechos obligan a revisar la concepción clásica según la cual los ganglios basales solamente provocan tensión muscular y movimientos reflejos (fig. 14).

También hay que reflexionar sobre las teorías de las funciones del cerebelo, la corteza cerebral motora primaria, la región premotora, así como las regiones corticales motoras suplementarias.

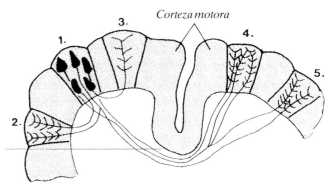

Fig. 15. El módulo 1 está en conexión con los módulos 2 y 3 del mismo hemisferio y con los módulos 4 y 5 del hemisferio contrario.

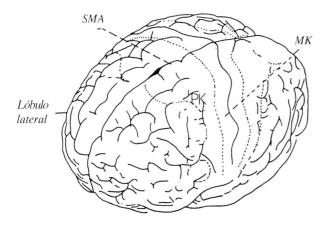

Fig. 14. Localización de los SMR (SMA). MK = Corteza motora, PK = corteza premotora

## La región cortical motora suplementaria

La corteza del encéfalo está formada en un 90% por módulos microscópicos, que son unidades funcionales que, según los conocimientos actuales, forman la base de la memoria, la conciencia y los pensamientos.

Estos módulos están formados por 2.000 a 3.000 células piramidales. Las células piramidales están conectadas a través de los axones tanto con otros módulos del mismo hemisferio cerebral como también con los módulos del hemisferio contrario, tal y como ocurre con el cuerpo calloso. Cada módulo transmite informaciones a otros 50 módulos aproximadamente, recibiendo informaciones del mismo número de módulos diferentes (fig. 15).

La región cortical motora suplementaria (SMR) del encéfalo cuenta con unos 30.000 módulos que por su parte están formados por 3.000 células. Una parte de estas células se activa siempre que se planea un movimiento.

Se supone que la intención, la «idea» del movimiento (esquema del movimiento) se forma en la región cortical asociativa. Esta intención se transmite a los módulos de la región cortical suplementaria, que son estimulados para que se activen. La actividad permanece mientras lleva a cabo todo el rendimiento motor. Sin embargo, es igualmente intensa si el rendimiento motor solamente es realizado en el pensamiento (fig. 16).

Las imágenes recordadas y deseadas, las sensaciones y las fantasías también pueden producir una intención y con ello activar los módulos. Por medio del juego de conjunto de todos los factores mencionados, parece ser que los módulos SMR pueden aprender programas de movimiento y almacenarlos. Estos almacenes han sido comparados con el fichero de una biblioteca, en el cual se guarda la información sobre los libros disponibles, mientras que los libros verdaderos (los esquemas motores) se encuentran en otro lugar (el sistema nervioso central). Si el movimiento se automatiza, la función de control desaparece del módulo SMR. Esta tarea parece ser que la asume la corteza del cerebelo.

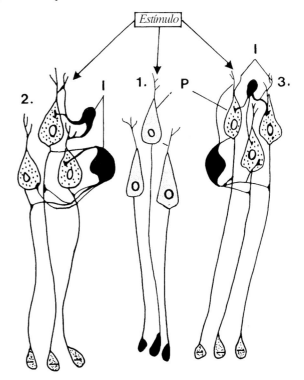

Fig. 16. Los módulos 2 y 3 son inhibidos por medio de células especializadas (I) durante la actividad del módulo 1. Ello hace posible la precisión.
P= célula piramidal, I= célula inhibidora

La SMR también es considerada la región del entrenamiento mental. Una pérdida unilateral no produce deficiencias en la motricidad, pero si la perdida o la lesión se produce en ambos hemisferios, tendrá como consecuencia la incapacidad irreversible de moverse voluntariamente y adicionalmente una afasia motora.

## Corteza cerebral premotora

Antes de comenzar con un movimiento, el tronco y las extremidades se pueden encontrar en una posición o postura inmóviles. El control de la estática de la posición parece llevarse a cabo en la corteza cerebral premotora. Desde este centro de control motor se influye de forma decisiva sobre la coordinación de ojos y manos, así como el juego de conjunto de las extremidades.

Las lesiones unilaterales se hacen patentes sobre todo en los movimientos rápidos de las manos que son controlados visualmente, como por ejemplo al atrapar un balón. Una lesión bilateral hace difícil adoptar determinadas posturas del cuerpo.

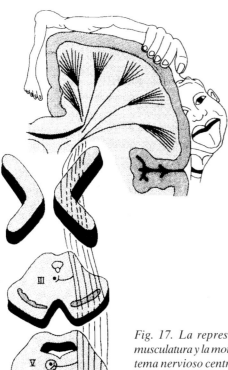

*Fig. 17. La representación de la musculatura y la motricidad en el sistema nervioso central se encuentra en la corteza motora. Cuanto más complicado sea el control del movimiento, más grande será el área cortical correspondiente. El entrenamiento de movimientos de pelvis y el aprendizaje de la postura del cuerpo correcta requieren relativamente mucho tiempo, ya que el control de estas funciones tiene poco espacio en la corteza motora. Si se practica de forma consecuente se puede superar este obstáculo.*

## Región cortical motora primaria (corteza motora)

En la corteza cerebral primaria motora está «representada» la totalidad de la musculatura por medio de células nerviosas (fig. 17). A diferencia de las concepciones antiguas, los movimientos musculares de esta región no se producen de forma independiente; más bien solamente se lleva a cabo aquello que es ordenado por la SMR, los ganglios basales y la corteza del cerebelo. La función de esta región depende de forma determinante de la capacidad de funcionamiento de la formación reticular.

Una lesión de la corteza motora primaria lleva a una hemiplejía reversible.

## Los ganglios basales

Entre los ganglios basales se cuentan el núcleo caudado, el putamen y el pálido en las partes internas del encéfalo, así como la sustancia negra y el núcleo rojo en el mesencéfalo (fig. 18). Forman una unidad funcional. Ésta produce un tono muscular estático, los movimientos acompañantes y otros importantes movimientos internos para la estática, los cuales no necesitan estímulos sensoriales.

Se ha afirmado que los ganglios basales son una vía por la cual se comunica el resto de la corteza cerebral con los lóbulos frontales, es decir, con la región a cuya integridad parece estar unida la personalidad. Se supone que la voluntad de llevar a cabo un rendimiento motor es transmitida a través de los ganglios basales. Sin embargo, no se sabe cómo ocurre.

## El cerebelo

El cerebelo está formado por una capa de corteza gris y la médula blanca, que contiene cuatro núcleos en parejas.

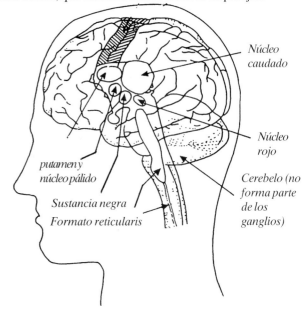

*Fig. 18. Ganglios basales.*

En el cuerpo grueso se encuentran unos 30 millones de células de Purkinje, que procesan la información que reciben y la almacenan. Estas informaciones son o bien aferencias sensoriales desde la periferia o informaciones almacenadas de otras partes del sistema nervioso central. Las informaciones sensoriales, que activan directamente las células de Purkinje, son transmitidas desde el cilindroeje a través de fibras ascendentes, pero las informaciones almacenadas y afirmantes a través de las fibras de Moos desde el puente de Varolio. Sin embargo, estos impulsos no llegan directamente hasta las células de Purkinje, sino a través de células de la granulosa, cuyas dendritas forman una «red telefónica» entre las dendritas de las células de Purkinje.

En los pianistas, por nombrar un ejemplo, con ayuda de estas «dendritas telefónicas» y las sinapsis de las fibras ascendentes se coordinan las informaciones sensoriales y almacenadas con anterioridad sobre un acorde determinado de tal forma, que la información propioceptiva de los dedos sobre las teclas se relaciona con la información auditiva. Para ello, la información almacenada sobre la importancia de las notas se transmite por medio de las fibras de Moos. En realidad, las células de Purkinje «aprenden» a tocar el piano haciendo posible la automatización de los movimientos. La realización se controla desde la corteza cerebral. El cerebelo no controla solamente el automatismo de los movimientos, sino también el tono muscular estático, las amplitudes de movimientos y su coordinación (fig. 19).

Las lesiones del cerebelo pueden afectar a todas las funciones mencionadas dependiendo de su localización.

## Tronco encefálico y médula espinal

El tronco encefálico (bulbo raquídeo), puente de Varolio y el mesencéfalo contienen núcleos y vías nerviosas que son imprescindibles para la motricidad general. Normalmente, la función del tronco encefálico está supeditada a los niveles superiores del sistema nervioso central. Por tanto, en el tronco encefálico no se provocan movimientos reflejos en cuanto el encéfalo está en pleno funcionamiento.

Muchos núcleos del tronco encefálico, p.ej. el complejo del núcleo vestibular, muestran una gran actividad espontánea, que es reprimida por el cerebelo entre otros.

En la región del tronco encefálico encontramos muchos centros funcionales del sistema nervioso vegetativo (autónomo). También es cruzado por la formación reticular, que controla el grado de activación del encéfalo. Las lesiones del tronco encefálico pueden producir p.ej. calambres musculares y pérdida de reflejos, así como trastornos de funciones vegetativas y del control del sueño y la vigilia.

La médula espinal contiene innumerables modelos completos de movimientos, que son coordinados, activados e inhibidos por los niveles superiores del sistema nervioso central. En el organismo sano la médula espinal nunca funciona de forma autónoma.

Una lesión que suponga un corte transversal de la médula espinal llevará primeramente a parálisis fláccidas, más tarde a parálisis espásticas. Ademas se observan deficiencias de la sensibilidad y trastornos de los reflejos autónomos.

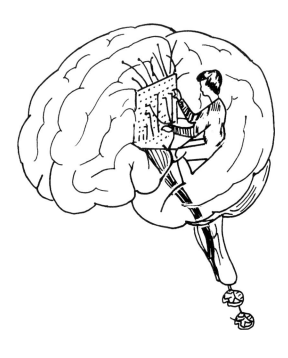

*Fig. 19. La coordinación de la motricidad requiere la colaboración de muchas regiones cerebrales.*

# 3. Fisiología del tejido muscular

## Actividad física y homeostasia

La actividad física ha sido definida por el Prof. Ilkka Vuori como contracciones musculares más todas las transformaciones del organismo necesarias para conservar las contracciones. El entrenamiento físico se considera una actividad física que se lleva a cabo de forma voluntaria y con una finalidad concreta. La actividad física somete el organismo a esfuerzo, el cual tiene que adaptarse al nuevo estado fisiológico. Esta adaptación se consigue con la ayuda de los denominados mecanismos homeostáticos. Por tanto, el organismo pretende conseguir un estado de equilibrio fisiológico, una homeostasia que concuerde con el esfuerzo en cuestión (fig. 20). La homeostasia también presupone un equilibrio químico. Éste se caracteriza por el hecho de que las fibras musculares disponen del suficiente oxígeno y los nutrientes necesarios , y por el hecho de que en ellas no se han acumulado catabolitos, como son el dióxido de carbono o el ácido láctico.

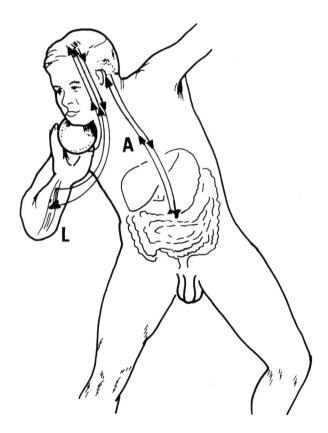

*Fig. 20. La actividad física provoca un trastorno de la homeostasia del organismo. El organismo se adapta al esfuerzo y con ayuda del sistema nervioso y los órganos endocrinos intenta alcanzar un nuevo equilibrio.*
*A = Sistema nervioso vegetativo (autónomo), L = motoneurona*

La homeostasia se mantiene gracias a los órganos endocrinos y el sistema nervioso vegetativo (autónomo). Ambos dependen en sus funciones del hipotálamo, una estructura del diencéfalo. Cuando comienza el esfuerzo aumenta también la secreción de hormonas que tienen efectos catabolizantes, las cuales estimulan la transformación de los nutrientes en energía. Ademas, se activa la porción simpática del sistema nervioso autónomo. La fase de recuperación, por el contrario, se caracteriza por la secreción de hormonas anabolizantes y por la actividad del sistema nervioso parasimpático.

El organismo puede ser influido por el hipotálamo a través de la sangre, de forma que puede cumplir las exigencias de los estados de carga y descanso. Las células hipotalámicas controlan constantemente el nivel en sangre de glucosa, ácidos grasos, electrólitos y hormonas. También controlan el contenido en agua y la temperatura. Un cambio de la composición o temperatura de la sangre produce modificaciones de las funciones reguladas por el hipotálamo. De esta forma se asegura que el metabolismo muscular y su circulación sanguínea sean los adecuados a cada actividad física. El hipotálamo también participa en la regulación de la ventilación pulmonar durante el esfuerzo.

Las funciones del sistema nervioso y las funciones endocrinas cambian, consecuentemente, de acuerdo con las necesidades fisiológicas de la musculatura siempre que pasamos de un estado de descanso a otro de movimiento. A medida que aumenta la actividad física, estos cambios son cada vez más efectivos, como también los procesos que sirven después para la recuperación.

## Motricidad y tejido muscular

La motricidad voluntaria se realiza con ayuda de la musculatura estriada, que tiene esta denominación porque diferentes componentes musculares de las células y fibras musculares rompen la luz de forma diferente y bajo el microscopio dan una imagen de rayas oblicuas. En un músculo estriado se encuentran varios millares de células musculares. Por ejemplo, el músculo bíceps está compuesto de aproximadamente 580.000 células. La longitud de las fibras musculares varía entre 1 mm y 15 cm. Su diámetro es de 100 micrómetros, es decir, 0,1 mm. Lo que consideramos una fibra muscular cuando comemos un bistec en realidad es un haz de fibras musculares. Una célula muscular (fibra) aún se puede ver con los ojos. Para observar las estructuras en la célula se necesita un microscopio bastante potente. En cada fibra muscular encontramos miles de pequeñas miofibrillas. Cada miofibrilla, a su vez, está formada por unas 4.000 partes estructurales, los sarcómeros, los cuales hacen posible el acortamiento muscular y producen con ello la fuerza muscular. Los filamentos de actina y miosina de cada sarcómero se deslizan uno dentro de otro durante la actividad muscular y se refuerzan mutuamente.

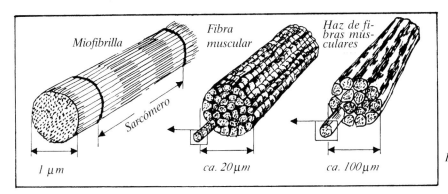

*Fig. 21. Estructura del músculo estriado.*

Cada sarcómero está formado por unos 3.000 filamentos de actina y miosina. Lo que percibimos como tensión muscular es el resultado de la actividad de miles de células musculares y millones de sarcómeros (fig. 21).

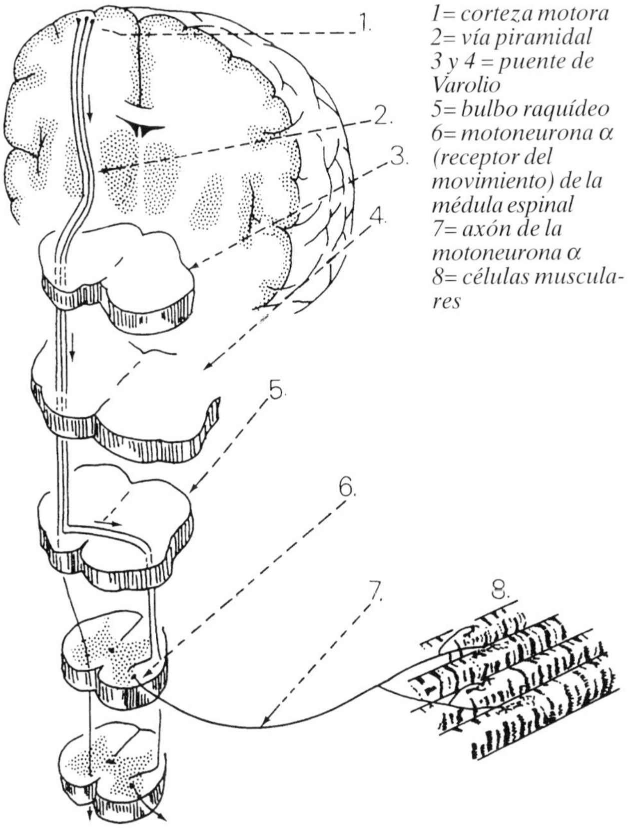

# El acortamiento del músculo estriado

El acortamiento del músculo estriado presupone un impulso de un nervio motor. Los nervios motores se originan en la médula espinal o el tronco cefálico. Están compuestos de centenares de axones motores (neuritas). Por ejemplo, una motoneurona del músculo bíceps contiene unos 700 axones motores. La terminación de cada célula nerviosa de movimiento (motoneuronas alfa) se puede dividir en cientos, incluso miles de ramificaciones. Cada una de estas ramificaciones forman conjuntamente con la célula muscular una conexión neuromuscular, a través de la cual son transmitidos impulsos nerviosos hasta la célula muscular. La transmisión del estímulo se produce con ayuda de una sustancia (transmisor), en las conexiones neuromusculares con ayuda de la acetilcolina (fig. 22).

1 = corteza motora
2 = vía piramidal
3 y 4 = puente de Varolio
5 = bulbo raquídeo
6 = motoneurona α (receptor del movimiento) de la médula espinal
7 = axón de la motoneurona α
8 = células musculares

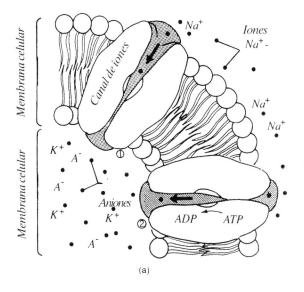

(a)

*Fig. 22. Las motoneuronas α de la médula espinal están conectadas a la corteza motora través de la vía piramidal. Por su parte, inervan la musculatura estriada. Los movimientos voluntarios se llevan a cabo a través de las vías piramidales.*

*Fig. 23. La diferencia en cuanto a la concentración de iones en descanso se mantiene por la bomba de sodio-potasio. Por efecto de un impulso nervioso se abren los canales de iones, un torrente de iones de sodio entra en el interior de la célula. Ello provoca la actividad celular.*

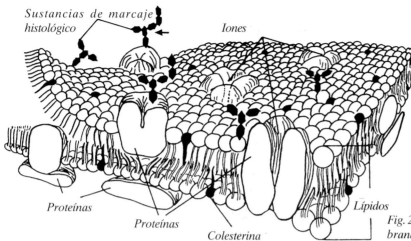

*Fig. 24. Estructura esquemática del sarcolema (membrana celular de la fibra muscular).*

El número de conexiones de una motoneurona con las células musculares depende del tamaño de la neurona. Las motoneuronas se pueden clasificar en tres clases por tamaño; con las células musculares forman unidades funcionales de distinto tamaño (unidades motoras). La unidad motora de una pequeña célula nerviosa es más fácil de activar que la de una neurona grande y se fatiga más lentamente que ésta.

Cuando la motoneurona recibe un estímulo, una orden de actuación, proveniente del cerebro o de órganos sensibles, es activada; entonces desde la terminal nerviosa se transmite la sustancia liberada (transmisor) hacia la célula muscular. La sustancia transmisora entra en contacto con determinados receptores del sarcolema y provoca la activación de éste, con otras palabras, su despolarización. Ello significa que del líquido extracelular fluyen cinco mil veces más iones de sodio hacia el espacio intracelular que en descanso. Este fenómeno está en la base de todas las funciones de una célula viva (fig. 23).

Para que una fibra muscular se pueda acortar, la activación eléctrica, la despolarización, que ha sido provocada por el impulso nervioso, tiene que llegar hasta el interior de la célula. Aquí se encuentran precisamente las microestructuras que en última instancia producen el acortamiento. El sarcolema (fig. 24) llega en forma de conductos en forma de T hasta el interior de la fibra muscular. A través de estos conductos se prosigue la transmisión de la despolarización hacia el espacio intracelular. Junto a los conductos en forma de T y paralelamente a las miofribrillas, encontramos una estructura en forma de saco, el retículo sarcoplasmático, que funciona como depósito de calcio de la fibra muscular. La despolarización salta desde un conducto en T hacia el retículo sarcoplasmático, que reacciona liberando calcio en el citoplasma de la célula muscular (sarcoplasma). La concentración del calcio en las células musculares aumenta hasta ser mil veces superior que el valor en descanso. Una célula muscular contiene varias miofibrillas, que por su parte están subdivididas en sarcómeros. Este sarcómero es delimitado por dos membranas Z de tejido conectivo. Cada sarcómero está formado por

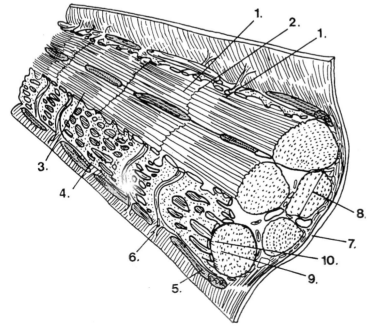

*Fig. 25. Estructura de la fibra muscular.*
*1= Filamento de actina. La estructura situada entre las membranas Z se denomina sarcómero. En los sarcómeros se encuentran finos filamentos de actina que están sujetos a las membranas Z (2). Entre los filamentos de actina se sitúan los filamentos de miosina más gruesos (3), el retículo sarcoplasmático actúa como depósito de calcio (4). El ATP es preparado por las mitocondrias (5). La despolarización es transmitida a través de los túbulos T desde la membrana celular hasta el interior de la célula (6). 7= Sarcolema, 8= miofibrilla, formada por filamentos de actina (9) y de miosina (10).*

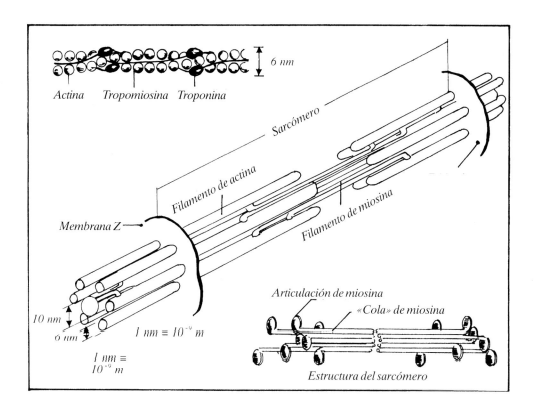

*Actina    Tropomiosina    Troponina*

*Sarcómero*

*Filamento de actina*

*Filamento de miosina*

*Membrana Z*

*10 nm*

*6 nm*

*1 nm ≡ 10⁻⁹ m*

*1 nm ≡ 10⁻⁹ m*

*Articulación de miosina*

*«Cola» de miosina*

*Estructura del sarcómero*

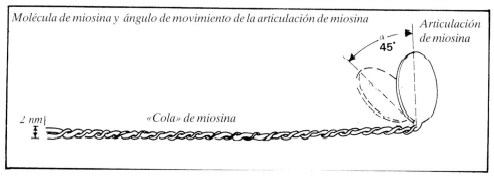

*Molécula de miosina y  ángulo de movimiento de la articulación de miosina*

*Articulación de miosina*

**45°**

*«Cola» de miosina*

*2 nm*

*Fig. 26.*

finos filamentos de actina fijados a las membranas Z, y de filamentos de miosina de mayor grosor, que se introducen entre los filamentos de actina, de forma que «aumentan» o «disminuyen» de grosor en un ámbito de millonésimas de centímetro (fig. 25).

Después de su difusión en los sarcómeros, los iones de calcio se unen a las troponina-tropomiosina de los filamentos de actina; abren la «llave troponina-tropomiosina». Gracias a ello, en los filamentos de actina se liberan puntos de unión, a los cuales se pueden fijar los extremos de los filamentos de miosina. Los extremos de los filamentos de miosina tienen una estructura similar a la de una articulación. Cuando las articulaciones de miosina se adhieren a las actinas y se mueven en dirección al centro, arrastran consigo a las actinas. Ya que los filamentos de actina, por su parte, están unidos a las membranas Z, las membranas Z vecinas de un sarcómero se van acercando mutuamente. Consecuentemente, el sarcómero es más corto. El millón de sarcómeros de una fibra muscular se acorta al mismo tiempo: el resultado es la contracción muscular (figs. 26 y 27).

Un movimiento de las articulaciones de miosina acorta la fibra muscular en un 1% aproximadamente. Para que la célula muscular se acorte a la mitad de su longitud total, el movimiento de las articulaciones de miosina tiene que repetirse más de 50 veces. Ello supone que existen continuos impulsos nerviosos, que liberan la suficiente cantidad de calcio del retículo sarcoplasmático.

Después de cada uno de los pequeños movimientos de empuje, las articulaciones de miosina se sueltan de la actina para poder fijarse en un nuevo lugar.

La articulación de miosina se considera un puente intermedio o puente oblicuo. Debe ser bastante fuerte, ya que las fuerzas de las articulaciones de miosina se suman a la fuerza del acortamiento muscular.

El movimiento de las articulaciones de miosina, por tanto, la generación de fuerza, consume energía. En el extremo de cada articulación de miosina se encuentra una molécula de ATP (adenosintrifosfato). Es la forma química de almacenamiento de energía muscular. Cuando la articulación de miosina se

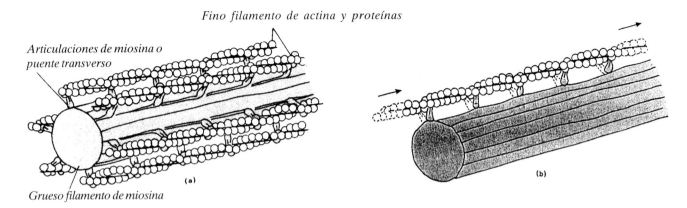

*Fino filamento de actina y proteínas*

*Articulaciones de miosina o puente transverso*

*Grueso filamento de miosina*

(a)

(b)

*Fig. 27. Gracias al movimiento de las articulaciones de miosina , los filamentos de actina llegan hasta la línea central del sarcómero. El corrimiento de millones de filamentos de actina se suma formando la contracción muscular visible.*
*a. Las articulaciones de miosina se unen a las actinas.*
*b. Las articulaciones de miosina se doblan y empujan las actinas hacia la línea central del sarcómero. Las articulaciones se deshacen y se vuelven a unir mientras nuevos impulsos nerviosos fluyen hacia la célula muscular.*

mueve desde su ángulo de descanso de 90° hasta su ángulo de fijación de 50° uniéndose con la actina, se produce una desintegración del átomo de ATP, con lo cual al mismo tiempo se libera energía. En este proceso también se consumen iones de magnesio. La articulación de miosina aún se puede mover unos 5° más, pero entonces la energía ya no es suficiente ni para deshacer la unión con la actina. Si no se forma nuevo ATP, la miosina y la actina permanecerán unidas: la contracción muscular se conservará. Se produce entonces la rigidez muscular, la falta de flexibilidad. En la rigidez cadavérica se han consumido todos los depósitos de ATP, además de haberse interrumpido su producción (fig. 28).

El agotamiento local de los depósitos celulares de ATP puede ser consecuencia del efecto del estiramiento: ello conduce a la contractura muscular. Normalmente, las mitocondrias de las células musculares producen suficiente ATP para llevar a cabo una contracción.

Cuando ya no llegan estímulos hasta la célula muscular, los iones de calcio son recogidos de nuevo por el retículo sarcoplasmático. Los puntos de inserción de la miosina en los filamentos de actina son cerrados por la «llave de troponina -tropomiosina» Se produce un transporte activo de iones de sodio fuera de las células. Además, los iones de calcio fluyen hacia el líquido extracelular, y la fibra muscular pierde por un tiempo su capacidad funcional. La fatiga del músculo parece haber terminado al menos temporalmente gracias a la salida de calcio de la célula.

Si la capacidad de rendimiento de las células musculares disminuye, el cerebro debe trabajar de forma más efectiva para permitir que se genere la fuerza necesaria para la actividad muscular. Por esta causa, el cerebro se fatiga. El dolor de sobrecarga se debe a los desgarros del retículo sarcoplasmático y de las membranas Z (ver pág. 76).

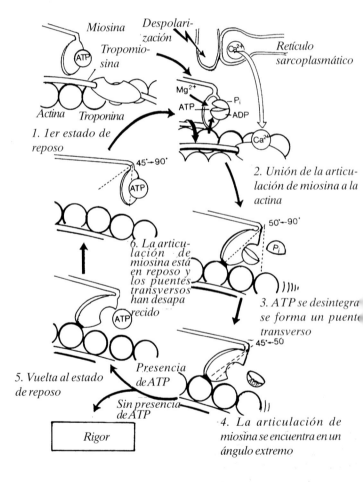

*Fig. 28. Movimientos de la articulación de miosina en relación con el ATP. Formación de puentes transversos entre la miosina y la actina.*

# Obtención de energía

Las enzimas son compuestos que actúan en todas las células del organismo. Tienen como finalidad catalizar reacciones químicas celulares.

La concentración enzimática en la célula es mayor cuanto más activamente trabaje la célula. Las enzimas oxidativas (aeróbicas) necesitan oxígeno, las glucolíticas (anaeróbicas) no.

Cuando las células musculares trabajan teniendo un nivel equilibrado de oxígeno, se forma un mayor número de enzimas oxidativas a medida que aumenta la actividad muscular, con lo cual se prolonga la capacidad de rendimiento. Los esfuerzos breves e intensos llevan a un aumento de la inducción de enzimas glucolíticas y con ello mejoran la capacidad de generar fuerza con mayor rapidez.

Las enzimas suelen estar compuestas por un grupo proteico (apoenzima) y otro prostético (coenzima), p.ej. vitaminas u oligoelementos. El grupo proteico puede ser formado por el organismo en cantidades suficientes con aminoácidos, pero las vitaminas y los oligoelementos con frecuencia no son suficientes. En este caso, no es posible aumentar la concentración de enzimas ni tampoco la capacidad de rendimiento por medio del entrenamiento.

Enzima = coenzima + apoenzima

Las enzimas de las células musculares tienen un efecto intracelular (p.ej. la creatincinasa). Un aumento del nivel en la sangre de estas enzimas es un signo de fatiga o lesión de la célula muscular.

Las enzimas de la digestión, por el contrario, tienen un efecto extracelular. Son secretadas por las glándulas del tracto digestivo (p.ej por el páncreas). Su acumulación en la sangre o la orina indica una enfermedad, p.ej. una pancreatitis.

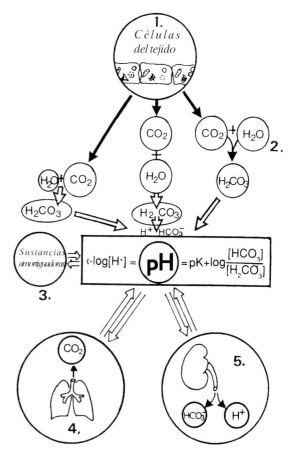

Fig. 29. Regulación de la concentración de iones de hidrógeno, es decir, del nivel de pH. 1= Cuando se catabolizan nutrientes, en las células se forma dióxido de carbono ($CO_2$).2= EL $CO_2$ reacciona con agua ($H_2O$) o el líquido celular, con lo cual se forma ácido carbónico ($H_2CO_3$). Éste se descompone con rapidez en hidrógeno ($H^+$) y bicarbonato ($HCO_3^-$). La concentración de iones de hidrógeno se reduce por medio del sistema de amortiguación (3), por la respiración (4) y por la secreción de orina a través de los riñones (5). Participan en la regulación del pH.

La energía química necesaria para el trabajo muscular, o sea la energía del ATP, se debe en última instancia a la energía solar. Las plantas verdes son capaces de transformar la energía solar en formas químicas de energía a través de un proceso de asimilación. Esta energía se almacena en los nutrientes (hidratos de carbono, lípidos y proteínas). Todos los alimentos son convertidos a lo largo del metabolismo en la misma sustancia, precisamente en ATP.

La energía de la molécula de ATP se encuentra en los compuestos de fosfato intramoleculares. Cuando son catabolizadas se libera energía. El catabolismo solamente se puede realizar gracias a la enzima ATPasa.

Las enzimas son compuestos proteicos imprescindibles para las reacciones químicas que se desarrollan en la célula. Su concentración varía de acuerdo con el tipo y el grado de esfuerzo. Su eficacia está en parte determinada por la acidez de la célula, o sea, por la concentración de iones de hidrógeno (nivel de pH) en la célula. Los iones de hidrógeno se forman en parte en el catabolismo del ATP, ya que en la reacción paticipan moléculas de agua (fig. 29).

Mientras la célula disponga de la cantidad suficiente de oxígeno, los iones de hidrógeno no darán ningún problema, ya que son utilizados para otras reacciones donde es necesario el oxígeno. Sin embargo, cuando el esfuerzo es intenso, el aporte de oxígeno no cubre las necesidades del músculo. Entonces, una parte de los iones de hidrógeno liberados durante la desintegración del ATP se acumula en las células musculares. El citoplasma se vuelve ácido, su nivel de pH baja. Ello a su vez lleva entre otras cosas a que la actividad de la ATPasa sea más lenta. La producción de energía se detiene, el músculo se fatiga. Por tanto, él mismo limita su capacidad de rendimiento cuando el esfuerzo es excesivo.

El oxígeno no solamente es necesario parar la desintegración del ATP, sino también para su síntesis. Cuando el aporte de oxígeno es satisfactorio, los sustratos nutritivos de las mitocondrias de las células musculares se transforman en ATP. Este proceso se denomina respiración celular.

Durante la respiración celular de una molécula de azúcar (glusoca) se forman 36 moléculas de ATP; de una molécula de grasa (triglicéridos), 436 moléculas de ATP; la obtención de ATP de una molécula de aminoácido (los aminoácidos componen las proteínas) corresponde a la de glucosa. Las proteínas se utilizan como fuente de energía solamente cuando el esfuerzo se prolonga durante un largo lapso de tiempo. La condición necesaria es que los depósitos de enzimas de las células musculares y hepáticas sean suficientes, ya que se necesitan para las reacciones que liberan energía.

Unicamente un 40% del contenido energético del sustrato nutritivo puede aprovecharse para la formación de ATP; el resto (60%) se libera en forma de calor. En la síntesis de ATP en las mitocondrias se trata de una **producción aeróbica de energía** (fig. 30), ya que el proceso no puede desarrollarse sin oxígeno. Este proceso también se denomina ciclo de ácido cítrico, o bien ciclo de Krebs (Hans Krebs fue galardonado en el año 1953 entre otras cosas por el descubrimiento del ciclo del ácido cítrico).

Cuando el músculo está sometido a un gran esfuerzo, el aporte de oxígeno es insuficiente para cubrir sus necesidades. El trabajo muscular, sin embargo, no se interrumpe inevitablemente; el esfuerzo puede prolongarse formando el ATP necesario para la contracción muscular solamente glucolíticamente, es decir, por la descomposición de azúcar y de forma anaeróbica (sin oxígeno). La **generación anaeróbica de energía** (fig. 31) se produce gracias a la ayuda de las enzimas citoplasmáticas dentro del citoplasma. Cuando la forma de

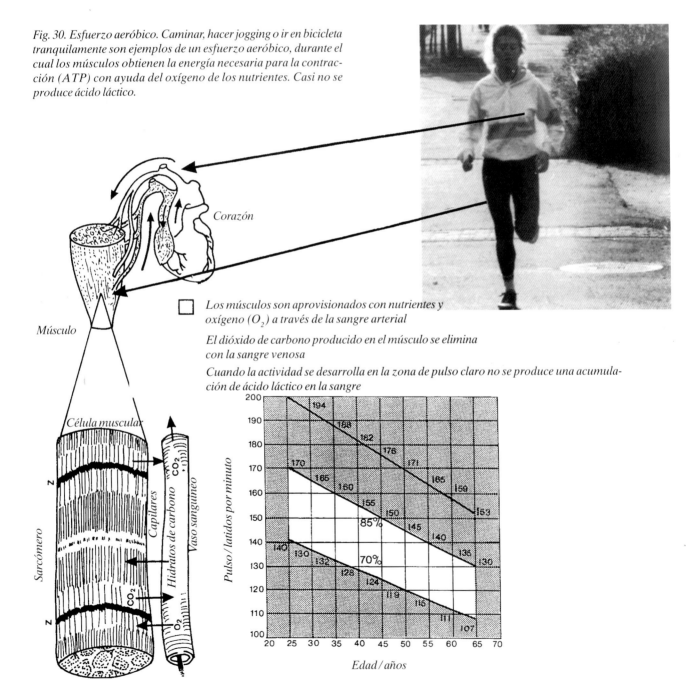

*Fig. 30. Esfuerzo aeróbico. Caminar, hacer jogging o ir en bicicleta tranquilamente son ejemplos de un esfuerzo aeróbico, durante el cual los músculos obtienen la energía necesaria para la contracción (ATP) con ayuda del oxígeno de los nutrientes. Casi no se produce ácido láctico.*

Corazón

Músculo

Los músculos son aprovisionados con nutrientes y oxígeno ($O_2$) a través de la sangre arterial

El dióxido de carbono producido en el músculo se elimina con la sangre venosa

Cuando la actividad se desarrolla en la zona de pulso claro no se produce una acumulación de ácido láctico en la sangre

Célula muscular

Sarcómero

Capilares

Hidratos de carbono

Vaso sanguíneo

$CO_2$

$O_2$

Pulso / latidos por minuto

85%

70%

Edad / años

trabajar es anaeróbica, de una molécula de glucosa solamente se pueden formar tres moléculas de ATP (mientras que si la producción de energía es aeróbica se obtendrán 36).

En la obtención glucolítica de energía, una parte de la glucosa se transforma en ácido láctico pasando por el ácido pirúvico. El ácido láctico es un ácido relativamente fuerte. Una gran parte de las moléculas de ácido láctico se disuelve en el líquido citoplasmático, liberándose iones de hidrógeno del ácido láctico. Con ello baja el nivel de pH del citoplasma. Este nivel también baja porque se liberan iones de hidrógeno en la descomposición del ATP; este proceso parece ser el más importante para la fatiga muscular. La fatiga también depende

de forma determinante de la eficacia con la cual el organismo pueda unir iones de hidrógeno que se liberan. En las células musculares, en el líquido extracelular y en la sangre existen sustancias tampón que pueden captar iones de hidrógeno. De esta manera, estas sustancias amortiguadoras pueden conseguir que la hiperacidez del músculo avance más lentamente y con ello también retrasar su fatiga. La concentración de las sustancias amortiguadoras aumenta por medio del entrenamiento.

El ácido láctico que se forma durante la actividad muscular anaeróbica (que en su forma de sal se llama lactato) se cataboliza con relativa rapidez, en parte incluso mientras se realiza el esfuerzo (ver también pág. 87).

Fig. 31.

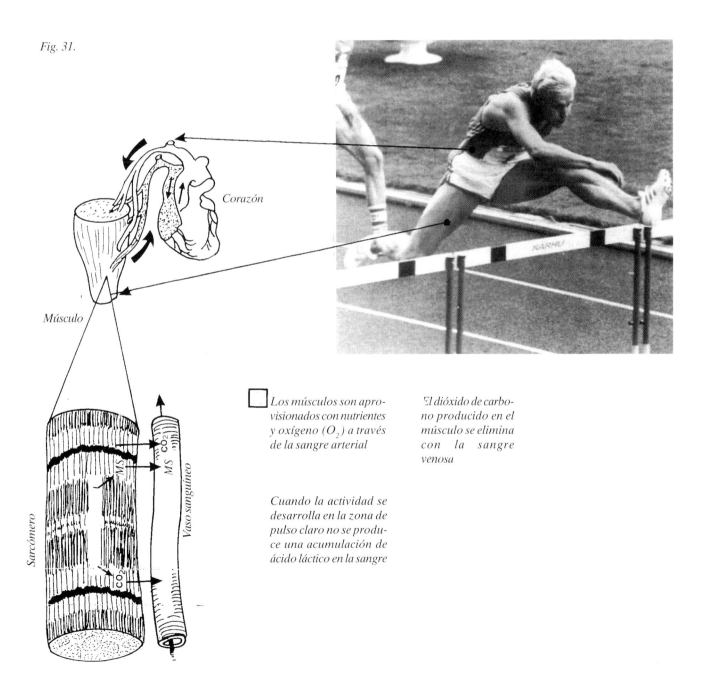

Los músculos son aprovisionados con nutrientes y oxígeno ($O_2$) a través de la sangre arterial

El dióxido de carbono producido en el músculo se elimina con la sangre venosa

Cuando la actividad se desarrolla en la zona de pulso claro no se produce una acumulación de ácido láctico en la sangre

# Depósitos musculares de fosfato

Los depósitos de ATP de las células musculares no son muy grandes. Se calcula que en una persona de 75 kg de peso con 20 kg de masa muscular son aproximadamente de 100 mmol. Esta cantidad de energía corresponde a unos 4 kilojulios o 1 kilocaloría, lo cual es suficiente para dos segundos de máximo esfuerzo muscular. En un estudio se ha descubierto que los depósitos de ATP aumentan en un 18% después de cinco meses de entrenamiento de fuerza.

Las células musculares, sin embargo, disponen de otro depósito de fosfato, la fosfocreatina, que se desintegra al comienzo de un esfuerzo en los extremos de las articulaciones de miosina. Esta reacción se desarrolla con ayuda de la enzima creatincinasa. En este proceso se libera ATP. En la literatura especializada, la creatincinasa también es llamada creatinfosfocinasa o creatinfosfotransferasa. Las abreviaturas de la creatincinasa son CK o CPK.

Se calcula que hay 340 mmol. de creatincinasa por cada 20 kg de masa muscular, una cantidad que corresponde a 15 kilojulios o 3,6 kilocalorías. Cuando el esfuerzo es máximo, los depósitos de creatinfosfato son suficientes en unos 6 segundos para la producción de ATP. Al cabo de cinco meses de entrenamiento, los depósitos de creatinfosfato habían aumentado en un 22 %.

La creatincinasa no solamente es importante para la descomposición de la fosfocreatina y la síntesis de ATP. Con su ayuda se pueden valorar también el cansancio muscular, el dolor y la recuperación después del esfuerzo. Mientras se lleva a cabo el trabajo muscular evidentemente siempre se dañan algunas células musculares. No necesariamente quedan destruidas, pero la permeabilidad a la creatincinasa de sus sarcolemas y otras estructuras aumenta. Ésta difunde entonces desde el líquido intercelular a la sangre y puede ser medida aquí.

# Resumen

Las células musculares obtienen su energía del ATP como todas las células del organismo. La energía química del ATP se transforma en energía mecánica, es decir fuerza muscular, en los filamentos de actina y miosina de la célula muscular. También las demás funciones de la célula muscular, como son la síntesis y renovación de enzimas y proteínas musculares (actina y miosina), o bien la formación de depósitos de energía, dependen del ATP. En descanso, una gran parte del ATP es utilizada para estas funciones anabólicas (constructivas).

Mientras se realiza el esfuerzo muscular, se necesita el ATP para la desintegración de sustancias nutritivas, ya que es el combustible de los productores de ATP, las mitocondrias. En este caso se trata de funciones catabólicas. Para mantener el equilibrio entre el anabolismo y el catabolismo en la célula muscular, ésta debe recibir la suficiente sangre y nutrientes. La calidad de la alimentación decide nuevamente si las enzimas de las células musculares disponen de las suficientes vitaminas y oligoelementos.

# Efecto del esfuerzo sobre las diferentes fuentes de energía

En descanso, el ATP necesario para las funciones celulares se obtiene de los hidratos de carbono y las grasas. Para el trabajo intensivo breve se utilizan primero los fosfatos y después casi exclusivamente hidratos de carbono como fuente de energía. Para ello, las células musculares disponen de la glucosa de la sangre como de los depósitos de glucógeno de los músculos y el hígado. El glucógeno es la forma de almacenamiento de la glucosa. Las reservas de glucógeno en la musculatura es de unos 400 gr; en el hígado, de unos 100 gr.

El catabolismo de los depósitos de glucógeno se inicia cuando la concentración de la «hormona del estrés», la adrenalina, aumenta en la sangre. Si el esfuerzo es prolongado, para obtener energía se utilizarán las grasas. Desde las células adiposas se libera la grasa almacenada en forma de triglicéridos. Esta liberación la provoca la adrenalina, la noradrenalina, el cortisol y la hormona del crecimiento. La secreción de estas hormonas y en consecuencia el catabolismo de grasas como fuente de energía, se pueden aumentar por medio del entrenamiento. Ello por otra parte tiene un efecto estético positivo, pero también reduce la tendencia a fatigarse. El catabolismo de las reservas de glucógeno en los músculos y el hígado provoca inevitablemente una sensación de fatiga; sin embargo, los estudios de diferentes autores sobre este tema han dado resultados diversos. Se sabe que la intensidad del rendimiento cae bruscamente cuando los alimentos no contienen la glucosa suficiente para poder asegurar una recuperación constante de las reservas de glucógeno. Aunque la energía se obtiene principalmente de las grasas, las reservas de glucógeno deben estar suficientemente llenas y el nivel de glucosa en sangre ser lo bastante alto (tabla 3).

En qué medida el trabajo muscular somete a esfuerzo al organismo se valora en base a las mediciones del consumo de oxígeno y energía. Ya que el oxígeno se utiliza para liberar la energía de las sustancias alimenticias, estos dos factores están íntimamente ligados. Cuando se obtiene ATP de un gramo de glucosa, se consume un litro de oxígeno; como resultado de ello se libera una energía de 21 kilojulios (5,2 kilocalorías). Cuando se desintegra 1 gramo de proteína, el consumo de oxígeno y la energía liberada son similares. De la grasa, por el contrario, se obtienen 39 kilojulios (9,7 kilocalorías) de energía por litro de oxígeno.

El consumo de oxígeno del organismo se mide con ayuda de la absorción de oxígeno. Con ello se obtiene información sobre cuánto oxígeno por unidad de tiempo se absorbe en el tejido por medio de la sangre. Se describe con la siguiente ecuación:

$VO_2$ = frecuencia cardíaca x volumen sistólico x diferencia $AVO_2$

Esta ecuación se explica en la tabla 1.

En la tabla 2 se muestra la relación entre la intensidad del esfuerzo y el consumo de oxígeno.

En otro capítulo se estudiará la importancia de diferentes sustancias nutritivas para la actividad muscular.

*Tabla 1: Absorción máxima de oxígeno, o capacidad aeróbica (oxidativa)*

$VO_{2máx}$ = frecuencia cardíaca x volumen sistólico x diferencia $AVO_2$. La amplitud de variación será de 2 a 6 l/min.

Frecuencia cardíaca x volumen sistólico = volumen minuto cardíaco, amplitud de variación 5-25 l/min

Diferencia $AVO_2$ = diferencia de la concentración de oxígeno entre la sangre arterial y la venosa. Indica cuánto oxígeno (en ml) de un litro de sangre arterial queda en los tejidos. La diferencia es influida por la concentración de hemoglobina en sangre y la saturación de oxígeno de la hemoglobina.

*Tabla 2*

| Esfuerzo | Intensidad (vatios) | Consumo de oxígeno (l/min) |
|---|---|---|
| Descanso | 0 | 0,25 |
| Andar | 50 | 0,9 |
| Bicicleta | 100 | 1,5 |
| Correr | 150 | 2,1 |
| Trabajo forestal | 200 | 3,0 |
| Máximo | 400 | 6,0 |

# Unidades motoras

Por unidad motora se entiende un nervio motor y el grupo de fibras musculares que inerva.

El consumo de energía y el desarrollo de fuerza no son iguales en todas las células. Cada persona tiene un determinado número de fibras musculares rojas, blancas y mixtas, cuya proporción seguramente está determinada genéticamente. Se cree que las propiedades de las células musculares dependen del tamaño en la médula espinal del cuerpo celular de las motoneuronas alfa que las inervan. La producción de ATP de los células musculares rojas se produce por medio de la catabolización aeróbica de sustancias nutrientes, es decir, con ayuda de oxígeno. Por esta razón muestran altas concentraciones de enzimas ,que son activas aeróbicamente, o sea enzimas oxidativas. Estas se encuentran en las numerosas

mitocondrias de las células. La actividad de las enzimas y de las mitocondrias se estimula por la presencia de la la mioglobina, que fija oxígeno.

Las células musculares rojas están rodeadas por una densa red de capilares, que garantiza el aporte de oxígeno. Su producción de fuerza se desarrolla lentamente. Pero también están en condiciones de contraerse durante largo tiempo. Los denominados músculos posturales, responsables de la postura de la persona, son ricos en células musculares rojas.

Las células musculares blancas, por el contrario, forman el ATP necesarios sin oxígeno, o sea, de forma anaeróbica. La obtención de ATP se produce glucolíticamente, razón por la cual las células blancas son ricas en enzimas glucotíticas. Son capaces de desarrollar mucha fuerza de forma rápida, pero por otra parte también se fatigan rápidamente.

Las células mixtas pueden obtener ATP tanto de forma aeróbica como anaeróbica. Con respecto a la producción de fuerza se encuentra asímismo entre las fibras rojas y las blancas. Si el entrenamiento es lo suficientemente prolongado, por lo menos de seis meses, las células mixtas se convierten en ocasiones en células rojas, siempre y cuando el entrenamiento haya sido aeróbico.

# Producción de fuerza en las unidades motoras

Una motoneurona forma conjuntamente con las células musculares una unidad funcional, la llamada unidad motora. Todas las fibras musculares dentro de la misma unidad motora son iguales, o sea, son fibras rojas, mixtas o blancas. Las unidades motoras son las unidades más pequeñas de la producción de fuerza de los músculos. Cuando la motoneurona responsable recibe una orden de actuar, todas las fibras de una unidad se contraen. Ya que las fibras de una unidad motora están repartidas por el músculo, todo el músculo se acorta uniformemente. Si las fibras de una unidad no tienen tiempo de relajarse antes de la próxima orden de acción, se produce una suma de las diferentes contracciones y con ello la producción de fuerza. Este estado se denomina **tetanización**. La producción de fuerza de la unidad motora habrá alcanzado entonces el máximo. En el caso de que para realizar el trabajo muscular sea necesaria más fuerza áun, el cerebro manda órdenes a otras unidades motoras (reclutamiento de otras unidades motoras).

*Tabla 3:Factores que limitan el rendimiento en los esfuerzos de diferente duración*

| 0-10 seg | 10-60 seg | 1- 60 min | 60-120 min | 2-5 horas | Más de 5 horas |
|---|---|---|---|---|---|
| Producción anaeróbica de energía, tiempo de reacción, fuerza, habilidad, movilidad | Capacidad anaeróbica, fuerza y habilidad | fuerza | Pérdida de agua y electrólitos, nivel de calor. | Reservas de glucógeno, pérdida de agua y electrólitos, calor, movilización de las reservas de grasa, | Movilización de las reservas de grasa, reservas de proteínas, resistencia a la carga de huesos y articulaciones |

La motivación, el grado de activación general y la regulación cerebrocortical de la producción de fuerza influyen sobre cada fase.

Si el esfuerzo es mínimo, las pequeñas unidades motoras rojas se utilizarán para generar fuerza. Si la carga aumenta, se activarán también las unidades mixtas. Cuando las exigencias han llegado al máximo, trabajarán además las grandes unidades blancas. Las unidades rojas se fatigan con mucha mayor lentitud que las mixtas o las blancas. Por tanto, se formula la pregunta de por qué la musculatura no está compuesta exclusivamente de este tipo de unidades. Parece ser que se trata de una adaptación fruto de la evolución: en primer lugar, las unidades rojas pierden una parte de su capacidad en las contracciones rápidas, que siguen siendo necesarias en situaciones de «lucha o huida». Por otra parte, la irrigación y el metabolismo de las fibras rojas en descanso son superiores a los de las fibras blancas. Las fibras rojas consumen también en reposo grandes cantidades de ATP. Con ello se libera mucho calor hacia el entorno. El calor irradiado por la fibras rojas podría llegar a ser un problema para mantener el calor corporal si las fibras y unidades rojas no se encontrasen en las capas profundas de los músculos.

Las unidades motoras blancas, por el contrario, son más adecuadas para los músculos superficiales. Tienen una menor irrigación en descanso y la pérdida de calor es insignificante. Tampoco se derrocha el ATP para un metabolismo intenso en reposo. Sin embargo, son capaces de desarrollar mucha fuerza en esfuerzos repentinos y situaciones de peligro.

La unidad motora mixta parece ser la mejor alternativa. Es relativamente incansable, se puede contraer con rapidez y relajarse, puede trabajar tanto de forma aeróbica como anaeróbica. Las unidades mixtas son adecuadas para desarrollar movimientos físicos. Su producción de fuerza en las diferentes fases del movimiento es efectiva. Su límite de activación es algo superior que el de las rojas. Además, su función es favorecida por numerosas conexiones en los husos musculares.

Una mezcla de unidades rojas y mixtas sería óptima desde el punto de vista funcional. Se encuentra en algunos animales trotones, cuyos modelos de movimientos no incluyen saltos y galopes. Un entrenamiento de la resistencia parece transformar las unidades blancas en mixtas. Si se interrumpe el entrenamiento, estas modificaciones desaparecen rápidamente. Seguramente, las unidades mixtas son demasiado «caras» para el organismo, ya que consumen más energía y oxígeno que las unidades blancas.

# Elementos elásticos del músculo

En el tejido muscular existen estructuras elásticas, que en relación con los sarcómeros se encuentran bien unas al lado de otras, bien una detrás de otra. Los componentes elásticos paralelos (uno al lado de otro) (PEK) incluyen las membranas celulares (sarcolema) y las estructuras de tejido conectivo, como son las fascias de los músculos. Éstas evitan que los filamentos del sarcómero se separen cuando el músculo es estirado en estado de reposo. Entre los componentes elásticos secuenciales (uno detrás de otro) (SEK) se cuentan los tendones y ligamentos, así como las uniones de miosina. Su

elasticidad se manifiesta en la contracción isométrica del músculo. Los SEK se estiran un poco mientras que el músculo no se acorta (fig. 32).

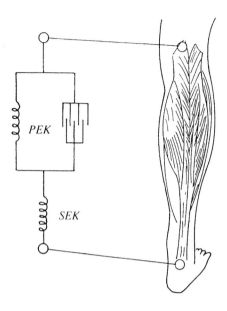

Fig. 32. Los componentes elásticos del músculo, secuenciales (SEK) y paralelos (PEK)

Muchos movimientos musculares se producen por la repetición de estiramiento y acortamiento. La contracción que acorta hacia el centro del músculo, por tanto, sigue a un estiramiento. Durante una contracción que estira, en los componentes secuenciales hay una fuerza elástica similar a la de un muelle que es estirado. Si una contracción que acorta sigue inmediatamente después de una que estira, la energía almacenada en los SEK se libera y contribuye a aumentar la fuerza de la contracción que acorta. En los músculos que tienen numerosas unidades blancas y rápidas, durante la fase de estiramiento se almacena más energía elástica que en aquellos músculos ricos en unidades rojas y lentas.

# Registro de la actividad eléctrica en el músculo

La interpretación del electromiograma (EMG) da información sobre la actividad neuromuscular (fig. 33). Numerosos factores influyen en el desarrollo de la curva, como son las características anatómicas y fisiológicas, la regulación por medio del sistema nervioso periférico, y las características y tipo de aplicación del aparato de medición en sí.

Como ya se ha explicado, la unidad motora es la unidad básica del músculo activo. Los impulsos de los nervios motores llevan a la despolarización de la membrana celular de la unidad motora. La despolarización se extiende a lo largo de los nervios motores y llega hasta la célula muscular a lo largo de la placa motora final. La despolarización y el flujo de iones que ello comporta producen un campo electromagnético en la proximidad de la célula muscular. Por medio de electrodos se pueden registrar los cambios de tensión (potenciales de acción) en este campo electromagnético.

Con ayuda del EMG se puede mostrar al deportista qué grupo muscular debe utilizar. La actividad muscular controlada puede aumentar el rendimiento de forma considerable. Además, el EMG hace posible observar la fatiga y la generación de fuerza; gracias a ello se puede «predecir» la capacidad de rendimiento actual del deportista.

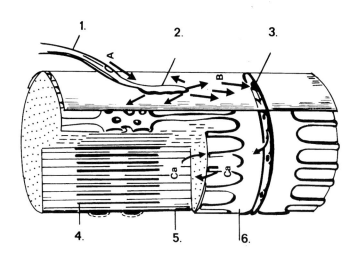

*Fig. 33. Formación de la señal del EMG. 1=Motoneurona, 2 = placa motora final , A= impulso nervioso (despolarización) que se extiende en ambas direcciones a través de la membrana celular de la fibra muscular, 3= túbulo T, a través del cual el estímulo llega hasta el espacio intracelular, 4= filamento de miosina, 5= filamento de actina, 6= retículo sarcoplasmático, en el cual se liberan iones de calcio (Ca 2+) que provocan la contracción muscular*

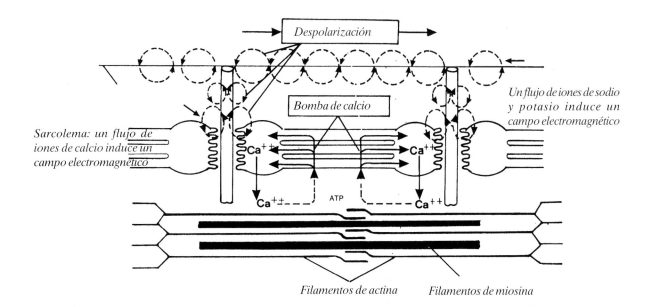

*Fig. 34. Formación de los campos electromagnéticos en la célula muscular. Su intensidad y cambios se registran con un EMG.*

# 4. Fatiga muscular y fuerza muscular en la actividad física

## Fatiga general

Desde el punto de vista fisiológico, la fatiga puede presentar una forma general y otra local. El trabajo produce fatiga, cuando la homeostasia, el estado de equilibrio interno del organismo, se ve perturbado. Además de la sensación subjetiva de fatiga, un trastorno de la homeostasia produce modificaciones fisiológicas que se pueden determinar objetivamente. La sensación subjetiva de fatiga se ve influida de forma determinante por el entorno de trabajo, y también por las sensaciones que el trabajo produce en la persona. Se ha observado que un trabajo satisfactorio, que gusta a la persona, también tiene efectos sobre el tiempo libre y la sensación de fatiga después de un día de trabajo. Las personas con un trabajo variado e interesante con frecuencia ocupan su tiempo libre de forma diversa, mientras que el trabajo monótono sin retos provoca una pasividad que también marca el tiempo de ocio.

Varios investigadores han intentado encontrar relaciones entre la sensación subjetiva de cansancio y ciertas variables fisiológicas objetivables, como p.ej. el nivel de ácido láctico en sangre. Estas relaciones entre la actividad psíquica y la física se pueden demostrar en deportistas mientras éstos realizan esfuerzos importantes de larga duración. En las personas que realizan esfuerzos de grado medio o bajo no se puede, sin embargo, explicar la sensación de fatiga en base a los cambios fisiológicos. Åstrand manifestó que la sensación subjetiva de fatiga aparece cuando una persona trabaja durante ocho horas y necesita más del 40% de su capacidad máxima de absorción de oxígeno (capacidad aeróbica u oxidativa).

Cuando la absorción máxima de oxígeno de una persona puede describirse con la ecuación

$\dot{V}O_{2máx}$ = frecuencia cardíaca x volumen sistólico

x diferencia $AVO_2$

(ver también la pág. 71), se puede calcular cuánto oxígeno pueden absorber los tejidos por unidad de tiempo de la sangre arterial. Por tanto, si la absorción máxima de oxígeno de una persona es de 2 litros /minuto, esta persona se fatigará en una actividad que requiera 0,8 litros de oxígeno por minuto. Un trabajo como éste concuerda con un esfuerzo de 50 vatios y se puede comparar con el consumo de oxígeno al nadar. Lo decisivo es, probablemente, el hecho de que el trabajo dura todo el día. La sensación de fatiga también depende del ritmo normal de día y noche. Por la tarde aumentan la frecuencia cardíaca y la temperatura corporal. No sabemos con seguridad en qué medida la fatiga es debida al esfuerzo en el trabajo y en qué medida está unida al ritmo de vigilia y nocturno.

## Fatiga local

La fatiga local, o sea la fatiga muscular, se define como «la incapacidad para mantener un desarrollo de fuerza suficiente». La psique y las sensaciones subjetivas también tienen una cierta importancia en la fatiga local. La fatiga no se percibe cuando se tiene algo interesante que hacer. También se pueden ignorar los dolores musculares cuando la finalidad del esfuerzo es considerada lo suficientemente importante. Además, en una situación como ésta se es capaz de desarrollar más fuerza muscular que normalmente.

La explicación está en el funcionamiento del sistema nervioso central. Se parte de la base de que un estado de ánimo positivo y una gran motivación para el trabajo liberan las motoneuronas alfa, que aprovisionan los músculos estriados, del efecto inhibidor cortical. Entonces muchas unidades motoras pueden generar su fuerza máxima, con otras palabras, contraerse en la frecuencia tetánica. Ello significa que las fibras de la unidad motora reciben tantos impulsos que no tienen tiempo se relajarse. Si aún se necesita más fuerza, el sistema nervioso central activará más unidades motoras.

Evidentemente, la generación de fuerza en las posturas de trabajo acostumbradas es mejor. Aparentemente, se aprende la regulación nerviosa de los músculos necesarios para un determinado trabajo, aunque ello ocurra de forma inconsciente. El sistema nervioso central desempeña un papel fundamental en el desarrollo de fuerza de la unidad motora y con ello en la aparición de la fatiga local. A nivel celular, la fatiga local puede ser debida a numerosos factores.

La fatiga muscular va acompañada de transformaciones típicas en el electromiograma (EMG). La amplitud se hace mayor y el ritmo más lento. Ello depende, probablemente, de trastornos funcionales de la bomba de iones de la membrana, a causa de lo cual se modifican las propiedades eléctricas del sarcolema, lo cual se puede registrar en el EMG. También puede modificarse la función de las estructuras intracelulares de forma que aparezca la fatiga. El transporte de iones de calcio desde el retículo sarcoplasmático hacia los puntos de conexión de llave de troponina - tropomiosina sobre los filamentos de actina puede ser interferido de modo que se impida el acortamiento normal del músculo. Puede ser que el transporte de iones de calcio se vea afectado por el aumento de la acidez de la célula. La acidez aumenta, es decir, la concentración de los iones de hidrógeno se hace mayor, o sea el pH baja, cuando la obtención de energía se desarrolla de forma anaeróbica, sin oxígeno, a causa de un insuficiente aporte de sangre y oxígeno. Los iones de hidrógeno son liberados por el ácido láctico y el ATP en el metabolismo energético anaeróbico.

La tolerancia frente al aumento de la acidez es variable. Los deportistas de élite pueden soportar en determinadas circunstancias una concentración de ácido láctico mucho mayor que un deportista aficionado. Las células musculares de los primeros pueden trabajar a pesar de la alta concentración de iones de hidrógeno. Ello se debe a que una actividad física regular aumenta la capacidad del organismo de amortiguar los iones de hidrógeno.

En el esquema de la figura 35 se enumeran diversos factores que pueden contribuir a la fatiga.

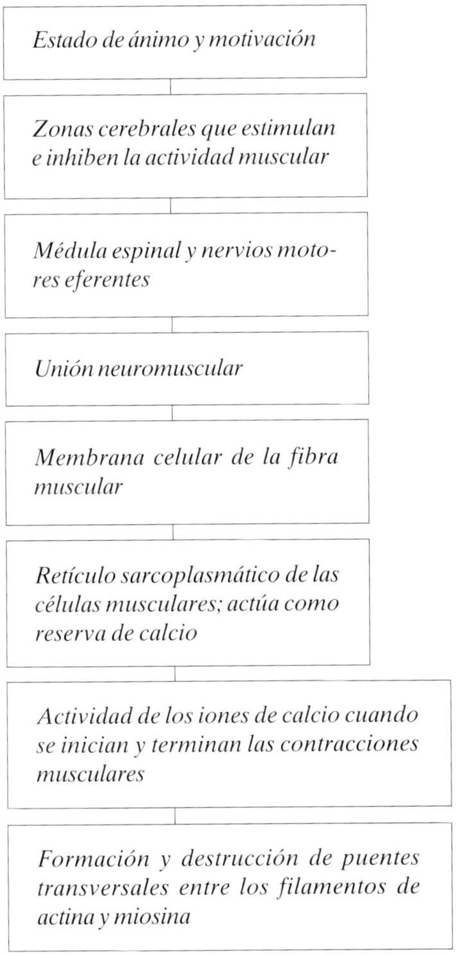

| Estado de ánimo y motivación |
| Zonas cerebrales que estimulan e inhiben la actividad muscular |
| Médula espinal y nervios motores eferentes |
| Unión neuromuscular |
| Membrana celular de la fibra muscular |
| Retículo sarcoplasmático de las células musculares; actúa como reserva de calcio |
| Actividad de los iones de calcio cuando se inician y terminan las contracciones musculares |
| Formación y destrucción de puentes transversales entre los filamentos de actina y miosina |

Fig. 35. Esquema de la fatiga (Edwards 1983). Una función limitada en uno de estos niveles produce fatiga. Estas deficiencias también pueden aparecer al mismo tiempo en varios niveles.

# Recuperación

La mayoría de los estudios sobre la recuperación después de un esfuerzo físico han sido realizados en deportistas. En ellos se observó la recuperación del pulso en reposo y la regulación del calor corporal, la eliminación del déficit de oxígeno y la reposición de las reservas de energía. El esfuerzo previo por lo general había sido intenso y prolongado. Estas situaciones de prueba no son comparables con las circunstancias de la vida cotidiana, en la cual suele haber un equilibrio de oxígeno (steady state) y el esfuerzo es interrumpido con descansos.

La recuperación después de un trabajo normal ha sido estudiada, entre otras cosas, en base a la concentraciones en orina de las denominadas hormonas del estrés, la adrenalina y la noradrenalina. Según Frankenhauser, los niveles de adrenalina en las mujeres que durante dos meses habían hecho horas extras no volvían a sus niveles normales en el tiempo de ocio. La adrenalina impide que el organismo se tranquilice, ya que mantiene una frecuencia cardíaca alta, una presión sanguínea también alta y un alto grado de activación. El sistema nervioso parasimpático, por el contrario, controla la digestión y el almacenamiento de energía en el organismo. Tranquiliza el pulso y baja la presión sanguínea; el sistema nervioso parasimpático también regula el sueño. Mientras el nivel de adrenalina sea más alto de lo normal, el organismo no se podrá recuperar.

Existen diferentes mecanismos de recuperación que serán tratados en un capítulo posterior (ver pág. 86).

# Desarrollo de la fuerza

La fuerza muscular solamente se puede aumentar por medio del entrenamiento. La carga del entrenamiento debe ser mayor que el esfuerzo cotidiano medio. Para desarrollar mayor fuerza hay que entrenarse tres veces por semana. La fuerza aumenta antes de que los músculos tengan mayor tamaño. Los deportistas aficionados de nivel medio alcanzan los mejores resultados con esfuerzos bajos pero numerosas repeticiones. Posiblemente, a través del entrenamiento las células musculares son estimuladas a absorber una mayor cantidad de aminoácidos de la sangre. De los aminoácidos se desarrollan las «proteínas de la fuerza», los filamentos de actina y miosina.

# Desarrollo de la resistencia

La resistencia, es decir, la adaptación óptima del consumo de oxígeno de la musculatura, se desarrolla mejor cuando se entrena manteniendo el equilibrio de oxígeno. El aumento de la frecuencia respiratoria indica, por regla general, que las necesidades de oxígeno superan el aporte. El desarrollo de la resistencia se fundamenta sobre todo en los procesos de adaptación de las fibras musculares rojas que trabajan de forma aeróbica. En ellas aumenta el número de mitocondrias, las «centrales energéticas de la célula», aumentando al mismo tiempo también la actividad de diferentes enzimas. El nivel de mioglobina, que capta hidrógeno, sube, y las reservas de azúcar (glucógeno) crecen. También se utilizan más grasas para la obtención de energía.

# Dolor por el esfuerzo

El dolor sordo muscular es difícil de localizar, seguramente porque en las fibras musculares no existen receptores del dolor. Los dolores musculares provienen de las paredes de los vasos sanguíneos, del tejido conectivo, de las fascias y de los puntos de inserción de los tendones (fig. 36).

Lo característico es que los dolores debidos al esfuerzo se manifiesten algunas horas después de haber concluído el mismo. Son debidos a diversos factores, entre otros las fisuras en las membranas Z del sarcómero, cambios en la presión osmótica y consiguiente inflamación alrededor de la fibra muscular, fisuras en las estructuras del tejido conectivo o a espasmos reflejos. El dolor por esfuerzo es posterior a una carga prolongada o alta. Después de los esfuerzos excéntricos aparecen dolores con más frecuencia que después de un esfuerzo concéntrico. Bajar escaleras provoca más dolores que subirlas.

También la repetición del mismo movimiento durante un cierto intervalo de tiempo o la utilización de los músculos incorrectos para un determinado rendimiento producen dolor por esfuerzo. El desgaste mecánico es la causa de las mismas reacciones dolorosas que se manifiestan en las lesiones de los tejidos. Aparece entonces una inflamación estéril (no bateriana). Cuando se inflaman los músculos, los tendones o las bolsas sinoviales, se activan las prostaglandinas que provocan el dolor. Además, las células cebadas liberan histamina, que contribuye a aumentan la inflamación y el dolor.

De acuerdo con algunos estudios que se han realizado, las lesiones del sarcómero (fisuras en las membranas Z) consecuencia de un trabajo muscular excéntrico, se curan en un periodo de cinco a seis días, siempre y cuando no se guarde reposo a causa del dolor, sino que se siga realizando un ejercicio ligero (pero no jogging). Cuando los dolores musculares desaparecen, el nivel de creatincinasa en el plasma baja, la membrana celular de la fibra muscular está de nuevo intacta, y las enzimas como p.ej. la creatincinasa no se liberan.

Tal y como se puede ver en la tabla 4, el nivel de creatincinasa en el plasma no depende directamente de los dolores musculares. En el esquema según Edwards se recogen ciertos factores que contribuyen a producir dolor y fatiga.

*Tabla 4: Relación entre el nivel de creatincinasa en el plasma y los dolores musculares*

| Tipo de esfuerzo | Grado relativo del esfuerzo percibidos Después de 5 h | Después de 25 h | Aumento de la actividad creatincinasa [%] |
|---|---|---|---|
| Excéntrico | 2,3 | 5,5 | 35,8 |
| Isométrico | 1,5 | 3,2 | 34,0 |
| Concéntrico | 1,0 | 1,0 | 37,6 |

1,0 significa que no se siente dolor.

# Trabajo muscular estático y dolor muscular

El trabajo muscular estático retrasa tanto la irrigación sanguínea como la circulación linfática. Por esta razón, los músculos del eje escapular, por nombrar un ejemplo, están forzados a trabajar principalmente de forma anaeróbica, o sea, a obtener la energía necesaria para trabajar (ATP) sin oxígeno. Con ello aparece ácido láctico, que como consecuencia de la circulación más débil es retirado de las células musculares y el músculo en general con mayor lentitud. La acumulación de ácido láctico en las células hace que el pH baje, es decir, que la acidez aumente. Ello, a su vez, estimula los receptores del dolor en el músculo. El estímulo de dolor se extiende hasta las neuronas del huso muscular, las cuales son responsables del tono muscular. A causa del aumento del tono, la circulación se ve más inhibida y el dolor se hace más intenso.

También las corrientes de aire aumentan la tensión muscular

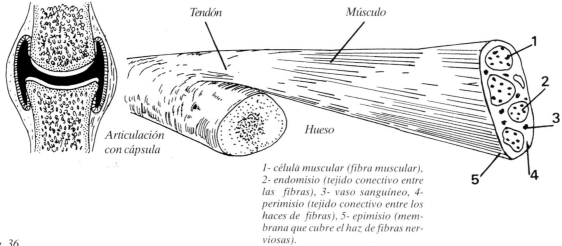

*Fig. 36.*

Tendón   Músculo   Articulación con cápsula   Hueso

1- célula muscular (fibra muscular), 2- endomisio (tejido conectivo entre las fibras), 3- vaso sanguíneo, 4- perimisio (tejido conectivo entre los haces de fibras), 5- epimisio (membrana que cubre el haz de fibras nerviosas).

en la zona del eje escapular. Si la temperatura de la habitación es inferior a 20° o cuando hay corriente de aire, los músculos comienzan a temblar para producir calor. La tensión muscular aumenta y se siente dolor cada vez en más músculos.

# Dolor en la zona gatillo

También en el músculo sano se puede encontrar por medio de la palpación una zona sensible a la presión de la cual irradian dolores. Aproximadamente entre un 70 y un 90% de estas zonas gatillo se sitúan en los puntos de acupuntura. Las células de la zona gatillo tienen un nivel de pH bajo y un metabolismo muy activo; con frecuencia el retículo sarcoplasmático está lesionado.

# Dolores de espalda

## Causas del dolor en la región lumbar

En la aparición del dolor en la región lumbar participan numerosos factores. Una lesión estructural originaria en las unidades funcionales de la espalda (figs. 37, 38) puede poner en movimiento un círculo vicioso : además del factor inicial , los dolores son también producidos por muchas alteraciones secundarias en músculos, articulaciones y ligamentos.

La lesión del tejido suele estar acompañada de una inflama-

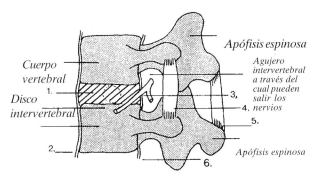

Fig. 37.

ción más o menos importante. En estos casos, no se suele tratar de una inflamación viral o bacteriana, sino de una reacción del organismo frente a una lesión de los tejidos. Se liberan y activan determinadas sustancias químicas, que provocan las típicas reacciones inflamatorias: rubor (enrojecimiento), tumor (hinchazón), calor, dolor e impotencia funcional.

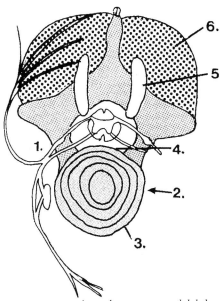

Fig. 38. Estructuras que contienen los receptores del dolor (dentro de una unidad funcional de la espalda). 1= duramadre, 2= anillos fibrosos del disco intervertebral, 3= ligamento común anterior de las vértebras, 4= ligamento común posterior de las vértebras, 5= apófisis articular superior, 6= músculo.

Las causas principales de las lesiones de los tejidos con inflamación en la zona de tendones, inserciones tendinosas y articulaciones son las siguientes:
– postura de trabajo incorrecta o postura incorrecta por lo general (lordosis marcada)
– esfuerzo excesivo
– actividad física que se prolonga durante un determinado periodo de tiempo y es repetitiva y regular
– estructuración errónea del entrenamiento.

Las lesiones mecánicas aparecidas por estas causas conducen a las siguientes reacciones:
– destrucción de determinadas células y activación de sustancias que producen dolor
– destrucción de colágeno, fibras elásticas y estructuras del tejido adiposo
– aumento de la irrigación capilar en los tejidos vecinos
– alteración de la permeabilidad de las paredes capilares y, en consecuencia, inflamación y dolor
– acortamiento reflejo (espasmo) de las músculos vecinos. Este espasmo es doloroso y limita la capacidad de movimiento. Los propioceptores (huso muscular y receptores articulares) de la espalda rígida por el espasmo no pueden mandar a la médula espinal los estímulos que concurren con la sensación de dolor, para así cerrar «la puerta del dolor». La reacción inflamatoria dura unos cuatro días.

## Curación de la lesión tisular

La curación de una lesión tisular se puede acelerar, pero no retardar. También el tipo de proceso curativo puede ser influido. Se sabe que el tejido lesionado no se recupera nunca totalmente. Los ligamentos y las estructuras de la cápsula articular se curan, pero la estructura de colágeno, formada por tejido conectivo, no se renueva, sino que el tejido muscular es reparado por la formación de tejido cicatricial y conectivo. La formación de tejido conectivo, sobre todo de colágeno, es importante para la curación de lesiones de partes blandas. Este proceso comienza aproximadamente al tercer día después de la lesión, es decir, cuando la inflamación aún no ha desaparecido.

La recuperación de la irrigación en la zona lesionada comienza ya doce horas después de que ésta haya ocurrido. En el plazo de tres días se habrán formado nuevos capilares. Ello es importante dado que los fibroblastos que forman colágeno necesitan mucho oxígeno y nutrientes para poder reparar la lesión tisular.

El descanso absoluto retarda la irrigación de la región y con ello la absorción del líquido inflamatorio en los vasos linfáticos y las venas. Además, la función de los fibroblastos se ve afectada. Si no tiene que soportar un esfuerzo durante el proceso de curación, el colágeno formado por los fibroblastos se organiza aleatoriamente en el tejido. El resultado en una cicatriz débil que se contrae completamente si no es cargada.

La carga debe comenzar a más tardar al quinto día después de la lesión, es decir, después de la aparición de los dolores de espalda, y prolongarse al menos durante seis meses, ya que durante este tiempo se sigue formando colágeno nuevo.

Un buen desarrollo curativo y la recuperación de unas funciones tisulares óptimas presuponen una determinada organización de las nuevas fibras de colágeno dentro del tejido. Esta organización es dirigida por el esfuerzo, se trate de un músculo, un ligamento o una estructura capsular.

El resultado es peor cuando el tejido no tiene que realizar un esfuerzo durante demasiado tiempo después de haberse producido la lesión. Aunque sea dolorosa, la movilización favorece el proceso curativo y contribuye a obtener unos mejores resultados.

# Calambres musculares o espasmos musculares

En el caso del calambre muscular, o espasmo muscular, se trata de una reacción del músculo frente a una lesión tisular y frente al dolor que ello comporta. El organismo intenta hacer que la región sea más rígida, para así inmovilizarla y protegerla de nuevas lesiones. Los músculos espásticos producen ácido láctico, que no puede ser retirado ya que la irrigación está afectada por el espasmo. El ácido láctico aumenta el dolor, lo cual, a su vez, lleva a un aumento de la lesión, creándose un círculo vicioso.

La circulación en el músculo espástico puede mejorar gracias al masaje. Al mismo tiempo se producen estímulos opuestos que reprimen la sensación de dolor en el cerebro. Tanto los tratamientos con calor como con frío tienen efectos relajantes, aunque a través de distintos mecanismos. Cuando el músculo puede trabajar de nuevo, los movimientos normales producen estímulos que compiten con el dolor.

Seguramente, los calambres son el resultado de un desequilibrio químico en el tejido muscular. En los casos de falta de magnesio se limita el metabolismo normal del ATP; aparecen complejos de rigidez en los sarcómeros. En estos casos se trata de filamentos de actina y miosina unidos entre sí (que solamente se puede separar por una nueva unión de ATP con las cabezas de la miosina). Las fibras musculares correspondientes permanecen acortadas. La falta de potasio también predispone a sufrir calambres musculares. El potasio es necesario para pasar de la actividad al descanso. Sin potasio, el músculo permanece acortado o en un estado hiperreactivo, en el cual los mínimos estímulos provocan un acortamiento. Además, el déficit de vitamina B se encuentra entre los factores que pueden provocar los calambres musculares. En este caso, el trastorno puede deberse a una motoneurona hiperactiva.

En frecuentes ocasiones, los calambres se producen durante la noche. Es probable que los husos musculares de un músculo hiperácido o químicamente desequilibrado se hayan sensibilizado frente al estiramiento. Durante el sueño, incluso los estiramientos más pequeños pueden conseguir que el huso muscular realice un acortamiento muscular reflejo. Por razones similares (hiperacidez) también se producen calambres cuando un músculo es estirado inmediatamente después de un esfuerzo.

# Efecto del esfuerzo sobre los tendones

El tejido conectivo de los tendones y ligamentos está formado por fibroblastos, las células madre de células de tejido conectivo, por fibrocitos, las células de tejido conectivo verdaderas, así como también por fibras de colágeno y elastina y una sustancia intermedia gelatinosa. Las fibras de colágeno son en gran medida responsables de la resistencia a la tracción de los tendones, la cual puede aumentarse por medio de la actividad física. Se produce un enriquecimiento de los mucopolisacáridos e hidroxiprolina en la sustancia intermedia. Además, los núcleos celulares aumentan de tamaño y las fibras de colágeno de diámetro. El número de puentes entre las fibras de colágeno, por el contrario, se reduce. Después de haberse producido la lesión del tejido tendinoso se puede acelerar el proceso curativo por medio de al actividad física.

Se especula con la teoría de que el ácido láctico que se forma con el trabajo muscular se difunde por los tendones y activa enzimas productoras de colágeno, lo cual no ha podido ser demostrado.

# Efecto del esfuerzo sobre los cartílagos articulares

El tejido articular no está irrigado. Su aprovisionamiento con nutrientes y oxígeno depende del líquido articular, el cual es bombeado hacia el cartílago articular que funciona de forma similar a una esponja. En el intervalo de diez minutos se puede llegar a un engrosamiento del cartílago en de un 10%.

Las fibras de colágeno del cartílago articular están ordenadas de forma que éste sea muy resistente a la carga. De acuerdo con estudios recientes se sabe que las cargas demasiado elevadas reducen los proteoglicanos de la sustancia intermedia, lo cual hace que el cartílago se vuelva más blando. Sin embargo, lo mismo ocurre también cuando el cartílago no está sometido a ningún tipo de esfuerzo.

Los meniscos de la rodilla y los discos intervertebrales tienen una estructura distinta a los cartílagos articulares con su superficie dura. A medida que avanza la edad, el abastecimiento capilar de estos cartílagos fibrosos es menor, lo cual influye sobre su contenido en líquido. El cartílago se hace más seco y quebradizo; se lesiona con mayor facilidad.

# Resistencia del tejido óseo

Cuando el crecimiento longitudinal ha concluido, la degeneración y la regeneración del tejido óseo permanecen en equilibrio. En el tejido óseo encontramos pequeños grupos de osteoclastos (células destructoras de hueso). Cuando son activados, «se comen» el hueso. Durante aproximadamente tres semanas forman pequeñas cavernas de 1 mm de diámetro y algunos milímetros de longitud. Después desaparecen, las cavernas son llenadas por osteoblastos (células constructoras de hueso), y la formación de nuevo tejido óseo se pone en marcha. Habrá que esperar varios meses hasta que las cavernas estén llenas de nuevo. La formación de nuevo tejido se interrumpe cuando los vasos sanguíneos penetran en la región.

## Significación de la formación de hueso

– la resistencia de los huesos puede ser aumentada
– se producen adaptaciones estructurales a la carga
– el tejido óseo viejo, débil y quebradizo es sustituido.

# Reacción del tejido óseo frente al esfuerzo

Una carga constante aumenta la absorción de las sales de calcio en el tejido óseo y la osificación osteoblástica. Al parecer, la presión que deben soportar los huesos produce fenómenos piezoeléctricos. La presión en la zona sometida a carga produce una carga negativa, mientras que en el resto del hueso domina una carga positiva. Se ha comprobado que la débil corriente eléctrica que ello produce estimula la actividad de los osteoblastos y con ello la formación de hueso en las regiones que están sometidas a presión.

Una carga de estiramiento, por el contrario, lleva a la activación de los osteoclastos y a una mayor resorción.

# Osteoporosis

En el climaterio baja la secreción de estrógenos por los ovarios, hasta que desaparece completamente con la menopausia. Aunque tal y como se sabe actualmente, la actividad de las células óseas no se ve afectada directamente, con toda probabilidad existen varios mecanismos indirectos. Entre la formación y la destrucción ósea se mantiene un equilibrio dinámico. Evidentemente, este equilibrio se ve trastornado cuando cesa la producción de estrógenos. Los estrógenos favorecen, a través de la estimulación de la actividad de la vitamina D, la absorción de calcio desde el tracto digestivo hacia la sangre. La hormona calcitonina producida por el tiroides apoya por su parte la entrada de calcio en el tejido óseo. Posiblemente los estrógenos pueden intensificar el efecto de la calcitonina. La hormona osteoclástica, la parathormona, se forma en las paratiroides. Puede ser que el estrógeno inhiba su actividad. Si los niveles de estrógeno bajan, se formará menos hueso y el existente será resorbido en mayor grado. Se produce entonces la osteoporosis. Hacia los 70 años de vida se puede haber perdido hasta un tercio de la masa ósea.

Fumar y estar delgado son factores que predisponen a sufrir osteoporosis. Por los efectos de la nicotina la menopausia puede aparecer tempranamente, y con ello también el desarrollo de la osteoporosis. Después de la menopausia se forma en el tejido adiposo una hormona parecida al estrógeno. Pero si hay poco tejido adiposo, la producción hormonal se mantendrá baja y el riesgo de sufrir de osteoporosis será mayor.

En las mujeres jóvenes que practican un deporte de alto rendimiento, la menstruación puede desaparecer a causa del estrés producido por las competiciones, la producción normal de estrógenos se ve trastornada. Incluso en la adolescencia pueden aparecer signos de osteoporosis.

Si el aporte de calcio es suficiente se podrá prevenir la aparición de la osteoporosis.

# Adaptación de la circulación sanguínea al esfuerzo

La capacidad de rendimiento depende en gran medida de la capacidad del sistema cardiovascular de aprovisionar el tejido con sangre, es decir, por el volumen de sangre bombeada por minuto y la distribución de la sangre por el cuerpo.

## Frecuencia cardíaca (pulso)

La frecuencia en reposo difiere en cada individuo. Depende del volumen de sangre bombeado y del volumen de sangre bombeada por minuto, lo cual está determinado por el metabolismo basal. La frecuencia máxima, por el contrario, depende de la edad en las personas sanas; a medida que avanza la frecuencia edad se hace más lenta. Cuando el esfuerzo es máximo, la frecuencia cardíaca máxima se alcanza con rapidez, en unos 10 segundos, independientemente de la capacidad de rendimiento.

## Volumen sistólico

El volumen sistólico está correlacionado con la talla, la postura del cuerpo y el grado de actividad física. En reposo, el volúmen máximo de bombeo se consigue estando echado, ya que es entonces cuando el corazón se llena mejor. Al levantarse, el volumen se reduce en un tercio. Ello está compensado por un aumento de la frecuencia cardíaca, de forma que el volumen minuto cardíaco permanece constante. Cuando se produce un esfuerzo en posición erguida, el volumen bombeado aumenta primero, pero en una frecuencia cardíaca de 110 hasta 120 pulsaciones por minuto alcanza el máximo. Después será estable y el aumento del volumen x minuto solamente dependerá del aumento de la frecuencia cardíaca. Cuando el esfuerzo se produce estando echado, el volumen sistolico aumenta sólo.

## Distribución de la sangre

Cuando son sometidos a esfuerzo, las vasos responsables de la resistencia periférica se estenosan a causa de la mayor actividad simpática. La resistencia aumenta consecuentemente. Gracias a la autorregulación de los tejidos activos, los músculos que trabajan son aprovisionados con más sangre arterial que, por ejemplo, la piel, los riñones, el tracto digestivo o los músculos en reposo. Cuanto menor sea la capacidad de rendimiento y el volumen máximo por minuto, más fuerte será la contracción periférica y el cambio en la distribución de la sangre.

# Efectos del entrenamiento sobre la circulación sanguínea

Los efectos de un entrenamiento constante sobre la circulación sanguínea dependen del tipo y la amplitud de los ejercicios. Cuando se trata del denominado trabajo de volumen del corazón, o sea, cuando hay actividad de los grandes grupos musculares, ello obliga a mantener un alto volumen minuto cardíaco y el volumen sistólico aumenta mucho más.

Para conseguir un efecto beneficioso, una unidad de entrenamiento debe durar entre 15 y 20 minutos. Dependerá de la extensión y la duración del esfuerzo en qué medida el organismo aumente el volumen sistólico. En la halterofilia, por ejemplo, se trata de un trabajo isométrico de corta duración, en donde el rendimiento depende de la fuerza muscular. Aunque el corazón es sometido a esfuerzo por un aumento repentino de la presión arterial, la circulación sanguínea no tiene que adaptarse mucho. Lo mismo vale para los denominados ejercicios interválicos: la duración de un esfuerzo determinado permanece corta, el entrenamiento prácticamente no tiene efectos sobre el volumen sistólico.

El aumento de la resistencia va unido al aumento del volumen sistólico. El volumen minuto necesario para un determinado rendimiento se consigue entonces con menos pulsaciones, el pulso de trabajo disminuye. Ya que el entrenamiento no influye sobre el volumen minuto cardíaco en reposo, a causa del mayor volumen bombeado la frecuencia cardíaca en descanso se hace más lenta.

# La sangre

El suministro de oxígeno a los tejidos depende del volumen minuto cardíaco, de la concentración de hemoglobina en la sangre y de la capacidad de los tejidos para absorber el oxígeno de la hemoglobina. La mayor parte del oxígeno está unida a la hemoglobina, la proporción de oxígeno diluida en la sangre es insignificante. La hemoglobina total está determinada por la concentración de hemoglobina en los glóbulos rojos, del hematócrito (cantidad de eritrocitos por litro de sangre) y del volumen de sangre. Es necesario un determinado volumen de plasma para el transporte de los eritrocitos.

Los esfuerzos prolongados provocan una pérdida de líquido a causa del sudor. Si no se toma la correspondiente cantidad de líquido se produce la deshidratación (pérdida del líquido corporal). A causa de ello, también disminuye la capacidad de rendimiento.

El traspaso del oxígeno al tejido depende de la temperatura, el pH y la concentración del 2,3 difosfoglicerato en el tejido. Un aumento de la temperatura y de las concentraciones de 2,3 DPG, así como un pH menor, favorecen la liberación de oxígeno de la hemoglobina.

Un entrenamiento de resistencia aumenta claramente la capacidad de la sangre para transportar oxígeno. La concentración de hemoglobina sube, el número de eritrocitos aumenta y se incrementa la volemia. Además de ello, existe una mayor concentración de 2,3 DPG en el tejido.

La diferencia entre las concentraciones de oxígeno de la sangre arterial y venosa, la diferencia $AVO_2$ da información sobre la capacidad de los músculos para absorber oxígeno de la sangre. Si se ha absorbido mucho oxígeno de la sangre arterial, la sangre venosa, consecuentemente, contendrá una menor cantidad de oxígeno. La irrigación de un músculo se ve afectada por el acortamiento muscular.

La concentración de oxígeno de la sangre venosa proveniente de un músculo puede bajar incluso a 15 ml/l, mientras que en la sangre arterial suele ser de unos 200 ml/l. En la sangre mixta de las venas cava la concentración de oxígeno en reposo suele situarse en 150 ml/l, pero puede disminuir hasta 30 a 40 ml/l. Cuando el consumo de oxígeno es mayor se produce un incremento de la diferencia $AVO_2$.

# Niveles de agua y calor durante el esfuerzo

Los músculos producen calor. En reposo, aproximadamente un tercio del calor total del organismo es generado por los músculos. Cuando son sometidos a esfuerzo, la producción de calor aumenta de forma drástica. Un aumento de la temperatura del cuerpo de 1-2° C acelera las reacciones químicas, las transmisiones nerviosas, la transmisión simpática y el acortamiento de las fibras musculares.

El exceso de calor se soluciona a través del sudor y en menor medida también a través de la irradiación de calor y del aire espirado. La eficacia de la eliminación de calor está influida por la humedad ambiental, la temperatura ambiente y las corrientes de aire.

El centro hipotalámico del calor reacciona frente al aumento de la temperatura evitando la constricción de los vasos sanguíneos superficiales. Ello favorece la circulación cutánea y con ello la irradiación de calor. Los mecanismos de la secreción de sudor son poco conocidos. Se sabe que están relacionados con el aumento de la actividad simpática de las glándulas sudoríparas colinérgicas y la síntesis de la bradicinina (una hormona tisular). La proporción de la irrigación cutánea en cuanto al volumen minuto cardíaco puede ser del 30%.

Durante los esfuerzos importantes se pueden perder hasta 2 litros de líquido en una hora por medio del sudor. Además, determinadas cantidades se pierden a través de la orina y la respiración. Mientras se realiza un esfuerzo prolongado deben equilibrarse estas pérdidas para mantener la secreción de sudor. El factor crítico del aporte de líquido es la capacidad de absorción del tracto digestivo: cuando está sometido a esfuerzo, solamente se absorbe un litro de líquido a través del mismo.

En parte, la pérdida de líquido se compensa por la denominada agua metabólica, de la cual se libera aproximadamente 1,1 litros por 350 grs de glucosa metabolizada. Aunque con el sudor se pierden, entre otras sustancias, grandes cantidades

de sodio, el déficit de electrólitos sólo se produce cuando los esfuerzos son verdaderamente prolongados.

# Sistema nervioso autónomo y actividad física

Ya durante la preparación al rendimiento que se va a realizar, el sistema nervioso simpático se activa: el pulso se acelera, el volumen minuto cardíaco es mayor, la presión sanguínea sube, la ventilación sanguínea se incrementa y el metabolismo se estimula. Esta disposición al rendimiento tiene una función protectora y se consigue a través de la activación de los centros autónomos corticales e hipotalámicos.

Mientras se activa el sistema nervioso simpático, el sistema parasimpático es inhibido. Además, en la fase de preparación se inhibe la irrigación de los músculos esqueléticos. Se produce una vasodilatación simpática colinérgica, que incrementa el aporte de sangre a los músculos ya antes de que aumente el consumo de oxígeno.

Paralelamente al esfuerzo realizado por los músculos, aumenta la actividad del sistema nervioso simpático. La actividad simpática se mantiene por medio de las señales de los sensores de músculos y articulaciones emitidas hacia el centro vasomotor. Otro factor de estimulación que aparece cuando el esfuerzo es mayor es la inhibición parcial de los bardrreceptores que normalmente controlan la presión arterial. Su inhibición permite un aumento extraordinario de la frecuencia cardíaca y de la presión sanguínea en caso de esfuerzo.

El entrenamiento seguido durante años permite reducir la frecuencia cardíaca cuando el esfuerzo es continuado, con lo cual también el tono parasimpático baja. Paralelamente a este cambio del equilibrio en el sistema nervioso autónomo, aumenta el volumen sistólico. La información sobre ello se transmite seguramente a través de los barorreceptores, de forma que el volumen minuto cardíaco prácticamente no se altera en relación con el grado de esfuerzo.

# Efectos de la actividad física sobre la respiración

En el organismo sano la frecuencia respiratoria es un factor limitado de la capacidad de rendimiento, pero no el metabolismo gaseoso entre los alveolos y la sangre. La hemoglobina de la sangre arterial casi está saturada al máximo también cuando el esfuerzo es muy alto. A causa de un aumento de la ventilación incluso baja la presión parcial del dióxido de carbono, ya que se espira más $CO_2$. Cuando la presión atmosférica es baja, como ocurre en alta montaña o en algunas enfermedades pulmonares, una parte de la sangre que fluye a través del pulmón no se satura de oxígeno.

Cuando se trabaja con una frecuencia cardíaca máxima (en parte de forma anaeróbica), siempre es posible aumentar la frecuencia respiratoria y la cantidad de aire inspirado. A medida que aumenta el esfuerzo, las necesidades de oxígeno de los músculos respiratorios mismos también se incrementan con rapidez. Cuando el trabajo es máximo necesitan hasta un 10% del consumo total de oxígeno.

La ventilación y el consumo de oxígeno se incrementan de forma igual a medida que aumenta el esfuerzo, sin embargo la ventilación se hace más rápida. Subjetivamente, ello se precibe como apnea. El momento en que se produce depende de la absorción individual de oxígeno.

*Tabla 5: La ventilación alveolar*

| Volumen respiratorio (ml) | Espacio muerto (ml) | Frecuencia respiratoria (por min) | Ventilación alveolar (ml/min) |
|---|---|---|---|
| Estado normal 500 | 150 | 12 | 4.200 |
| Hipoventilación 250 | 150 | 24 | 2.400 |
| Hiperventilación 1000 | 150 | 6 | 5.100 |

La ventilación en los casos normales es de 6.000 ml/min

# Ventilación, volúmenes y capacidades pulmonares

La cantidad de aire que normalmente se inspira y espira se denomina **volumen corriente (tidal volume = TV)**. En descanso suele situarse en unos 500 ml. El volumen respiratorio puede incrementarse gracias al volumen de reserva inspiratorio y espiratorio (VRI y VRE).

Aquí se ofrecen unos valores orientativos:
Volumen corriente (TV)                              =   500 ml
Volumen de reserva inspiratorio (VRI)       = 3.300 ml
Volumen de reserva espiratorio (VRE)        =   100 ml
Capacidad vital = CV = TV + VRI + VRE        = 4.800 ml

La capacidad vital varía según el sexo, la estructura corporal y la edad entre 3.600 y 6.000 ml.

Incluso después de haber espirado profundamente, en el pulmón siempre queda algo de aire. Este denominado volumen residual es de unos 1.200 ml. Si se suma a la capacidad vital, se obtiene una capacidad total de unos 6.000 ml.

El grado de **ventilación** se obtiene en base al volumen inspirado y la frecuencia respiratoria. Ya que el volumen del aire inspirado es algo mayor que el del espirado, cuando se calcula la **ventilación** suele partirse de la **cantidad de aire que se espira por minuto** (volumen minuto respiratorio).

# Ventilación alveolar

Por ventilación alveolar se entiende la cantidad de aire dirigida a la ventilación de los alveolos. Tanto el aire inspirado como el espirado se mezclan en lo que se llama el espacio muerto funcional del pulmón. El espacio muerto funcional se extiende desde el orificio nasal hasta los bronquiolos y suele ser de unos 150 ml (fig. 39). La eficacia de la ventilación alveolar indica cuánto oxígeno llega hasta los alveolos y cuánto dióxido de carbono es eliminado.

La **ventilación alveolar** se calcula restando el espacio muerto del volumen corriente (ver arriba), multiplicándolo por inspiraciones por minuto; por lo general es de (500 ml - 150 ml) x 16 = 5.600 ml/min (ver tabla 5).

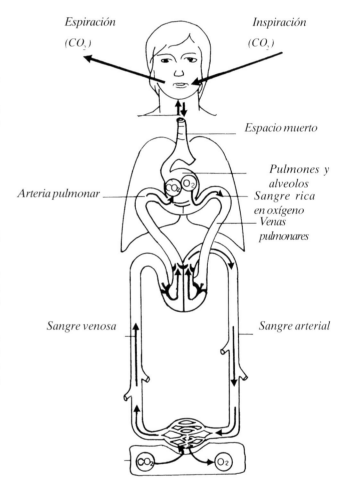

*Fig. 39. Transporte de gases en el aparato respiratorio.*

Una respiración rápida y superficial es relativamente poco provechosa, ya que los gases de la respiración al inspirar y espirar casi no se mezclan. El abastecimiento con oxígeno de los alveolos es insatisfactorio, así como la eliminación del dióxido de carbono. Cuando se realiza un esfuerzo, las vías respiratorias se dilatan y el tiempo de mezcla de los gases de la respiración se acorta; el volumen del espacio muerto aumenta hasta llegar incluso a los 4.000 ml. Entonces la ventilación ya no es eficaz. Los gases se mezclan de forma óptima cuando el espacio muerto se incrementa en unos 100 ml a causa del esfuerzo. Ello se consigue con una intensidad de esfuerzo de 100 vatios.

En el espacio muerto se desarrollan además del metabolismo gaseoso la humidificación, la purificación y el calentamiento del aire inspirado.

# Trabajo respiratorio y actividad física

La elasticidad de los pulmones, la resistencia de las vías respiratorias y las turbulencias de las corrientes de aire son factores que influyen sobre la ventilación. Además, también depende de otros factores que regulan el ritmo respiratorio, como son la función del sistema nervioso y la composición de la sangre.

Por trabajo respiratorio se entiende el trabajo de los músculos respiratorios, gracias al cual se transporta el aire hacia los alveolos y el aire consumido hacia el exterior. Se manifiesta en forma de movimientos respiratorios. Para crear las diferencias de presión necesarias para el metabolismo gaseoso, el tejido pulmonar debe ser elástico y el diámetro de las vías respiratorias lo suficientemente ancho. El trabajo respiratorio se puede dividir en un trabajo de distensibilidad (compliancia) y otro de resistencia.

## Distensibilidad (compliancia)

La elasticidad del pulmón se describe con el término distensibilidad (compliancia). Ello permite valorar las modificaciones del volumen pulmonar, las cuales son provocadas por el trabajo respiratorio y los consiguientes cambios de presión.

$$\text{Compliancia} = \frac{\text{Modificación del volumen pulmonar}}{\text{Modificación de la presión}} = \frac{\Delta V}{\Delta P}$$

Normalmente cuando el aumento de la presión es de 1 cm $H_2O$ ($= 11,17$ mm Hg) el volumen se incrementa en 200 ml.

Todos los factores que reducen la compliancia aumentan el trabajo respiratorio. Entre estos factores se encuentran la fibrosis pulmonar, la neumonía y la acumulación de líquido en el pulmón en casos de edema pulmonar.

El exceso de peso también puede hacer más dificultosa la respiración. La presión de la mitad inferior del tórax es positiva; a causa de ello los alveolos y los bronquiolos que suministran aire son comprimidos. El metabolismo gaseoso se impide. La irrigación se mantiene normal, pero el deficiente metabolismo gaseoso reduce el grado de saturación de oxígeno en la sangre. Además de ello, el volumen residual y el volumen de reserva espiratorio disminuyen .

# Resistencia

La resistencia respiratoria depende del diámetro de las vías respiratorias y de las turbulencias de las corrientes de aire inspirado. El diámetro de las vías respiratorias se ve influido, entre otros, por los siguientes factores:
– grado de contracción de la musculatura lisa de las vías respiratorias principales
– espesor de las mucosas
– cantidad de mucosidad de las vías respiratorias

El espasmo de la musculatura lisa de las grandes vías respiratorias, el broncospasmo, está regulado por el sistema nervioso parasimpático. Una reducción del diámetro a la mitad llevará, de acuerdo con la ley de Hagen-Poiseuille a un aumento de 16 veces la resistencia de las vías respiratrorias:

$$R = \frac{8 \times \text{longitud de la vía respiratoria} \times \eta}{\pi \, r \, 4}$$

siendo     $R$ = resistencia
           $\eta$ = viscosidad (del aire)
           $r$ = radio

El valor normal de la resistencia respiratoria es 1,6 cm $H_2O$ (0,16 kPa) por litro de aire y segundo.

Los factores que pueden provocar un broncospasmo son el polvo, el humo, los gases tóxicos y la activación refleja del sistema parasimpático.

## Humo de cigarrillos

La inspiración de humo de cigarrillos conduce al cabo de pocos segundos a un aumento del doble o del triple de la resistencia de la vías respiratorias. Este efecto se mantiene durante 10 a 30 minutos. En reposo no tiene importancia, ya que sóo si se produce un aumento de cuatro a cinco veces se siente una cierta dificultad respiratoria.

Cuando se realiza un esfuerzo, el efecto del humo de cigarrillo es más claro. La verdadera sustancia nociva no es la nicotina, sino pequeñas partículas del humo cuyo diámetro es inferior a 1μ. Éstas estimulan los receptores de las vías respiratorias y con ello provocan el broncospasmo. En las vías respiratorias estenosadas también aumenta la producción de mucosidad como consecuencia del estímulo, la cual no es eliminada, ya que la actividad de los cilios (filamentos vibratiles), que generalmente son responsables de su expulsión, está paralizada. Todo ello lleva a una ventilación reducida. Además, aumenta el nivel de monóxido de carbono, con lo cual se ve afectado el transporte de oxígeno de la sangre. A ello se suma el hecho de que el humo de los cigarrillos provoca una inhibición de la actividad de los macrófagos, que engloban bacterias, en los alveolos.

# Esfuerzo físico

Cuando existe una alta disposición reactiva de las vías respiratorias, los esfuerzos físicos pueden conducir a un broncospasmo. Si el aire inspirado es frío y seco, se produce un aumento de la disposición reactiva, pero si el aire está calentado y humedecido, este espasmo se puede reducir. El factor desencadenante del espasmo no es el esfuerzo en sí, sino la irradiación de calor que ello conlleva y el enfriamiento de las vías respiratorias. Otros factores desencadenantes pueden ser, por ejemplo, la histamina y la secreción de prostaglandina F2.

El broncospasmo asociado a un ataque asmático o alergia se basa en un mecanismo diferente; en este caso se estenosan sobre todo las vías respiratorias menores.

# Bronquiectasia o relajación de la musculatura lisa

Determinados impulsos del sistema nervioso simpático y la adrenalina, segregada por la médula espinal, pueden solucionar la contracción de la musculatura lisa, las vías respiratorias se dilatan. Estos mecanismos se activan cuando se produce un esfuerzo físico y en situaciones de emergencia («lucha-o-huida»). Los medicamentos simpaticomiméticos, con efectos parecidos a los de la adrenalina, se utilizan para tratar los boncospasmos.

# Turbulencias de las corrientes de aire

La corriente de aire se mueve por las vías respiratorias sobre todo de forma laminar, sin formación de turbulencias. Ello garantiza una mínima resistencia de la corriente. Cuando la velocidad de la corriente de aire aumenta, o las vías respiratorias se estenosan, se forman remolinos, unas corrientes turbulenteas, y con ello la resistencia de las vías respiratorias se incrementa. La resistencia aumenta en mayor grado en aquellas vías respiratorias cuyo diámetro interno es mayor de 2mm.

Normalmente se produce una corriente turbulenta cuando se realiza un esfuerzo. Para los pacientes con una ventilación limitada (asma, bronquitis) se puede convertir en un problema. Deben respirar lentamente para mantener la velocidad de la corriente baja y con ello evitar en lo posible las turbulencias.

En los casos de respiración nasal, la resistencia es dos o tres mayor que en la respiración por la boca. Cuando el esfuerzo físico es elevado o en casos de asma, se suele respirar frecuentemente por la boca.

# Amplitud del trabajo respiratorio

La amplitud del trabajo respiratorio se calcula en base al consumo de oxígeno. En reposo solamente se necesitan 0,5 ml de oxígeno para el transporte de un litro de aire. Por tanto, si la ventilación es de 6 litros por minuto, los músculos respiratorios solamente consumen 6 ml de oxígeno por minuto. El esfuerzo físico permite aumentar lentamente el consumo de oxígeno de los músculos respiratorios. Cuando la ventilación es de 100 l/min el consumo ya es de 800 ml/min. Los fumadores consumen más oxígeno que los no fumadores. Cuando los adultos jóvenes dejan de fumar, los trastornos de las funciones respiratorias desaparecen al cabo de pocos días. Cuando se alcanza una edad media o avanzada, por el contrario, la normalización dura meses, incluso en ocasiones años.

# Ritmo respiratorio y actividad física

A medida que aumenta el esfuerzo, la ventilación se incrementa de forma lineal. Incluso en los mayores esfuerzos nunca se utiliza más del 50% de la capacidad vital. Ello es debido a que el organismo intenta mantener la profundidad respiratoria y su frecuencia tan equilibradas que el consumo de energía de la respiración permanezca lo más bajo posible.

Ya que la respiración se acelera a medida que aumenta la ventilación, y la frecuencia respiratoria se rige a menudo de acuerdo con el trabajo a realizar (p.ej. ir en bicicleta), no es recomendable respirar de forma profunda e irregular.

El aumento de la frecuencia respiratoria cuando se lleva a cabo un esfuerzo es provocado por impulsos provenientes de la corteza motora y del hipotálamo, así como de ciertos receptores de los músculos activos, que activan el centro respiratorio. El incremento de la acidez de la sangre y la reducción de la concentración de oxígeno también juegan un papel importante en la adaptación de la ventilación al esfuerzo, ejerciendo para ello un determinado efecto sobre el centro respiratorio.

# Apnea

Cuando la respiración alcanza el 50% de la capacidad máxima en la persona que realiza un ejercicio, con frecuencia aparece la sensación de no tener aire. La apnea es desagradable, el mecanismo que la produce no se conoce exactamente. Campbell defiende la idea de que la sensación es producida por los husos musculares de los músculos intercostales en aquellos casos en los cuales el ritmo respiratorio no concuerda con las exigencias del esfuerzo. En ocasiones, el ritmo respiratorio y el de las piernas se encuentran en desequilibrio y el cerebro es informado de que el rendimiento motor no se lleva a cabo sin problemas. En qué grado de desequilibrio aparece la sensación de apnea también depende de los procesos de aprendizaje: cuando se prosigue con el esfuerzo es posible retrasar el momento en que aparece la apnea.

La acumulación de ácido láctico en la sangre probablemente no lleva a la apnea, pero puede contribuir a ella, ya que conduce a la hiperventilación, es decir, una intensificación de la ventilación, que puede sentirse como una dificultad respiratoria (tabla 6).

*Tabla 6 : Adaptación de la respiración al esfuerzo*

| Esfuerzo en la ergométrica (vatios) | Absorción de oxígeno (l/min) | Ventilación (l/min) | Concentración de ácido láctico en sangre (mmol) |
|---|---|---|---|
| Reposo 0 | 0,24 | 10 | – |
| Andar 5 km /h, 50 | 0,5 | 25 | 2,5 |
| Ciclismo (velocidad normal), 100 | 1,5 | 40 | 3,0 |
| Trabajo físico duro, p.ej. apartar nieve, 150 | 2,1 | 58 | 6,0 |
| Esfuerzo máximo, 200 o más | 2,8–3,6 | 85–110 | 8,4–14,0 |

# Transporte del oxígeno desde el aire inspirado hasta la sangre

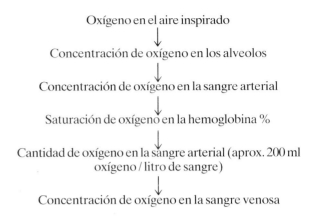

Oxígeno en el aire inspirado

↓

Concentración de oxígeno en los alveolos

↓

Concentración de oxígeno en la sangre arterial

↓

Saturación de oxígeno en la hemoglobina %

↓

Cantidad de oxígeno en la sangre arterial (aprox. 200 ml oxígeno / litro de sangre)

↓

Concentración de oxígeno en la sangre venosa

# Factores que regulan el transporte de oxígeno

– Presión parcial del oxígeno en el aire inspirado
– Ventilación y ventilación alveolar
– Capacidad de difusión del oxígeno
– Perfusión pulmonar
– Corriente de sangre en los alveolos
– Entrada de oxígeno en los tejidos
– Acidez del tejido (pH)
– Concentración de dióxido de carbono en los tejidos
– Concentración de hemoglobina en la sangre (g/100 ml)
– Capacidad de absorción de oxígeno y suministro de oxígeno a los tejidos
– Actividad enzimática de las células (fibras musculares rojas y blancas).

# 5. La recuperación

Por recuperación se entiende la anulación de aquellas transformaciones producidas por la actividad física y que afectan el metabolismo. En un sentido más amplio, la recuperación significa también la vuelta de los músculos y los tendones a su longitud en reposo, la readquisición del estado funcional original de circulación sanguínea y respiración, así como la normalización de las reacciones hormonales. En resumen, se trata de recuperar la homeostasia.

A continuación se estudiará la recuperación del metabolismo muscular, que transcurre en las siguientes fases :

- acumulación de las reservas de fósforo en la musculatura
- normalización de la concentración de oxígeno en la mioglobina
- reconstrucción de los depósitos de glucógeno y eliminación de ácido láctico de la sangre y los músculos.

## Déficit de oxígeno

En relación con la recuperación se menciona con frecuencia el déficit de oxígeno. A continuación se ha definido este concepto:

La proporción de consumo de oxígeno en la fase de recuperación, que sobrepase el consumo en reposo, se denomina déficit de oxígeno. En estas fases, el consumo de oxígeno puede ser de hasta 40 litros por hora, mientras que en reposo solamente se necesitan 18 litros por hora. En contra de lo que se creía hasta ahora, el oxígeno no solamente se utiliza en la catabolización del ácido láctico que se produce durante el esfuerzo, sino también para las siguientes funciones y reacciones regeneradoras:

- mayores exigencias al metabolismo y con ello incremento de las necesidades de oxígeno
- mayor actividad de las reservas de fósforo en los músculos (ATP y fosfocreatina)
- reposición de las reservas de oxígeno de la mioglobina
- catabolismo de ácido láctico

En la tabla 7 se muestra el consumo de oxígeno para diversas funciones regeneradoras en un hombre de 70 kg de peso después de realizar un esfuerzo agotador.

## Reposición de los depósitos de fosfato

La reposición de las reservas de fosfocreatina se consigue con rapidez : 20 segundos después de finalizado el esfuerzo están medio llenas. En total la recuperación dura entre 2 y 3 minutos. En los esfuerzos interválicos, los depósitos de fosfato se rellenan ya en las breves pausas entre cada esfuerzo; se evita la acumulación de ácido láctico en los músculos a causa de una obtención anaeróbica de energía.

*Tabla 7: Consumo de oxígeno para diferentes funciones repetitivas*

|  | Consumo de oxígeno (1) |
|---|---|
| Formación de ATP y fosfocreatina | 2,18 |
| Recuperación de la concentración de oxígeno en el líquido tisular | 0,02 |
| Recuperación de la concentración de oxígeno en la sangre | 0,40 |
| Reposición del depósito de oxígeno en la mioglobina | 0,20 |
| Consumo de oxígeno por el sistema respiratorio y circulatorio durante la recuperación | 0,10 |
| Consumo de oxígeno para el catabolismo del ácido láctico | 5,38 |
| Total | 8,28 |

Las reservas de fosfato se renuevan a través del catabolismo de hidratos de carbono y grasas. El ATP se almacena en parte como tal, en parte es utilizado para la obtención del fosfocreatina. La reposición de las reservas de ATP y fosfocreatina se denomina la liquidación alactásica del déficit de oxígeno.

## Reposición de los depósitos de mioglobina-oxígeno en el músculo

La mioglobina es una sustancia parecida a la hemoglobina que capta oxígeno. Las fibras musculares rojas son ricas en mioglobina, la cual les da su color rojo. En una persona de 70 kg de peso, la mioglobina capta unos 330 ml de oxígeno en los tejidos. Probablemente, la mioglobina facilita la absorción de oxígeno de la sangre en las mitocondrias de las células musculares, donde es necesaria para la obtención de ATP a partir de los hidratos de carbono y las grasas. Se cree que la mioglobina forma una cadena desde la membrana celular de la célula muscular hasta las mitocondrias. A lo largo de esta cadena el oxígeno es transportado de molécula de mioglobina a molécula de mioglobina hasta llegar a las mitocondrias.

Las reservas de oxígeno de la mioglobina se llenan en el espacio de un minuto después de finalizar el esfuerzo.

# Reposición de las reservas de glucógeno en el músculo

El glucógeno puede catabolizarse para la obtención de ATP tanto de forma aeróbica (con oxígeno) como anaeróbica (sin oxígeno). Por tanto, es una fuente de energía importante para el trabajo muscular. La reducción de las reservas de glucógeno conduce a la fatiga. El tiempo que necesitan para volver a llenarse depende del contenido en hidratos de carbono de los alimentos, así como del grado y la duración del esfuerzo. Si, por ejemplo, se corren 16 kilómetros durante tres días consecutivos, las reservas musculares de glucógeno se consumen de tal forma que su recuperación tarda 48 horas. La reducción también se produce cuando el aporte de alimentos es suficiente el mismo día en que se realiza el esfuerzo. La recuperación es más rápida durante las diez primeras horas del proceso de recuperación.

En los esfuerzos interválicos, la recuperación comienza 30 minutos después de acabado el esfuerzo, aun cuando no se ingieran hidratos de carbono. Al contrario del esfuerzo de duración mayor, un esfuerzo interválico no lleva al agotamiento de las reservas de glucógeno en el hígado. Gracias a ello, el hígado es capaz de mantener los niveles de glucosa en la sangre tan altos que sirven para que los músculos rellenen con ellos los depósitos de glucógeno. Veinticuatro horas después de finalizar un esfuerzo interválico, los depósitos de glucógeno vuelven a estar llenos. En las primeras cinco horas este proceso es más rápido.

Cuando las reservas musculares de glucógeno están completamente vacías, los músculos pueden absorber y almacenar el doble de glucosa de lo normal (lo que se denomina reposición de los hidratos de carbono).

# Catabolización del ácido láctico en el músculo y la sangre

El ácido láctico se forma en ciertas cantidades también en el músculo en reposo, pero con ayuda del oxígeno se elimina con rapidez de la mioglobina o la circulación sanguínea. El organismo también es capaz de catabolizar la cantidad de ácido láctico, que se forma con un esfuerzo ligero, sin ningún esfuerzo y por completo. Pero si, por ejemplo, se utiliza un gran grupo muscular al correr, las necesidades de oxígeno sobrepasan en un 50% la absorción máxima individual de oxígeno. Cuando este esfuerzo dura algunos minutos, se forman grandes cantidades de ácido láctico que se acumulan en la sangre.

La ventilación se incrementa a medida que aumenta el esfuerzo. A partir de un determinado límite, la ventilación aumenta en grado desproporcionado. Antes se hacía responsable de ello a la acumulación de ácido láctico en la sangre y la consi-

guiente estimulación de los centros respiratorios. El límite anaeróbico se situaba en 4 mmol de ácido láctico por litro de sangre. Determinados estudios han demostrado, por el contrario, que este límite es muy variable individualmente. Si se ha trabajado con una determinada intensidad de esfuerzo, algunos sujetos de estudio encontraron el trabajo duro (es decir, el límite anaeróbico se había alcanzado) en cuanto la concentración de ácido láctico en sangre era de 2,3 mmol/l. Otros llegaban a este límite solamente cuando la concentración había subido hasta los 6,1 mmol/l.

Ya que el «límite del cansancio» es difícil de establecer en base a la concentración de ácido láctico, es mejor escuchar al deportista mismo, ya que él siente cuándo está cansado. Una actividad física ligera, por ejemplo andar o hacer jogging, en la fase de recuperación acelera la eliminación de ácido láctico de la sangre. El tiempo necesario para que la mitad del ácido láctico sea eliminada de la sangre se puede reducir de 25 a 11 minutos. Al mismo tiempo, el ácido láctico se utiliza como fuente de energía para los músculos activos. Visto de esta forma sería mejor si los deportistas se mantuvieran en movimiento también en las pausas (p.ej. en una bicicleta ergométrica), en lugar de descansar sentados.

El déficit de oxígeno se liquida en el intervalo de una o dos horas después del final del esfuerzo. En gran parte, el ácido láctico es convertido en ATP en los músculos, pero una parte también en el hígado, en los riñones y en el músculo cardíaco. Aproximadamente un 25% es transformado en glucógeno. Una cierta proporción se transforma también en proteínas. El nivel de déficit de oxígeno varía entre los 8 y los 16 (!) litros. La mitad aproximadamente se reduce en los primeros 15 minutos de la recuperación, el 75% durante una media hora y el 95% en una hora. El oxígeno se utiliza para la metabolización del ácido láctico.

La tabla 8 indica la reposición de diferentes reservas de energía después del esfuerzo.

*Tabla 8 : Duración de la recuperación después de un esfuerzo de alta intensidad*

| Objeto | Duración de la recuperación | |
|---|---|---|
| | máxima | mínima |
| Depósitos de ATP y fosfocreatina | 3 min | 2 min |
| Reservas de oxígeno de la mioglobina | 2 min | 1 min |
| Depósitos de glucógeno en el músculo | 46 h | 10 h |
| Eliminación del ácido láctico durante la actividad física | 2 h | 1 h |
| | 1 h | 30 min |

# «Reposición de bases» y bebidas deportivas para la recuperación

En las células y en la sangre existen las denominadas «sustancias amortiguadoras» (ver también pág. 69). Entre éstas se encuentran los compuestos de fosfato, el sistema de ácido carbónico-bicarbonato y las proteínas. Las sustancias amotiguadoras contienen siempre una parte de ácido, que puede captar las bases superfluas del organismo, y una parte de base para la captación de iones de hidrógeno. Las bases amortiguadoras actúan, por tanto, en contra del aumento de la acidificación en el músculo.

Se ha intentado aumentar la acidificación de la sangre antes de realizar un rendimiento deportivo por medio de la base amortiguadora de las células musculares, el bicarbonato de sodio. De acuerdo con las opiniones de algunos investigadores, la capacidad de rendimiento de los corredores mejora claramente en distancias de 400 a 1500 metros. Cuando la acidez de la sangre, o sea la concentración de iones de hidrógeno, no puede seguir aumentando, la fatiga se retrasa. Por otra parte, el bicarbonato de sodio es transportado muy lentamente desde la sangre a la célula muscular. En las células, sin embargo, su efectividad es mayor, ya que el retraso de la función de las articulaciones de miosina a causa de la acidificación es una de las causas de la fatiga. Por ello, la base amortiguadora no tiene tiempo de actuar en rendimientos de duración inferior a un minuto.

«Reposición de bases», sin embargo, es un medio cuestionable para mejorar la capacidad de rendimiento, ya que por ello el nivel de líquido de las células se ve afectado y éstas se deshidratan.

«La reposición de bases» de forma fisiológica, por medio de una mayor ingestión de diferentes tipos de fruta y verdura, ricos en bicarbonato de sodio, no constituye ningún riesgo. También el entrenamiento lleva a una mayor acumulación de sustancias amortiguadoras en el organismo y en este sentido puede considerarse una forma fisiológica de «reposición de bases».

Mientras dura el esfuerzo, la enzima creatincinasa pasa de la célula muscular al plasma sanguíneo. Su concentración en el plasma se refleja en el proceso de recuperación. Cuanto más lentamente baje el nivel de creatincinasa en sangre, más lenta será la recuperación. Cuando se normaliza la función de las membranas musculares después del esfuerzo, disminuye el flujo de creatincinasa. La ingestión de soluciones de sal y azúcar, las denominadas bebidas deportivas, antes del esfuerzo, previene las lesiones de la membrana celular y reduce la concentración de creatincinasa en el plasma. Gracias a ello, durante la fase de recuperación hay menos membranas celulares que requieran una reparación y la recuperación se acelera.

# Fisiología del movimiento del ser humano

Autora : Marita Sandström, lic. Phil., fisióloga

## Palabras clave

**Aeróbico:**
con oxígeno

**Anaeróbico:**
sin oxígeno

**Articulación de miosina:**
extremo móvil y parecido a una articulación del filamento de miosina

**Asociativo:**
de captación

**ATP:**
adenosintrifosfato, principal depósito y transmisor de energía del metabolismo

**Axón:**
cilindroeje de una célula nerviosa

**Cognitivo:**
de acuerdo con el conocimiento

**Colágeno:**
fibras de proteínas fuertes y elásticas en el tejido conectivo, cartilaginoso y óseo

**Córtex:**
Corteza cerebral

**Creatincinasa:**
enzima que forma ATP de ADP+ fosfocreatina en situaciones de intensa actividad muscular, es decir, proporciona energía (reacción de Lohmann)

**Despolarización:**
eliminación reversible del potencial eléctrico de la membrana celular por medio de un estímulo

**Fibroblastos:**
células madre del tejido conectivo, necesarias para la reparación de lesiones tisulares

**Filamento de actina:**
parte de la miofibrilla

**Filamento de miosina:**
parte de la miofibrilla

**Fosfocreatina:**
sustancia que participa en la síntesis de ATP

**Ganglio:**
nudo nervioso formado por una agrupación de células nerviosas

**Ganglios basales:**
grupo de células nerviosas en el cerebro, que por medio de uniones transversas forman un sistema; punto de control para la actividad muscular y la coordinación de movimientos

**Glucógeno:**
almidón; forma de almacenamiento de glucosa en el ser humano sobre todo en el hígado y la musculatura

**Glucólisis:**
catabolismo de la glucosa en el citoplasma

**Hipocampo:**
eminencia en forma de media luna, localizada en los lóbulos temporales de la corteza cerebral; se relaciona con la motivación y la memoria

**Hipotálamo:** porción inferior del diencéfalo; región más importante de la regulación cerebral de la homeostasia

**Homeostasia:** estado de equilibrio fisiológico que el organismo intenta mantener

**Hormonas:** sustancias señalizadoras formadas en células especializadas, que son emitidas a la circulación sanguínea y estimulan determinadas funciones

**Intuición:** inspiración, visión directa sin conocimiento empírico

**Miofibrilla:** unidad inferior de la fibra muscular formada por filamentos de actina y miosina

**Mioglobina:** polipéptido de la célula muscular similar a la hemoglobina que capta oxígeno; sirve para proveer de oxígeno el músculo

**Módulo:**
unidad funcional de la corteza cerebral

**Motoneurona α:**
célula nerviosa motora

**Necesidad:**
correspondiente fisiológico del motivo

**Neurona:**
célula nerviosa

**Organo vestibular:**
órgano del equilibrio

**Oxidativo:**
que consume oxígeno

**Propioceptor:**
percepción de los cambios de estado del aparato de sostén y locomoción

**Retículo sarcoplasmático:**
estructura en la fibra muscular que funciona como depósito de calcio.

**Rigor mortis:**
rigidez irreversible

**Sarcolema:**
membrana celular de la célula muscular

**Sarcómero:**
parte de la miofibrilla; unidad básica de la contracción muscular

**Sarcoplasma:**
mioplasma; protoplasma de la fibra muscular

**Sensorial:**
relacionado con una sensación

**Sentido cinestéstico:**
sentido del movimiento y la posición (sentido muscular)

**SMR:**
región cortical motora suplementaria

**Soma:**
cuerpo de células nerviosas en el cerebro, la médula espinal o en un ganglio nervioso

**Tono:**
estado de tensión o excitación de un tejido, músculo o sistema vascular

**Troponina y tropomiosina:**
proteínas reguladoras en los filamentos de actina que actúan en la contracción muscular

**Túbulo T:**
saco sarcolémico, que se introduce en la célula muscular

# Parte III.
# Asesoramiento para el entrenamiento

**Jarmo Ahonen**

# 6. Generalidades sobre los cuidados de la musculatura

## Introducción

El entrenamiento intensivo supone unas exigencias muy altas para los mecanismos de recuperación del cuerpo. El deporte de alto rendimiento y de élite se practica hoy en día profesionalmente, lo cual ha conducido a que los deportistas realicen entrenamientos durante todo el día. En algunas disciplinas que requieren unas habilidades y técnicas especiales, como el patinaje artístico, los deportistas practican durante cinco a seis horas diariamente, o realizan cinco a seis unidades de entrenamiento al día, como ocurre en la halterofilia que sigue el método búlgaro. Para garantizar un progreso regular en el entrenamiento, es de extrema importancia que el deportista se haya recuperado de una unidad de entrenamiento antes de dar comienzo a la siguiente. Una acumulación de unidades de entrenamiento está permitida hasta cierto límite para conseguir un efecto suficiente, pero la observación de las pausas de recuperación planeadas es imprescindible. Si la recuperación se retrasa en exceso, aparecen diversos síntomas patológicos, con lo cual también se reduce la intensidad del entrenamiento y con ello su efectividad.

## Sobreentrenamiento

La sobrecarga a menudo es causada por un sobreentreno. También puede aparecer en un entrenamiento normal, si al mismo tiempo existen otros factores de carga, como falta de sueño, alimentación inadecuada o insuficiente, trabajo físico duro o presiones psicológicas.

Los factores de sobrecarga más frecuentes relacionados con el entrenamiento pueden ser achacados a un aumento rápido de la amplitud y la intensidad del entrenamiento. Los signos de las cargas nerviosas suelen producirse cuando se intenta aprender con excesiva rapidez ciertos desarrollos y series de movimientos demasiado difíciles. En ocasiones, los métodos de entrenamiento son excesivamente unilaterales. La variedad de los ejercicios es uno de los fundamentos para conseguir una recuperación suficiente y un desarrollo equilibrado.

La participación en demasiados campeonatos lleva a un estado de sobrecarga. Un campeonato significa siempre un rendimiento máximo. Aun cuando participar en el campeonato y ganar en sí no exigen rendimientos muy altos ni récords, la concentración y la preparación suponen un esfuerzo psíquico importante. Por esta razón, después de un periodo intenso de campeonatos debería seguir un periodo de descanso y de recuperación, para que el deportista pueda reponer sus reservas psíquicas y físicas.

En la sintomatología del sobreentrenamiento se diferencian según Israel un tipo de Basedow y otro de Addison. El tipo de Basedow es fácil de reconocer, ya que el deportista se siente enfermo y manifiesta muchos síntomas. El tipo de Addison, por el contrario, comienza imperceptiblemente y el deportista no tiene síntomas cuando se encuentra en reposo.

En las tablas 9 y 10 se han recogido los síntomas del sobreentrenamiento. En la segunda se indican medidas terapéuticas.

*Tabla 9: Síntomas del sobreentrenamiento (Israel, 1976)*

| Forma del estado de sobreentrenamiento | |
|---|---|
| Tipo de Basedow (simpático) | Tipo de Addison (parasimpático) |
| se fatiga con facilidad | fatiga ligera desproporcionada |
| irritabilidad | |
| trastornos del sueño | inhibición |
| inapetencia | sueño normal |
| pérdida de peso | |
| sudores, sudores nocturnos, manos húmedas | apetito normal |
| | sin pérdida de peso |
| ojeras | |
| cefaleas, palpitaciones, dolor punzante y miedo | niveles de calor normales |
| pulso acelerado | pulso más lento |
| mayor metabolismo basal | metabolismo basal normal |
| temperatura ligeramente más elevada | temperatura normal |
| claro dermografismo | recuperación rápida de la circulación normal después del esfuerzo |
| lenta recuperación del pulso en descanso después de un esfuerzo | presión diastólica durante y después del esfuerzo por encima de los 13,33 kPa (100 mm Hg) |
| presión sanguínea atípica | |
| apnea al realizar esfuerzos | sin problemas respiratorios |
| hipersensibilidad frente a estímulos de los sentidos (sobre todo auditivos) | desarrollo de los movimientos de forma «angulosa» y no coordinada (solamente en intensidad de esfuerzo alta) |
| mala coordinación de movimientos, a menudo movimientos excesivos | |
| acortamiento del tiempo de reacción, pero con frecuencia reacciones incorrectas | tiempo de reacción más largo o normal |
| temblores | recuperación buena o excelente |
| recuperación retardada | |
| ansiedad interna, irritabilidad | indiferencia, estado de ánimo normal |

*Tabla 10: Medidas para el tratamiento del estado de sobreentrenamiento (Israel, 1976)*

| Forma del estado de sobreentrenamiento | |
|---|---|
| Tipo de Basedow (simpático) | Tipo de Addison (parasimpático) |
| Común: eliminación de todos los factores sociales y biológicos que llevan a sobreentrenamiento | |
| Reducción clara del entrenamiento especial: resistencia base, sin ejercicios con intensidad alta. En casos graves pausa activa: natación, juegos divertidos, ligera gimnasia de relajación, cambio de entorno. Ligero tratamiento con rayos ultravioleta, ligero masaje, baños alternantes con diferentes aditivos (bromo, valeriana), ligeros baños en sauna. | Reducción de la amplitud del entrenamiento, entrenamiento variado, entrenamiento interválico sin esfuerzos intensos, juegos, gimnasia (ejercicios de relajación y de fuerza máxima). En ocasiones cambio de entorno (clima, mar), aire fresco, sol, masajes vigorosos, baños fuertes, baños de $CO_2$. Baños en sauna breves e intensos alternando con baños fríos. |
| Alimentación rica, abundante y básica, además preparados multivitamínicos (vitamina A, B, C); máximo 2 g por kilo de peso al día. | Alimentación nutritiva y de acuerdo con el consumo de energía (contenido en ácido, rico en proteínas y vitaminas) |
| De ser necesario, medicamento de efectos sedantes, preparados reconstituyentes, alcohol en cantidades reducidas, somníferos. | Sin medicamentos, café (unos 0,2 gr. cafeína) |
| Psicoterapia relajadora. | Psicoterapia: activadora. |

# Síntomas de sobrecarga

Después de un entrenamiento de fuerza demasiado intenso o largo se observa lo siguiente :
– músculos no elásticos, sino rígidos y que se sienten tirantes al palparlos.
– empeoramiento del desarrollo rápido de fuerza de los músculos
– mayor tiempo de reacción de los músculos
– todas las formas de entrenamiento se consideran fatigosas
– fatiga rápida
– claro empeoramiento de los movimientos coordinativos

«Un ejercicio de fuerza correctamente dosificado y realizado no limita el resto del entrenamiento ni tampoco lleva a un empeoramiento de los rendimientos en campeonatos»
J. Raninen, 1987

Un estado de sobrecarga se puede determinar por medio de estudios de laboratorio, pero siempre es mejor cuando la sintomatología puede ser reconocida por el entrenador o el deportista mismo. Entonces se podría aligerar el entrenamiento correspondientemente y aplicar medidas fisioterapéuticas o preventivas.

«Los errores relacionados con el entrenamiento nunca deben ser resueltos por medios médicos»
K. Kuoppasalmi, 1986

Después de un periodo de entrenamiento largo y duro pueden aparecer los siguientes síntomas de sobrecarga (comparar con fig. 40):

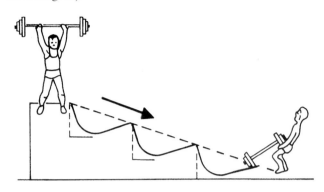

*Fig. 40. Una repetición demasiado temprana de las unidades de ejercicio afecta el ritmo de compensación. En lugar del deseado incremento de la capacidad de rendimiento, se produce un empeoramiento acompañado de signos de sobrecarga y falta de motivación para el entrenamiento.*

### Síntomas generales:
– aumento del pulso en reposo
– recuperación claramente más lenta entre los intervalos de una unidad de entrenamiento de fuerza
– dificultades para concentrarse durante el entrenamiento y fuera de él
– movimientos más lentos en los ejercicios de fuerza explosiva, falta de ánimo en los ejercicios pesados
– dificultades para el desarrollo rápido de fuerza
– escasa capacidad de intensificación, sin aceleración del pulso durante el entrenamiento
– nerviosismo, irritabilidad
– trastornos del sueño y fatiga matutina
– falta de apetito y pérdida de peso

### Resultados del laboratorio:
– valores bajos de hemoglobina y hematócrito velocidad de sedimentación globular (VSG) más rápida
– alteraciones de los niveles hormonales

### Síntomas locales :
– dolores en músculos y tendones, que debe notar el deportista mismo
– dolores en los puntos de inserción de los tendones
– artralgias y rigidez articular
– pérdida de elasticidad de la región sometida a sobrecarga
– menor capacidad de estiramiento de los músculos.

El estado de sobrecarga se puede prevenir teniendo en cuenta todas las medidas que aceleren la recuperación. La rapidez de los procesos de recuperación varía, sin embargo, en cada tejido. Por esta razón, por ejemplo, el sistema nervioso puede ser sometido a sobrecarga cuando las medidas preventivas se concentran únicamente en el tratamiento externo de los músculos. En una situación como ésta solamente se trata de una recuperación aparente. La manifestación de los síntomas de sobrecarga se retrasa y el entrenamiento se prolonga durante demasiado tiempo con una intensidad muy alta. La eliminación de un estado de estas características puede durar bastante tiempo.

El principio fundamental en el cuidado muscular es la consideración de la situación general. Si se concentra excesivamente en los detalles nunca se obtendrá un resultado perfecto. El consumo de energía, la producción de ácido láctico y las posibles lesiones tisulares (inflamación) son los diversos efectos del entrenamiento. Las medidas de recuperación deben elegirse de acuerdo con estos efectos. No es aconsejable

llevar a cabo ejercicios de estiramiento o hacer un masaje sobre un músculo inmediatamente después de haber realizado una unidad de entrenamiento fatigosa y anaeróbica. El pH del músculo ha bajado, es decir, el músculo está ácido. Los husos musculares de un músculo hiperácido reaccionan de forma especialmente sensible al estiramiento (masaje o ejercicios de estiramiento); se puede producir entonces un calambre muscular reflejo. El cuidado muscular se puede resumir de forma esquemática como en la figura 41.

En el entrenamiento deportivo, los expertos en los diferentes campos deberían trabajar conjuntamente bajo la dirección del entrenador (fig. 42). Ello no significa, sin embargo, que el deportista necesite constantemente a un médico o psicólogo, sino que en caso de necesidad pueda tener acceso a un especialista.

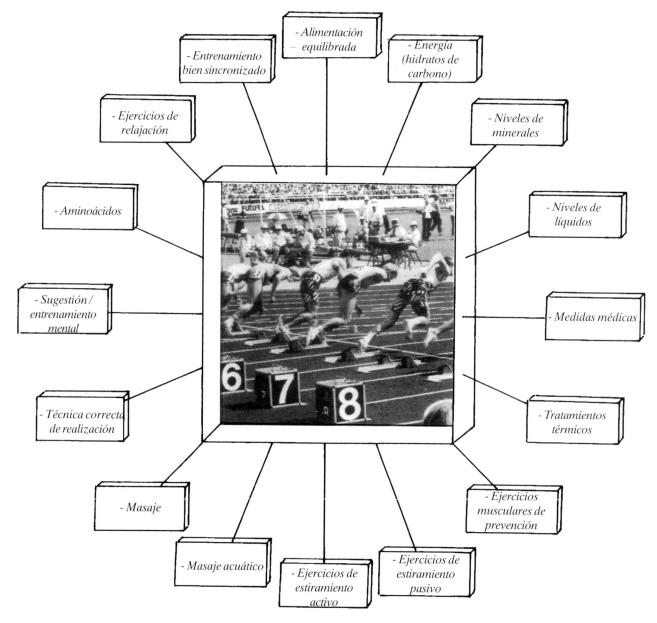

Fig. 41. En la planificación del cuidado muscular de un deportista deben tenerse en cuenta muchos factores concomitantes (en sentido horario desde las 12).

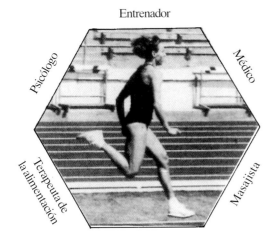

Entrenador

Psicólogo

Médico

Terapeuta de la alimentación

Masajista

Fisioterapeuta

*Fig. 42. El entrenamiento deportivo es un trabajo en grupo, en cuyo centro se encuentra el deportista. Expertos en los diversos campos de especialización trabajan conjuntamente bajo la dirección del entrenador. En el entrenamiento diario no participan todos los cuidadores de forma activa. Son consultados en caso de necesidad.*

# La optimización como idea fundamental del entrenamiento deportivo

Siempre se intenta alcanzar el óptimo funcional. La perfección no es posible, pero proporciona un objetivo razonable a los esfuerzos que se realizan.

En relación con el cuidado de la musculatura, las unidades de entrenamiento deben estar formadas por tres fases diferentes:

a  fase de preparación

a  fase de eficacia

a  fase de recuperación

La **fase de preparación** sirve para el calentamiento. Prepara al organismo para la unidad de entrenamiento en sí.

En la **fase de eficacia**, el cuerpo es sometido a estímulos que producen cambios en el sistema neuromuscular.

El objetivo de **la fase de recuperación** es el de hacer posible un proceso de regeneración. Sólo así se habrán garantizado las condiciones óptimas para la próxima unidad de entrenamiento.

Los cuidados musculares de un deportista forman una unidad. Contienen medidas que preparan al deportista para el rendimiento y favorecen la recuperación después del entrenamiento o del campeonato.

Las medidas preventivas, sin embargo, no deben convertirse en una finalidad en sí mismas. Se trata de que sirvan de apoyo durante el proceso de entrenamiento.

Desde el punto de vista del deportista, se puede distinguir entre medidas activas y medidas pasivas. Una parte de ellas las puede seguir el deportista mismo, pero para otra parte es necesaria la ayuda del entrenador, el masajista o el fisioterapeuta.

# 7. Factores del cuidado muscular relacionados con el entrenamiento

Para el desarrollo del deportista es importante que su programa de entrenamiento haya sido planificado individualmente. Debe estar de acuerdo con los objetivos establecidos, la carrera deportiva, el carácter del deportista y sus necesidades individuales. Esto último es muy importante, ya que en el deporte siempre deberían reinar una cierta alegría, ganas y motivación, de lo contrario los resultados deseados no se obtendrán aunque el entrenamiento físico sea muy bueno.

Todo cuidado muscular es inútil cuando el entrenamiento a largo plazo se vuelve demasiado duro. Si el deportista se acerca demasiado a un estado de sobrecarga, las medidas externas ya no le serán de ninguna ayuda. Un programa de entrenamiento correctamente planificado, por tanto, constituye la primera piedra del cuidado muscular.

El programa de entrenamiento debe cumplir el principio de sobrecompensación tanto general como también localmente. De esta forma se asegura un desarrollo regular y constante. La recuperación local es difícil de cuantificar. Por esta razón, un cuidado muscular preventivo está especialmente indicado allí donde el esfuerzo es mayor.

Un entrenador con experiencia es capaz de juzgar el grado de cansancio del deportista en base a diferentes tests de rendimiento, del grado de activación general, del comportamiento y de los signos de fatiga. Pero para establecer la intensidad óptima de entrenamiento también son de gran importancia la colaboración del deportista y las notas en el diario de entrenamiento. Los controles regulares en el entrenamiento garantizan un correcto desarrollo de los movimientos. Los errores técnicos, las deficiencias de la coordinación y las equivocaciones debidas a la fatiga se encuentran entre las principales causas de las lesiones deportivas.

Los síntomas locales de sobrecarga que conducen a las lesiones suelen afectar la región de pie y pierna (fracturas por sobrecarga, metatarsalgias, síndromes compartimentales, como el síndrome tibialis medialis, inflamaciones de la región del tendón de Aquiles). El entrenador es el responsable de detectar los errores que pueden conducir a una sobrecarga. Hay que tener especialmente en cuenta la posición del pie, la rodilla, la pelvis y la columna lumbar durante el movimiento.

# 8. Medidas seguidas por el deportista para el cuidado muscular

## Modo de vida equilibrado

El deporte se relaciona desde siempre con determinados ideales: con un desarrollo equilibrado de cuerpo y mente, con una forma de vida sana y con la autodisciplina. Sin estos factores, el deportista no puede alcanzar sus objetivos. Detrás de un rendimiento deportivo perfecto se encuentra un deportista plenamente sano; pero esta perfección no se consigue si no se lucha por ella también fuera de los campos de deporte y lugares de entrenamiento. Por esta razón, el deportista no solamente debería tener unas aspiraciones muy altas, sino seguir unas costumbres de vida de acuerdo con ellas.

Un consumo excesivo de alcohol sobrecarga en el organismo el sistema responsable de eliminar las impurezas que se producen en el entrenamiento. El alcohol afecta el metabolismo energético, con lo cual el nivel de azúcar no permanece estable. Con ello se retrasa la recuperación. El alcohol deshidrata el cuerpo y, por tanto, tiene efectos negativos sobre los niveles de líquidos corporales. Por esta razón, cuando se tome alcohol debe cuidarse de tomar la suficiente cantidad de líquido. Tomado con la comida, el alcohol aporta calorías adicionales y afecta el metabolismo de las grasas, ya que el hígado está ocupado en primer lugar con la desasimilación del alcohol. El entrenamiento bajo los efectos del alcohol o con agujetas es peligroso para la salud.

La vida cotidiana del deportista debe ser lo más regular posible. Las horas de despertarse y levantarse, como las de acostarse deben permanecer constantes a ser posible. Si de vez en cuando se va a la cama más tarde y a la mañana siguiente duerme más de lo acostumbrado, se produce un trastorno similar del «reloj interno» como cuando se hace un viaje en avión a través de varias zonas horarias. El cuerpo del deportista, sensible y adaptado a un determinado ritmo, se desequilibra con facilidad y la calidad del entrenamiento sufre por ello. También las comidas han de seguir un ritmo establecido.

Sin embargo, el deportista debe adaptarse a ciertos cambios en las condiciones externas, p.ej. a los centros de entrenamiento y a los viajes para disputar campeonatos. Tampoco hay que olvidar que la persona forma una unidad psicofisiológica, cuya salud psíquica puede verse afectada si nunca puede apartarse de las reglas estrictas.

La importancia de la recuperación en el proceso de entrenamiento deportivo suele infravalorarse. Se cree que hay que entrenar tantas capacidades y habilidades que no hay tiempo para recuperarse por causas de tiempo y rendimiento. Cuando se valore la intensidad del entrenamiento también se debe tener en cuenta la carga a la que se es sometido durante el día y el período de entrenamiento. Cuando el deportista está muy ocupado a causa de la profesión, las unidades de entrenamiento que requieren más fuerza deben realizarse en los días de fiesta y fines de semana, para así poder conservar una intensidad de entrenamiento suficiente. El deportista ha de procurar que el día o el periodo de descanso realmente sirva para recuperarse y no ocuparlo en un partido turbulento de squash. En otras circunstancias podría tener un efecto equilibrador, pero en estos casos le niega al cuerpo cansado la recuperación que necesita.

Si durante un tiempo prolongado se descuida la recuperación, el entrenamiento perderá intensidad, la disponibilidad al rendimiento cederá. El efecto deseado con el entrenamiento no aparecerá según lo planeado, ya que el deportista no será capaz de realizar las suficientes unidades de ejercicios intensivos. Descuidar la recuperación no se puede compensar con ninguna medida terapéutica.

A pesar de las numerosas campañas en contra del consumo de tabaco, entre los deportistas no se toma suficientemente en serio el hecho de que el tabaco constituye un riesgo para la salud. Los efectos nocivos del tabaco son conocidos. Sobre todo hay que tener en cuenta la estenosis de los vasos producida por la nicotina, ya que dificulta la circulación periférica en las extremidades. Algunos investigadores suecos han descubierto que los capilares que transcurren a lo largo de la columna vertebral también se estenosan a causa de la nicotina. Estos capilares son los responsables de que las sustancias nutritivas lleguen hasta los discos intervertebrales. Si se ven afectados, ya en la juventud se pueden producir degeneraciones de los discos intervertebrales y dolores de espalda. Además, los cuerpos vertebrales son irrigados de forma deficiente.

Los finlandeses y los alemanes son los más amantes del café. En el deporte, la cafeína es considerada un estimulante (doping), cuando la prueba de la orina sobrepasa una concentración de 12 mg/ml. El efecto de la cafeína consiste en activar la corteza cerebral y acortar gracias a ello los tiempos de reacción. A causa de los efectos secundarios de la cafeína, ni a los deportistas ni a las personas «normales» se les puede recomendar el consumo excesivo de café; el límite podría situarse en dos a tres tazas de café al día. En el deporte, el efecto secundario más importante de la cafeína es la deshidratación del cuerpo. Cuando se bebe café, esta deshidratación debe compensarse con un mayor aporte de líquidos.

En diferentes estudios se ha comprobado que la cafeína ataca los depósitos de calcio del cuerpo y afecta la reabsorción de minerales y oligoelementos del tracto intestinal. El estado de los músculos depende en gran medida de la concentración de electrólitos. Por esta razón, el deportista debe evitar todo aquello que pueda influir sobre los niveles de agua y electrólitos.

En las mujeres es de especial importancia que exista un aporte de calcio suficiente, ya que las transformaciones hormonales acompañadas de un déficit de calcio pueden conducir a la osteoporosis a medida que avanza la edad. Ello se puede prevenir con una gran variedad de actividades físicas, un aporte satisfactorio de calcio y una alimentación equilibrada, no muy rica en proteínas animales.

# Calentamiento, ejercicios de estiramiento y recuperación

Muchos estados de sobrecarga y numerosas lesiones deportivas son debidas a una preparación deficiente. La preparación frente a una unidad de entrenamiento o una competición varía en cada disciplina. Dentro de un mismo deporte puede estar planificada de forma muy diferente. Lo importante es que el calentamiento sea el adecuado para la disciplina deportiva y el deportista mismo. La estructura corporal, la edad, el sexo, la disciplina deportiva, el método de entrenamiento y la temperatura ambiental son algunos de los factores que influyen sobre la amplitud y el tipo de calentamiento.

La finalidad del calentamiento consiste, en primer lugar, en preparar todos los tejidos de forma óptima funcionalmente. Un calentamiento cuidadoso reduce el riesgo de lesiones, ya que la irrigación y la capacidad de estiramiento de la musculatura se habrán mejorado. El calor generado de esta manera no se conserva durante mucho tiempo. La pérdida de calor depende tanto del movimiento del deportista como de su ropa. En los deportes con pausas largas, como son las disciplinas de salto y lanzamiento, debe cuidarse de que la ropa sea suficiente y no se pierda una energía innecesaria realizando ejercicios de calentamiento repetidos.

Los ejercicios de estiramiento y relajación forman parte del calentamiento. Los ejercicios de estiramiento no deben durar demasiado tiempo, evitando así una reducción del tono muscular, ya que es necesario para los movimientos rápidos y un desarrollo de fuerza explosivo. Con los ejercicios de estiramiento se comprueba si la capacidad de movimiento es suficiente para las exigencias de la competición o el entrenamiento. Sólo los músculos ligeramente rígidos pueden ser estirados durante más tiempo. Los ejercicios de relajación sirven para tranquilizarse y aumentar la percepción de los estímulos. Una persona ajena no puede decir durante cuánto tiempo hay que calentarse. El deportista mismo debe saber la necesidad que tiene de calentarse y, en caso necesario, cambiar correspondientemente el programa de calentamiento.

Con un **calentamiento general** se pretende estimular la circulación sanguínea. Para ello se puede correr, saltar, montar en bicicleta, esquiar, etc. El objetivo es aumentar la frecuencia cardíaca e incrementar con este método la irrigación de todo el cuerpo.

El **calentamiento local** (concreto) se dirige sobre todo a aquellas partes del cuerpo que serán sometidas a un esfuerzo especial durante el rendimiento deportivo. Se realizarán sencillos ejercicios musculares y ejercicios de estiramiento específicos y precisos. De esta forma se asegura una suficiente extensibilidad y movilidad articular de las regiones corporales afectadas. Un lanzador de jabalina, por ejemplo, debe calentar sobre todo los músculos rotadores del hombro

con ayuda de una cinta elástica o un peso ligero antes de cada entrenamiento o campeonato.

El **programa de calentamiento** antes de un entrenamiento o una competición puede estar diseñado de la misma forma. Dada la carga psíquica que siempre acompaña la preparación antes de una competición, es aconsejable introducir algunos ejercicios de relajación.

Para **el desarrollo del entrenamiento deportivo**, la recuperación es igual de importante que el calentamiento. Con ello se puede acelerar la eliminación del ácido láctico formado durante el esfuerzo. Si durante 10 a 15 minutos se mantiene una frecuencia cardíaca de 120-130 pulsaciones por minuto, el músculo cardíaco usará el ácido láctico como fuente de energía.

Una rigidez muscular producida por el esfuerzo se puede aliviar con ligeros movimientos rítmicos y simples ejercicios de estiramiento. También el automasaje y las sacudidas de los músculos afectados contribuyen a que se relajen y recuperen. Los ejercicios de estiramiento prolongados, por el contrario, no deben hacerse antes de haber pasado 30 minutos del esfuerzo, mejor al cabo de 2 horas.

# La ropa y los cuidados musculares

Los factores climáticos siempre deben ser tenidos en cuenta en el deporte. La ropa adecuada puede evitar determinados efectos negativos sobre la musculatura y los tejidos. Como regla general se puede decir que hay que mantener los cambios de temperatura y humedad del cuerpo del deportista lo más reducidos posible.

El entrenamiento y las competiciones en un clima frío requieren una ropa adecuada. Las regiones articulares deben ser tenidas especialmente en cuenta, ya que están peor irrigadas que los grandes músculos. Además, son sometidas a grandes cargas en las inserciones tendinosas, como p.ej. en el tendón de Aquiles, por lo cual deben utilizarse calentadores de muñecas y tobillos. La región de la rodilla tampoco está muy irrigada, y en el deporte la ropa suele estar directamente sobre la rodilla, es decir, falta una capa de aire que la caliente. Por ello se recomiendan los calentadores de rodillas, sobre todo para el tiempo frío y ventoso.

Si el cuerpo se enfría disminuye la irrigación de los músculos. No recibe el suficiente aporte de oxígeno para un rendimiento aeróbico. Los músculos trabajan bajo condiciones anaeróbicas incluso cuando realizan esfuerzos pequeños, el ácido láctico se acumula y los dolores musculares (agujetas) aparecen.

Cuando el entrenamiento o el campeonato se desarrollan bajo un clima frío, y el esfuerzo es interrumpido con pausas de descanso, en ellas siempre hay que cuidar de ponerse ropa adicional. De esta forma se evita la pérdida de energía con un calentamiento adicional (jogging) para conservar el calor del cuerpo.

La ropa debe ser elegida de forma que no limite la libertad de movimientos y no suponga ninguna clase de riesgos. Es recomendable ponerse varias piezas de ropa, ya que entre cada una de ellas se forman capas de aire caliente. Se desaconseja un ropa de «vacío», ya que si el entrenamiento es prolongado hace sudar demasiado y provoca una pérdida excesiva de calor. Hay que protegerse del viento con la ropa adecuada, ya que el viento aumenta la pérdida de calor corporal.

El material de una pieza del vestuario que toque directamente la piel debe absorber bien el sudor. La ropa deportiva debe «respirar», es decir, ser permeable al aire con excepción de la ropa para la lluvia, que tiene que proteger el cuerpo del agua.

Cuando el clima es frío se pierde una considerable cantidad de calor por la región de la cabeza. Los vasos de la cabeza no se contraen en la misma medida que lo hacen los del resto del cuerpo. Por esta razón, cuando la temperatura sea baja habría que llevar la cabeza cubierta. Las corrientes de aire y el viento tienen un efecto negativo sobre la temperatura corporal y la condición de los músculos. El eje escapular es especialmente sensible. Un cuello alto, un chandal con capucha o un pañuelo de cuello  son necesarios en los días  ventosos de verano, para evitar una innecesaria rigidez de la nuca y cefaleas.

También debe protegerse el abdomen del frío. Un enfriamiento conduce fácilmente a inflamaciones de las vías urinarias y de la vejiga, en los hombres a prostatitis. Existe lo que se denomina shorts de calor, que pueden llevarse sobre el resto de la ropa.

Cuando el organismo necesita más oxígeno del que se inspira a través de la nariz, se respira por la boca. La respiración bucal conduce a un enfriamiento del cuerpo cuando el clima es frío. En la respiración nasal, el aire es calentado  y humedecido  en las fosas nasales tal y como lo necesitan los pulmones. En la respiración por la boca, por el contrario, el aire frío y seco entra directamente en los bronquios, donde debe ser calentado y humedecido antes de entrar en los pulmones. Este proceso consume energía. Algunos deportistas sufren asma por sobrecarga, que aumenta precisamente cuando el clima es frío y seco. En estos casos debe utilizarse como ayuda unos determinados aparatos para calentar y humedecer el aire inspirado.

El aumento de la temperatura del aire tiene hasta cierto grado un efecto positivo  sobre la musculatura y las articulaciones. Cuando hace calor, sin embargo,  hay que cuidar de que el aporte de líquidos sea suficiente, ya que un aumento de la sudoración puede conducir con rapidez a una deshidratación del cuerpo. Si la pérdida de líquidos no es compensada con bebidas de fácil absorción, se sufrirán calambres musculares. También hay que controlar los niveles de calcio, magnesio, sodio y potasio (niveles de minerales), ya que ello influye directamente sobre la contracción muscular.

Si el entrenamiento y la competición se celebran en unas zonas de clima cálido, deben tenerse en cuenta ciertas particularidades. Ya que a causa del aumento de la temperatura las paredes venosas se hacen más blandas y se reduce su capacidad de bombeo,  especialmente las manos y los pies se hinchan. Esta fase dura aproximadamente unos cinco días  y debería calcularse en la planificación del viaje. Aunque durante este tiempo uno se siente «hinchado», hay que beber mucho líquido.

La carga que supone el calor se puede aliviar con una ropa correcta. Debe protegerse la cabeza del sol, pero con algo transpirable para no impedir que el cuerpo se refrigere a través de la cabeza. Para no sufrir lesiones en la piel por los rayos ultravioletas (eritema solar), hay que evitar las exposiciones directas y prolongadas al sol. En determinadas circunstancias los rayos ultravioletas pueden mejorar el efecto del entrenamiento.

# Automasaje

El hombre instintivamente apoya la mano sobre la zona dolorosa. Ya la mínima presión parece aliviar los peores dolores musculares. A partir de aquí se ha desarrollado el arte de aplicarse a sí mismo un masaje sobre los músculos y las articulaciones que producen dolor. Más allá del rozamiento y la presión instintivos, el deportista puede aprender las mismas técnicas de masaje que utilizan los masajistas profesionales. Un automasaje de este tipo puede ser muy valioso para el cuidado muscular. El deportista aprende a estudiar su musculatura y a observarla. Puede indicar a su masajista las zonas de mayor problema.

El automasaje no consigue el mismo grado de relajación que el masaje aplicado por un especialista. Sin embargo, una gran parte de los músculos, tendones e inserciones tendinosas  se pueden alcanzar con las manos. La postura durante el masaje debe ser lo más relajada posible. La parte del cuerpo que será sometida a masaje se apoyará de forma que no deba ser inmovilizada activamente.

Las manipulaciones del automasaje son distintas a las del masaje médico. El tipo de masaje depende del efecto que se pretenda conseguir. El masaje oblicuo aumenta la elasticidad y estimula el metabolismo. Los rozamientos sobre la musculatura reducen las inflamaciones. Por medio del amasamiento se incrementa la capacidad de estiramiento de los tejidos, por medio del rozamiento se trabaja la musculatura. Diferentes palpaciones y vibraciones, a su vez, estimulan el sistema neuromuscular.

La carga que tienen que soportar las manos puede reducirse de diversas formas. Los músculos pueden ser sacudidos o frotados con un paño. Debajo de la espalda se pueden colocar dos pelotas de tenis unidas entre sí, una pelota para cada lado. Al mover el tronco sobre las pelotas de un lado hacia otro se consigue que la musculatura dorsal sea sometida a un masaje muy beneficioso. Estos medios de ayuda no deben tener una superficie áspera, ya que de lo contrario podrían producir lesiones en los capilares, que a su vez intensifican los dolores musculares.

# Ejercicios de estiramiento

La movilidad de las articulaciones y la capacidad de estiramiento de los músculos son de gran importancia par conseguir unos rendimientos óptimos. En  cada disciplina deportiva las exigencias son muy diferentes. Para mantener al mínimo el riesgo de lesión, los deportistas no deben poseer solamente una movilidad especial, sino también una determinada habilidad básica. La necesidad de realizar ejercicios de estiramiento es muy variable de persona a persona, es decir, la medida no debe ser el promedio de todo un equipo.

# 9. El papel del médico en el cuidado muscular

La musculatura de un deportista ha de ser controlada por un médico. Su actividad debe estar de acuerdo con las exigencias de salud y capacidad de rendimiento del deportista. El médico desempeña un papel importante a la hora de introducir medidas físicas para conseguir una recuperación más rápida del sistema neuromuscular. Para conseguir buenos resultados en este aspecto, el médico debe conocer las reglas del deporte y estar familiarizado con la biomecánica y la fisiología del entrenamiento.

Para la medicina deportiva es importante que los cirujanos y los ortopedas publiquen sus experiencias. En ocasiones, las consecuencias de las sobrecargas exigen medidas quirúrgicas u ortopédicas.

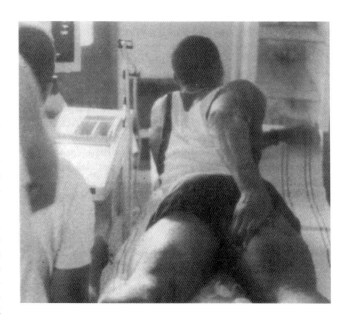

Los fisioterapeutas desempeñan un papel fundamental en el diagnóstico y la terapia de los trastornos funcionales. Es precisamente sobre los efectos de diversos tratamientos físicos sobre la función y mantenimiento de los músculos y articulaciones donde se espera obtener nuevos datos y conocimientos. Los médicos dedicados a la medicina deportiva contribuyen de forma determinante tanto al tratamiento como a la prevención de lesiones.

Las posibles exploraciones (diagnóstico) y medidas (terapia) médicas en el marco del cuidado muscular son las siguientes:
– exploraciones manuales clínicas
– exploraciones ecográficas (fig. 43)
– exploraciones radiográficas
– tomografías computerizadas
– tomografía con resonancia magnética
– exploraciones con electromiograma
– artroscopia
– análisis de sangre
– análisis hormonales
– análisis de minerales y oligoelementos
– tratamientos con inyecciones
– tratamiento medicamentoso de infecciones
– medidas musculoquirúrgicas
– acupuntura
– terapia vitamínica
– terapia con minerales y oligoelementos
– medicación con relajantes musculares
– fisioterapia

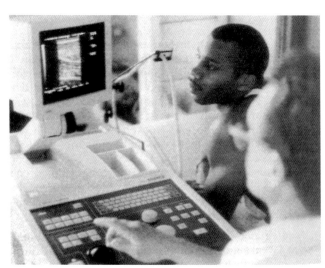

*Fig. 43. Las exploraciones ecográficas detectan hasta las más pequeñas lesiones en músculos y ligamentos. Ello contribuye a establecer un diagnóstico adecuado y ayuda a observar el proceso de curación.*

# 10. Medidas fisioterapéuticas en el cuidado muscular

## Determinación del equilibrio muscular: medidas compensadoras

El trabajo rítmico y simétrico de las parejas de músculos agonistas y antagonistas es condición necesaria para que los músculos se relajen y se estiren. Si el equilibrio muscular está afectado y el rendimiento deportivo se desarrolla en una postura del cuerpo funcionalmente errónea, es inevitable que se produzcan desarrollos y ritmos inadecuados durante la actividad muscular. El tono de un determinado grupo muscular aumenta y el grupo muscular antagónico desde el punto de vista funcional se estira en exceso. Ambos factores perjudican el tono normal y en el músculo se produce un desequilibrio entre los sarcómeros y los filamentos. El músculo duele, está tenso, reacciona mal y es muy propenso a sufrir lesiones. La recuperación del equilibrio muscular es, además de los factores propios de la metodología del entrenamiento, la medida principal para obtener resultados duraderos en el deporte.

**Conceptos:**

▸ Estiramiento pasivo: fuerza externa; el músculo relajado es estirado, por ejemplo, por un ayudante

▸ Estiramiento activo: el músculo es estirado al máximo con ayuda del propio movimiento

## Técnicas de estiramiento activo con ayuda del terapeuta o del entrenador

Si el deportista tiene dificultades para conseguir un grado de estiramiento satisfactorio con los ejercicios que realiza, puede ser necesaria la ayuda de otra persona. Se pueden introducir técnicas activas de estiramiento, en las cuales el músculo se tensa antes para así activar la irrigación. Al cabo de un par de segundos de relajación, el terapeuta o el entrenador estiran el músculo, mientras que el deportista intenta mantenerse lo más relajado posible. Los ejercicios de estiramiento asistido de este tipo son especialmente adecuados para el estiramiento de las zonas problemáticas, p.ej. la región lumbar o escapular. En los deportes que requieren mucha movilidad (gimnasia, patinaje artístico, ballet, etc.) se utiliza esta técnica con frecuencia.

## Técnicas de estiramiento pasivas realizadas por el terapeuta

Para aumentar la movilidad articular y la capacidad de estiramiento de los músculos, también se pueden utilizar determinados métodos en los cuales el deportista permanece completamente pasivo. Su ventaja radica en el hecho de que los músculos no se fatigan. Por esta razón, los ejercicios breves de estiramiento pasivo son muy adecuados para la preparación antes de una competición, sobre todo cuando se quiere reducir además el nerviosismo del deportista.

## El masaje como parte integrante del cuidado muscular deportivo

**Definición:** El masaje deportivo es un tipo de masaje para mejorar los rendimientos deportivos. Para ello se tratan las partes blandas (músculos) mediante diferentes manipulaciones como son el rozamiento, el frotamiento, el amasamiento, la vibración y la palpación.

### Principios del masaje deportivo

El masajista debe:
- conocer las diferentes manipulaciones, sus diferencias y efectos y tener en cuenta su intensidad
- poder realizar el masaje a tiempo y correctamente
- tener los conocimientos suficientes sobre fisiología, anatomía, cinética y teoría del entrenamiento
- poderse adaptar a las diferentes modalidades deportivas
- analizar su propio trabajo y saber aprovechar las indicaciones del deportista
- ser capaz de diseñar un programa de masaje razonable conjuntamente con el deportista o su entrenador.

Ya se conocen los efectos estimulantes y beneficiosos del masaje como parte integrante del cuidado de la salud y del enfermo. Junto con los ejercicios de estiramiento, es la medida asistencial más frecuentemente utilizada en los cuidados musculares. Su valor como ayuda en el entrenamiento deportivo no es puesto en duda, aun cuando no se conocen todos los mecanismos de su eficacia. En base a los estudios especiales realizados y las experiencias acumuladas durante años, se han especificado determinadas «reglas» para el masaje deportivo.

Por ser una medida de apoyo, el masaje está supeditado a las competiciones y el entrenamiento; no debe convertirse en una rutina que siga siempre el mismo esquema. Es mejor que el masaje se rija de acuerdo con la situación en concreto y bajo ninguna circunstancia modificar el plan de entrenamiento inicial. Debe evitarse que el deportista no pueda realizar determinados contenidos del ejercicio planeado porque el masaje del día anterior haya sido demasiado duro. El masaje debe estar integrado en el plan de entrenamiento. Ello requiere una intensa colaboración entre el deportista, el entrenador y el masajista.

El masaje deportivo puede ser dividido en tres ámbitos:
– masaje deportivo asistencial
– masaje deportivo diagnóstico
– masaje deportivo terapéutico

El masaje deportivo puede ir más allá de las manipulaciones básicas. De acuerdo con la habilidad del masajista, con la situación y el caso concreto, se pueden aplicar varias técnicas de masaje. Lo importante es que el tratamiento siempre cumpla su finalidad.
Las siguientes técnicas pueden ser utilizadas en el masaje deportivo:
– manipulaciones básicas del masaje clásico
– masaje oblicuo
– masaje oblicuo rápido
– masaje de bombeo
– movilización profunda de las partes blandas
– drenaje linfático
– masaje del tejido conectivo
– shiazu
– masaje acuático

## Masaje deportivo asistencial

El masaje asistencial se utiliza para la recuperación de la musculatura después del entrenamiento. Las manipulaciones básicas utilizadas son los rozamientos (poco intensos), los frotamientos, el amasamiento, así como las sacudidas y percusiones relajantes. Por medio de un masaje de bombeo se puede incrementar la irrigación y, al mismo tiempo, estirar el músculo. También el drenaje linfático y el masaje acuático son útiles para la recuperación. Siempre hay que ser consciente de la función del masaje asistencial; entonces se entenderá que no debe ser muy intenso.

Cuando se llevan a cabo ejercicios musculares intensivos, y sobre todo cuando se utilizan métodos excéntricos, en las estructuras del tejido conectivo de los músculos aparecen pequeñas fisuras microscópicas de las cuales mana el líquido tisular. Las inflamaciones y los dolores son las consecuencias. El grado de la lesión tisular se puede determinar cuando se ha determinado la concentración de creatincinasa (enzima muscular) en la sangre.

Durante la recuperación, el cuerpo comienza con la reparación de los desperfectos. Se activan los fibroblastos y los fagocitos. Cuando se masajea con fuerza un músculo en esta situación se libera una mayor cantidad de creaticinasa, la lesión tisular se extiende. Por esta razón, el masaje realizado después de un esfuerzo siempre debe ser cuidadoso, con leves sacudidas y rozamientos. En la reparación de las lesiones musculares el masaje tiene un efecto positivo. Estimula la colocación correcta del colágeno. Un masaje realizado en el tiempo justo, de acuerdo con las necesidades, entre 30 a 120 minutos después del entrenamiento o la competición y con la intensidad adecuada, tiene en general un efecto beneficioso.

## Masaje diagnóstico

Para el deportista puede ser necesario también un masaje de exploración, diagnóstico. Gracias a él se puede valorar el estado de tensión de la musculatura y se pueden detectar puntos contraídos y calambres musculares. Un masajista con experiencia desarrolla con el paso de los años una gran capacidad para palpar las capas más profundas. Junto con los conocimientos anatómicos, estas experiencias deben ser tenidas en cuenta a la hora de establecer las necesidades de rehabilitación y en la confección de programas de estiramiento y masaje. El masaje diagnóstico se amplía con el masaje deportivo terapéutico (de tratamiento).

## Masaje deportivo terapéutico

En el entrenamiento intensivo que llega hasta los límites de las capacidades de rendimiento físico, se producen con frecuencia lesiones tisulares. La terapia de las lesiones agudas de las partes blandas se basa en los principios del tratamiento clásico agudo: compresión inmediata (presión), colocación en alto para bajar la presión sanguínea y aplicaciones de frío (hielo). Además, las lesiones deben ser inmovilizadas por medio de tablillas o similar. Para el tratamiento posterior de traumatismos y lesiones crónicas por sobrecarga, numerosas técnicas manuales han demostrado su eficacia: para el tratamiento de los desgarros musculares son adecuadas las técnicas de estiramiento y masaje, ya que siempre van acompañadas de calambres que retrasan la curación. Un estiramiento demasiado temprano, sin embargo, ejerce una tracción sobre el tejido cicatrizal y produce lesiones adicionales. El masaje puede actuar directamente sobre la región de los tendones o la parte intacta del músculo. Para ello pueden aplicarse el masaje oblicuo, el masaje oblicuo rápido, el masaje del tejido conectivo y la movilización profunda de las partes blandas. En estas técnicas debe dosificarse cuidadosamente la intensidad.

Un tratamiento como éste puede ser doloroso, entre otras cosas, pero si el paciente entiende su finalidad, sin duda se obtendrá su conformidad y se alcanzará el éxito deseado.

# Masaje en la preparación previa a la competición

El masaje puede ser útil para el calentamiento del deportista, pero no debe sustituir la preparación activa llevada a cabo por el deportista mismo. Antes de los campeonatos importantes, cuando la tensión psíquica es muy alta, el masaje preparativo puede tranquilizar al deportista nervioso. El efecto psíquico de un masaje no debe ser infravalorado. Un masajista deportivo con experiencia sabe cómo animar o tranquilizar según sea el caso (fig. 44).

El masaje preparativo debe optimizar el rendimiento inminente. El rozamiento y el masaje oblicuo estiran y relajan la musculatura. Sin embargo, el masaje no debe tener una duración excesiva, para evitar que la relajación se convierta en laxitud. Las sacudidas vigorosas aumentan la fuerza explosiva y la disposición a reaccionar de los músculos. Con frecuencia se utiliza un linimento para el masaje preparatorio, el cual estimula la circulación sanguínea en la piel. El masaje deportivo, el automasaje y otras técnicas de masaje se explican en el capítulo 20.

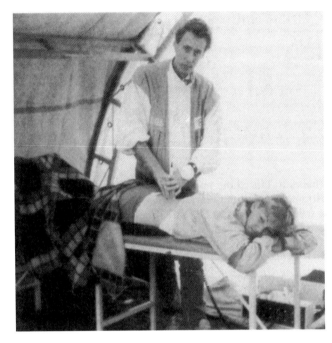

*Fig. 44. Masaje como preparación a la competición.*

# 11. Fisiología del dolor

**Marita Sandström**

## Introducción

El dolor siempre es tratado con una terapia física. Por medio de las investigaciones hechas en fisiología se conocen mejor los efectos de las diferentes terapéuticas. Ya que el paciente hoy en día no se conforma con pensar que el tratamiento aplicado será el mejor, el terapeuta debe conocer bien los efectos fisiológicos de cada uno de los tratamientos.

El dolor siempre conlleva estrés. El cuerpo es llevado a un estado de «alarma», en el cual determinados mecanismos fisiológicos reparan las lesiones tisulares y destruyen posibles agentes patógenos. El estrés se convierte con facilidad en «distrés», que está acompañado por un miedo producido por la incertidumbre.

El ser humano está en condiciones de soportar fuertes dolores cuando conoce su causa y la puede clasificar. A menudo se sobrevalora el dolor y se considera peligroso. Pero un comportamiento negativo ante el dolor no debería ser intensificado por una terapia física. Si el tratamiento es doloroso y el dolor se registra inconscientemente en la memoria, el terapeuta debe esforzarse por conseguir una postura lo más positiva y confiada posible frente al dolor. Ello presupone unos conocimientos bien fundamentados por parte del terapeuta.

El dolor es un fenómeno somático, el sufrimiento más bien un fenómeno psíquico. La terapia física debe aliviar tanto el dolor como el sufrimiento. El sufrimiento se podría equiparar a la sensibilidad frente al dolor. Aunque se trata de un fenómeno físico, se fundamenta sobre mecanismos fisiológicos.

Las sustancias que alivian el dolor, las endorfinas (neuropéptidos propios del cuerpo que tienen un efecto parecido al de la morfina), se forman en una concentración que difiere de individuo a individuo. Por esta razón, una lesión de rodilla, por ejemplo, nunca es considerada igualmente dolorosa por todos. En los estados de dolor crónico existe en el organismo una concentración de endorfinas muy baja. Posiblemente, el sufrimiento del paciente es influido por los neuropéptidos. Probablemente, el efecto analgésico de la fisioterapia se basa en parte sobre el denominado efecto placebo. Cuando el paciente cree en el éxito de un tratamiento, en su cerebro se liberará mayor cantidad de estas sustancias que alivian el dolor.

El alivio físico del dolor no se fundamenta sobre las transformaciones fisiológicas de los tejidos (tabla 11).

*Tabla 11: Conceptos de dolor*

**Umbral del dolor:** La mínima intensidad de un estímulo que produce la sensación de dolor en una situación experimental. El umbral del dolor es igual en todas las personas. Por tanto, un calentamiento de los tejidos superior a los 45° siempre produce dolor.

**Tolerancia al dolor:** La máxima intensidad del dolor que puede soportar una persona. La tolerancia frente al dolor varía individualmente y también puede variar en la misma persona enfrentada a situaciones diferentes. Con frecuencia se busca un tratamiento médico cuando la tolerancia frente al dolor se ha sobrepasado.

**Sensibilidad frente al dolor:** Es la disminución de la tolerancia frente al dolor a causa de la situación vital (p.ej. estrés) o de la adaptación al dolor («aprender el dolor»).

## Percepción del dolor

El dolor es difícil de describir. Si se tratase de un fenómeno fisiológico puro (un determinado estímulo produce una determinada respuesta), la relación sería clara. La percepción del dolor también está relacionada con ciertos procesos de aprendizaje («los hombres no lloran») y las emociones, con lo cual pierde objetividad. McGill y Melzack desarrollaron un cuestionario que fue utilizado en su versión finlandesa tanto en el laboratorio como también en los estudios de campo. Está formado por veinte preguntas con tres a cinco apartados cada una. Mientras se lleva a cabo una terapia no es razonable valorar diariamente el dolor y sus cambios con un formulario de este tipo. Sin embargo, el fisioterapeuta podría trabajar con una tabla más sencilla, por ejemplo :

0= sin dolor
1= dolor leve
2= dolor molesto
3= dolor que produce temor
4= dolor fuerte
5= dolor insoportable

## Receptores del dolor y axones

Los receptores del dolor de diferentes tejidos son similares desde el punto de vista anatómico. En cuanto a su función, existen diferentes tipos de receptores que reaccionan frente a diversos estímulos. La piel, los tendones y otras estructuras de tejido conectivo son ricos en receptores del dolor de la presión y el estiramiento. En las paredes de los vasos sanguíneos y las membranas de tejido conectivo de la musculatura se encuentran ciertos receptores que reaccionan frente a los estímulos químicos. Ello explica el dolor de un músculo hiperácido (ácido láctico), así como los dolores de carga que aparecen a causa del déficit de oxígeno.

Los axones del dolor, es decir, las fibras nerviosas, transmiten los impulsos del estímulo desde los receptores del dolor hasta el sistema nervioso central. Se diferencian estructural y funcionalmente dos tipos de axones. Los axones A-delta sirven para transmitir de forma precisa y rápida el estímulo; su velocidad es de 55 km por hora. Los estímulos A-delta provocan dolores punzantes o cortantes. Los axones C, por el contrario, transmiten estímulos de dolor de diferente tipo, que son producidos por el calor, las sustancias químicas y los estímulos mecánicos. En los axones C el estímulo es transmitido con una velocidad de 3,5 km por hora. Los estímulos C son taladrantes o urentes; los dolores crónicos se encuentran en este tipo. En una lesión tisular, por regla general, aparece primero un dolor muy intenso, después un dolor taladrante que se mantiene durante más tiempo. Normalmente es difícil de soportar o produce mucho temor. Por este tipo de dolor el organismo es sacado del sueño, ya que los impulsos de dolor C son enviados a la formación reticular, que regula el grado de activación general.

Los dolores musculares suelen ser taladrantes y difíciles de localizar. Mejor se localizan en los puntos de unión de tendones y músculos, ricos en receptores del dolor. Los dolores musculares son producidos por un aporte insuficiente de sangre y el consecuente déficit de oxígeno, por un aumento de la acidez, por reacciones inflamatorias y las sustancias que por ello se liberan, así como son las prostaglandinas y la histamina, como también por microtraumatismos.

# Vías del dolor

A través de los axones del dolor se transmiten los impulsos hacia la médula espinal y el tronco encefálico. En la sustancia gris de la médula espinal, que contiene los cuerpos de las células nerviosas, se encuentra la sustancia gelatinosa, una zona a la cual llegan los impulsos del dolor sobre todo a través de los axones C y que forman sinapsis con las neuronas intermedias. Las mismas neuronas intermedias también forman con los axones determinadas sinapsis, las cuales provienen de los receptores de presión y tacto de la piel, los husos musculares o los receptores articulares. Las neuronas intermedias de la sustancia gelatinosa se denominan puertas del dolor. Su actividad decide si los impulsos de dolor se hacen conscientes o no, y con qué frecuencia se percibirá el dolor. Si de una región del dolor se transmiten al mismo tiempo, por ejemplo, impulsos de presión y dolor, los impulsos de presión llegan antes a la médula espinal que los impulsos de dolor (son transmitidos por un axón más grueso) y «cierran» la puerta del dolor. De esta forma, una parte del dolor no se percibe. Los impulsos de la vibración, el calor, el frío y el movimiento también son capaces de competir con los impulsos del dolor.

La puerta del dolor se cierra mejor con estímulos eléctricos.

La electroterapia es actualmente el método que mejor alivia el dolor dentro de la terapia física.

Cuando los impulsos de dolor no son bloqueados llegan hasta el cerebro y se perciben de forma consciente. Los dolores A-delta se extienden a lo largo de la vía neospinotalámica, llegan primero al tálamo del diencéfalo, desde donde se transmiten hacia las regiones sensoras de la corteza cerebral. Allí se localiza de forma precisa la fuente del dolor, aunque la percepción del dolor ya se produce en el tálamo. Además de localizar la fuente del dolor, el cerebro valora también de qué forma el organismo se comporta frente al dolor. Los pacientes con los lóbulos frontales lesionados (región cerebral que determina la personalidad) cuentan las sensaciones de dolor, pero no les dan ninguna importancia.

El dolor C también es transmitido desde la médula espinal hacia el tálamo del diencéfalo, a lo largo de la vía paleospinotalámica. Desde allí se extiende a través de lo que se denomina sistema límbico (regiones cerebrales que producen emociones). Ello explica el miedo y la depresión que suele acompañar a un dolor C. El dolor C en parte también es transmitido hacia la corteza cerebral, pero a aquellas regiones del lóbulo frontal que casi no son capaces de localizar las fuentes de dolor. Para localizar la fuente de un dolor C se necesita la ayuda de receptores de tacto, estiramiento o presión. Por esta razón, es difícil asociar un dolor de rodilla a una determinada estructura. Pero si las paredes de la cápsula articular son estiradas a causa de la acumulación de líquido inflamatorio en la articulación, entonces los receptores de estiramiento de la cápsula articular podrán localizar el dolor (fig. 45).

En las regiones que alivian el dolor y que se encuentran en el diencéfalo, más exactamente en las paredes del III ventrículo, se han descubierto ciertas células nerviosas que secretan unas sustancias parecidas a la morfina, las endorfinas (neuropéptidos). Estas «morfinas propias del cerebro» amortiguan el dolor de forma efectiva. Pueden alcanzar las regiones activas para el dolor, como el tálamo, a través del líquido encefalorraquídeo. Hasta el momento no se conoce el procedimiento por el cual se liberan endorfinas por medio de los impulsos del dolor. Sin embargo, se sabe que este efecto puede ser producido a través de la acupuntura y la electroterapia de baja frecuencia.

Las endorfinas activan seguramente una vía nerviosa que se origina en las cercanías del III ventrículo. Desde el cerebro desciende por la médula espinal y termina cerca de las neuronas intermedias de la sustancia gelatinosa, la puerta del dolor. Por medio de la activación de la vía, la puerta del dolor se «cierra» y se bloquea la percepción de los impulsos de dolor. La sustancia transmisora de esta vía se denomina serotonina. También juega un papel importante en la regulación del sueño y el estado de ánimo. Como ya se ha dicho, los dolores crónicos suelen estar acompañados de trastornos del sueño y depresión. Quizás ello sea debido a una falta de serotonina. En ciertos estudios se ha analizado el efecto de un aporte de serotonina en casos de dolor, trastornos del sueño y depresión. En ellos se administró al paciente el aminoácido triptófano, la sustancia previa a la serotonina. Los resultados fueron prometedores. Los productos lácteos son ricos en triptófano. Por ello la leche caliente, que es el somnífero popular, tiene efectos beneficiosos en caso de dolor y decaimiento.

# Terapia eléctrica para el dolor

El alivio del dolor, que se consigue por medio de diferentes formas de electroterapia, se produce seguramente por medio de varios mecanismos. Sin embargo, solamente se conocen algunos de ellos. Se sabe que la puerta del dolor se puede «cerrar» por medio de la electroterapia. También se puede estimular la secreción de endorfinas en el cerebro. La percepción del dolor se puede amortiguar, por tanto, con ayuda de la terapia eléctrica para el dolor.

En parte existen interrelaciones entre cada unas de las causas del dolor: algunas formas de la electroterapia mejoran la irrigación y la circulación linfática en determinados tejidos. Una disminución de la actividad nerviosa simpática conduce a una vasodilatación. Por otra parte, la electroterapia también puede reducir el aporte de sangre al tejido, de forma que el líquido inflamatorio acumulado sea eliminado a través de las venas y los vasos linfáticos. Cuando los dolores desaparecen también se anula el espasmo muscular reflejo, que tiene un efecto protector.

Estos mecanismos pueden ser puestos en funcionamiento por los efectos de todos los tratamientos eléctricos del dolor. Por medio de la elección de diferentes formas de corrientes se puede influir sobre algunos mecanismos. Sin embargo, no es demasiado correcta la afirmación de que diferentes formas de corriente alivian determinados estados de dolor, ya que en general existen relativamente pocas causas del dolor. Con diferentes formas de corrientes eléctricas se pueden activar ciertos mecanismos para combatir el dolor (circulación sanguínea, eliminación de la inflamación) o bien «adelantarse» a los impulsos del dolor al entrar en la puerta del dolor.

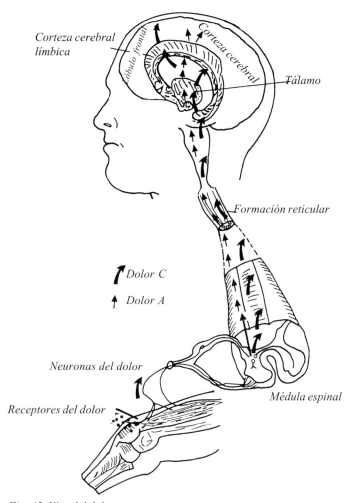

Fig. 45. Vías del dolor

# 12. Alivio físico del dolor

**Marita Sandström**

## Combatir el dolor con calor

Ya en los comienzos de la medicina se utilizaba el calor para combatir el dolor. Hoy en día se sabe que el alivio del dolor se basa en los efectos locales y del sistema nervioso central. Las transformaciones fisiológicas del organismo producidas por el calor dependen del grado de penetración del calor en el tejido y en qué medida aumenta la temperatura en el mismo. Por su parte, una calentamiento excesivo produce dolor.

El dolor es una señal que avisa de posibles lesiones en el tejido. Cuando se sobrepasa una temperatura de 50° C se producen modificaciones irreversibles en la estructura del colágeno, el cual es responsable de la elasticidad del tejido. El calentamiento es considerado tan desagradable subjetivamente que se interrumpe el tratamiento aun cuando la intensidad del calor aplicado se encuentre dentro de los límites terapéuticos.

## Efectos locales

### Estimulación de la circulación sanguínea

El aumento de la temperatura del tejido estimula la circulación sanguínea, sé produce una dilatación de los capilares y las arteriolas. Ello se ve intensificado por un reflejo nervioso local. El calor estimula además el metabolismo tisular; se produce una acumulación de dióxido de carbono y de metabolitos y puede aumentar aún más la vasodilatación.

La estimulación de la circulación sanguínea puede contribuir al alivio del dolor por medio de los siguientes mecanismos :
– La deficiencia de sangre local (isquemia) se reduce; el espasmo muscular causado por la isquemia se relaja. En la musculatura que realiza un trabajo estático en el eje escapular, el dolor suele estar producido por volumen de sangre insuficiente y espasmo muscular.
– Las sustancias que producen dolor (prostaglandinas), que se liberan cuando se produce una lesión tisular o una inflamación, se eliminan gracias a una mayor irrigación sanguínea.
– El aumento de la presión en el tejido (hinchazón) se reduce, en ocasiones el dolor es aliviado. En estos casos los tratamientos con frío dan los mejores resultados.

Cuando la actividad de la circulación sanguínea es mayor, el oxígeno y los nutrientes son transportados en grandes cantidades hasta la región de dolor y utilizados por las células para reparar el tejido. Además, la sangre transporta anticuerpos y leucocitos, que eliminan las estructuras celulares destruidas, o bien bacterias y virus. El virus de la gripe, por ejemplo, puede ser la causa de que los músculos de la nuca y los hombros duelan y estén mal irrigados, aunque haya pasado un año desde que se sufrió la gripe.

### Aumento de la elasticidad del colágeno

Una causa del dolor en la mitad inferior de la espalda se encuentra en el hecho de que los músculos dorsales y los ligamentos de la espalda no son estirados y cargados diariamente de una forma correcta desde el punto de vista fisiológico ni en un grado suficiente. Una postura de trabajo incorrecta ergonómicamente contribuye a que se reduzca la elasticidad del tejido de la mitad inferior de la espalda e incluso a que se produzca un acortamiento fibroso. Si de repente la espalda debe soportar una carga superior a la normal, se producen con facilidad lesiones de la musculatura (desgarros musculares) y de las estructuras de tejido conectivo. Como consecuencia de ello, se produce una contracción refleja de protección (espasmo) de los músculos dorsales y también dolor.

Una mayor elasticidad del colágeno hace posible una mayor movilidad articular; las estructuras de tejido conectivo en la musculatura, los tendones, los ligamentos y la paredes de las cápsulas articulares se dañan con menos facilidad. El colágeno es la base de todo tejido conectivo. Gracias al calor, el colágeno se hace más blando y dúctil. Por tanto, las estructuras anatómicas de la espalda, entre otras, se pueden adaptar mejor a la carga y la probabilidad de lesiones y dolores se reduce.

## Efectos sobre el sistema nervioso central

### Teoría del *gate - control*

En el año 1965, Melzack y Wall elaboraron una teoría sobre el alivio del dolor en base al denominado control de las puertas *(gate control)*. A pesar de las fuertes críticas, esta teoría sigue siendo actual. Según ella, los estímulos térmicos, que también aparecen en la región del dolor, pueden bloquear la percepción de los impulsos del dolor en la médula espinal (fundamentos neurofisiológicos, ver «vías del dolor»).

### Mecanismos de alivio del dolor en el tronco encefálico

Para conseguir un alivio del dolor a nivel del tronco encefálico, la intensidad de los estímulos de calor debería sobrepasar casi el umbral del dolor. Estos impulsos de calor al parecer liberan opiáceos endógenos o endorfinas de la paredes del III ventrículo, que disminuyen la sensación de dolor o aumentan la tolerancia frente al mismo.

También es posible que tanto el tratamiento con calor como otras formas de terapia física estimulen la secreción de endorfinas a través de una vía psíquica. Puede ser que el alivio del dolor se base en parte sobre un mecanismo placebo.

# Combatir el dolor con frío

También el frío se ha utilizado desde tiempos remotos para la terapia del dolor sin conocer exactamente sus efectos fisiológicos. A este respecto se pueden distinguir principalmente dos mecanismos : el efecto sobre la circulación local y sobre el sistema nervioso.

## Efectos sobre la circulación sanguínea local

El frío provoca una rápida vasoconstricción de la piel. Evita que la sangre caliente entre en la piel. El hielo puede reducir la temperatura de la piel en 23 minutos aproximadamente hasta los 15° C. En los músculos, el enfriamiento es más lento y débil; durante una terapia con hielo de 20 minutos de duración, la temperatura muscular desciende unos 5 °C si la profundidad del efecto es de unos 2,5 cm. La vasoconstricción en vías de desaparición es seguida de una nueva vasoconstricción. El organismo intenta mantener la irrigación a pesar del frío para que no se produzcan lesiones en los tejidos.

En las lesiones tisulares recientes se intenta evitar la hemorragia de los vasos dañados con una aplicación de hielo, previniendo así las hinchazones y los dolores consecuencia de ello. La dilatación refleja de los vasos, por su parte, facilita la eliminación de sustancias que provocan dolor (prostaglandinas), que han sido liberadas a causa de la lesión.

Además, el tratamiento con frío reduce la actividad de las enzimas que destruyen los tejidos en caso de inflamaciones tisulares.

## Efectos sobre el sistema nervioso central

De acuerdo con las concepciones válidas hasta la actualidad, el efecto neurológico del frío se basa en el hecho de que combate los dolores y los espasmos (calambres) disminuyendo la velocidad de rendimiento en los axones de dolor y en los axones motores (resultados de experimentos *in vitro*).

El frío es un estímulo sensorial extraordinariamente potente. En ocasiones actúa como impulso del dolor y provoca la liberación de endorfinas en el cerebro.

De forma similar a lo que ocurre en el tratamiento con calor, el tratamiento con frío genera estímulos que compiten con los impulsos de dolor, ya que también pueden bloquear la sensación de dolor. Algunos autores opinan que el frío aumenta el umbral del dolor influyendo sobre la función de los receptores del dolor.

**Efectos fisiológicos del frío:**
– disminución de las contracciones musculares y la espasticidad
– disminución de la inflamación y las hemorragias
– competencia con los estímulos de dolor y aumento del umbral del dolor
– disminución de la actividad destructiva de las enzimas en casos de inflamación articular.

**Efectos fisiológicos del calor:**
– estimulación de la circulación sanguínea con aumento de la concentración de oxígeno, anticuerpos y granulocitos en la región de dolor
– disminución de las contracciones musculares
– apertura de ramas de conexión en la red de capilares
– competencia con los estímulos de dolor

**Efectos fisiológicos de los rayos láser:**
El denominado láser blando (longitud de onda de 600 a 1.000 nm, p.ej. helio-neón y galio-arsénico) ha demostrado su eficacia en los modernos tratamientos contra el dolor. Éstos han sido algunos de los efectos principales observados:
– modificación de la síntesis de las prostaglandinas, alivio del dolor
– aumento del metabolismo de los fosfatos
– liberación de enzimas que regulan el tono tisular (menor tendencia al edema)
– liberación de endorfinas con consecuente alivio del dolor
– aumento de la formación de colágeno

# El agua en la terapia contra el dolor

## El empuje hidrostático

El empuje hidrostático es una fuerza que se opone a la fuerza de la gravedad y cuya dimensión dependerá de la profundidad a la que la persona se haya sumergido. Si el agua llega hasta la cintura, el peso corporal se habrá reducido en un 50% a causa del empuje hidrostático. Si el agua cubre hasta los hombros, se habrá reducido en un 90% (fig. 46).

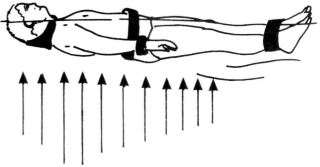

*Empuje hidrostático*

*Fig. 46.*

El empuje hidrostático puede aliviar el dolor ya que gracias a él se dispone de toda la amplitud de movimiento. Los movimientos articulares, por su parte, estimulan el aporte de nutrientes y oxígeno a los cartílagos articulares. La superficie del cartílago, que funciona de forma similar a una esponja, puede absorber líquido gracias al movimiento. También la viscosidad del líquido articular se reabsorbe con mayor facilidad por el movimiento.

El movimiento en el agua estimula el flujo de líquidos en el tejido. En los tejidos entra una mayor cantidad de productos inflamatorios y catabolitos en la circulación sanguínea y linfática.

## La presión hidrostática

La presión hidrostática del agua se reparte uniformemente sobre toda la superficie corporal, por lo cual la diferencia de presión entre el cuerpo y el exterior disminuye. Cuando se está de pie en el agua, la presión hidrostática facilita el flujo del líquido linfático y la sangre venosa. El volumen del líquido de los edemas disminuye en los tejidos, los dolores causados por la hinchazón desaparecen.

Si el agua llega al cuello de la persona, la presión hidrostática disminuye la capacidad vital en un 10% aproximadamente, el volumen de reserva espiratorio disminuye en un litro (el valor normal es 2,5 litros). Por tanto, la espiración se hace más fácil (fig. 47).

## La turbulencia

En el caso de la turbulencia se trata de un movimiento en remolino e irregular p.ej. de moléculas de agua. La turbulencia producida por un chorro de agua sumergido ejerce presión sobre aquellas regiones sobre las que está dirigido y alivia el dolor. Se puede decir que actúa de forma similar a un masaje suave.

El mecanismo de su eficacia seguramente se basa en el hecho de que los tejidos «tirantes» son presionados y estirados. Se produce una circulación de líquido en el tejido y la estimulación de los mecanorreceptores de la piel. Al mismo tiempo, se generan impulsos de presión que compiten con los impulsos del dolor y «cierran» la puerta del dolor en la médula espinal.

En el eje escapular la turbulencia provoca relajación muscular y eliminación de los espasmos (fig. 48).

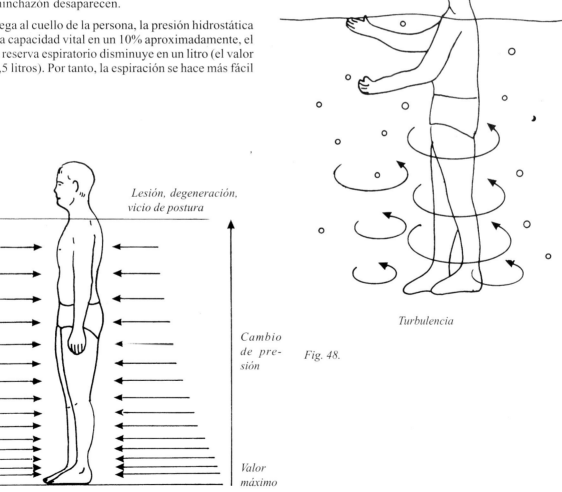

*Turbulencia*

*Fig. 48.*

*Lesión, degeneración, vicio de postura*

*Cambio de presión*

*Valor máximo*

*Presión hidrostática*

*Fig. 47.*

## Temperatura del agua

Si la temperatura del agua es de unos 35°, subirá la temperatura general del cuerpo. A causa de los efectos fisiológicos del calor, las contracciones musculares desaparecen y la circulación sanguínea se estimula. El círculo vicioso del dolor se interrumpe cuando los productos de la inflamación son retirados de la región afectada y las articulaciones se hacen más móviles. El aumento de la movilidad se basa en una mayor elasticidad de las moléculas de colágeno en los tendones y los ligamentos.

El calor compite con los impulsos de dolor, de forma que la puerta del dolor de la médula espinal permanece «cerrada».

El efecto relajante del calor seguramente es debido a la liberación de endorfinas en el cerebro. Ello también explica por qué la relajación permanece 2 horas después de haber llevado a cabo una hidroterapia (fig. 49).

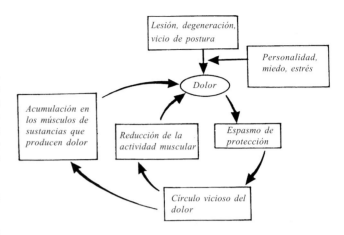

Fig. 49. Círculo vicioso del dolor.

# 13. El calor y el agua en el cuidado muscular

*Hannu Saarinen, director de rehabilitación, profesor de fisioterapia, fisioterapeuta especializado*

El calor es un método terapéutico muy antiguo y sigue conservando un lugar destacado en la medicina física. Para el calentamiento del cuerpo se dispone de los métodos más diversos y el espectro sigue aumentando gracias a los avances técnicos y a la fantasía.

Los tratamientos superficiales y profundos con calor se distinguen de acuerdo con la forma de aplicación y los mecanismos por los cuales actúa.

En las aplicaciones superficiales, el calor se transmite hacia la piel por medio de una conducción o por irradiación (o bien por las denominadas corrientes por convección). Los efectos quedan limitados a la superficie corporal, pero de forma refleja pueden estimular la circulación sanguínea y el metabolismo del organismo. La eficacia de los tratamientos superficiales con calor depende, por una parte, de las características físicas de la fuente de calor y, por otra parte, de la sensibilidad individual del paciente.

En las aplicaciones profundas, el calor solamente se produce en el tejido cuando se ha superado la resistencia producida por una corriente eléctrica o por un campo magnético o eléctrico. La radiación y la energía mecánica pueden ser absorbidos por el tejido en forma de calor.

Nos hemos centrado en la descripción de las aplicaciones superficiales de calor, que el deportista mismo puede realizar, p.ej. en una sauna. El calor de una sauna se aprovecha para la activación de procesos regeneradores, para la reducción de peso, para la adaptación a temperaturas altas y en la rehabilitación después de haber sufrido una lesión deportiva. Sin embargo, la relación entre la sauna y el deporte no se ha estudiado suficientemente.

El gran malentendido en relación con la sauna es la opinión de que el juego de conjunto entre el calor y el agua podría sustituir a un enfriamiento activo. El trabajo muscular activo con esfuerzos variables, similares a la actividad deportiva en sí, es indudablemente el mejor método para introducir los procesos de recuperación. A causa del calor de la sauna, grandes cantidades de sangre fluyen hacia el tejido subcutáneo, mientras que los músculos sometidos a esfuerzo se quedan sin el aporte necesario de sangre. La sauna y los baños alternos, sin embargo, son adecuados para complementar el enfriamiento activo.

## Aplicaciones con agua

Además de la sauna, el deportista dispone de otros medios para llevar a cabo una terapia con calor, como son, por ejemplo, los distintos baños y los tratamientos con agua caliente

(fig. 50). Los baños pueden clasificarse en baños hipotérmicos, indiferentes e hipertérmicos.

Los **baños hipotérmicos** son fríos o templados. Los baños con una temperatura del agua inferior a 20° C sirven sobre todo para estimular. Las temperaturas especialmente bajas, entre los 8 y los 15° C, producen reacciones relativamente intensas.

En los **baños indiferentes**, la temperatura del agua se sitúa entre los 34 y los 36° C. Estas temperaturas no producen estímulos térmicos. El agua se utiliza en primer lugar para la gimnasia acuática. También los diferentes masajes bajo agua con ayuda de un surtidor se llevan a cabo a estas temperaturas.

Los **baños hipertérmicos**, es decir, calientes y muy calientes, suelen estar normalmente a una temperatura entre los 36 y los 42° C. Con ellos se pretende conseguir ante todo un efecto relajante. Cuanto más caliente esté el agua, mayor será el estímulo térmico. Estos baños se utilizan principalmente para estimular la circulación sanguínea, relajar la musculatura y aliviar los dolores.

Para tranquiizar, relajar, aliviar el dolor y combatir las inflamaciones son adecuados también distintos **baños de hierbas**. Para ello se elegirán las hierbas o remedios de acuerdo con el efecto deseado y se añadirán al agua. La temperatura del agua puede adecuarse a cada caso individual.

Con respecto a la duración de los tratamientos no existen reglas fijas, mucho menos para el deportista sano. Para los masajes con chorro de agua un baño de 20 minutos de duración sin duda será suficiente, siendo importante que se trabajen cuidadosamente los grupos musculares de mayor rendi-

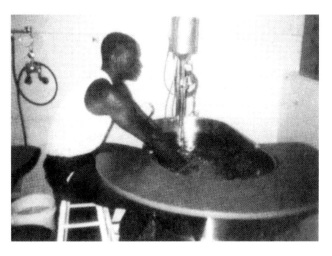

*Fig. 50.*

miento.

Los **baños alternos** son especialmente efectivos para estimular la circulación sanguínea y el metabolismo. Para ello se llenarán dos recipientes bastante grandes con agua, uno con agua a una temperatura que llegue al límite tolerable (más de 40° C), el otro con agua fría. Primero se introducirán las piernas hasta las rodillas en el agua caliente durante 2 a 4 minutos, seguidamente durante 1 o 2 minutos en el agua fría. Este cambio se repetirá 3 a 5 veces, comenzando y terminando siempre con el agua caliente. De esta forma, los vasos sanguíneos permanecerán dilatados, lo cual garantiza un aporte suficiente de nutrientes al músculo. El tratamiento también se puede combinar con la sauna: para ello solamente se necesitará un recipiente con agua fría que se calentará por la acción del vapor caliente.

Los baños alternos son especialmente eficaces en casos de gripe incipiente y otros enfriamientos.

Después de un entrenamiento duro o una competición se recomiendan las duchas alternas. El mecanismo es básicamente el mismo que el de los baños alternos. Por lo general, se finaliza la ducha con agua fría y refrescante, lo cual también sirve para endurecerse. Cuando un deportista siente dolor, por ejemplo, en la cara anterior de la pierna u otro punto concreto, se recomienda aplicar una ducha local lo más fría posible.

Mientras se ducha, el deportista mismo puede realizar un masaje hasta cierto grado sobre los músculos sometidos a esfuerzo. Un masaje de rozamiento dirigido desde la periferia hacia el centro con abundante jabón y en una ducha de agua caliente es un método excelente para recuperarse.

# Otras aplicaciones de calor

La sauna y las aplicaciones con agua caliente son, indudablemente, los principales métodos de la terapia con calor, que el paciente o el deportista pueden realizar por sí mismos. Diferentes envolturas calientes y locales corresponden más bien al campo clínico, pero también pueden utilizarse en casa de acuerdo con las necesidades y los deseos individuales.

# Tratamientos con frío

Existen diversas aplicaciones de frío que son de gran importancia en el cuidado muscular de un deportista. Los campos en los que se aplica principalmente son diferentes estados de dolor, lesiones agudas de partes blandas, endurecimiento y terapia estimulante de la musculatura.

En la aplicación del frío se distinguen dos modalidades:

**Aplicaciones de frío de larga duración:**

Con ellas se aliviarán las hemorragias, las reacciones inflamatorias y los dolores a causa de lesiones de las partes blandas. Para ello se aplicará una envoltura fría durante 20-30 minutos sobre la zona lesionada. Se pueden utilizar diversas envolturas ya preparadas, toallas heladas, nieve o hielo; también es posible sumergir la zona en agua fría. Si el deportista tiene dificultades para soportar el frío, la envoltura puede retirarse brevemente. Sin embargo, más tarde debe proseguirse la aplicación de frío.

El frío se puede utilizar de formas muy diferentes; lo importante es que en cada caso la intensidad sea suficiente y se observe la duración del tratamiento, ya que de lo contrario el efecto del frío no será el deseado: los vasos se dilatarán de la misma forma que en el caso de un tratamiento con calor; las hemorragias, p.ej. en caso de desgarros musculares, se intensificarán, y la situación se agravará.

**Aplicaciones de frío de corta duración :**

Una aplicación de frío de unos pocos segundos de duración, p.ej. una ducha helada o un frotamiento con un cubito de hielo, es un buen método para estimular la actividad muscular, que utilizan en primer lugar los deportistas para recuperarse después de un entrenamiento o una competición.

Los principales tratamientos con calor y agua aquí comentados aún no son tenidos suficientemente en cuenta dentro del entrenamiento. Cuando se diseñe un plan anual, es imprescindible que se tengan presentes las medidas para el cuidado muscular. Las piscinas cubiertas y al aire libre, como también otras instalaciones, ofrecen hoy en día las condiciones óptimas para realizar aplicaciones con agua. A medida que aumenta la amplitud del entrenamiento y el esfuerzo, las medidas regeneradoras y de apoyo se hacen cada vez más importantes. El conocimiento de los efectos de los diferentes tratamientos físicos se amplía constantemente, de forma que en este campo se dispondrá de numerosos datos nuevos de importancia para el entrenamiento deportivo.

Para finalizar presentamos un ejemplo del plan seguido por un deportista en un centro de entrenamiento; el agua y las terapias físicas juegan un papel muy importante:

Perfil del día :
▸ Por la mañana: calentamiento tranquilo de 15-20 minutos de duración, gimnasia ligera y seguidamente ducha alterna y cepillado.

▸ Durante el día: entre dos unidades de entrenamiento, masaje parcial en zonas problemáticas, recuperación de los niveles de líquido y baño galvánico (electroterapia, en la cual se hace fluir corriente eléctrica por la bañera).

▸ Después del último ejercicio del día: natación y gimnasia en agua caliente, masajes subacuáticos con chorro de agua, también sauna.

Sin embargo, es imprescindible introducir el proceso de recuperación por medio de trabajo muscular activo con enfriamiento posterior.

# 14. Ideas generales sobre los tratamientos físicos

**Jukka Suovanen, fisioterapeuta, OMT**

Por terapia física se entienden aquellos impulsos genera-
dos de forma térmica, eléctrica o mecánica, con los cuales
se pretende conseguir relajación, estimulación de la circulación sanguínea, tratamiento de las partes blandas, mejor movilidad articular, mantenimiento y conservación de
las funciones neuromusculares o estimulación de la regeneración de los tejidos.

(Salonen, 1977)

Los tratamientos físicos se pueden clasificar en tres grupos :

▶ aplicaciones de calor
▶ aplicaciones de frío
▶ electroterapia

## Aplicaciones de calor

De acuerdo con la profundidad que alcance su eficacia, se
distingue entre aplicaciones de calor superficiales y profundas. Independientemente de la forma de tratamiento se consiguen los siguientes efectos fisiológicos sobre el tejido que
se muestran en el esquema de la figura 51.

Además de los efectos fisiológicos mencionados se consigue sobre todo una estimulación del sistema circulatorio.

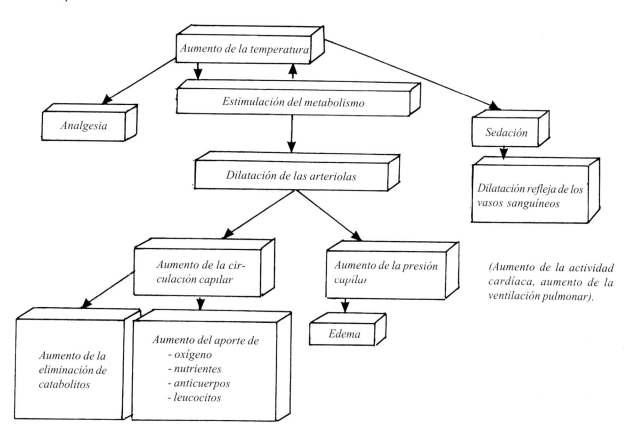

*(Aumento de la actividad cardíaca, aumento de la ventilación pulmonar).*

*Fig. 51.*

# Aplicaciones de calor superficial

Las aplicaciones de calor superficial no penetran demasiado profundamente en el tejido. Se consigue un aumento de la temperatura de 2 a 3° C a una profundidad de aproximadamente 1 cm. La circulación limita el aumento de la temperatura retirando el calor de la zona. El enfriamiento se lleva a cabo a través de la piel (sudor). Por esta razón se puede observar un ligero aumento de la temperatura también fuera de la zona calentada directamente. La amplitud del calentamiento depende de la intensidad del calor y la duración de la aplicación.

## Rayos infrarrojos

Las lámparas de infrarrojos se utilizan con frecuencia en la fisioterapia. El calor que producen solamente penetra unos milímetros. Los rayos infrarrojos no producen acumulación de calor y la intensidad se puede controlar cambiando la distancia de la lámpara. El tratamiento dura generalmente entre 15 y 20 minutos.

## Envolturas calientes

Las envolturas calientes se sumergen en agua caliente, después se envuelven en toallas y se colocan durante 15-20 minutos sobre la zona a tratar. El calor se concentra en una región determinada y produce un aumento de la temperatura de 2 o 3° C.

## Fango

El fango caliente hace decenios que se utiliza en los baños medicinales. El fango contiene diferentes minerales, que en combinación con el calor influyen de forma positiva sobre las funciones del organismo. El fango se calienta, se aplica sobre la zona a tratar y se tapa con un plástico. La duración del tratamiento es de 30 a 60 minutos.

## Indicaciones y contraindicaciones

El método más utilizado para el tratamiento de distensiones y espasmos musculares es el calor superficial. Además, también se consigue un alivio claro del dolor, por lo cual el calor se utiliza a menudo antes de diversas terapias de movimiento.

En las inflamaciones crónicas también han demostrado ser eficaces los tratamientos superficiales de calor, que sirven así mismo para reducir la inflamación (después de la fase aguda) y como terapia de preparación antes del estiramiento de zonas fibróticas.

▶ Contraindicaciones:
– trastornos circulatorios
– infecciones y heridas abiertas
– inflamaciones importantes
– radioterapia (3 meses después del tratamiento)
– trastornos de la sensibilidad en la zona a tratar.

# Aplicaciones de calor con efectos profundos

## Terapia con ultrasonidos

El sonido es un movimiento ondulante hacia delante que produce una sensación auditiva. Las ondas en una frecuencia entre los 20 y los 1.000 MHz se denominan ultrasonidos.

### Efectos de los ultrasonidos sobre el tejido

Si el ultrasonido se transmite a través del tejido se producen movimientos celulares; las células vibran en la misma frecuencia. El ultrasonido pierde energía a causa de ello, la cual se convierte en calor.

Cada tejido absorbe los ultrasonidos en diferente medida y por ello se calientan de forma específica. El tratamiento más intensivo con ultrasonidos se consigue en músculos (también el tejido muscular profundo), nervios y huesos. El tejido adiposo, por el contrario, tiene poca capacidad de absorción y en consecuencia se calienta menos. El calor se puede controlar modificando la intensidad o la frecuencia de los ultrasonidos. Los ultrasonidos aumentan también la velocidad de transmisión nerviosa y aceleran la regeneración tisular. En el tratamiento posterior de lesiones también se utilizan frecuentemente, ya que la síntesis de los fibroblastos y con ello el crecimiento del tejido cicatrizal se ven estimulados claramente.

### Dosificación

La dosificación y la duración del tratamiento con ultrasonidos dependen de tantos factores que no es posible indicar valores exactos. Por regla general, los tratamientos duran entre 2 y 6 minutos; la intensidad se halla entre 0,25 y 1,5 $W/cm^2$ de superficie. Normalmente, sólo se tratan pequeñas zonas con ultrasonidos; una aplicación sobre una superficie mayor únicamente está indicada cuando no se ha conseguido una eficacia suficiente.

### Indicaciones

Los ultrasonidos se utilizan generalmente para el tratamiento posterior de endurecimientos, espasmos y desgarros musculares. También se ha demostrado su utilidad en el tratamiento de las atrofias de las cápsulas articulares y diferentes estados irritativos de tendones.

### Contraindicaciones

– dolor durante el tratamiento
– parestesias
– embarazo
– vasos sanguíneos débiles
– estados infecciosos
– tratamiento de radioterapia anterior
– tumescencias
– marcapasos
– aplicaciones en la zona genital.

## Tratamiento de calor con alta frecuencia (onda corta)

Esta forma terapéutica aprovecha en especial las frecuencias altas para generar calor. En Finlandia se utiliza la frecuencia de 27,12 MHz, pero en algunos países se utilizan las denominadas microondas con 2.450 MHz.

El calor se genera en el tejido, en el lugar del campo de condensación. Entre los electrodos de tratamiento se forma un fuerte campo eléctrico. El tejido a tratar actúa de capa aislante, absorbe la energía y se calienta.

También hay electrodos que trabajan de acuerdo con el principio del campo magnético (monopolo / dipolo). En este caso, el calentamiento se apoya sobre la vibración en el campo magnético de iones y otras particulas tisulares con carga eléctrica.

Los efectos fisiológicos del calor ya han sido descritos (ver pág. 107). Con el tratamiento de calor con alta frecuencia se llega hasta las estructuras articulares y las partes blandas.

### Indicaciones

El tratamiento de calor con alta frecuencia hoy en día se utiliza poco; en gran parte ha sido reemplazado por los ultrasonidos. Los grandes grupos musculares, sin embargo, se pueden calentar mejor con la alta frecuencia. También en las articulaciones mayores esta técnica es preferible a otras formas de tratamiento físico.

### Contraindicaciones

– peligro de hemorragia
– trombosis
– trastornos de circulación arterial
– prótesis metálicas en la zona a tratar
– embarazo
– tuberculosis
– trastornos de la sensibilidad
– tratamientos de radioterapia durante los últimos 3 meses
– marcapasos.

# Aplicaciones de frío

El frío se genera de dos formas : con aerosoles, que al evaporarse consumen calor, y con diferentes envolturas, cubitos de hielo o similares, que se aplican directamente sobre la piel.

## Aerosoles refrigerantes

Con los aerosoles refrigerantes se intenta aliviar el dolor del tejido a través de su enfriamiento. La temperatura debajo de la piel puede bajar hasta -4°C. Si se enfría durante mucho rato se producirán lesiones tisulares. En el tejido subcutáneo el frío no es efectivo. Aquí los vasos se contraen y limitan el flujo de sangre en caso de lesión.

# Envolturas frías o de hielo

Estas formas de tratamiento actúan en mayor profundidad y permiten una aplicación más prolongada. Un tratamiento con frío de 20 minutos de duración reduce la temperatura muscular hasta los 30 o 33° C. Este efecto se conserva durante 20-30 minutos. Si la temperatura de las envolturas frías es menor de 10° C, los vasos cutáneos también se contraerán en las capas más profundas.

Las aplicaciones de frío pueden minimizar los efectos negativos de las lesiones tisulares. Cuanta mayor sea la rapidez en introducir la terapia de frío y otros pasos del tratamiento agudo después de sufrido el traumatismo, más rápidamente se producirá la curación.

### Indicaciones

Las aplicaciones de frío inmediatamente después de sufrir una lesión son usadas sobre todo por los deportistas (fig. 52). Aquí se encuentra uno de los principales campos de aplicación de la crioterapia. Además, el frío también se puede utilizar en el tratamiento de los espasmos musculares. En los deportes de fuerza y lucha se utiliza profilácticamente después de los encuentros. En las inflamaciones crónicas se puede probar una aplicación de frío alternándolo con calor.

### Contraindicaciones

– trastornos circulatorios
– enfermedades cardíacas
– trastornos de la sensibilidad en la zona a tratar
– enfermedades y tumores malignos
– trastornos de la presión sanguínea

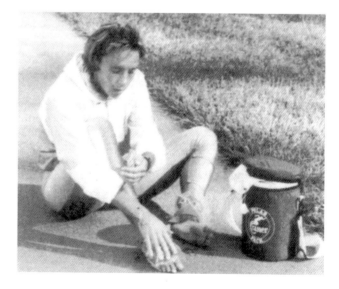

*Fig. 52. Un deportista puede prevenir muchas lesiones por sobrecarga siguiendo un plan de cuidado muscular. Un tratamiento a base de frío de los pies y los tobillos previene las consecuencias desfavorables. Si se evita que aparezca la inflamación, el proceso de recuperación local de pondrá inmediatamente en marcha.*

# Electroterapia

Las formas de tratamiento eléctricas se pueden clasificar en los siguientes grupos de acuerdo con su frecuencia:

– tratamientos con corrientes estimulantes
– terapias con corrientes de baja frecuencia (0 hasta 1000 Hz)
– terapias con corrientes de frecuencia media (1000 hasta 4000 Hz).

También se distingue entre tratamientos con corriente continua y corriente alterna.

## Los efectos de la corriente eléctrica sobre el tejido

### Efecto de calentamiento

Cuando una corriente eléctrica fluye a través del tejido se produce un calentamiento. En las intensidades de corriente terapéuticas este efecto, sin embargo, no está muy acentuado.

### Efectos químicos

Se observan diversos procesos químicos en el tejido, como la electrólisis, electrosmósis y la iontoforesis. (ver pág. 138).

### Efectos fisiológicos

▶ Sistema nervioso: Si la corriente eléctrica llega hasta la célula nerviosa pone en marcha un potencial de acción, siempre y cuando el tipo, la frecuencia y la intensidad de la corriente sean los indicados. Diferentes células nerviosas reaccionan de forma específica frente a la corriente eléctrica. Ello se aprovecha para el alivio electroterapéutico del dolor.

▶ Circulación sanguínea: La corriente eléctrica puede estimular la circulación sanguínea a través de otros mecanismos, p.ej. estimulando directamente la pared de los vasos, la bomba muscular o por medio de factores metabólicos.

▶ Transporte de líquidos tisulares: Fluyen hasta un cierto punto con la corriente eléctrica. Esta particularidad se aprovecha en el tratamiento de inflamaciones.

▶ Dolores: La sensación de dolor se puede combatir de diversas formas con ayuda de la electroterapia, precisamente a través de la puerta del dolor, la hiperpolarización y la activación de vías nerviosas inhibidoras y descendentes. El tratamiento del dolor es unos de los principales campos de aplicación de la electroterapia.

### Corrientes diadinámicas

La naturaleza de las corrientes dinámicas se muestra en la figura 53. Se trata de cuatro calidades diferentes de corriente con eficacia distinta.

### Corrientes de interferencia

Las corrientes de interferencia forman parte de las corrientes de frecuencia media y tienen un efecto estimulante menor

que las corrientes de baja frecuencia. Para la terapia se utilizan dos corrientes alternas de unos 4000 Hz, cuyas frecuencias son algo diferentes entre sí. Cuando chocan en el tejido se forma una corriente terapéutica de baja frecuencia (fig. 54).

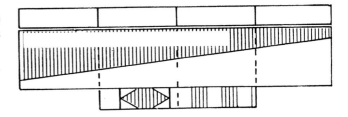

Df = Difase fija          Mf = Monofase fija
Lp = Largos períodos      Cp = Cortos períodos

*Fig. 53.*

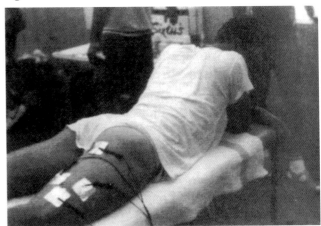

*Fig. 54.*

### Corrientes de alta frecuencia

Las corrientes de alta frecuencia se aplican en impulsos dobles extremadamente cortos. Duran únicamente unos 50 a 75 microsegundos. Ello hace posible una estimulación selectiva y unas tensiones muy altas. Una corriente de alta frecuencia no es galvánica, es decir, la piel no es estimulada ni por la corriente ni tampoco por las reacciones químicas.

### Corrientes TNS (estimulacion nerviosa transcutánea)

Se trata aquí de impulsos de corriente alterna que se utilizan en primer lugar para el tratamiento del dolor. Tampoco este tratamiento tiene un efecto galvánico.

**Indicaciones**
– estados postraumáticos
– tratamiento del dolor
– inflamación
– brazo de tenista
– bursitis
– artrosis
– espasmos musculares
– trastornos circulatorios.

**Contraindicaciones**
– embarazo
– enfermedades cardíacas / marcapasos
– trombosis
– infecciones
– prótesis metálicas en la zona a tratar
– erupciones cutáneas en la zona a tratar
– electroalergia
– trastornos de la sensibilidad en la zona a tratar

La aplicación de las electroterapias debe adecuarse al paciente; éste no debería considerar los tratamientos desagradables. Las corrientes de interferencia y de alta frecuencia resultan más agradables para el paciente que las corrientes diadinámicas. La duración de los tratamientos varía entre los 5 y los 30 minutos.

En el tratamiento posterior de las lesiones agudas, los intervalos entre cada sesión deberían ser lo más cortos posible para que la terapia se desarrolle con éxito. En los dolores crónicos se pueden obtener buenos resultados con pocas sesiones de tratamiento.

## Terapia con microcorrientes (MENS = Microcurrent Electrical Neural Stimulation)

La terapia con microcorrientes es una forma de terapia física que se ha desarrollado hace poco tiempo. Dada su rápida efectividad ha sido bien aceptada en su país de origen (Estados Unidos) tanto por pacientes que sufren dolores como también por deportistas. Diferentes dolores y traumatismos musculares, así como diversas formas de artralgias y rigidez articular pueden ser tratados con esta terapia. La baja intensidad de la corriente no ha producido efectos secundarios hasta este momento; sin embargo, se desaconseja que sigan este tratamiento las mujeres embarazadas o las personas con marcapasos.

Gracias a la terapia con microcorrientes se pueden aliviar dolores y reducir las dosis de los analgésicos. La duración de los efectos puede ser de horas e incluso de varios días y aumenta repitiendo la terapia. La MENS no solamente es una terapia contra el dolor, sino que también se utiliza para relajar los espasmos musculares.

Tanto en los procesos de curación propios del cuerpo como en los estados crónicos de dolor y tensión se han observado los efectos beneficiosos de la MENS. La energía electroquímica del cuerpo se reduce cuando existe un dolor crónico. Se parte de la base de que la calidad de una corriente muy similar a la electricidad propia del cuerpo recupera el estado energético y activa los procesos curativos. Con ayuda de diversos electrodos de anchura diferente se puede dirigir la microcorriente de forma muy precisa hasta la zona de tratamiento deseada.

Las intensidades terapéuticas de las corrientes varían entre los 10 y los 600 microamperios. Las frecuencias terapéuticas oscilan entre los 0,1 y los 900 Hz. Las frecuencias más bajas son muy adecuadas para el tratamiento del dolor. Por lo general, la terapia se aplica de forma bipolar, cambiando la polaridad a intervalos de 2,5 segundos (tablas 12 y 13)

*Tabla 12 : Mecanismos de alivio del dolor de la corriente continua y alterna*

| Corriente continua | Corrientes alternas Corriente de interferencia | TNS |
|---|---|---|
| «Curativa»; llevan a una alivio indirecto del dolor estimulando la circulación sanguínea, reduciendo la inflamación y fomentando los procesos curativos. | «Curativa», también alivia indirectamente el dolor. También alivio directo del dolor a través de la puerta del dolor y las ß-endorfinas. | Alivio directo del dolor a través de la puerta del dolor y las ß-endorfinas. |

*Tabla 13: Los efectos fisiológicos de la corriente continua y alterna*

| Corrientes continuas y formas derivadas : corriente galvánica, corrientes diadinámicas | Corrientes alternas : TNS, corrientes de interferencia (CI) |
|---|---|
| – Los efectos de las corrientes que pasan por los cátodos y los ánodos son diferentes. | – Los efectos de las corrientes anódicas y catódicas son idénticos. |
| – Fuerte electrólisis en los líquidos tisulares, celulares y axonales: los ácidos, las bases y las sales se desintegran y fluyen hacia los electrodos. Los cationes se dirigen a los cátodos, se forman ácidos e iones con carga positiva. Se produce una irritación cutánea y una despolarización (activación) de las membranas celulares. Los aniones se dirigen hacia el ánodo, se forman bases e iones con carga negativa. Ello provoca irritación cutánea e hiperpolarización (inactivación) de las membranas celulares. | – Sin electrólisis. |
| – La corriente catódica inhibe la actividad del sistema nervioso simpático, se produce una vasodilatación y un aumento de la irrigación de los tejidos. La corriente anódica activa el sistema nervioso simpático y produce una vasoconstricción y una reducción de la irrigación. El líquido del edema se reabsorbe en las venas y los vasos linfáticos. | – La actividad del sistema nervioso simpático se reduce, la sangre fluye en el tejido (efecto de la corriente de interferencia). También los tejidos más profundos son mejor irrigados (CI). Se produce la activación del sistema nervioso parasimpático y se recupera el equilibrio funcional de los órganos internos (CI). |

*Tabla 13 (Continuación)*

| Corrientes continuas y formas derivadas : corriente galvánica, corrientes diadinámicas | Corrientes alternas : TNS, corrientes de interferencia |
|---|---|
| – Se produce un aumento de la temperatura local de los tejidos. En consecuencia, aumenta la irrigación sanguínea y la actividad celular. Ello fomenta la reducción de la inflamación. | – La temperatura de los tejidos casi no aumenta. |
| | – Las fibras musculares estriadas se contraen y bombean sangre venosa y linfas hacia el corazón. La inflamación desaparece. |
| – El umbral del dolor puede ser aumentado. | – Con el dolor aparecen estímulos concurrentes. |
| – Por medio de la iontoforesis a través de la piel se introducen en el organismo sustancias que alivian el dolor. | – Las ß-endorfinas que alivian el dolor se liberan en el cerebro. |

# 15. Vendajes funcionales en el cuidado muscular

**Jarmo Ahonen**

Los vendajes funcionales se utilizan sobre todo para sujetar la parte del cuerpo lesionada, por lo general una articulación. Su finalidad consiste en hacer posible una vuelta al entrenamiento y, al mismo tiempo, prevenir una nueva lesión. En algunos deportes, p.ej. en el fútbol americano, las partes del cuerpo que corren el riesgo de lesionarse (tobillos) son vendadas profilácticamente (fig. 55). Los vendajes de sostén solamente deben ser utilizados si al mismo tiempo se fortalece la parte afectada. Por esta razón, los ejercicios de fortalecimiento del tobillo forman parte del programa diario de entrena-

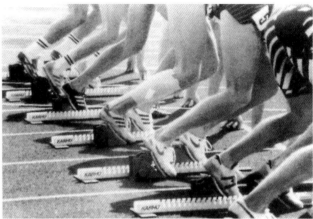

*Fig. 56. Los vendajes funcionales sobre las articulaciones sirven para descargar los tendones. Primero se aplican vendajes funcionales elásticos, y encima de ellos otros no elásticos como refuerzo.*

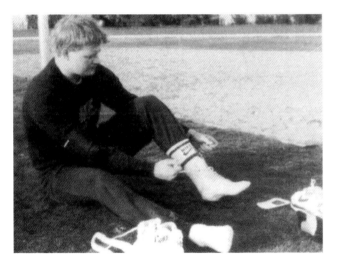

*Fig. 55. Cuando hay que llevar constantemente un vendaje funcional, siempre será una buena solución llevar un apoyo especial. Los apoyos modernos que pueden atarse a la parte del cuerpo afectada son muy prácticos, efectivos y no perjudican la piel. Pueden utilizarse en casi todos los deportes, desde el salto de altura hasta el baloncesto.*

miento de los deportes de contacto.

La introducción de vendajes funcionales *(taping)* como parte del cuidado muscular en el deporte se limita a las vendas elásticas para las regiones tendinosas que sufren por las sobrecargas. Por ejemplo, el tendón de Aquiles puede sanar más rápidamente gracias a un vendaje fuerte que se extienda desde la parte superior del muslo hasta el pie (fig. 56).

En los ejercicios pensados para desarrollar el equilibrio muscular, los vendajes ligeros son de gran ayuda. Ayudan al cuerpo a reconocer la postura correcta.

# 16. El entrenamiento de la relajación como parte integrante del entrenamiento neuromuscular

Hoy en día se habla a menudo del estrés, que se considera la consecuencia de la tensión física general. Sin tensión (tono), la vida no sería posible. Todas las funciones del organismo se desarrollan rítmicamente y la tensión provoca una aceleración de estos ritmos. Siempre se plantea la pregunta de cuánta tensión es la adecuada. Para cada rendimiento existe una tensión óptima, no debe ser excesiva pero tampoco insuficiente. El sistema nervioso debe mostrar un grado de activación correspondiente. Una tensión física demasiado elevada lleva a realizar movimientos rígidos y poco coordinados; si la tensión es demasiado baja, por el contrario, el movimiento permanece ineficaz.

Actualmente se considera que la relajación es la solución de muchos problemas. Sin embargo, la experiencia nos enseña que los ejercicios de relajación antes de una competición o un entrenamiento duro influyen negativamente sobre la capacidad de rendimiento. Los mismos efectos se observan cuando el calentamiento antes de la competición o el entrenamiento es demasiado prolongado. Un rendimiento motor efectivo presupone un tono muscular adecuado. Muchas personas sufren una tensión muscular excesiva. Un perfecto equilibrio muscular y mental solucionaría este problema.

El deporte requiere una capacidad máxima de rendimiento y una tensión elevada. Pero después de hacer deporte debe seguir una fase de relajación, ya que sin ella no serían posibles los rendimientos óptimos. Por esta razón, es importante aprender técnicas de relajación con las cuales reducir voluntariamente el nivel de activación de acuerdo con las necesidades del momento.

El modo de vida moderno exige rendimiento y eficacia. Quien pueda realizar el máximo volumen de trabajo en el tiempo más corto será admirado, como si el tiempo fuera la medida de la eficacia. La misma forma de pensar también domina en el deporte. Aunque la finalidad en el deporte de alto rendimiento a menudo está unida al tiempo y la intensidad, el entrenamiento no debe estar sometido a este tipo de presión. El deportista no debe adaptar el entrenamiento ni su forma de vivir a los valores de la sociedad del estrés, ya que de lo contrario el entrenamiento pierde en intensidad, el sistema neuromuscular se anquilosa y se experimenta innecesariamente de fatiga. El entrenamiento siempre ha de desarrollarse en un clima relajado y sin problemas de tiempo. Y siempre hay que tener en cuenta la relajación.

El ser humano es una unidad física y mental. Si la capacidad física es sometida a esfuerzo hasta alcanzar sus límites máximos, no debe hacerse lo mismo con la psique.

En la actualidad, los sentidos son sometidos a demasiados estímulos. La vista, el oído y el olfato reciben sensaciones tan intensas y numerosas que parece imposible mantener un equilibrio entre los estímulos que nos inundan y las reacciones que provocan. El organismo humano cuenta con más células nerviosas sensoriales que motoras, por lo cual si es sometido a una sobrecarga sensorial y a la inactividad motora puede desequilibrarse con facilidad. Ello podría explicar el aumento de los estados de tensión y estrés de los últimos decenios. Para recuperar el equilibrio deberían aumentarse las actividades motoras y reducirse los estímulos sensoriales (fig. 57).

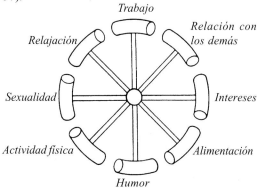

Fig. 57. El equilibrio de la vida humana se puede describir con este modelo. Si todo los radios de la rueda tienen la misma longitud, ésta rodará de forma regular. El equilibrio se pierde cuando un ámbito adquiere más importancia o se descuida. La mayoría de las personas intentan durante toda su vida alcanzar este estado de equilibrio, lo cual se consigue en pocas ocasiones (en sentido de las manecillas del reloj).

Muchas personas hacen deporte para mantenerse en forma y para conservar el equilibrio mental. En el deporte profesional y en las situaciones en las cuales hay que actuar delante de un público (p.ej. ballet) se pueden producir situaciones de fuerte tensión y estrés. Para dominarlas es imprescindible conocer las técnicas eficaces de relajación que pueden utilizarse cuando sea necesario.

Muchos deportistas llevan un walkman para conseguir el grado de activación correcto con ayuda de una música relajante o excitante. En el deporte de competición, por el contrario, no es aconsejable utilizar técnicas sugerentes de relajación como ésta. Además, la utilización de walkmans en las competiciones está prohibida. Por tanto se recomienda aprender técnicas de relajación mediante autosugestión (entrenamiento autógeno) que sean independientes del entorno y de ciertos aparatos.

La mayoría de los deportistas sufren tarde o temprano en su carrera deportiva un aumento de la tensión neuromuscular. Algunas personas también tienen tendencia a estar constantemente en tensión y a sufrir un estrés incontrolable. En estos casos no es suficiente encontrar un equilibrio de los estímulos sensoriales por medio de la actividad motora.

El problema puede resolverse estudiando más detenidamente los tipos somáticos (tipos de cuerpo) o los modelos individuales de movimientos y comportamiento. La tensión es en gran parte el resultado de las propias expectativas y de las expectativas del entorno. En estos casos pueden ser de gran ayuda las técnicas de control del estrés y la tensión.

Los deportistas que, además de tener que superar el entrenamiento, tienen una profesión o un estudio que exigen mucho esfuerzo, están sometidos a un estrés especialmente alto e indeseable. El ritmo diario, por lo general, se desarrolla con demasiada rapidez, no queda tiempo para relajarse y pensar tranquilamente. La inseguridad económica es otro factor de estrés, sobre todo para los deportistas que aún no han llegado a lo más alto de su carrera.

# Ventajas y desventajas del estrés

Por estrés se entiende la carga psicofísica del individuo. Provoca la secreción de grandes cantidades de la hormona del estrés, la adrenalina. El estrés es algo normal y útil para la persona siempre y cuando permanezca bajo control. La cantidad óptima de estrés mantiene las funciones físicas y psíquicas.

Si el estrés es excesivo, produce un estado de constante disponibilidad, que a la larga provoca síntomas físicos, como contracturas y dolores musculares. El mayor nivel de actividad debe ser normalizado. Cada uno de nosotros tiene sus propios métodos para conseguirlo. El medio más sencillo es la actividad física, que es similar a un reflejo de huída. La persona también reacciona a nivel psíquico, por lo que el proceso de relajación también debe ofrecer una satisfacción mental. Todos los aspectos de la vida han de estar en equilibrio para poder rendir de forma óptima.

# Fisiología de la relajación

El organismo reacciona siempre de la misma forma frente al esfuerzo, independientemente de si se trata de estímulos físicos o psíquicos. El pulso se acelera, la presión sanguínea aumenta, la secreción de hormonas cambia y la musculatura se pone en tensión. Antiguamente, se creía que especialmente las cargas emocionales aumentaban el tono muscular. Seguramente se trata de una contracción muscular involuntaria que depende de otros mecanismos neurales y que puede ser influida por medios de técnicas de relajación.

Normalmente, después de una contracción muscular sigue una relajacion. Sin embargo, mientras se sufre una carga emocional, esta relajación se consigue lentamente. En ocasiones, la tensión tampoco desaparece con el sueño, sino que se mantiene con imágenes inconscientes de recuerdo y con sueños, lo cual incluso puede agravar el estado. Si la contracción muscular inconsciente se prolonga durante un cierto tiempo, el cerebro la «interpreta» como algo normal, es decir, el organismo ya no intenta hacer desaparecer la tensión. Algunos investigadores son de la opinión de que las percepciones sensoriales de la musculatura no son tenidas en cuenta en grado suficiente cuando el cerebro necesita mucho tiempo y energía para procesar las emociones.

Por regla general, la tensión producida por el estrés solamente se reconoce cuando provoca espasmos musculares y dolor. Un estado de tensión de cierta duración reduce la circulación sanguínea y linfática de la musculatura, aparece la hiperacidez, los estímulos de dolor provocan calambres musculares reflejos, el metabolismo se carga más, los dolores se incrementan. Con ello se ha puesto en marcha un círculo vicioso.

La tensión y relajación voluntaria de la musculatura ayudan al individuo a reconocer la tensión. Por tanto, se aprende a percibir el estado de tensión y, en consecuencia, se puede eliminar. El control de la tensión muscular aumenta posiblemente también la tolerancia al dolor. Cuando la persona tiene el cuerpo bajo control siente que domina mejor el dolor.

Aunque existen muchas técnicas de relajación, desde el yoga hasta la meditación religiosa, las transformaciones fisiológicas del organismo parecen ser siempre las mismas. El estado de relajación se denomina el estado del cambio de conciencia. La persona «se hunde en sí misma»» y posiblemente traslada su actividad pensante al hemisferio derecho. La actividad simpática se reduce por medio de la influencia del hipotálamo. Esto, a su vez, tranquiliza el pulso y la respiración, la temperatura de la piel baja, la secreción de ácido clorhídrico en el estómago es menor y los reflejos de los tendones son inhibidos. Por el cerebro se extienden tranquilas ondas alfa.

*Excitación simpática*

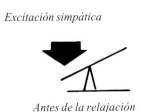

*Antes de la relajación*

**S**  **P**

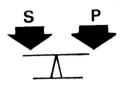

*Después de la relajación*

*Dominio parasimpático*

*Durante la relajación*

*Fig. 58. Representación esquemática de la función del sistema nervioso autónomo (vegetativo) en relación con la relajación.*

El alivio de los dolores musculares se basa, en parte, en el hecho de que la irrigación y el aporte de oxígeno de la musculatura se normalizan. Al mismo tiempo, disminuye la concentración de ácido láctico. Al parecer, en un estado de relajación dominan el hemisferio derecho y el sistema nervioso parasimpático sobre el control de las funciones orgánicas (fig. 58). Este estado se diferencia mucho desde el punto de vista fisiológico del estado tranquilo tanto durmiendo como despierto; solamente se puede alcanzar en un entorno tranquilo, después de haber eliminado la tensión muscular y haber conseguido mantenerse pasivo frente a los estímulos del mundo exterior. La mejor forma de relajarse es repetir una palabra o una frase.

# Aparición de la tensión neuromuscular

La tensión se genera lentamente en el organismo. El proceso se desarrolla con tanta lentitud que hace posible que el sistema neuromuscular se pueda adaptar. Solamente cuando la tensión se elimina de alguna manera se reconoce el malestar que producía.

El entrenamiento de un deportista de alto rendimiento se ve muy afectado por los estados de tensión neuromuscular. El deportista solamente reconocerá esta tensión cuando provoque contracturas musculares y calambres.

Cada uno tiene sus propios ámbitos personales donde se «acumula» la tensión. Habría que buscar estos ámbitos los para poder practicar activamente la relajación. Estos ámbitos interfieren en gran medida el equilibrio muscular. Un ejemplo son las contracturas de la zona de la nuca y los hombros: en estos casos los hombros se levantan y la cabeza se inclina ligeramente hacia atrás. Un segundo ejemplo muy típico es la tensión constante de la musculatura abdominal; la mitad anterior del tórax se estira hacia abajo, los hombros caen demasiado hacia adelante. Estos vicios posturales suelen reflejar el estado psíquico. Sin embargo, estas posturas pueden ser

la causa de las tensiones neuromusculares. Por esta razón, en los ejercicios de relajación deben eliminarse los vicios posturales existentes y aprenderse nuevos movimientos más amplios.

Un entrenamiento duro y regular es adecuado para eliminar eficazmente las tensiones psíquicas. Se ha demostrado que el entrenamiento intensivo estimula la secreción de endorfinas. Las endorfinas tienen un efecto eufórico y reducen la sensibilidad frente al dolor (ver pág. 104).

Los factores que contribuyen a la aparición de la tensión muscular y las zonas gatillo son:

- Vicios posturales; tanto un estiramiento excesivo como una gran tensión irritan la musculatura y provocan dolores musculares.
- El organismo comienza a considerar la tensión como parte de un modelo de movimiento «correcto».
- La relajación lleva en un principio a realizar movimientos incorrectos.
- El miedo o el dolor físico se compensan con la tensión muscular.
- Las limitaciones anatómicas, como son las diferencias de longitud de las piernas, producen funciones incorrectas.
- Mal equilibrio muscular; la relación entre tensión y relajación es inadecuada.
- Los movimientos repetidos y de larga duración, p.ej. carrera continua.
- Movimientos repentinos, bruscos cambios de dirección
- Técnicas incorrectas; la activación muscular se desarrolla en un orden erróneo.
- Compresión muscular; protecciones y ropa demasiado rígidas.
- Golpes sobre los músculos; en deportes con estrecho contacto corporal.
- Enfriamiento muscular; la pérdida de calor de la musculatura provoca temblores y con ello aumento del tono muscular.
- Sobrecarga muscular aguda; cuando la recuperación no se produce con rapidez aparecen tensión crónica y dolores.
- Deficiencia de minerales en la alimentación (calcio, sodio, hierro, magnesio, zinc) y vitaminas (vitamina $B_1$ (tiamina), vitamina $B_6$ (piridoxina), vitamina $B_{12}$ (cobolamina), ácido fólico, vitamina C (la deficiencia de ácido ascórbico provo-

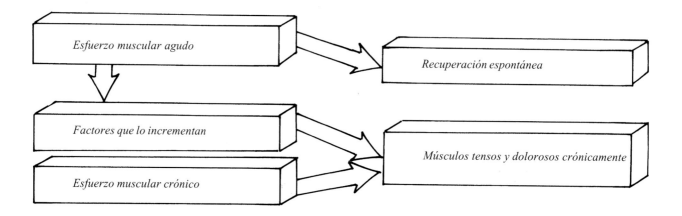

*Fig. 59. Representación esquemática de las consecuencias de un esfuerzo muscular agudo y crónico.*

ca lesiones tisulares).
– Trastornos del metabolismo: (hipometabolismo (reducción del metabolismo), hipoglucemia (reducción del nivel de azúcar en sangre), hiperurimia (aumento del nivel de ácido úrico en sangre, causa de la gota).
– Debilidad inmunológica (infecciones crónicas, alergias).
– Trastornos del ritmo del sueño.
– Factores psíquicos como depresión, miedo y tensión, sensación de ser incomprendido, síndrome del «good sport», es decir, una especie de fijación en la cual se llega hasta el límite del rendimiento.

En la figura 59 se muestran las consecuencias de una carga muscular aguda y crónica.

# La estrategia en las situaciones de crisis

Si un estado de tensión se trata con ejercicios de relajación, masajes o acupuntura, pueden aparecer entre otros los siguientes síntomas:

– malestar
– risa y/o llanto
– mucha fatiga
– miedo
– sudores
– desorientación en el tiempo y el espacio
– aparición de recuerdos.

El cuerpo puede reaccionar con estos síntomas de forma natural cuando se elimina la tensión neuromuscular, los cuales retrasan el aprendizaje de nuevos movimientos y ,por tanto, deben ser suprimidos (fig. 60).

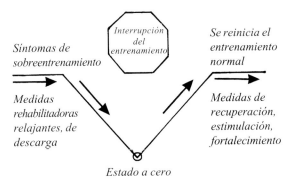

Fig. 60.

Los ejercicios de relajación forman parte del aprendizaje y la práctica. Además, una buena capacidad de relajación neuromuscular sirve para recuperarse, ya que conlleva una dilatación de los vasos sanguíneos, lo cual mejora el aporte de oxígeno.

# La importancia de la relajación en el aprendizaje

Los niños tienen una forma de aprender natural y sin obligaciones, casi totalmente relajada. El aprendizaje analítico provoca tensión y rigidez en el desarrollo de los movimientos y entorpece el ritmo natural del movimiento. Si este estado no se corrige a tiempo se adoptan costumbres de movimientos incorrectos que afectan el equilibrio muscular.

Unas unidades de ejercicio en las cuales se entrena la coordinación de nuevos movimientos deben ser llevadas a cabo sin que el deportista esté sometido a cargas psíquicas. En una situación de aprendizaje, la competencia innecesaria aumenta la tensión y retrasa el aprendizaje. Los deportistas deben pertenecer a diferentes grupos de acuerdo con su nivel de rendimiento, los cuales serán entrenados de acuerdo con un programa específico.

En los ejercicios dedicados al equilibrio muscular y la postura del cuerpo suelen aparecer los mismos problemas que en el entrenamiento deportivo. Los desarrollos de movimientos incorrectos están profundamente fijados en la memoria para la postura y el movimiento del deportista. El aprendizaje de la técnica correcta somete al deportista a estrés, aumenta su tensión e influye en los resultados. Por esta razón, una relajación suficiente acompañada de una motivación positiva es la condición previa más importante para realizar ejercicios de equilibrio muscular.

# Relajación y musculatura

Si se quiere utilizar **la musculatura de forma económica** se conseguirá el objetivo deseado con el mínimo trabajo muscular posible.

# Técnicas de relajación

Si se desea que el trabajo muscular sea económico se ha de reducir al mínimo el número de músculos que participen en el movimiento. Los rendimientos más altos se caracterizan en todos los deportes por su ligereza y naturalidad. El desarrollo de fuerza se produce de forma económica. Cuanto más dure la carrera del deportista, mayor serán las necesidades de economía de movimientos y rendimiento. De lo contrario, el cuerpo cuya edad avanza no podría soportar la carga y tensión que conlleva una mala economía muscular. La tarea del entrenador es enseñarle al deportista desde un principio las técnicas de rendimiento más adecuadas y económicas, no solamente para cuidar el cuerpo, sino también para conseguir los mejores efectos con el entrenamiento.

Con diferentes ejercicios se puede reducir la tensión de aquellos grupos musculares que no participan en los movimientos. Los movimientos rápidos presuponen que ha habido una relajación total previa. Por tanto, primero habría que intentar siempre relajar todo el cuerpo.

Para ello, el deportista debe disponer del mejor equilibrio muscular posible, ya que de lo contrario la activación de la musculatura sometida a esfuerzo sería interferida por los músculos antagonistas acortados (contraídos).

Las técnicas de relajación se distinguen de acuerdo con diversos aspectos. Aquí los hemos clasificado en tres grupos : técnicas pasivas, activas y combinadas. Un método se puede considerar **activo** cuando el deportista controla su actuación de forma consciente a través del sistema nervioso. Los **ejercicios pasivos** son aquellos en los cuales quién practica no realiza un esfuerzo muscular activo. En las **técnicas combinadas** la fase de relajación está formada por partes tanto activas como pasivas.

# Técnicas de relajación pasiva

En **el entrenamiento autógeno según Schultz**, el deportista se concentra en relajarse de forma activa. Con las indicaciones que se dan mentalmente se intenta influir sobre las funciones corporales a través el sistema nervioso autónomo (vegetativo). Además del efecto relajante, esta técnica aumenta la confianza en uno mismo. Incrementa la paz interior y mejora la técnica respiratoria, disminuye los estados de miedo y elimina los trastornos del sueño. En el deporte, el entrenamiento autógeno sirve para llevar a cabo un entrenamiento mental de la técnica y para adquirir un espíritu de lucha. Las indicaciones se deberían dar con fuerza para no caer en un estado demasiado laxo. El objetivo último es estar relajado, pero siempre hay que estar dispuesto a actuar a pesar del estado de relajación.

## Técnicas de masaje relajante

Gracias al masaje se pueden eliminar las tensiones psíquicas. Además permite que el sistema neuromuscular se recupere. Con ello se habrá alcanzado el objetivo de la relajación integral (ver pág. 102).

# Técnicas de relajación activa

## Relajación muscular progresiva según Jacobson

En esta técnica se tratan todas las partes del cuerpo (regiones) una tras otra teniendo en cuenta las contracturas.

Normalmente, se eleva el tono muscular de la región que debe ser relajada con un ejercicio breve, activo e isométrico, para que se pueda apreciar la diferencia entre musculatura tensa y relajada. Seguidamente, se aumenta el estado de relajación siguiendo las instrucciones del responsable del entrenamiento autógeno, teniendo una especial importancia la respiración tranquila y rítmica.

## Descanso constructivo e ideocinesia

A diferencia de la relajación muscular progresiva, aquí se trata de una técnica de tipo mental, en la cual se evocan imágenes de movimientos y relajación (ideocinesia). Para ello, el deportista se echa sobre la espalda, con las piernas flexionadas y apoyadas una contra otra. Los pies se encuentran separados a 30 o 40 cm, toda la planta del pie se apoya sobre la base. Los brazos se cruzan sobre el tórax, las manos caen relajadas sobre los hombros.

El monitor lleva al deportista mentalmente a través de los diferentes ejercicios de movimiento y fases de relajación con el objetivo de conseguir tanto un estado lo más relajado posible como una idea adecuada sobre la técnica correcta para el desarrollo de los movimientos.

## Terapia de relajación según Feldenkrais

La técnica de relajación según Feldenkrais se basa en un movimiento de vaivén rítmico de determinados grupos articulares y musculares, siendo los movimientos lentos en un principio y acelerándose gradualmente para finalmente volver a ser lentos. Durante todo el tiempo de ejercicio deben ser considerados agradables. Después de cada ejercicio la articulación vuelve a la posición de descanso, percibiéndose la diferencia, por lo general importante, entre el lado tratado y el no tratado.

Una relajación neuromuscular de este tipo es muy adecuada para la preparación previa a una competición. Gracias al movimiento activo no se reduce excesivamente el grado de activación antes de la competición o una unidad de entrenamiento importante. Muchos deportistas han integrado estos ejercicios en su programa de calentamiento.

## Yoga

El yoga , que en sus orígenes tenía un fondo filosófico, también es considerado una técnica de relajación.

Los ejercicios físicos con largas fases de estiramiento y tensión ayudan a adquirir control del cuerpo y equilibrio muscular. Los ejercicios de postura y movimiento (las asanas) llevan gradualmente a adquirir una buena postura del cuerpo y a que el cuerpo trabaje económicamente. Además, se aprende a relajar bien los grupos musculares que no participan en el movimiento. Con los ejercicios de concentración del yoga también se pueden mejorar los rendimientos deportivos, por lo que ha sido adoptado por muchos deportistas como la técnica de relajación de sus programas de entrenamiento.

# Técnicas de relajación combinadas

## Biofeedback

Por medio de la electromiografía (EMG) se pueden determinar los estados de tensión y relajación. Ya que el deportista en seguida obtiene un feedback (realimentación) cuando el aparato de medición registra una alta actividad muscular (tensión) es capaz de sentir su musculatura. De esta forma se pueden corregir actvidades musculares manifiestamente incorrectas.

## Corrección activa de la postura

Para conseguir una corrección de la postura con el objetivo final de adquirir un buen equilibrio muscular, el deportista debe aprender a permanecer relajado en posición erguida. Ésta es una tarea que requiere tiempo y paciencia, ya que al mismo tiempo una parte de la musculatura trabaja para conservar esta postura. Es verdad que cuando la postura es incorrecta, una parte de la musculatura está relajada, pero este hecho no tiene que ver nada con el deseo de relajar los músculos «correctos».

## Técnica de Alexander

La finalidad de las técnicas de relajación y de corrección de la postura es conseguir que la musculatura trabaje económica y eficazmente.

El proceso de relajación se lleva a cabo en el marco de un diálogo entre el terapeuta y el paciente. La atención del paciente se dirige con ligeros rozamientos hacia las regiones tensas. Al comienzo, el paciente suele estar echado sobre la espalda. A lo largo del ejercicio debe ponerse de pie lentamente y, al mismo tiempo, alcanzar el óptimo en cuanto a postura y movimiento en todas las posiciones del cuerpo y con el mínimo esfuerzo muscular. Esta técnica ha sido muy bien acogida internacionalmente entre los músicos, bailarines y deportistas.

Además de las técnicas de relajación activa y pasiva hay muchas posibilidades para utilizar en el deporte diversos relajantes (medicamentos) para reducir la tensión muscular y aumentar la relajación general.

# 17. La alimentación en el marco del cuidado muscular

Es imprescindible tener muy en cuenta la alimentación cuando se trate de un proceso de recuperación. De todos aquellos factores que ayudan a recuperarse es quizás el más olvidado.

Gracias a los fisiólogos de la alimentación interesados en el deporte, hoy en día sabemos muchas cosas sobre la alimentación de los deportistas. Los problemas los plantean en primer lugar la postura de los entrenadores y deportistas y la forma de pensamiento tradicional en relación con la alimentación.

Unas costumbres alimentarias correctas son muy importantes para la fuerza relativa, es decir, la relación entre peso corporal y fuerza muscular, desempeña un papel importante en la mayoría de los deportes. Además, una alimentación equilibrada es condición necesaria para un aporte suficiente de energía, que hace posible seguir un entrenamiento efectivo y una rápida recuperación. La capacidad funcional del sistema neuromuscular depende fundamentalmente del juego de conjunto de diversos minerales y oligoelementos. Si aparecen desequilibrios o deficiencias no serán posibles una función y una estructura musculares óptimas. Un aporte insuficiente de líquido, acompañado de un déficit de minerales, conduce con frecuencia a sufrir espasmos musculares y dolores. También se sabe que un aporte diario suficiente de vitaminas y oligoelementos protege de enfermedades, como por ejemplo catarros.

A continuación se estudiarán los factores dependientes de la alimentación que influyen sobre el equilibrio muscular y la recuperación después de un rendimiento deportivo.

▶ Los **niveles de líquido corporal** tienen una importancia vital para la salud y la vida. El organismo humano puede resistir un cierto tiempo sin alimentos, pero 3 a 5 días sin líquido llevan a la muerte. El aporte de líquidos es la primera y principal medida del proceso de recuperación. Las pérdidas que se sufren durante una unidad de entrenamiento o una competición deben subsanarse con ayuda de bebidas deportivas rebajadas. Para garantizar un entrenamiento eficaz y evitar los síntomas musculares, debe cuidarse de que se pueda disponer de bebidas durante el entrenamiento.

Mientras realiza un esfuerzo, el organismo puede absorber relativamente poca cantidad de agua, solamente 500-1000 ml de agua por hora. Por ello es mejor tomar unos 500 ml de agua a pequeños sorbos poco antes del entrenamiento. Las bebidas con contenido en azúcar, como las limonadas, no son adecuadas para reducir la pérdida de agua, ya que su alto contenido en azúcar hace más lenta la absorción. Además aportan calorías innecesarias.

Las pérdidas de líquido deben compensarse siempre a tiempo. No hay que esperar a la sensación de sed, ya que entonces se habrá producido una pérdida de líquido. Dependiendo de la temperatura del aire y de la secreción de sudor, se recomienda beber unos 100 ml de agua tibia cada 15-30 minutos durante una unidad de entrenamiento. A causa de su contenido en cafeína, el café, el té y las bebidas de cola deshidratan el cuerpo y aumentan la necesidad de líquido.

▶ La **reposición de los depósitos de energía con hidratos de carbono** se produce poco después del entrenamiento. Durante el entrenamiento se agotan las reservas de energía del músculo y del hígado. En el caso de que estos depósitos no se llenen de nuevo, no será posible una recuperación óptima. Si se prolonga el entrenamiento durante un cierto intervalo de tiempo en un estado de déficit de energía y solamente gracias a la fuerza de voluntad, se pueden producir transformaciones pasajeras tanto en los músculos como en el tejido conectivo.

Para rellenar los depósitos de energía son adecuados los hidratos de carbono de larga duración. Entre estos alimentos con contenido en almidón se encuentran, entre otros, las patatas, el arroz integral, así como diferentes productos hechos de harina integral. Los hidratos de carbono de corta duración, presentes en la fruta y la verdura, también aportan energía, pero por un espacio corto de tiempo.

Ningún deportista debe utilizar como fuente de energía los productos hechos de harinas refinadas o azúcar blanco, ya que solamente obtendrán energía por un espacio de tiempo muy breve. Un aumento del nivel de azúcar en sangre lleva a una mayor concentración de insulina en la sangre, la denominada reacción de la insulina (fig. 61). Por medio de la insulina, el azúcar es asimilado rápidamente; el nivel de azúcar en sangre se reduce incluso por debajo del nivel inicial. Ello es la causa de la sensación de fatiga, desgana, falta de concentración y necesidad imperiosa de tomar cosas dulces. Si la curva del azúcar muestra tantos altibajos durante mucho tiempo, la eficacia del entrenamiento se verá afectada. Además, se producirá un aumento innecesario del peso.

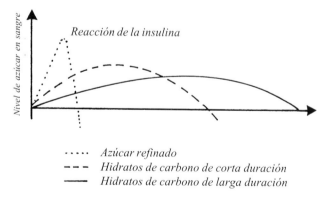

..... Azúcar refinado
‒ ‒ ‒ Hidratos de carbono de corta duración
———— Hidratos de carbono de larga duración

*Fig. 61. Representación esquemática del efecto de diferentes hidratos de carbono sobre el nivel de azúcar en sangre.*

▶ La musculatura y todo el cuerpo en general necesitan también «materiales de construcción». La tercera fase de la absorción de energía se basa en el **aporte de proteínas**. El organismo humano solamente puede asimilar una cierta cantidad de proteínas. Cuando sus necesidades están cubiertas, no sirve de nada aportar más. Por el contrario, se ha demostrado que un exceso de proteínas perjudica.

Se considera suficiente una dosis de proteínas de 1 gr por cada kilo de peso corporal. Las necesidades diarias podrían ser más bajas, pero ya que no toda proteína contiene todos los aminoácidos esenciales, el valor orientativo es un poco más alto. Esta cantidad es suficiente para la mayoría de los deportes. En el entrenamiento de fuerza, en el cual se intenta conseguir un crecimiento rápido de la masa muscular, puede ser necesario un mayor aporte de proteínas.

Desde el punto de vista de la fisiología de la alimentación, son recomendables los alimentos que contienen proteínas y son bajos en grasas, como el pavo, el pollo, la clara del huevo, la leche desnatada o el queso fresco. Desde el punto de vista de la sangre, sobre todo de la hemoglobina, también deberían comerse pequeñas cantidades de carne y vísceras. Cuando se calcule la cantidad total de proteínas en la alimentación diaria, hay que tener en cuenta que los cereales contienen proteínas en un 9 a 11 % (peso en seco).

Cuando el deportista quiere evitar la ingestión de proteínas animales también puede cubrir las necesidades diarias con proteínas vegetales. Sin embargo, entonces hay que tener muy en cuenta la composición de los alimentos, y ello cuesta algo de esfuerzo. Con frutos secos, semillas, habas, legumbres, cereales y otros productos vegetales se puede alcanzar el equilibrio de aminoácidos aún sin tomar alimentos de procedencia animal. Sin embargo, se pueden existir problemas a causa de las alergias (p.ej. frente a los frutos secos). Se calcu-

la que un 3% de la población sufre estas alergias. Pero también otras proteínas, como las de los huevos de gallina y brotes de soja, son alergenos. Si un deportista tiene alergia hay que cuidar exactamente de su alimentación para evitar que aparezcan estados carenciales al excluir determinados alimentos.

Cuando un deportista excluye las proteínas animales de su alimentación, debe controlar que no disminuyan los niveles de hierro en la sangre. El hierro contenido en los alimentos vegetales es más difícil de absorber que el de origen animal.

▶ Para la salud del organismo también es necesario un **aporte diario de grasas**. La mayoría de las personas tienen reservas propias de grasas que el organismo puede movilizar en caso necesario.

La necesidad de grasas debe ser cubierta, en primer lugar, con grasas poliinsaturadas. Éstas reducen el nivel de colesterol y contienen vitaminas muy importantes. Sin embargo, son ricas en calorías. Para mantener estable el peso corporal también hay que utilizar con medida los aceites vegetales.

Además de los aceites vegetales también se recomienda tomar aceite de pescado. Se ha demostrado que reduce el nivel de grasa en la sangre y contribuye a aumentar los niveles del beneficioso colesterol-HDL.

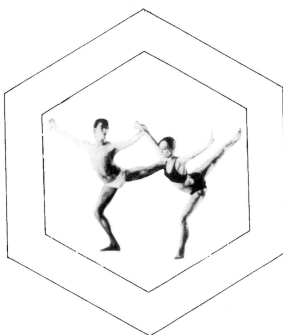

*Embarazo: Fe, Zn, Se, Mg, vitamina C, vitamina B6, ácido pantoténico*

*Estrés: la vitamina neuroactiva del grupo de vitaminas B: B1, B6, B12, Mg.*

*Las dietas de adelgazamiento pueden llevar a un déficit de todas las vitaminas y minerales*

*Símbolos químicos: Fe = hierro, Zn = cinc, Se = selenio, Mg= magnesio, K= sodio, Ca = calcio, P= fósforo.*

*Sobrecarga de los huesos: Ca, Mg, P, vitamina D*

*Capacidad de resistencia: Zn, vitamina C, A y E, ácidos poliinsaturados.*

*Trabajo muscular ligero: grasas como fuente de energía, vitamina E, Se, K; duro: hidratos de carbono como fuente de energía, vitamina B1, Mg.; prolongado: grasas e hidratos de carbono como fuente de energía, vitamina E, Se, vitamina B1, Mg.*

*Fig. 62. Vitaminas y minerales en las distintas fases de la vida. El sistema nervioso, inmunológico y el aparato locomotor necesitan diferentes vitaminas y minerales para funcionar. Si, por ejemplo, el sistema nervioso se ve afectado por el estrés, las necesidades de vitamina B1 serán muy altas. Con su ayuda el sistema nervioso puede obtener ATP del azúcar. También el magnesio es importante para la vida. El esquema muestra las necesidades de vitaminas y minerales en las diferentes situaciones de estrés.*

▸ Las vitaminas, los minerales y los oligoelementos son imprescindibles para las funciones orgánicas y la actividad del sistema neuromuscular (fig. 62). Una alimentación completa y equilibrada asegura el aporte de estas sustancias.

Los errores dietéticos, el tipo de vida de gran estrés, el entrenamiento duro y el consumo de estimulantes son factores que afectan el equilibrio del cuerpo. Si estos factores distorsionadores no se pueden eliminar, se recomienda tomar dosis complementarias de vitaminas y minerales bajo control de un especialista.

# Equilibrio acidobásico

Para conseguir una sensación general de bienestar y tener una musculatura capaz de rendimiento, debe conocerse el principio de lo que se denomina equilibrio acidobásico. Para que el organismo pueda funcionar de forma óptima, en los tejidos debe reinar un determinado equilibrio. El equilibrio acidobásico está íntimamente relacionado con la regulación de los niveles de líquidos, electrólitos y sales. La actividad enzimática del cuerpo presupone determinados niveles de acidez. La acidez se describe mediante el concepto del nivel de pH (logaritmo negativo de la concentración de iones de hidrógeno). En una escala de 0 a 14, unos niveles de pH 7 significan acidez; todos los que lo sobrepasen son básicos, o alcalinos. En el estado neutro el pH será 7.

La zona óptima de pH para las actividades enzimáticas se sitúa entre 7 y 8. El organismo intenta mantener constante el equilibrio ácidobásico en cualquier situación. El pH de la sangre arterial varía entre 7,35 y 7,45. Incluso la más pequeña modificación del pH en pocas unidades en un sentido u otro pone la vida en peligro.

Diversas enfermedades afectan el equilibrio del cuerpo. Por medio de la actividad deportiva, el aumento de la formación de ácido láctico también en una persona sana puede provocar acidosis, es decir, hiperacidez del organismo. Los mecanismos amortiguadores propios del cuerpo cuidan de que este estado sea lo más breve posible: el equilibrio se recupera.

En base a sus investigaciones, el Dr. Ragnar Berg, de Suecia, clasifica nuestra alimentación en tres grupos principales:
▸ alimentos que forman ácidos
▸ alimentos que forman bases
▸ alimentos sin influencia sobre el equilibrio acido basico

El dióxido de carbono, que es ácido, se expulsa del cuerpo por medio del aire espirado. En relación con el metabolismo de las proteínas, no solamente se forman agua y dióxido de carbono, sino también ácido clorhídrico, ácido fosfórico y ácido sulfúrico. Son catabolizados en los riñones y eliminados en la orina.

Sin embargo, la capacidad de los riñones para eliminar ácidos está limitada por su capacidad funcional. Si se forman más ácidos a causa de la alimentación o el entrenamiento de los que se pueden eliminar a través de los pulmones, los riñones y el sudor, el restante contenido en ácido es eliminado por el sistema de amortiguación del organismo. De esta forma es posible mantener niveles constantes de pH en los líquidos tisulares y la sangre. Los ácidos sobrantes son almacenados de una forma que no influye sobre el nivel de pH de la sangre.

*Tabla 14: Valores de ácidos y bases de diferentes alimentos. Los valores se indican en mEq/100 gr*
*(−) = ácido, (+) = base*

**Cereales**

| | |
|---|---|
| Maíz y harina de maíz | − 6 |
| Almidón de trigo | − 6 |
| Harina de trigo | − 8 |
| Arroz sin cáscara | − 11 |
| Maíz si cáscara | − 14 |
| Centeno molido | − 16 |
| Centeno en grano | − 17 |
| Cebada perlada | − 20 |
| Cebada en grano | − 22 |
| Copos de avena | − 30 |
| Harina de avena | − 33 |
| Trigo molido | − 38 |
| Salvado | − 39 |
| Arroz entero | − 51 |

**Pan**

| | |
|---|---|
| Pan de centeno | − 6 |
| Pan sueco | − 9 |
| Pan fermentado | − 11 |
| Pan de centeno integral | − 22 |

**Legumbres y verduras**

| | |
|---|---|
| Pepino, sin semillas | + 31 |
| Lechuga | + 14 |
| Tomates, sin semillas | + 14 |
| Apio | + 11 |
| Zanahoria | + 10 |
| Endivias | + 9 |
| Espinacas | + 9 |
| Puerros | + 9 |
| Ajo | + 9 |
| Tipos de col | + 5 |
| Patatas, peladas | + 5 |
| Cebollas, amarillas | + 3 |
| Melón, sin pepitas | + 2 |
| Espárragos | + 1 |
| Guisantes, azúcar | 0 |
| Alcachofas | − 4 |
| Judías verdes | − 4 |
| Guisantes, maduros, amarillos | − 4 |
| Habas | − 8 |
| Coliflor | − 9 |
| Alubias | − 10 |
| Brotes de soja | − 10 |
| Puntas de espárragos | − 14 |
| Lúpulo | − 15 |

**Frutas**

| | |
|---|---|
| Higos secos | + 28 |

| | |
|---|---|
| Pasas | + 16 |
| Escaramujo, seco | + 15 |
| Mandarinas | + 12 |
| Naranjas | + 10 |
| Limones | + 10 |
| Uvas espinas | + 9 |
| Uvas | + 7 |
| Dátiles, secos | + 7 |
| Plátanos | + 7 |
| Zarzamoras | + 7 |
| Ciruelas | + 6 |
| Melocotones | + 5 |
| Albaricoques | + 5 |
| Frambuesas | + 5 |
| Piña | + 4 |
| Grosellas | + 4 |
| Peras | + 4 |
| Manzanas | + 3 |
| Cerezas | + 3 |
| Fresas | + 2 |
| Arándano | − 6 |

**Frutos secos**

| | |
|---|---|
| Almendras, dulces | − 1 |
| Avellanas | − 1 |
| Coco, seco | − 4 |
| Nueces | − 8 |
| Nuez del Brasil | − 10 |
| Cacahuetes | − 15 |

**Productos lácteos**

| | |
|---|---|
| Leche | + 4 |
| Suero de leche | + 4 |
| Queso fresco | + 4 |
| Mantequilla, con sal | − 6 |
| Queso, bajo en grasas | − 14 |
| Queso emmental | − 17 |

**Carne, pescado, huevos**

| | |
|---|---|
| Huevo duro | − 23 |
| Carne | − 10 − 24 |
| Pescado | − 10 − 19 |

**Otros**

| | |
|---|---|
| Setas | + 3 |
| Margarina, con sal | − 4 |
| Aceite de oliva | − 6 |

El tejido conectivo actúa como el más importante depósito de catabolitos, pero interfiere en las funciones del colágeno. Por esta razón, la alimentación rica en bases es beneficiosa, p.ej. para los pacientes con enfermedades reumáticas (reumatismo muscular). En el deporte, el tejido conectivo es sometido a un gran esfuerzo. Con una planificación correcta de la alimentación que tenga en cuenta el equilibrio entre los alimentos ácidos y alcalinos, se pueden mantener en buen estado la musculatura y el tejido conectivo.

Los ácidos también se almacenan en parte en los huesos. Un aporte excesivo de proteínas animales se considera actualmente la causa de la osteoporosis. Una alimentación con mucha carne sobrecarga los riñones, que entonces forman grandes cantidades de amonio. El amonio, por su parte descompone, entre otros, el calcio y el fósforo del hueso. Lo interesante es que los vegetarianos no presentan osteoporosis, aunque su alimentación tiene un bajo contenido en calcio.

Cuando se confecciona un plan de alimentación para un deportista siempre hay que tener en cuenta la situación general. El equilibrio se consigue siempre como resultado del juego de conjunto de diversos factores. Por ello se recomienda, p.ej. no comer solamente alimentos alcalinos. Siempre hay que cuidar de que la alimentación contenga todos los nutrientes necesarios en cantidades suficientes. La tabla de ácidos y bases de los diferentes alimentos (tabla 14) da indicaciones de cómo se puede conseguir un equilibrio. Con ayuda de esta tabla es posible evitar una alimentación demasiado ácida. Si un deportista sufre una hiperfunción tiroidea a causa de un exceso de entrenamiento, es de especial importancia seguir una alimentación completa y básica.

# Sobrepeso

No son pocos los deportistas que luchan contra el exceso de peso. En el deporte existen grandes diferencias en cuanto a la proporción de grasas óptima con respecto al peso total del cuerpo. Un extremo lo encontramos en los luchadores japoneses de sumo, que aumentan su masa corporal acumulando la mayor cantidad de grasa posible. Por el contrario, los bailarines y los gimnastas cuidan de tener la menor cantidad posible de grasa corporal por razones estéticas. Los corredores de maratón, los esprínters y los saltadores también son conscientes de la importancia de minimizar la acumulación de grasas.

Los deportistas que saltan y corren mucho son propensos a sufrir lesiones por sobrecarga en tendones y articulaciones, así como fracturas sobre todo en piernas y pies.

Cada kilo de peso corporal excesivo aumenta la carga y la predisposición a sufrir lesiones. Por ello, el peso también debería permanecer constante durante el período de entrenamiento. No es suficiente con reducir el peso corporal al comienzo del período de competición. Además de la sobrecarga, existe también otro factor que hace indeseable las fluctuaciones de peso: la coordinación de los movimientos y el desarrollo de la técnica de movimiento empeoran.

Una rápida pérdida de peso también provoca pérdidas de líquido, falta de minerales, oligoelementos y vitaminas, así como una alimentación insuficiente en general. Además, el deportista intenta en muchas ocasiones entrenarse sin aportar la energía suficiente. Estos factores, juntos o por separado, pueden afectar de forma dramática el estado del sistema neuromuscular. Como consecuencia aparecen calambres musculares y artralgias, así como desgana a la hora del entrenamiento y la competición.

Se desaconseja perder peso rápidamente con una «dieta milagrosa». La única forma sana de normalizar el peso corporal es una dieta equilibrada y con contenido en hidratos de carbono. Además de hidratos de carbono de larga duración, la dieta también debe contener mucha verdura, así como pequeñas cantidades de fruta. De acuerdo con las necesidades, la dieta debe ser complementada con productos animales y aceites vegetales. En el mejor de los casos, ello hará que se desarrollen determinadas costumbres alimenticias que se mantendrán durante toda la vida.

Una gruesa capa de grasa es un estorbo para recibir masajes y otras terapias físicas. Los músculos, las articulaciones y las vértebras son difíciles de alcanzar con las manipulaciones de masaje y movilización. Además, la grasa actúa de capa aislante que evita la penetración del calor terapéutico en los tejidos. En los casos de obesidad también aparecen inflamaciones que dificultan el trabajo manual sobre los músculos.

La causa del sobrepeso suele ser, sin excepción, la cantidad excesiva de alimentos. La cantidad de energía que se aporta es mayor que la que se consume; al mismo tiempo no se suele comer solamente para calmar la sensación se hambre: muchas personas comen por estar nerviosas o toman constantemente pequeños bocados. Este comportamiento suele estar producido por el estrés psíquico o el aburrimiento. Por ello, una persona con problemas de peso debería observarse a sí misma y analizar si la sensación que tiene en el estómago es producida por el hambre, la sed o causas mentales.

Toda persona vive de acuerdo con su propio ritmo. Es difícil dar reglas estrictas sobre los horarios de las comidas. Una persona puede preferir un buen desayuno y dos comidas principales, otra persona puede tener dificultades para comer cualquier cosa por la mañana. También hay otros que por razones fisiológicas necesitan tomar cinco o seis comidas pequeñas a lo largo del día.

Con respecto a la actividad deportiva, las comidas deben organizarse de tal forma que durante el entrenamiento se disponga de la cantidad suficiente de energía sin que el estómago esté lleno. Por lo demás, las comidas pueden adaptarse al ritmo de vida acostumbrado. Deben ser tomadas de forma relajada, tranquila y sin prisas.

Aquí presentamos diez reglas para el deportista:

1. Come solamente cuando tengas hambre. Por medio del hambre, el cuerpo indica cuándo necesita comida.
2. No comas entre horas. Es una carga para la digestión.
3. No comas en exceso. Levántate saciado de la mesa, pero no completamente lleno. Mastica los alimentos cuidadosamente. Relájate y disfruta de la comida.
4. Estudia las etiquetas de las comidas preparadas. Evita aquellos productos que contengan azúcar refinado,

mucha sal o sustancias sintéticas para dar sabor y color.

5. Procura que la cantidad de alimento concuerde con la carga diaria y del entrenamiento en la comida: poco consumo, cantidades menores.

6. Bebe entre comidas. Para comer no bebas nada o solamente un poco de agua.

7. Evita las grasas innecesarias. Retira la grasa visible de los productos animales. Toma aceites vegetales y de pescado más que grasas animales.

8. Evita los productos hechos con harinas y azúcar refinados (dulces, refrescos, pasteles, etc.).

9. Bebe café y alcohol en cantidades moderadas.

10. Toma solamente alimentos sanos que puedan favorecer el desarrollo de tu carrera deportiva. Hipócrates, el padre de la medicina, lo expresó con las siguientes palabras: «Que sea la comida vuestra medicina y la medicina vuestra comida».

# 18. Los edemas

## Formación y circulación del líquido tisular y linfático

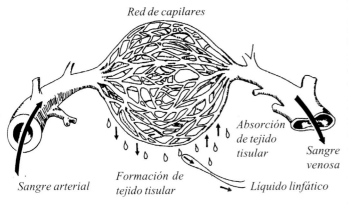

Red de capilares

Absorción
de tejido
tisular

Sangre
venosa

Sangre arterial

Formación de
tejido tisular

Líquido linfático

*Fig. 63. La formación del líquido linfático. A través de los capilares
el tejido obtiene unos 20 litros de líquido al día, de los cuales unos
18 litros de reabsorben en las venas, mientras que los restantes 2
litros son retirados por los vasos linfáticos. En los ganglios linfáticos
se añaden leucocitos al líquido linfático.*

## Edemas por sobrecarga

Las inflamaciones corresponden a los efectos secundarios
de los ejercicios deportivos. Aparecen con más frecuencia
después de realizar esfuerzos excéntricos, como ocurre en el
boxeo y en las disciplinas de salto. La causa del edema es el
desgarro de las estructuras microscópicas del tejido
conectivo, las membranas Z y otras estructuras celulares.
Las enzimas que aumentan y disminuyen la ósmosis son activadas y se produce un incremento de la permeabilidad capilar. Ello a su vez hace posible la penetración de líquido en el
tejido, la causa de las inflamaciones. La formación de edemas
está acompañada de dolores.

En muchas disciplinas deportivas se realiza principalmente
un trabajo estático como en los trabajos sedentarios. Por ejemplo, los arqueros apuntan durante largo tiempo sobre el blanco. Los bailarines con frecuencia tienen que mantener los
brazos levantados bastante tiempo. Es importante realizar el
mínimo esfuerzo muscular en estas posiciones, ya que el trabajo muscular estático dificulta tanto la circulación sanguínea como linfática. Por esta razón, la musculatura tiene que
trabajar principalmente de forma anaeróbica (sin oxígeno). En
las células musculares se forma ácido láctico, que es elimina-

do con lentitud de las células musculares y del músculo en
general a causa de una peor circulación de los líquidos. La
acumulación de ácido láctico en las células lleva a un aumento de la acidez; los receptores musculares del dolor son estimulados. Los impulsos del dolor llegan hasta el huso muscular responsable de aumentar el tono. El incremento gradual de
la tensión muscular dificulta aún más la circulación de los
líquidos; la inflamación y los dolores aumentan.

El trabajo muscular estático debe ser complementado con
ejercicios de estiramiento y relajación, así como con otras
medidas del cuidado muscular. De lo contrario, se sufrirán
dolores crónicos que harán imposible un entrenamiento eficaz.

Las inflamaciones tienen un efecto negativo sobre el rendimiento deportivo. Limitan la movilidad y la capacidad de
estiramiento de los músculos, con lo cual disminuye la capacidad de contracción. A causa de la mayor lentitud de la circulación sanguínea y linfática, también se retrasa la eliminación de catabolitos y se hace más difícil el aporte de nutrientes.
Sobre todo en los ejercicios de velocidad y salto, se puede
notar en los músculos de toda la pierna y de los pies. Cada
esprínter sabe lo que se siente cuando p.ej. los movimientos
rápidos del tobillo se hacen casi imposibles al final de una
unidad de entrenamiento duro.

## Profilaxis y tratamiento de las inflamaciones

Las inflamaciones se pueden tratar y, en cierta medida, también prevenir. El transporte de líquidos en los vasos linfáticos,
en el espacio extracelular y en las venas depende en parte de
la función de la bomba muscular, en parte del funcionamiento
de factores ajenos al cuerpo, como son la fuerza de la gravedad y la presión exterior. De acuerdo con ello, los pies, por
ejemplo, pueden estar deshinchados cuando se ha dormido
sobre el vientre, mientras que en la cara, sobre todo alrededor
de los ojos, se ha acumulado líquido.

### Medidas de tratamiento

▶ El deportista puede llevar en los entrenamientos medias
finas de sujeción (fig. 64). Previenen el aumento de la presión
venosa y la inflamación. Las medias de sujeción también se
recomiendan cuando durante el entrenamiento el deportista
tiene muchas pausas en las cuales debe permanecer de pie.
▶ Después de finalizado el entrenamiento se recomienda sumergir las piernas hasta las rodillas en agua tibia o fría. Por
acción del frío los vasos se contraen, lo cual previene la aparición de inflamaciones. Además, la presión del agua empuja
el líquido en dirección ascendente por las piernas.

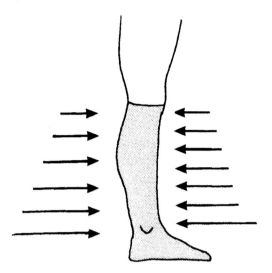

*Fig. 64. Las medias que ejercen una ligera compresión evitan que aparezcan hinchazones que dificulten el entrenamiento.*

▷ La posición en alto de una extremidad reduce la presión de los tejidos y aumenta el riego sanguíneo desde la periferia hacia el corazón. Se recomienda levantar las piernas o apoyarlas en un sitio elevado durante un corto intervalo de tiempo en las pausas del entrenamiento o la competición.
▷ Con un ligero masaje de rozamiento se puede transportar el líquido tisular en la dirección deseada. De esta forma, el deportista puede tratarse él mismo la inflamación.

▷ También diversas compresas son adecuadas para reducir las inflamaciones. Se pueden aplicar de forma local sobre una zona problemática determinada o en todas las extremidades al mismo tiempo.
▷ El bombeo muscular activo es uno de los métodos más efectivos para reducir la inflamación. Los movimientos deben ser realizados con bastante tranquilidad. Para optimizar el resultado se pueden levantar las piernas.
▷ El masaje es una de las terapias tradicionales para combatir los edemas. Es mejor utilizar el drenaje linfático y los rozamientos. Las manipulaciones demasiado fuertes pueden provocar lesiones en los tejidos, lo cual aumentaría la inflamación y agravarían la situación general.

Los edemas también aparecen cuando se viaja. Durante los primeros días después de la llegada a un país cálido, las paredes de las venas son más laxas y la presión venosa aumenta. Las inflamaciones consecuencia de ello también se pueden tratar con las medidas mencionadas.

No se recomienda seguir un tratamiento contra los edemas de cierta duración utilizando diuréticos. Como efectos secundarios se pueden producir alteraciones de los niveles de electrólitos ($Na^+$ / $Ka^+$) y en ocasiones graves arritmias cardíacas. También hay que tener en cuenta que los diuréticos son medicamentos prohibidos por el Comité Internacional Olímpico.

Un aumento de la ingestión de líquidos aumenta la eliminación de orina y regula los niveles de líquido del organismo. También la reducción de la utilización de la sal en la cocina ayuda a combatir las inflamaciones.

# 19. Tipos morfológicos

Los cuerpos de las personas tienen estructuras diferentes. Durante años se intentó clasificar a las personas en base a su estructura corporal. W.H. Sheldon presentó en su libro «Atlas of Men» (1954) un sistema constituido por diferentes tipos constitucionales. Según él, existen tres tipos principales de acuerdo con el tipo de tejido dominante. Los denomina tipo ectomorfo, tipo mesomorfo y tipo endomorfo. Normalmente se utilizan las denominaciones de leptosomático, atlético y pícnico.

Según Sheldon, en las personas ectomorfas domina el tejido nervioso, en las mesomorfas el tejido conectivo y muscular, y en las endomorfas el endocrino.

Estos tipos constitucionales prácticamente no se encuentran en una forma pura, pero siempre hay una de las tres formas que domina claramente. Cada tipo tiene sus puntos fuertes, pero también sus puntos débiles. Su conocimiento es útil cuando se diseñan programas individuales para el entrenamiento, el cuidado muscular y la rehabilitación.

## Leptosomático - el tipo ectomorfo

Este tipo de persona es alto y delgado. La pelvis es más ancha que los hombros; el metabolismo de la mitad superior suele ser más rápido que el de la inferior. El posible sobrepeso se acumula sobre todo en los muslos, y las caderas. Una persona ectomorfa (fig. 65), por regla general, se desarrolla con lentitud. La pubertad comienza tarde; por esta razón, los huesos largos crecen más que en los otros tipos constitucionales. Las articulaciones son muy móviles y los músculos están poco desarrollados. Ello se muestra con frecuencia en la hipermovilidad y los vicios posturales. La ventaja es la gran capacidad de extensión de los músculos.

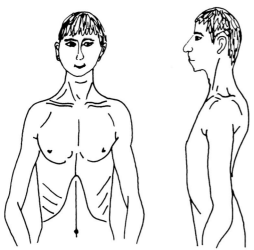

Fig. 65. Leptosomático, el tipo ectomorfo.

En cuanto al sistema circulatorio, las personas ectomorfas tienen una presión sanguínea baja muy típica, un pulso en reposo muy acelerado y una circulación sanguínea débil. La vasodilatación y la vasoconstricción suelen producirse con lentitud. Estos factores hacen que que el leptosomático tenga con frecuencia las manos y los pies fríos, poca resistencia y sufra vértigos al levantarse.

La actividad del sistema nervioso, por el contrario, es extremadamente efectiva. Reacciona con rapidez y de forma sensible frente a los estímulos más variados. Esta reacción tan rápida es una ventaja. La gran sensibilidad significa también que la persona ectomorfa es muy sensible al dolor y tiende a sufrir estados de tensión del sistema neuromuscular.

La digestión no se desarrolla de una forma especialmente efectiva. Los nutrientes se absorben con mayor dificultad que en los demás tipos morfológicos. Por tanto, las personas ectomorfas pueden comer mucho sin aumentar de peso. La desventaja de la mala absorción se encuentra en la tendencia a tener niveles muy bajos de azúcar en sangre, es decir, hipoglucemia. Se recomienda que tomen seis o siete pequeñas comidas mejor que tres comidas principales. Lo típico es que los niveles de hemoglobina (anemia) y de adrenalina sean bajos.

Sobre la postura del cuerpo hay que decir que a causa del tórax estrecho queda poco espacio para los intestinos. Por ello, el vientre se abomba incluso con las comidas más pequeñas y empuja hacia abajo el borde anterior de la pelvis, lo cual aumenta la lordosis de la columna vertebral.

## Atleta - el tipo mesomorfo

El tipo mesomorfo, el atleta (fig. 66), se caracteriza por una estructura corporal fuerte, angulosa y musculosa. Los hombros son más anchos que las caderas. La musculatura está bien desarrollada. Este tipo alcanza la madurez bastante temprano y por ello obtiene buenos resultados en deporte a edad temprana. Los rendimientos de la circulación sanguínea y musculares son muy buenos. Las personas mesomorfas activas tienen una presión sanguínea y un pulso en descanso bajos. En los atletas inactivos físicamente se produce un aumento tanto del pulso en descanso como de la presión sanguínea. Por ello, cuando los mesomorfos entran en una edad avanzada y el nivel de actividad disminuye, corren el riesgo de sufrir enfermedades cardíacas hipertónicas. Para prevenir este riesgo debera seguir un entrenamiento regular aeróbico.

Las estenosis y dilataciones de los vasos se producen primero con rapidez. Incluso cuando los cambios de posición son bruscos no sufren vértigo, por regla general. Un tipo mesomorfo es poco sensible al frío, puede estar al aire libre sin abrigarse cuando el tipo ectomorfo necesita ya dos jerseys.

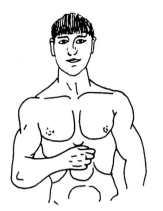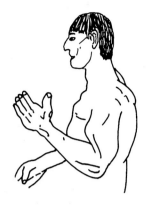

*Fig. 66. Atleta, el tipo mesomorfo.*

El esqueleto y el tejido conectivo son más compactos en el mesomorfo que en los otros dos tipos de constitución. La fuerza muscular, conjuntamente con un tejido conectivo fuerte y fuertes reflejos de estiramiento, significa que para un deportista como éste es difícil mantener la capacidad de estiramiento, mucho menos aumentarla. Por otra parte, un atleta suele elegir el deporte que requiere mucha fuerza y un sistema circulatorio eficaz. A causa del alto nivel de adrenalina, el tipo mesomorfo es enérgico, pero sin embargo puede relajarse mejor que un ectomorfo. Debido a su fuerza muscular y del fuerte tejido conectivo, tiene la mejor postura corporal de los tres tipos.

La digestión se desarrolla de forma normal. Por ello, un tipo atlético puede comer mayores cantidades sin aumentar de peso, siempre y cuando permanezca activo. Si hace menos ejercicio deberá comer menos, ya que el exceso de peso se acumula sobre todo en el centro del cuerpo, en el vientre.

# Pícnico - el tipo endomorfo

La acumulación de grasas y las formas redondeadas del cuerpo caracterizan al tipo endomorfo (fig. 67). Los hombros son tan anchos como las caderas, en ocasiones un poco más. Pero esta diferencia se oculta por el exceso de peso. El peso se reparte con mayor regularidad por todo el cuerpo que en los otros dos tipos de constitución. La circulación sanguínea y la musculatura son más débiles que en el atleta, pero más fuertes que en el leptosomático. También en relación con la postura del cuerpo, el pícnico se sitúa entre los otros dos. Por regla general, es bastante buena. Una persona endomorfa es más rígida que una ectomorfa, pero más móvil que una mesomorfa. Un deportista endomorfo está en buenas condiciones en lo que se refiere a fuerza, resistencia y movilidad. A causa de su buena absorción de los alimentos aumenta con facilidad de peso. Por tanto, los alimentos no deben ser muy energéticos si se quiere mantener un equilibrio óptimo entre fuerza y peso. En algunos deportes, p.ej. el hockey sobre hielo, tener algunos kilos de más pueden ser una ventaja. Sin embargo, si la intensidad del rendimiento depende de la rela-

ción entre el peso y la fuerza, como ocurre en el salto de altura y longitud, el pícnico tendrá que seguir constantemente una dieta especial para mantener el peso.

Un tipo endomorfo se puede relajar bien. Gracias a esta particularidad seguramente es poco sensible al dolor. Más bien parece que todas las funciones se desarrollan con lentitud: pulso lento en reposo, presión sanguínea baja, pubertad tardía, digestión lenta.

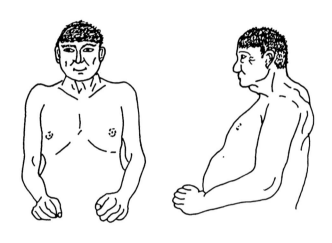

*Fig. 67. Pícnico, el tipo endomorfo.*

# Condiciones y límites de la actividad física

## Tipo ectomorfo

Un tipo ectomorfo se caracteriza por sus movimientos rápidos y repentinos, que son favorecidos por la efectividad del sistema nervioso y de los largos brazos de palanca del esqueleto. La debilidad del sistema circulatorio, sin embargo, limita el rendimiento a fases más cortas. Todo lo que requiere fuerza, resistencia muscular o un buen sistema circulatorio, le resulta difícil a un tipo ectomorfo. Naturalmente que estas características se pueden mejorar gracias al entrenamiento, pero nunca se alcanzará el nivel de los deportistas mesomorfos o endomorfos que entrenan siguiendo el mismo programa. Este hecho debe tenerse muy en cuenta en las disciplinas de equipo con entrenamientos en grupo.

A causa de la tensión neuromuscular, el tipo ectomorfo necesita ejercicios de relajación. Además, debería fomentar especialmente la fuerza y la resistencia. Incluso una pequeña pausa de pocos días puede reducir el nivel alcanzado. Con respecto a la capacidad de estiramiento, el tipo ectomorfo es superior. Puede conservar esta capacidad con poco entrenamiento.

# Tipo mesomorfo

Un deportista mesomorfo realiza movimientos amplios y vigorosos durante un tiempo bastante prolongado. La fuerza, la resistencia y la explosividad forman parte de las características de este tipo de constitución. Comparado con la amplitud del entrenamiento que el tipo ectomorfo necesita para desarrollar la fuerza y la resistencia, el tipo mesomorfo puede alcanzar un alto rendimiento en cuanto a fuerza y resistencia con un entrenamiento mínimo.

El punto débil de este tipo constitucional es la capacidad de estiramiento, que se reduce incluso después de haber realizado una pausa de un día. Por esta razón, el atleta debe entrenar su capacidad de estiramiento tan a conciencia como el leptosomático su fuerza y resistencia.

# Tipo endomorfo

Entrenar y conservar la fuerza, la capacidad de estiramiento y la resistencia es algo relativamente sencillo para un deportista de tipo endomorfo. Su problema está en conservar el peso corporal dentro de unos límites adecuados. Incluso las pequeñas interrupciones del entrenamiento, quizás a causa de una lesión, llevan a un aumento de peso. Además de la dieta, un entrenamiento de la resistencia más intensivo es un buen medio para normalizar el peso.

Esta clasificación en diferentes tipos constitucionales no tiene por objeto excluir determinados tipos de deportes concretos. Por el contrario, el conocimiento de los tipos de constitución ayuda a comprender las tendencias y capacidades del deportista y a reconocer también sus límites y sus deficiencias.

El estudio de los tipos constitucionales no ofrece una visión de sus otras características importantes para diversos deportes. Un deportista claramente ectomorfo puede ser superior a los demás desde el punto de vista de coordinación, visión de la jugada, conocimientos tácticos, resistencia mental y agilidad. Es una lástima no ser capaz de diseñar un plan de entrenamiento para estos talentos con el fin de compensar sus puntos débiles. Porque los talentos son poco frecuentes.

# 20. El cuidado muscular en el programa de entrenamiento

Los resultados del entrenamiento deportivo también estan determinados por la capacidad de detectar el momento adecuado para ello. El cuidado muscular es una parte muy importante del entrenamiento en general (fig. 68). El beneficio obtenido gracias al entrenamiento y los éxitos cosechados dependen en gran medida de la inclusión temporal correcta dentro del programa de entrenamiento de ciertas medidas para el cuidado muscular. En ningún caso las medidas fisioterapéuticas deben afectar la eficacia del entrenamiento o forzar un cambio de programa. Cuando un deportista no puede entrenarse al día siguiente de haber recibido un masaje fuerte, este masaje no habrá cumplido con su finalidad.

## El cuidado muscular en las diferentes fases del entrenamiento

### Deportes individuales

Aquí utilizaremos el atletismo como ejemplo. Los tiempos pueden ser modificados de acuerdo con las necesidades de cada deporte y sus exigencias específicas.

#### Recuperación enmascarada

El programa elaborado por el entrenador fija las líneas maestras de los ejercicios que debe realizar el deportista. La capacidad de rendimiento físico del deportista determina la frecuencia y la intensidad de los ejercicios. La recuperación se puede acelerar con medidas propias del cuidado muscular. Ello induce a aumentar la amplitud y la intensidad del entrenamiento y descuidar la recuperación. Primero todo funciona sin problemas. Los músculos siempre están dispuestos a rendir y el deportista se siente bien. Sin embargo, el deportista cae con facilidad en un estado de sobrecarga que no es debido únicamente a la fatiga de la musculatura. Se trata más bien de síntomas de sobrecarga psíquica. No debemos olvidar que el ser humano forma una unidad psicofísica que no está sometida exclusivamente a las leyes de la mecánica. El bienestar que induce a realizar un esfuerzo excesivo, pero que también se puede conseguir por unos cuidados musculares exagerados junto con un aumento incontrolado de las amplitudes e intensidades de los entrenamientos, es el resultado de lo que se denomina recuperación enmascarada (tabla 15).

No se debe creer que las medidas de apoyo pueden sustituir al entrenamiento o también partes del mismo. El ejercicio hace siempre al maestro y forma la base del desarrollo deportivo. Otras medidas solamente deben hacer el entrenamiento más efectivo, hacer posible un entrenamiento mejor y mejores resultados. Además son adecuadas para acelerar la vuelta al deporte después de sufrir una lesión y prevenir las lesiones por sobrecarga.

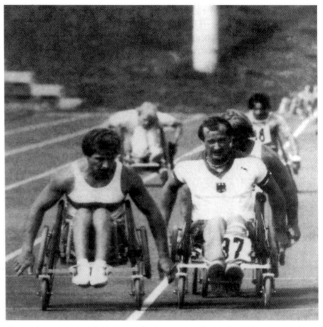

Fig. 68. La necesidad de cuidados musculares es mayor cuando se realiza un entrenamiento unilateral. En el entrenamiento de los parapléjicos se someten a gran esfuerzo los músculos de brazos, hombros y tronco. Aquí es de especial importancia el estiramiento, el masaje y un cuidado amplio, ya que las mismas regiones se utilizan para la motricidad cotidiana. El riesgo de sobrecarga es más alto.
Foto: con permiso de la Federación de minusválidos

## El cuidado muscular en el deportista

▶ Masaje durante el periodo de transición entre cada unidad de entrenamiento
  – «Musculatura a cero»
  – Masaje básico clásico
▶ Automasaje
  – Por ejemplo, estiramiento en sentido oblicuo de las zonas tendinosas.
  Masaje regular durante el período de entrenamiento
  –El estado de la musculatura se controla 1 a 4 veces al mes para intensificar el masaje o reducir la dureza del programa de entrenamiento, antes de que los músculos se vuelvan rígidos.
▶ Masaje terapéutico (orientado de acuerdo con los problemas existentes)

- ▶ Intensificación de los ejercicios de estiramiento
  - Calentamiento
  - Enfriamiento
- ▶ Medidas físicas adicionales
  - Baños, masaje acuático
  - Ultrasonidos, onda corta, etc.
  - Electroterapia
  - Solario
- ▶ Acentuación de la recuperación interna
  - Alimentación correcta
  - Niveles correctos de líquidos
  - Eliminación o reducción de los estimulantes (tabaco, alcohol), sobre todo durante las fases más duras del entrenamiento

- ▶ Realización correcta de las unidades de entrenamiento y los ejercicios
  - El desarrollo correcto de los movimientos sobrecarga menos el aparato locomotor
  - Buen equilibrio muscular
- ▶ Motivación del deportista para cuidarse él mismo, mayores cuidados
- ▶ Muchas lesiones son consecuencia de la negligencia («tendría que haberlo sabido»)
- ▶ Consecución de la relajación necesaria con ejercicios adecuados.

*Tabla 15*

| Período | Medidas propias | Fisioterapia | Masaje |
|---|---|---|---|
| Período de preparación I (PP I) | Estiramientos autónomos, cuidados, automasaje; disciplina de entrenamiento, observación de las reglas dietéticas, forma de vida sana | – Diagnóstico del equilibrio muscular<br>– técnicas correctas de ejercicios básicos<br>– eliminación de vicios posturales<br>– control de la posición de las piernas<br>– tratamiento de lesiones de los pies | – Masaje básico intensivo, una a dos veces semanales<br>– eliminación de viejas contracturas<br>– tratamientos de todo el cuerpo<br>– búsqueda de las técnicas de masaje adecuadas |
| Período de preparación a la competición I (PPC I) | | – Tratamiento de las regiones propensas a las sobrecargas: estiramiento + masaje + terapia física<br>– estiramiento muscular específico para eliminar las consecuencias del entrenamiento<br>– en caso de lesión: terapia física normal | – Masaje de recuperación una vez por semana<br>– masaje terapéutico en las regiones sobrecargadas, 1-3 veces por semana<br>– tratamiento posterior en caso de lesiones |
| Período de competición I (PC I) | | – Terapia física de acuerdo con las necesidades<br>– estiramiento para conservar el equilibrio muscular | – Ligeros tratamientos de todo el cuerpo una vez por semana durante 1-2 semanas<br>– tratamientos locales relajantes de acuerdo con las necesidades<br>– masaje de preparación a la competición (ver pág.103) |
| Período de preparación II (PP II) | | – Como PPI<br>– tratamiento especial de viejas lesiones<br>– control de las técnicas de rendimiento<br>– feedback (realimentación) | – Como PPI<br>– feedback (realimentación) para el cuidado muscular durante el período de competición |
| Período de preparación a la competición II (PPC II) | | – Como PPC I | – como PC I |
| Período de competición II | | – Como PC I | – Como PC I<br>– Aumento de la capacidad de intensificación, relajación, desarrollo rápido de fuerza, sin laxitud<br>– técnicas rápidas de sacudida |
| Período de transición | | – En la práctica a menudo una pausa pasiva<br>– se aconseja el control del equilibrio muscular y las medidas correspondientes | – En la práctica a menudo pasivo<br>– masaje básico<br>– «posición cero» de la musculatura antes del próximo PP |

# El cuidado muscular del deportista

Por cuidado muscular de un deportista se entienden todas aquellas medidas activas o pasivas cuya finalidad consiste en acelerar la recuperación física o psíquica después del entrenamiento o la competición, prevenir los traumatismos agudos o las lesiones por sobrecarga, conseguir un estado de relajación óptimo, así como enseñarle al deportista a utilizar su cuerpo de la forma más económica y cuidadosa con los tejidos.

(J Ahonen, 1988)

## Palabras clave

**Aducción:**
acercamiento de una parte del cuerpo al centro del mismo

**Abducción:**
alejamiento lateral de una parte del cuerpo lejos del centro del mismo.

**Absorción:**
física: dilución de un gas en cuerpos sólidos o líquidos; biológicamente: recepción de sustancias a través de la piel y las mucosas

**Agonista:**
músculo que realiza un movimiento contrario al de su antagonista

**Analgesia:**
abolición de la sensibilidad al dolor

**Antagonista:**
músculo de acción contraria

**Anterior:**
delantero

**Aponeurosis:**
membrana fibrosa de un músculo

**Arteria:**
vaso sanguíneo que distribuye por el organismo la sangre expelida de las cavidades ventriculares del corazón

**Artritis:**
inflamación de las articulaciones

**Artrosis deformante:**
enfermedad degenerativa de las articulaciones

**Balance:**
equilibrio

**Caudal:**
hacia abajo, los pies, en dirección descendente

**Cavum:**
hueco, agujero

**Células de Golgi:**
astrocitos; receptores que informan al cerebro sobre el estado de extensión del tendón.

**Cifosis:**
curvatura de la columna vertebral hacia afuera, joroba.

**Compresión:**
acción ejercida sobre un cuerpo por una fuerza exterior que tiende a disminuir el volumen y aumentar su densidad

**Craneal:**
hacia la cabeza, hacia arriba, correspondiente a la cabeza

**Crioterapia:**
tratamiento con frío, con hielo

**Cutis:**
piel

**Disfunción:**
trastorno de la función

**Edema:**
hinchazón por acumulación de líquido en los espacios de los tejidos de la piel, las mucosas y el tejido nervioso.

**Electro-ósmosis:**
movimiento de un líquido provocado por una carga negativa del portador (p.ej. agar) en un campo eléctrico que inhibe el traslado de electrólitos (p.ej. proteínas)

**Electroforesis:**
movimiento de partículas coloidales con carga eléctrica en un campo eléctrico

**Electrólisis:**
disociación de compuestos químicos (bases, sales, ácidos) por medio de la corriente eléctrica.

**Electromiograma (EMG):**
representación de potenciales de acción del músculo incrementados eléctricamente

**Escoliosis:**
curvatura lateral de la columna vertebral / el eje del cuerpo

**Espasmo muscular:**
calambre muscular; contracción muscular involuntaria, constante o rítmica.

**Estabilizador:**
sustancia que aumenta la estabilidad de determinadas sustancias y evita reacciones no deseadas

**Estimulación:**
excitación

**Eversión (ectopía):**
giro hacia afuera

**Extensión:**
estiramiento

**Fascia:**
envoltura muscular de tejido conectivo

**Fijador:**
sustancia para endurecer, sujetar

**Flexión:**
doblamiento

**Gravitación:**
fuerza de la gravedad

**Hemoglobina:**
proteína de color rojo existente en los hematíes que transporta el $O_2$ hacia los tejidos

**Horizontal:**
paralelo al horizonte

**Hiper-:**
sobre -

**Hipo-:**
sub -, poco, bajo

**Huso muscular:**
receptor muscular que entre otras cosas es importante para el sentido muscular

**Inerte:**
sin actividad

**Inferior:**
debajo de algo o más bajo que algo

**Inhibición:**
restricción o detención de la función de un órgano

**Inversión:**
vuelta hacia adentro

**Ionoforesis:**
ionoterapia; introducción de iones en el cuerpo a través de la piel y las mucosas con ayuda de una corriente continua, estando el electrodo cubierto por un algodón embebido en un medicamento.

**Unión:**
articulación

**Lateral:**
perteneciente al lado o que está al lado de algo

**Lordosis:**
curvatura de la columna vertebral hacia delante

**Liquido linfático:**
líquido tisular

**Medial:**
hacia el centro

**Mioglobina:**
sustancia que da color a los músculos

**Osteítis:**
inflamación del hueso

**Plano (pie):**
falta de la curvatura normal de la planta del pie

**Post:**
después

**Posterior:**
que está detras de algo

**Postural:**
relacionado con la posición

**Potencial de acción:**
corriente eléctrica que describe la transmisión de un impulso nervioso en el axón.

**Pronación:**
giro hacia dentro

**Recurvatum:**
curvado hacia atrás

**Relajación:**
disminución de tensión; estado opuesto a contracción

**Receptor:**
fisiológicamente: un dispositivo de recepción de una célula o un órgano sensible a determinados estímulos; endocrinológicamente: estructura que transmite señales dentro de una célula.

**Recíproco:**
que guarda correspondencia con otra cosa

**Rotación:**
giro

**Sagital:**
recto o derecho; que va en dirección anteroposterior

**Sedación:**
tranquilización

**Selectivo:**
que selecciona, que actúa sobre determinados órganos

**Sinergista:**
farmacéuticamente: sustancia (p.ej. medicamento, hormona) que aumenta la eficacia de otra sustancia; fisiológicamente: un músculo que apoya a otro en un movimiento.

**Stretching:**
estiramiento

**Supinación:**
giro hacia afuera

**Tensión:**
acción y efecto de estirar y grado de estiramiento

**Tonos:**
estado de tensión y excitación de un tejido, un músculo, sistema vascular

**Tracción:**
acción de estirar, tirar o atraer

**valgus:**
curvado, abombado hacia fuera

**Vena:**
vaso sanguíneo que conduce la sangre desde los capilares al corazón.

**Vertical:**
perpendicular al horizonte

**Viscosidad:**
característica de flujo de sustancias gaseosas y líquidas.

# Parte IV.
# Anatomía Deportiva

Rolf Wirhed

# 21. Anatomía general de los huesos, las articulaciones y los músculos

## Estructura del esqueleto

Este capítulo general sobre los diferentes huesos del cuerpo nos proporcionará conocimientos que, por una parte, harán posible que el lector pueda acceder a la literatura sobre las lesiones deportivas y, por otra parte, le ayudarán a entender cómo se producen los efectos de los diferentes ejercicios sobre el esqueleto. Los huesos del cuerpo se clasifican en diversos grupos en base a su forma. Se distingue entre
– huesos cortos (huesos del carpo, huesos del tarso)
– huesos largos (huesos metacarpianos, cúbito y radio, fémur)
– huesos planos (huesos craneales, esternón).

Los huesos planos, como son los huesos del cráneo principalmente, se forman por una transformación del tejido conectivo en tejido óseo. Este proceso se denomina osificación directa. Por esta razón, en el recién nacido los huesos del cráneo no están desarrollados del todo y se pueden palpar claramente los puntos en los cuales la formación de hueso no está completada (las denominadas fontanelas). La mayoría de los huesos, sin embargo, se desarrollan por osificación indirecta; en el estadio embrionario se forma un modelo cartilaginoso del hueso futuro que más tarde se transformará en hueso.

Los huesos cortos se forman por osificación indirecta. Las células del centro del modelo cartilaginoso en crecimiento mueren y en el espacio hueco que se forma de esta forma se introducen los denominados osteoblastos (células productoras de hueso) desde la piel que recubre el cartílago. Los osteoblastos se convierten lentamente en células óseas (osteocitos). La totalidad del tejido cartilaginoso, por el contrario, no se osifica, sino que determinadas partes se conservan como cartílago articular (fig. 69).

Fig 69.

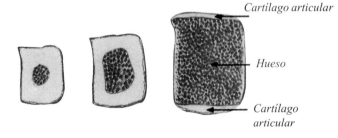

El cartílago articular obtiene los nutrientes sobre todo del líquido articular que se encuentra en la ranura existente entre los cartílagos articulares. En parte también obtienen el alimento de los vasos sanguíneos del tejido óseo situado debajo del cartílago.

El alimento del cartílago se difunde (se distribuye por presión y acumulación) directamente entre las células cartilaginosas, sin ser transportado por los pequeños vasos sanguíneos (capilares). Gracias a una carga adecuada y equilibrada durante el crecimiento, las articulaciones obtienen un suministro suficiente de nutrientes. De esta forma, el cartílago aumenta de espesor, con lo cual se consigue una mayor protección frente a las lesiones articulares causadas por unas cargas excesivas. Una articulación que no es sometida a carga reacciona de forma inversa. El tejido cartilaginoso se atrofia.

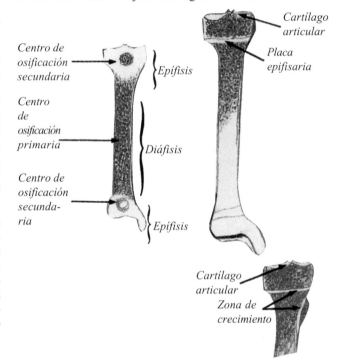

Fig. 70. Zonas de crecimiento en la diáfisis de la tibia y zona de crecimiento debajo del punto de inserción del músculo extensor de la rodilla.

También los huesos largos se forman por osificación indirecta, pero tienen varios centros de osificación. La osificación se desarrolla de forma que en ambos extremos de la diáfisis se conserva un cartílago articular y una zona de crecimiento (placa epifisaria). Las placas epifisarias se osifican solamente cuando la persona ha finalizado el período de crecimiento (aproximadamente a los 20 años). Con ayuda de una radiografía se pueden distinguir claramente en los jóvenes (fig. 70).

Los cambios patológicos en las zonas de crecimiento tienen su causa generalmente en un trastorno hormonal. También pueden estar causados por un esfuerzo incorrecto o excesivo del esqueleto, que porcentualmente crece muy deprisa en los primeros años de vida y en la pubertad. Por esta causa, los jóvenes que practican algún deporte no deben seguir un entrenamiento de fuerza extremo antes y durante la pubertad, sino utilizar solamente el cuerpo como carga en el entrenamiento. El entrenamiento de fuerza con lateral y aparatos especiales solamente debe seguirse después de la pubertad.

Una enfermedad relativamente frecuente entre los jóvenes de edades entre 10 y 16 años es la enfermedad de Schlatter. Esta afección se produce a causa de una carga excesiva sobre el punto de inserción del extensor de la rodilla en la tibia (tuberositas tibiae). La zona de crecimiento se estimula y, por tanto, puede crecer con excesiva rapidez. La hipertrofia se puede ver a simple vista en las dos piernas. Con frecuencia se sienten molestias al arrodillarse sobre una superficie dura. La figura 71 muestra en detalle el hueso terminado. Las células óseas microscópicas (osteocitos) están dentro de un tejido, el cual está formado por fibras de tejido conectivo (fibras de colágeno), que tienen una gran resistencia frente a la tracción, así como también de sales inorgánicas (que le dan al hueso su dureza) y compuestos orgánicos (que le dan su elasticidad). En un neonato, la relación entre los compuestos inorgánicos y orgánicos es 1:1, mientras que en una persona de 60 o 70 años de edad es 7:1. Ello explica la elasticidad del esqueleto durante la infancia y su fragilidad a edad avanzada.

La figura 71 muestra cómo se ordenan las células óseas circularmente en varias capas alrededor del denominado canal de Havers, recorrido por un pequeño vaso sanguíneo. El vaso sanguíneo lleva nutrientes hasta las diferentes capas. Este sistema se denomina sistema de Havers u osteón.

La capa externa del hueso está formada por otras capas longitudinales en forma de laminillas. En cada capa las fibras de colágeno, muy resistentes, transcurren en otra dirección, con lo cual aumenta considerablemente la resistencia del hueso.

Dentro de las capas de laminillas el hueso está formado por los denominados osteones. En el interior del hueso, en dirección a la médula, el hueso duro o compacto se convierte lentamente en hueso esponjoso. Las trabéculas óseas del mismo están ordenadas de tal forma que el hueso es extraordinariamente estable a pesar de su poca masa. La figura 72 muestra cómo están ordenadas las trabéculas óseas en el cuello del fémur para conseguir que esta parte del esqueleto, que está sometida a unas cargas muy altas, sea resistente.

Los tendones y los ligamentos se insertan en el hueso con ayuda de fibras de colágeno, las cuales crecen hacia la parte dura del hueso a través del periostio. Si el esfuerzo es excesivo, puede ocurrir que el tendón quede ileso, pero que el punto de inserción en el hueso se destruya y con ello se rompa una parte del hueso.

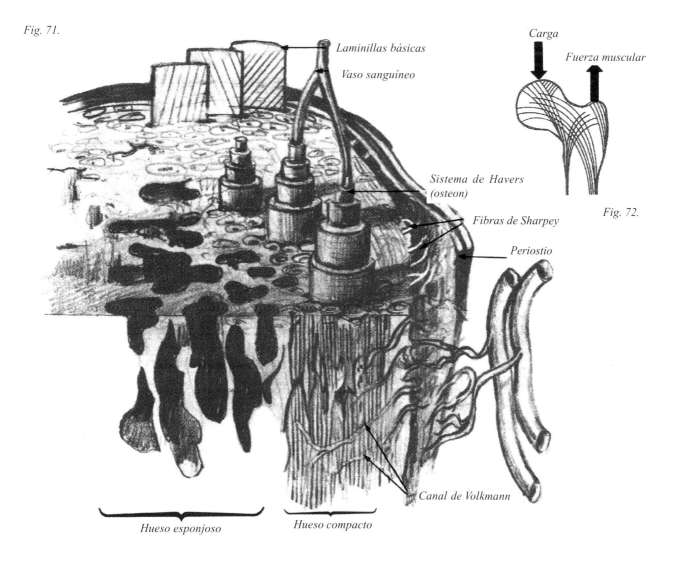

*Fig. 71.*

Laminillas básicas

Vaso sanguíneo

Sistema de Havers (osteon)

Fibras de Sharpey

Periostio

Canal de Volkmann

*Hueso esponjoso*          *Hueso compacto*

*Carga*

*Fuerza muscular*

*Fig. 72.*

Allí donde los puntos de origen o inserción de los músculos transcurren por el periostio rico en vasos y nervios, una carga inadecuada puede irritar el periostio y provocar una periostitis (ver pág. 182).

En el periostio encontramos aquellas células (osteoblastos) que hacen posible una curación, es decir, la formación de nuevo hueso, después de una fractura. El hueso recibe su alimento por medio de innumerables vasos sanguíneos que penetran en el hueso duro a través del periostio. Los vasos se distribuyen entonces a través de los canales de Havers por todo el tejido óseo. La capacidad de curación después de una lesión depende directamente del grado de suministro de nutrientes en la zona afectada. De acuerdo con ello, la curación del hueso escafoides (hueso metacarpiano) suele durar mucho tiempo, ya que está poco irrigado y los vasos mismos suelen estar dañados por la fractura.

Determinados estudios científicos han demostrado que los capilares aumentan en número tanto en el músculo como en el hueso cuando son sometidos a una carga regular (entrenamiento). Con ello se explica que las lesiones de las personas que practican regularmente algún deporte se curen generalmente con mayor rapidez que las de las personas que no siguen ninguna clase de entrenamiento.

# Sínfisis y articulaciones

Las diferentes partes del esqueleto están unidas entre sí por medio de sínfisis (uniones inmóviles) o articulaciones.

## Sínfisis

Entre la tibia y el peroné se encuentra una membrana formada por fibras de colágeno. Esta membrana, que une los dos huesos, tiene dos funciones. Por una parte, es el punto de inserción de muchos músculos de la pierna (ver pág. 179) y, por otra parte, transfiere la carga de la tibia hacia el peroné. La fuerza en dirección descendente que se genera en un salto se transmite a través del tarso hacia arriba, hacia la tibia y entonces a través de la membrana hacia el peroné (la tibia es descargada).

La tibia y el peroné se unen a través de dos ligamentos muy fuertes (la sindesmosis tibioperonea) con la articulación tibioperoneotarsiana. Una membrana tan bien delimitada y tan fuerte se denomina ligamento (fig. 73)

Cuando el pie es presionado fuertemente hacia arriba contra la pierna (extensión) el tarso, que tiene forma de cuña, se puede introducir con tanta fuerza entre la tibia y el peroné, que rompa el ligamento anterior (rotura de ligamento). También la parte inferior de la membrana puede romperse .

Otro ejemplo de ligamentos libres bien delimitados lo encontramos en los ligamentos cruzados situados en el interior de la rodilla (fig. 74).

Los refuerzos de las cápsulas, de las cuales están rodeadas todas las articulaciones, forman parte de otro tipo de liga-

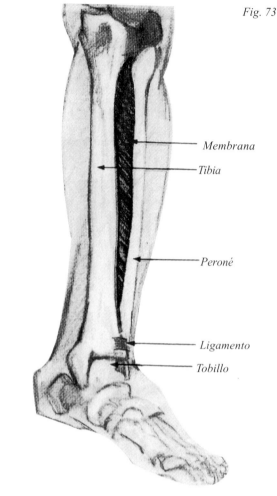

Fig. 73

Membrana
Tibia
Peroné
Ligamento
Tobillo

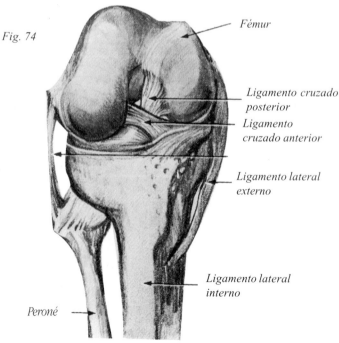

Fig. 74

Fémur
Ligamento cruzado posterior
Ligamento cruzado anterior
Ligamento lateral externo
Ligamento lateral interno
Peroné

La rodilla en visión frontal (sin rótula)

mentos. Tienen como finalidad evitar los movimientos demasiado amplios, así como los movimientos en determinadas direcciones.

El ligamento más fuerte del cuerpo (lig. iliofemoral) es un fascículo de refuerzo de la cápsula articular coxofemoral y evita que la pierna se balancee en exceso hacia atrás. Los ligamentos pueden soportar una carga de 500-1000 kp/cm². El ligamento mencionado puede soportar una carga de 300 kp en un adulto (fig. 75).

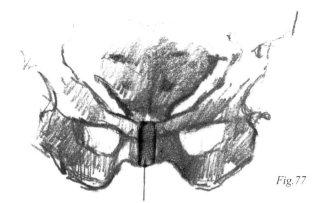

Fig.77

*Sínfisis del pubis*

*Fig. 75.*

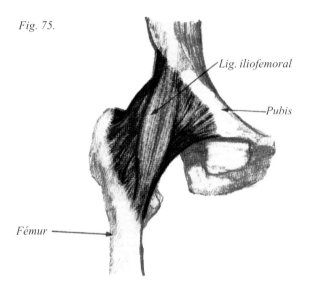

*Lig. iliofemoral*

*Pubis*

*Fémur*

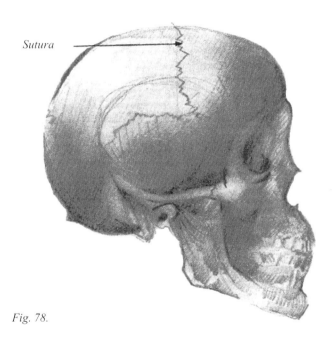

*Sutura*

Fig. 78.

Diferentes son las sínfisis que se encuentran entre los cuerpos vertebrales. Además de las fibras de colágeno presentan también células cartilaginosas y un núcleo pulposo. Este tipo de sínfisis, el disco intervertebral, también lo encontramos en la sínfisis púbica (figs. 76 y 77).

Otro tipo de sínfisis lo encontramos en las epífisis (ver pág. 142) y en las suturas craneales (fig. 78)

*Fig. 76.*

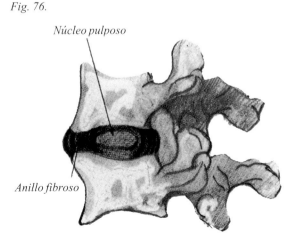

*Núcleo pulposo*

*Anillo fibroso*

# Articulaciones

Los huesos que se unen formando una articulación siempre están rodeados por una cápsula articular. Los extremos de los huesos siempre están recubiertos de cartílago. La capa externa de la cápsula articular está formada por fibras de colágeno (membranas fibrosas) que presentan una resistencia muy alta a la tracción. Las fuertes membranas de refuerzo en la pared de la cápsula se denominan ligamentos. Se denominan bien de acuerdo con su función o de acuerdo con los huesos entre los cuales se extienden.

En la capa interna de las cápsulas se localizan determinadas células que producen un líquido con un alto contenido en proteínas. Tiene como objetivo «engrasar» las articulaciones y nutrir las células cartilaginosas. Se llama líquido sinovial. La capa interna de la cápsula se denomina membrana sinovial.

La membrana fibrosa y la membrana sinovial están separadas por una fina capa de grasa (fig. 79).

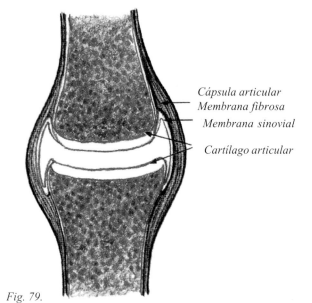

*Cápsula articular*
*Membrana fibrosa*
*Membrana sinovial*

*Cartílago articular*

*Fig. 79.*

El grosor de la cápsula articular depende de la carga que deba de soportar normalmente. El cartílago puede absorber determinadas sustancias del líquido sinovial y aumentar parcialmente de grosor.

Cuando se mide un cartílago articular después de un ejercicio de calentamiento se puede comprobar que su grosor es mayor. Este fenómeno desaparece entre 10 y 30 minutos después de finalizada la actividad. Cuando el entrenamiento se prolonga durante más tiempo, el cartílago aumenta de grosor gracias a la formación de más células cartilaginosas. Cuando el cartílago es sometido a un esfuerzo excesivo o incorrecto, puede desgastarse y provocar por ello severas limitaciones en la movilidad.

Algunas articulaciones tienen una bolsa sinovial que se acopla a la estructura de la articulación (fig. 80). Con ayuda de una capa interna (la membrana sinovial) estas bolsas forman otras capas que se deslizan unas sobre otras y presentan una fricción mínima. Su objetivo principal consiste en evitar el desgaste por rozamiento de las diferentes estructuras de la articulación. Además, son las responsables de llevar líquido hasta la articulación, con la cual están estrechamente conectados.

La mayor bolsa sinovial del cuerpo (bolsa suprarrotuliana) se sitúa entre el fémur y el extensor de la rodilla. Si la carga es excesiva produce dolor y una mayor cantidad de líquido sinovial. Por ello, la rodilla se hincha y evita más cargas (derrame en la rodilla).

Las bolsas sinoviales se encuentran en todo el cuerpo, p.ej. entre los músculos, entre los tendones y los músculos, así como también entre los tendones y los huesos, por tanto, allí donde se pueden producir desgastes.

Los huesos que forman una articulación suelen ajustarse muy bien. Por lo general un hueso presenta un saliente (cabeza femoral) mientras que el otro tiene forma de cuenco (cavidad cotiloidea). Sin embargo, si los huesos no se ajustan, las desigualdades son solucionadas con capas de fibrocartílago. Estas capas de denominan meniscos cuando solamente penetran parcialmente en la articulación, y discos cuando separan por completo dos huesos.

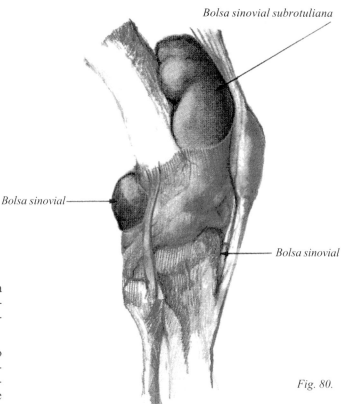

*Bolsa sinovial subrotuliana*

*Bolsa sinovial*

*Bolsa sinovial*

*Fig. 80.*

Cuando en el deporte se habla de meniscos se refiere generalmente a los de las rodillas. También hay meniscos entre la clavícula y la escápula (fig. 81).

Cuando se habla de discos se piensa generalmente en los depósitos entre los cuerpos vertebrales de la columna dorsal. Otros discos los encontramos, p.ej. entre la clavícula y el esternón.

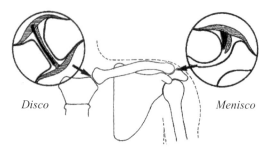

*Disco*

*Menisco*

*Fig. 81*

## Diferentes tipos de articulación

Con frecuencia se intenta describir el funcionamiento de las diversas articulaciones con ayuda de ciertos modelos. Sin embargo, éstos no siempre concuerdan con las articulaciones que encontramos en el cuerpo. Las siguientes ilustraciones muestran los diferentes tipos de articulación y ejemplos de dónde se encuentran en el cuerpo. Además, describen qué movimientos pueden ser llevados cabo en las articulaciones (figs. 82-87).

*Fig. 85.*

*2 ejes de giro*

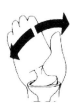
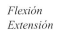
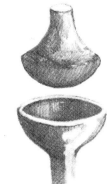

*Flexión*
*Extensión*

*Hacia adentro (aducción)*
*Hacia afuera (abducción)*

*Fig. 82.*

*2 ejes de giro*

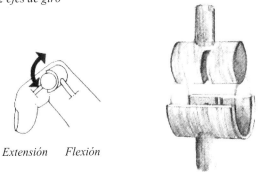

*Extensión      Flexión*

*Fig. 86.*

*3 ejes de giro*

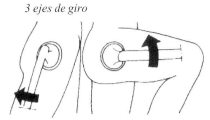

*Extensión            Flexión*

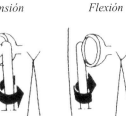

*Pronación - supinación*

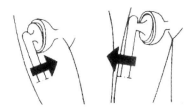

*Aducción -abducción*

*Fig. 83.*

*1 eje de giro*

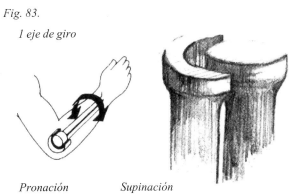

*Pronación          Supinación*

*Fig. 84.*

*Encaje recíproco de dos ejes*

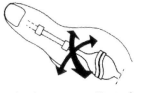
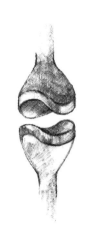

*Flexión*
*Extensión*

*Hacia dentro (aducción)*
*Hacia fuera (abducción)*

*Fig. 87.*

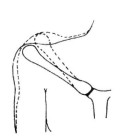
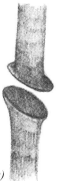

*Artrodia (articulación de superficies planas) poca amplitud de movimientos laterales*
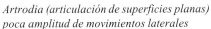

Ya que la cápsula articular que rodea una artrodia suele ser muy rígida, su amplitud de movimientos suele considerarse limitada, pero posible en todas direcciones (por ello la denominación «de tres ejes»).

Sin embargo, muchas articulaciones del cuerpo no concuerdan exactamente con los modelos presentados. Por tanto, se describen como combinación de dos modelos o con un solo modelo pero con ciertas limitaciones.

La articulación de la rodilla es, p.ej., una combinación entre una tróclea y un trochus. Gracias a ella se puede flexionar la pierna, estirarla y girarla hacia atrás o hacia afuera. El movimiento de rotación solamente es posible con la rodilla flexionada (fig. 88).

Las articulaciones de las falanges son enartrosis con determinadas limitaciones. Tanto la cabeza femoral como la cavidad cotiloidea concuerdan casi con el modelo de la enartrosis. Sin embargo, la cápsula articular evita determinados movimientos. Los músculos que harían posible un movimiento rotatorio de los dedos no existen.

*Fig. 88.*

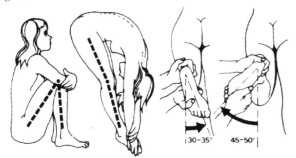

Entre las estructuras que protegen las articulaciones frente a las lesiones las más importantes son las que forman los músculos. Una musculatura fuerte y dúctil ofrece siempre la mejor protección frente a las lesiones de las articulaciones. Los movimientos bruscos pueden provocar diferentes lesiones musculares. Pueden ser sometidos a un estiramiento excesivo, pueden romperse parcialmente o sufrir una rotura completa. Un ligamento hiperestirado recupera su longitud normal y su capacidad de funcionamiento al cabo de un par de semanas de descanso.

Pero si un ligamento sufre hiperextensiones frecuentes puede hacerse laxo y ver limitadas sus funciones. A causa de ello, la articulación está tan suelta que puede sufrir lesiones graves. Un ligamento hiperestirado debe ser acortado con una operación quirúrgica. Los ligamentos rotos deben ser saturados. Solamente los ligamentos parcialmente rotos no necesariamente tienen que ser operados o cosidos, ya que pueden unirse de nuevo por sí mismos con ayuda de la necesaria inmovilización. Para ello la articulación debe ser enyesada. Incluso los tendones de Aquiles que han sufrido una rotura pueden curarse al ser inmovilizados. Para ello, la articulión es enyesada de forma que las partes separadas estén unidas.

Un ligamento articular puede ser descargado con ayuda de un vendaje elástico, el cual evita aquellos movimientos que pudieran dañar un ligamento articular débil o lesionado. En el deporte se recomienda el uso de un vendaje después de haber sufrido graves lesiones o como prevención en los casos que existe un peligro de lesión (p.ej. en los entrenamientos duros de fútbol o en situaciones de lucha). Sin embargo, no se recomienda entrenar regularmente con vendajes, ya que la piel puede dañarse. Además, los ligamentos se acostumbran a estar descargados por este apoyo externo y al cabo del tiempo pueden perder tensión.

# Los músculos

Existen tres tipos de músculos en el cuerpo: la musculatura lisa, la musculatura cardíaca y la musculatura esquelética. En este libro solamente se tratará el último tipo, que se denomina también musculatura estriada.

Todo músculo esquelético está recubierto por una capa de tejido conectivo, que tiene la misma estructura que la capa externa de una cápsula articular (ver pág. 145). Su finalidad consiste en formar una capa sobre la que se deslicen los músculos vecinos y en dar al músculo su forma.

Este tejido conectivo se denomina fascia muscular (perimisio externo) (peri = alrededor; mysium = músculo). Está formado principalmente por fibras de colágeno. Si se efectúa un corte a través de un músculo se podrá ver a simple vista que está formado por pequeños haces fibrosos. Cada haz está rodeado por una capa aún más fina de tejido conectivo (perimisio interno). En esta capa, que está formada tanto por fibras de colágeno como elásticas, se ramifican los nervios y los vasos sanguíneos antes de llegar finalmente a la verdadera célula muscular. Bajo el microscopio se observa que estos haces fibrosos están formados por un gran número de fibras musculares. Cada una de estas fibras está rodeada por una vaina de fibras elásticas. Esa vaina se denomina endomisio (endo=dentro) (fig. 89).

Las fibras musculares también se denominan células musculares. Su estructura y función se explica con todo detalle en los libros de fisología, por lo que la siguiente descripción está resumida.

En el microscopio se puede ver que cada célula muscular está formada por unos componentes minúsculos, las denominadas fibrillas musculares o miofibrillas. Las fibrillas están ordenadas paralelamente y la célula muscular parece tener líneas oblicuas. La razón de ello es que las fibrillas están compuestas de otras estructuras aún más pequeñas y ordenadas regularmente, los denominados miofilamentos (filamento = fibra más pequeña que la fibrilla).

Los miofilamentos se componen de cadenas de moléculas de proteínas. Su apariencia estriada es a causa de la existencia de dos tipos de miofilamentos, la actina (que es más fina y, por tanto, transparente) y la miosina (que forma campos más oscuros por ser más gruesa).

Cuando el músculo se acorta (se contrae), los filamentos de actina se introducen entre los filamentos de miosina. Ello produce un acortamiento y aumento del grosor de las miofibrillas. Las fibras elásticas que rodean las células musculares actúan sobre las capas de tejido conectivo.

Las capas de tejido conectivo se convierten en tendones

*Fig. 89.*

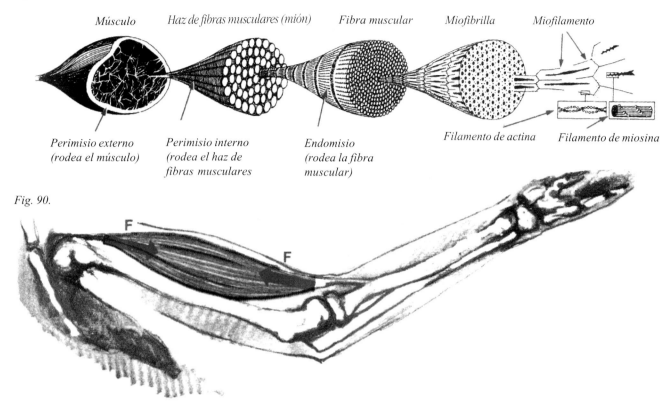

Músculo    Haz de fibras musculares (mión)    Fibra muscular    Miofibrilla    Miofilamento

Filamento de actina    Filamento de miosina

Perimisio externo
(rodea el músculo)

Perimisio interno
(rodea el haz de
fibras musculares

Endomisio
(rodea la fibra
muscular)

*Fig. 90.*

musculares. Cuando el músculo se contrae, se genera un potencial de fuerza que se reparte con exactamente la misma intensidad sobre el punto de origen y de inserción del músculo, pero en direcciones opuestas (F) (fig. 90).

Los músculos del cuerpo pueden tener un aspecto completamente diferente. La fig. 91 recoge las variaciones más frecuentes.

Un músculo es capáz de desarrollar una fuerza máxima que puede alcanzar los 5 kp/cm$^2$ de su corte transversal. Al hablar de corte transversal nos referimos al corte transversal fisiológico que se define de la siguiente manera: cuando las células musculares transcurren sin excepción en la dirección longitudinal del músculo, el tamaño de su corte transversal fisiológico (A) depende del número de filamentos de actina y miosina en el músculo. Si la superficie es de 6cm2, la fuerza máxima de concentración se sitúa en 6 x 5 kp = 30 kp. Sin embargo, si las células transcurren oblicuamente en relación con la dirección longitudinal del músculo, hay que medir las superficies A 1 y A 2 para establecer cuántos filamentos de actina y miosina contiene el músculo.

El corte transversal fisológico está compuesto en este caso por A1 y A2. Si A1 = 8 cm$^2$ y A2 = 4 cm$^2$; el corte transversal fisiológico del músculo seá de 12 cm$^2$. La fuerza máxima del músculo se encuentra en 12 x 5 kp = 60 kp. Un músculo penniforme, por tanto, es significativamente más potente que otro monocefálico, aunque la masa muscular sea idéntica. Una fibra muscular puede acortarse hasta un 50%. Un músculo monocefálico puede acortarse longitudinalmente más que uno penniforme (figs. 92 y 93).

Los músculos monocefálicos se localizan en el cuerpo allí donde la persona debe ser capaz de realizar movimientos de descarga y rápidos. Los músculos penniformes, por el contrario, se encuentran allí donde la persona realiza movimientos pequeños pero de fuerza.

Como ya se ha mencionado, la fuerza de un músculo depende de su corte transversal fisiológico. Su capacidad de contracción está determinado por la longitud del músculo en dirección a las células. Para valorar la fuerza muscular se debe saber también cómo se inserta el músculo en la articulación sobre la cual tiene que actuar.

La fig. 94 muestra que un músculo que se inserta a 4 cm del eje de la articulación necesita una fuerza de tracción de 70 kp para poder sujetar una bola de 7 kg de peso que se encuentra a 40 cm de la articulación (70 x 4 = 7 x 40). Si el mismo músculo e inserta a 5 cm de distancia de la articulación, solamente necesitará una fuerza de tracción de 56 kp (56 x 5 = 7 x 40). La capacidad de un músculo para levantar un objeto pesado depende de dos componentes: del corte transversal fisiológico  y su situación en relación con la articulación. La capacidad del músculo para realizar un momento de torsión (M) dice más sobre su fuerza que solamente indicando la fuerza con la cual puede contraerse (el concepto de momento de torsión se describe en la pág. 157).

Para poder analizar un movimiento hay que saber que la fuerza de contracción de un músculo depende de su posición momentánea en relación con su posición en descanso. Supongamos que se quiera hacer un experimento para estudiar la capacidad de contracción de un músculo (figs. 95-100). La longitud del haz en reposo es de l₀. Se sujetará el haz entre dos placas conectadas a un aparato de medición. El aparato de medición medirá la fuerza con la cual las dos placas son acercadas.

Fig. 91.

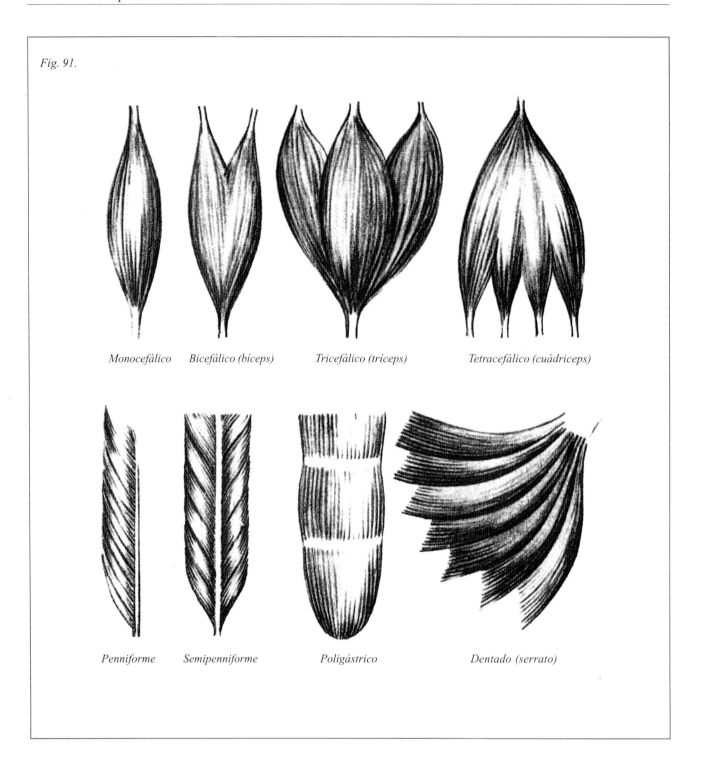

Monocefálico    Bicefálico (bíceps)    Tricefálico (tríceps)    Tetracefálico (cuádriceps)

Penniforme    Semipenniforme    Poligástrico    Dentado (serrato)

Si la distancia entre las placas es $l_0$, la fuerza será 0 ($F_0$) (inicio de la línea punteada en fig. 100). Si se estira el haz muscular, el indicador se disparará, ya que los componentes elásticos del músculo son estirados y tienden a volver a su posición natural $l_0$. La línea punteada muestra cuánta fuerza necesita el músculo para volver a su posición en descanso cuando es estirado (el músculo está pasivo, es decir, no se contrae).

Para estudiar qué fuerza se genera en la contracción muscular se procede de la siguiente manera: con ayuda de un impulso eléctrico se provoca una contracción. La fuerza se puede leer en un aparato de medición.

Si el impulso es enviado con una longitud en reposo de $l_0$, el valor indicado por el aparato de medición será $F_2$ (el valor absoluto de la contracción depende del grosor del haz muscular).

Si la distancia entre las placas es menor a $l_0$, también la fuerza ($F_3$), con la cual el músculo actúa sobre las placas, será menor que $F_2$.

Si la distancia se reduce hasta un 50% de la longitud del haz muscular, el punto de origen y el de inserción llegarán justo a las placas al contraerse el músculo, es decir, la fuerza será 0.

Si se estira el músculo algo más de su longitud en reposo y se le estimula eléctricamente, se demostrará que la capacidad de contracción es mayor que $F_2$ con una longitud de $l_0$. El valor más alto depende de la suma de las fuerzas elásticas, así como también de las fuerzas generadas por el impulso eléctrico. El valor máximo $F_4$ se conseguirá con un estiramiento del 20% por encima de la longitud en reposo.

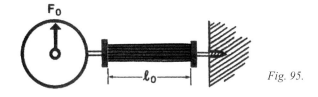

*Fig. 95.*

*Si se aumenta la distancia entre las placas hasta $l_1$ se genera la fuerza $F_1$.*

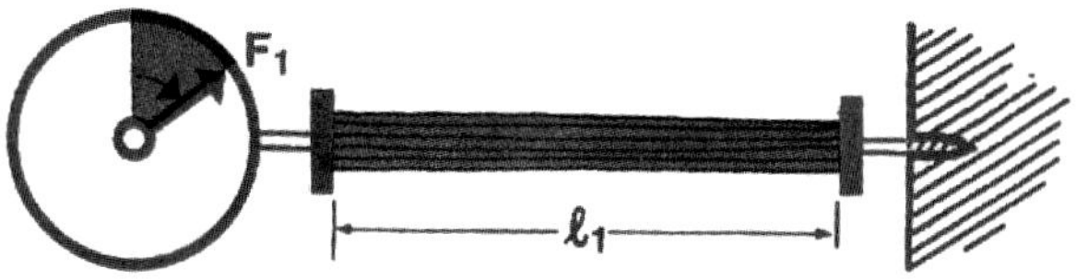

*Fig. 92.*

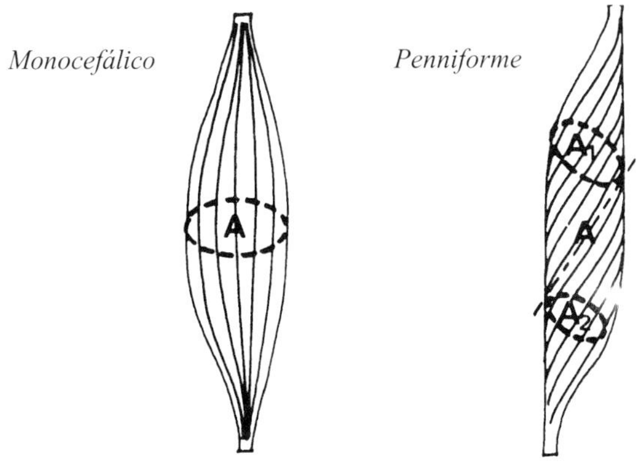

Monocefálico          Penniforme

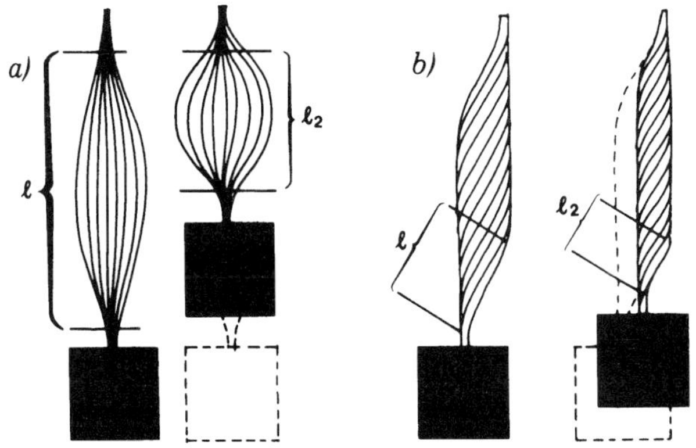

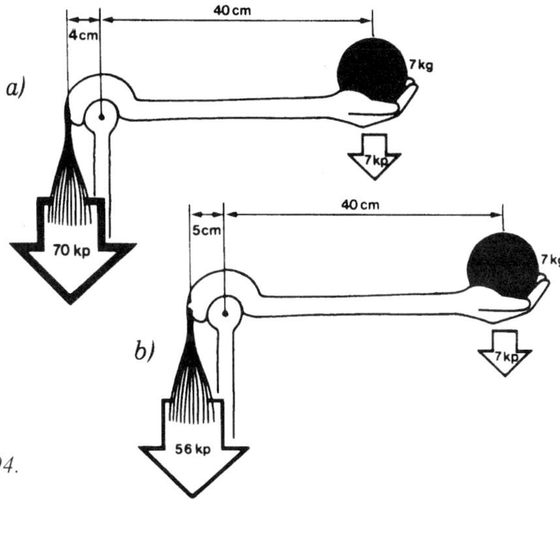

*Fig. 93.*

*Fig. 96.*

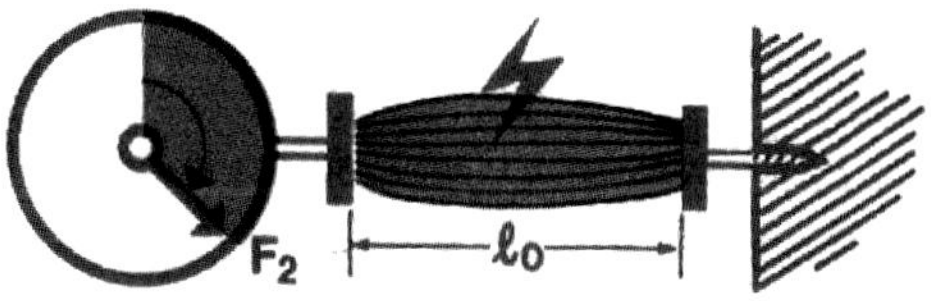

*Fig. 97.*

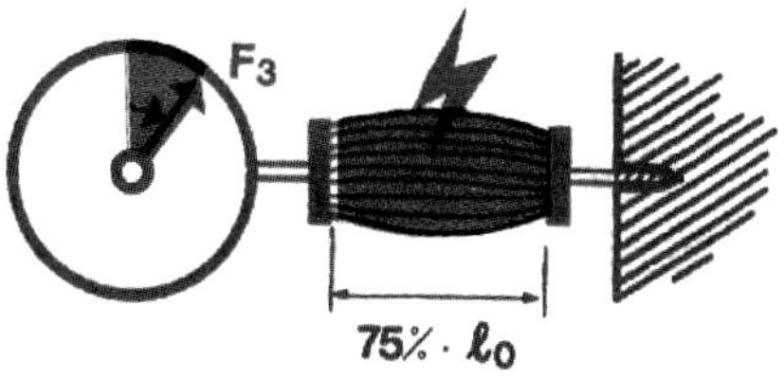

a)    b)

*Fig. 98.*

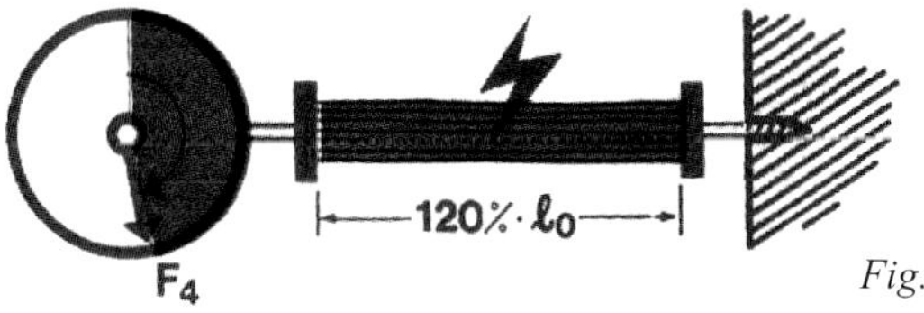

75% · $l_0$

120% · $l_0$

*Fig. 99.*

a)    40 cm   4 cm   7 kg

7 kp

70 kp

40 cm   5 cm   7 kg

b)    7 kp

56 kp

*Fig. 94.*

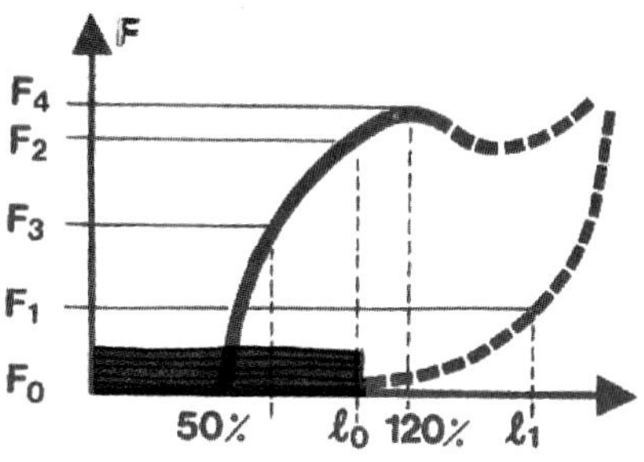

*Fig. 100.*

50%   $l_0$  120%   $l_1$

Si se estira el músculo en un 120% de su longitud normal, la fuerza de contracción se reducirá. La razón de ello es que los filamentos de actina y miosina se han separado tanto que la fuerza de contracción del músculo ha disminuido más de lo que ha aumentado de fuerza de contracción elástica.

Si al realizar un movimiento se quiere conseguir una fuerza máxima, la «buena técnica» dice que hay que dejar trabajar el músculo en condiciones favorables. El músculo de las caderas que tiene que realizar el máximo esfuerzo cuando se realiza un empuje con fuerza con las piernas es el m. glúteo mayor.

Cuando se anda sobre una superficie lisa no es necesario pisar con fuerza y las caderas permanecen estiradas. Si, por el contrario, se tiene que superar una inclinación importante, la persona se inclina automáticamente hacia delante. Con ello se aumenta la distancia entre el punto de origen y el de inserción para el músculo, con lo cual consigue una longitud efectiva (120% l0, ver antes).

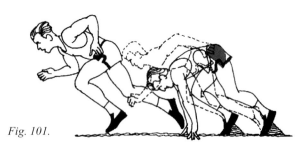

Fig. 101.

La misma técnica se utiliza cuando se quiere aumentar la velocidad al patinar sobre hielo, correr o montar en bicicleta (fig. 101).

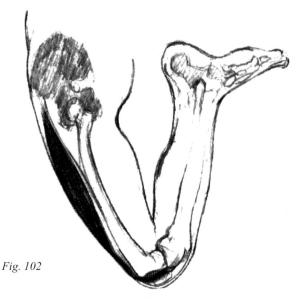

Fig. 102

Cuando se da un golpeo en fútbol hay que inclinarse primero con fuerza hacia delante a la altura de las caderas, ya que el músculo que estira la pierna a la altura de la rodilla (ver pág. 172) también se extiende por encima de la articulación de la cadera. Para poder generar una gran fuerza, la distancia entre origen y punto de inserción debe ser mayor a l0 (fig. 102).

En los lanzamientos hay que procurar aumentar la longitud de un grupo muscular muy importante, el m. pectoral mayor (pág. 201). En relación con el brazo se estira por medio de una fuerte rotación del tronco. Al mismo tiempo se dilata el tórax inspirado profundamente (fig. 103).

Fig. 103.

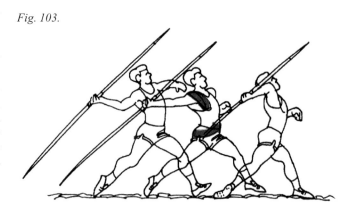

# Diferentes forma de funcionamiento muscular

Se distingue entre el trabajo muscular dinámico y el estático.

Por trabajo muscular dinámico se entiende que el músculo ejerce una fuerza sobre los puntos de inserción y origen mientras que su longitud se modifica. Si la fuerza del músculo actúa de tal forma que el origen y el punto de inserción se acercan, se hablará de trabajo concéntrico (el músculo se acorta, se contrae). Si la fuerza del músculo se genera mientras que los puntos de origen e inserción se alejan (es decir, el músculo quiere frenar un movimiento en una articulación), se hablará de trabajo excéntrico (el músculo quiere acortarse, pero es separado por fuerzas externas).

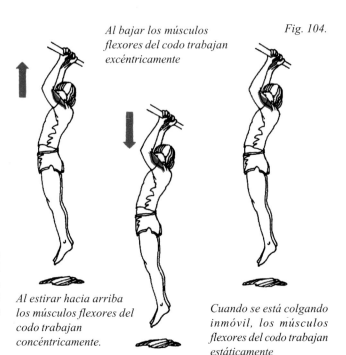

Al bajar los músculos flexores del codo trabajan excéntricamente

Fig. 104.

Al estirar hacia arriba los músculos flexores del codo trabajan concéntricamente.

Cuando se está colgando inmóvil, los músculos flexores del codo trabajan estáticamente

*Fig. 105.*

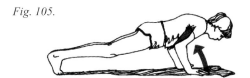

*Concéntrico para el extensor del brazo - hacia arriba*

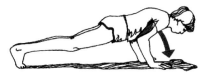

*Excéntrico para el extensor del brazo - hacia abajo*

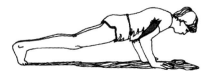

*Estático para el extensor del brazo - inmóvil*

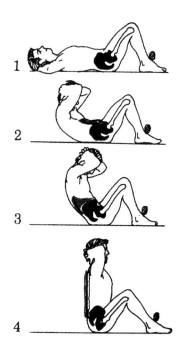

1

2

3

4                                                                      *Fig. 107*

Cuando un músculo se contrae sin que se produzca un movimiento en la articulación, se hablará de un trabajo estático (o isométrico) del músculo (figs. 104 y 105).

La fig. 106 muestra un ejercicio en el cual la musculatura de la espalda de la región lumbar trabaja de forma concéntrica (el movimiento se desarrolla principalmente en la zona lumbar), mientras que la musculatura de la nuca y el tórax trabajan estáticamente. Al realizar el movimiento ascendente y descendente, los músculos lumbares trabajan excéntricamente para frenar el movimiento (musculatura de la espalda, pág. 188).

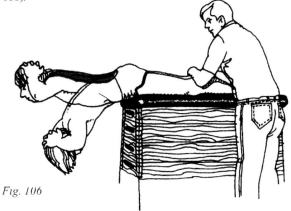

*Fig. 106*

Fig. 107 muestra los procesos consecutivos al incorporarse desde la posición de decúbito supino.

1-2: trabajo concéntrico, sobre todo ver la musculatura abdominal recta.

2-3: trabajo estático para la musculatura abdominal, concéntrica para los flexores de la cadera.

3-4: musculatura abdominal prácticamente no trabaja concéntrico que los flexores de la cadera

4: trabajo estático para los extensores de la espalda.

Si se sabe dónde tienen los músculos sus puntos de inserción y origen, se podrán analizar mejor los ejercicios aplicados en la gimnasia de corrección, el deporte de competición, el entrenamiento de fuerza, el entrenamiento de la movilidad, etc. Los estudios sobre fisiología han demostrado que un músculo que es entrenado de forma concéntrica no aumenta notablemente su capacidad de trabajo excéntrico o concéntrico. Se piensa que la razón de ello es que la capacidad de trabajo del músculo depende tanto del grado de masa muscular como del flujo de impulsos nerviosos que llegan hasta el músculo. Estos dos componentes, por tanto, son definitivos para determinar la eficacia del músculo. Un buen deportista o un entrenador deben saber analizar su deporte y adaptar los ejercicios a las exigencias de los movimientos.

Si se estudia la capacidad del músculo para generar fuerza se descubrirá que el músculo es más fuerte hasta en un 40% cuando es forzado a realizar un trabajo máximo excéntrico que si trabaja al máximo de forma estática. La capacidad concéntrica para generar fuerza se reduce más cuanto más deprisa tenga que trabajar el músculo (fig. 108).

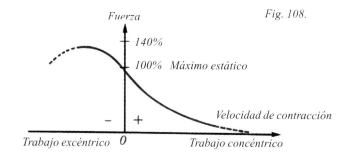

*Fig. 108.*

*Fuerza*

140%

100% *Máximo estático*

*Velocidad de contracción*

*Trabajo excéntrico*   0   *Trabajo concéntrico*

*+ significa que el origen y la inserción se acercan mutuamente (trabajo concéntrico)*
*0 significa que la distancia entre el origen y la inserción no se altera (trabajo estático)*
*– significa que el origen y la inserción se alejan (trabajo excéntrico)*

Por tanto, si se quiere generar una fuerte tensión en un músculo, es mejor forzarle a frenar un movimiento que en ese momento esté estirándolo (esto también se denomina trabajo negativo). El siguiente experimento explica este proceso (fig. 109):

1– Colóquese quieto con las rodillas flexionadas a 90° y los brazos colgando relajados a los lados del cuerpo. Desde esta posición salte verticalmente hacia arriba (sin para ello mover los brazos y balancear las articulaciones de las rodillas) y calcule la altura que alcanza.

2– Colóquese quieto con los brazos colgando lateralmente y las rodillas estiradas. Adopte la posición del ejemplo 1 para coger impulso y salte seguidamente hacia arriba. De esta forma saltará más alto. Se alcanza mayor altura ya que al coger impulso se han «cargado» los músculos necesarios para saltar. Por tanto, se habrá saltado desde la misma posición, pero con diferente tensión muscular. Un movimiento eficaz tiene un determinado ritmo, es decir, una forma de movimiento, que carga excéntricamente los diferentes grupos musculares que participan en el movimiento. Se dice que un jugador, p.ej. al dar un golpe de raqueta en el tenis o durante un partido de voleibol, siempre tiene un «timing». Por «timing» se entiende la armonía de todo el movimiento, de forma que cada grupo muscular trabajar de forma óptima.

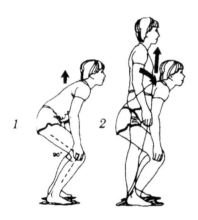

Fig. 109.

Prácticamente todos los movimientos bien pensados comienzan con un movimiento contrario perfecto (movimiento para coger impulso). Los músculos activos aumentan su longitud en descanso (en un 120%). De acuerdo con los principios de fisiología muscular, se cargan de forma excéntrica (hasta un 140% de la fuerza estática máxima). Si se conoce el punto de origen, de inserción y las funciones de los músculos, como también las fuerzas que actúan desde fuera sobre el músculo (fuerza de gravedad, rozamiento), se podrán analizar y entender los ejercicios que se realizan en el deporte.

# Músculos y sistema nervioso

## Reflejos protectores del músculo

El músculo está protegido de las lesiones innecesarias por medio de dos tipos de células nerviosas, los denominados husos musculares o husos tendinosos. Los husos musculares están ordenados paralelamente entre las células musculares y están repartidos por todo el músculo. Siguen de forma pasiva los movimientos de las células musculares vecinas.

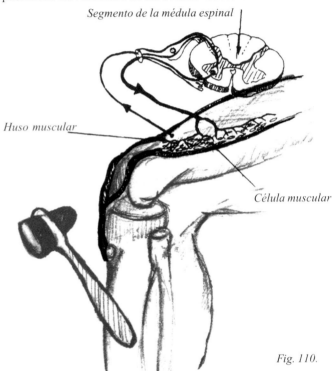

*Segmento de la médula espinal*

*Huso muscular*

*Célula muscular*

Fig. 110.

Si las células musculares se estiran también lo hacen los husos musculares. Si el músculo es estirado en exceso de forma que aparece el riesgo de un desgarro muscular, el huso muscular envía una señal de contracción. Entonces el músculo se contrae y ya no puede seguir estirándose hasta lesionarse. Este mecanismo de protección se denomina reflejo de extensión. Cuando el médico golpea con un martillo de goma el ligamento debajo de la rótula, las células musculares del músculo extensor de la rodilla (ver pág. 172) son estiradas. El músculo se protege por medio de una contracción frente a este estiramiento inesperado, es decir, la pierna se estira algo más a la altura de la rodilla. El tiempo transcurrido entre el golpe con el martillo y la extensión de la pierna indica el tiempo que necesitan los impulsos nerviosos para llegar desde el huso muscular hasta el sistema nervioso central y de vuelta a las células musculares (fig. 110).

El centro de gravedad de la cabeza en una persona adulta se sitúa delante de la articulación entre la cabeza y la vértebra superior. Por tanto, la cabeza quiere caer hacia adelante, pero es mantenida recta por la tensión constante de los músculos de la nuca (ver pág. 221). Si alguien se duerme sentado, los músculos de la nuca se relajan y la cabeza cae hacia adelante. Los husos musculares son estirados repentinamente a causa de ello, lo cual provoca un levantamiento inconsciente de la cabeza (la persona se despierta con el tirón). Este reflejo de protección ha salvado la vida a innumerables conductores cansados y ha mantenido despiertos a muchos asistentes a discursos aburridos (fig. 111).

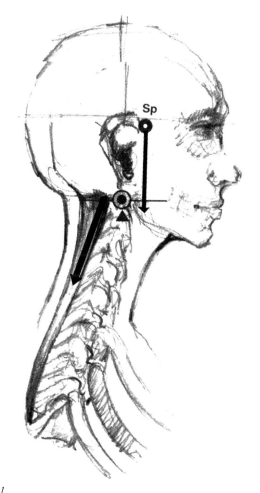

Fig. 111

La protección de los husos musculares se pone en marcha cuando se poduce una extensión inesperada de la muscultura, pero permite una extensión voluntaria pero no demasiado rápida del músculo. Se puede dejar caer la cabeza hacia adelante, por ejemplo, sin que el reflejo se dispare. Cuando se desea estirar un músculo, debe hacerse con la suficiente lentitud para que el reflejo de extensión nose ponga en marcha. Se ha comprobado que se puede estirar un poco más aquel músculo que antes ha sido contraído y después estirado lentamente. Estos principios deben tenerse muy en cuenta en el denominado entrenamiento de la movilidad o la elasticidad. Se describen detalladamente en la pág. 101.

Los husos tendinosos infoman al sistema nervioso central sobre el estado actual de tensión muscular. Si la tensión es demasiado alta, con lo cual aparece el riesgo de desgarro muscular, se envía un impulso desde los husos tendinosos al sistema nervioso central y de vuelta al músculo. El impulso

impide la contracción del músculo, con lo cual la tensión aumentaría más. Pero este impulso inhibitorio consigue que el músculo se relaje y disminuya la tensión (fig. 112).

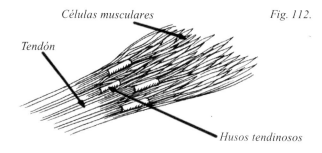

Células musculares — Fig. 112.

Tendón

Husos tendinosos

Cuando un saltador de longitud realiza una batida con demasiada fuerza, la tensión en los músculos de la pantorrilla puede ser excesiva. La causa de ello pueden ser las fuerzas externas o el intento de la musculatura de la pantorrilla por contraerse. El músculo es anulado y el saltador salta en línea recta hacia delante, aunque en realidad estaba planeado un salto en dirección ascendente.

Los husos musculares y tendinosos son unos de los mecanismos de protección del cuerpo más importantes. Si se ven afectados en su funcionamiento, aumenta considerablemente el riesgo de lesión. Ello ocurre especialmente cuando un deportista está cansado o no ha calentado, ya que entonces los reflejos de protección envían sus señales con mayor lentitud que cuando el deportista está descansado.

## Unidad motora

Para poder valorar correctamente la eficacia de los diferentes ejercicios del entrenamiento de fuerza, hay que conocer los siguientes datos:

Ur músculo está formado por innumerables células musculares, que a su vez forman un determinado número de lo que se denominan unidades motoras. Una unidad motora está formada por una célula nerviosa que está conectada con el cerebro y con las fibras musculares que la inervan (fig. 113). Si la unidades motoras están compuestas por pocas fibras musculares, se hablará entonces de un músculo de motricidad de precisión. Si las unidades están formadas por muchas células, el músculo se denomina de motricidad burda o grosera.

En los músculos que controlan los movimientos del ojo, cada unidad motora está formada por entre 5 y 10 células. En cuanto al músculo glúteo mayor (pág. 164), se calcula que el número de células de cada unidad es de varios miles (fig. 113).

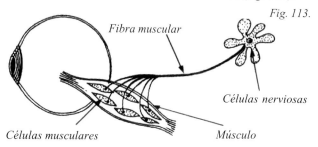

Fig. 113.

Fibra muscular

Células nerviosas

Células musculares

Músculo

Si se activa una unidad motora se contraen todas las células que forman parte de la unidad con fuerza máxima. Si un músculo se ve forzado a contraerse con una determinada fuerza, el trabajo será realizado por un determinado número de unidades motoras. Si se aumenta la fuerza de contracción deberán reclutarse más unidades motoras. Siempre son las mismas unidades motoras las que son activadas cuando la carga es igual. Siempre son las mismas unidades que se añaden cuando aumenta el esfuerzo. Y siempre son las mismas unidades motoras que se activan en último lugar cuando son sometidas al máximo esfuerzo.

*Las células del tipo I se caracterizan por su resistencia con poca fuerza*
*Las células del tipo II se caracterizan por generar mucha fuerza en un corto intervalo de tiempo*

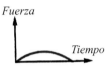

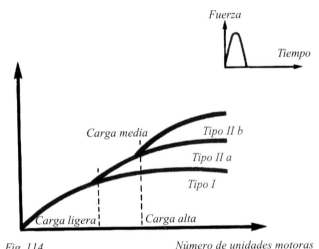

Fig. 114.                    Número de unidades motoras

Si el entrenamiento siempre es igual se someterán a esfuerzo solamente aquellas células musculares que se encuentran entre las unidades motoras que se activan primero. Si se quiere entrenar la totalidad del músculo, éste debe ser sometido a un esfuerzo máximo.

Existen dos tipos de células musculares, distinguiéndose entre células musculares lentas (tipo I) y rápidas (tipo II). Lo característico de la células lentas es que obtienen la energía de forma anaeróbica, es decir, con ayuda de oxígeno. Las células rápidas, por el contrario, obtienen la energía de forma principalmente anaeróbica, por tanto sin aporte de oxígeno, gracias a la energía almacenada en el músculo (glucógeno). Un producto intermedio de este proceso es el denominado ácido láctico. La proporción de este tipo de células es diferente en cada persona. Normalmente, el 50% de las fibras son del tipo I y el otro 50% del tipo II. Sin embargo, existen diferencias individuales. Además, los diferentes músculos tienen una composición diferente en cuanto a fibras.

En los últimos años se ha descubierto que las células del tipo II se pueden dividir en dos grupos, tipo II a y tipo II b. Las del tipo II a pueden cambiar su carácter por medio de un entrenamiento especial de tal forma que llegan a parecerse más a las del tipo I, es decir, obtienen su energía con oxígeno y, en consecuencia, tienen más resistencia.

También se ha descubierto que cuando un músculo es sometido a esfuerzo, primero se activan las células del tipo I, después las del tipo II a y finalmente las del tipo II b. Si los esfuerzos son pequeños solamente se activan las del tipo I.

Las células del tipo II a reúnen las mejores características de los dos tipos de células, es decir, mucha fuerza y resistencia. Es muy importante conocer estas relaciones cuando se lleve a cabo un entrenamiento para un determinado deporte. Sin embargo, hay que tener muy claro que la denominación «lento» no significa que las células musculares se contraigan lentamente, que desde el punto de vista deportivo no contribuyan al movimiento. Los movimientos «rápidos» en el deporte, como el golpeo en el golf y el smash en el tenis, son movimientos extremadamente lentos en comparación con la velocidad de contracción de las células del tipo I (fig. 114).

# 22. Reglas mecánicas básicas

Para poder entender la estructura del esqueleto y la forma en que afectan los músculos a las diferentes partes del cuerpo, deben conocerse determinadas características de las diferentes fuerzas y saber qué significa el concepto de momento de torsión.

La fuerza se indica con una flecha, que indica su intensidad y su dirección, designándose con la letra F (fuerza) (fig. 115).

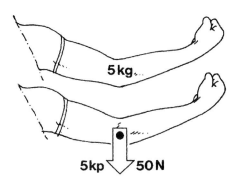

*Fig. 115.*

Cuando un cuerpo pesa 5 kg, la fuerza de atracción de la tierra sobre el cuerpo es de 5 kilopondios (5 kp) o 50 Newton (50 N) (fig. 116).

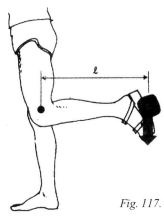

*Fig. 116.*

La relación exacta entre estas dos unidades es 1 kp= 9,81 N, pero se suele redondear a 1 kp = 10 N.

Cuando una fuerza recae desde una determinada distancia (l) sobre un punto, ejerce un determinado momento de torsión sobre este punto. El momento de torsión se indica con la letra M y se calcula de la siguiente forma: la intensidad de la fuerza (F) se multiplica por la longitud de la palanca (l), M = F x l ( fig. 117).

*Fig. 117.*

La intensidad del momento de torsión indica en qué medida un objeto permite ser girado. Por tanto, el momento de torsión es un producto de dos factores, cuya dimensión depende de la longitud de palanca cuando la fuerza es idéntica. Ello significa que la misma fuerza puede hacer girar un cuerpo más o menos dependiendo de dónde actúe.

Con la misma fuerza, en el ejemplo 1 resulta un determinado momento de torsión, que aumenta en el ejemplo 2 y es aún mayor en el ejemplo 3. Supongamos que la fuerza sea de 50 N en los 3 ejemplos y que $l_1 = 0,20$ m, $l_2 = 0,30$ m y $l_3 = 0,50$ m. El momento de torsión,de acuerdo con la fómula M = Fx l: M 1 = 10 Nm, M 2 = 15 Nm, M 3 = 25 Nm (fig. 118).

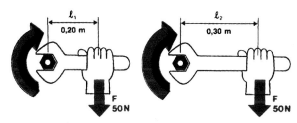

$M_1 = 50$ N x 0,20 m = 10 Nm    $M_2 = 50$ N x 0,30 m = 15 Nm

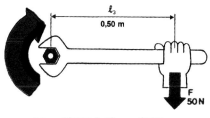

$M_3 = 50$ N x 0,50 m = 25 Nm

*Fig. 118.*

Los valores 10, 15 y 25 indican cuánto «quiere girar» el mango de la llave inglesa. El momento de torsión de 25 Nm se puede producir de diversas maneras. Una alternativa al ejemplo 3 es estirar del mango con 100 N a una distancia de 0,25m del eje de giro. M4 = 100 x 0,25=25Nm (fig. 119).

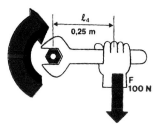

*Fig. 119.*

Ejemplo 5. Si se coloca un peso de 5 kg a una distancia de 2 m del centro sobre una báscula, ello dará como resultado $M_5$= 50 N x 2 m = 100 Nm (fig. 120).

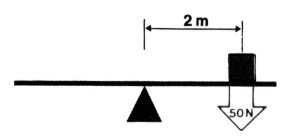

*Fig. 120.*

Ejemplo 6. El momento de torsión de 100 Nm también se puede conseguir colocando sobre la báscula un peso de 10 kg a una distancia de 1 m del centro.
$M_6$ = 100 N x 1 m = 100 Nm (fig. 121).

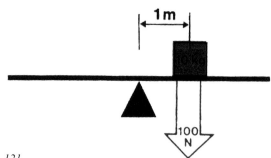

*Fig. 121.*
*Ejemplo 6*

Ejemplo 7. Si se colocan los dos pesos al mismo tiempo a cada lado de la báscula se consigue un equilibrio, es decir, los dos momentos de torsión se compensan mutuamente. 100 x 1 = 50 x 2 (fig. 122).

Los músculos influyen sobre las distintas partes del cuerpo de forma similar.

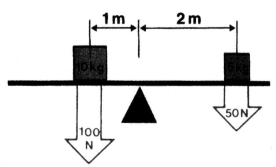

*Fig. 122.*
*Ejemplo 7*

La articulación del codo se puede comparar con una báscula, a un lado de la cual recae la fuerza externa (F) y sobre la otra la fuerza interna ($F_m$). El brazo se mantiene inmóvil ($F_m$ x $l_m$=F x l) (fig. 123).

Ejemplo 8:
$F_m$ = fuerza muscular
$l_m$ = longitud del brazo de palanca del músculo
F = fuerza de gravitación de la pelota
l = distancia entre la pelota y el centro de la articulación

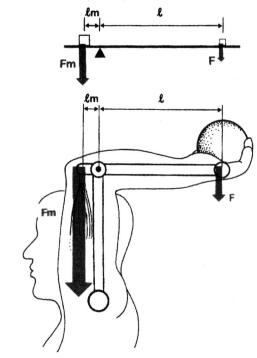

*Fig. 123*
*Ejemplo 8 (ver Fig. 94a, b)*

Ejemplo 9. Se consigue un equilibrio cuando $F_m$ x $l_m$= F x l. Si $F_m$ x $l_m$ es mayor, el cuerpo se moverá hacia arriba (la persona se levantará aún más sobre las puntas de los pies). Si $F_m$ x $l_m$ es menor, ya no se podrá estar de puntillas por más tiempo y se caerá hacia abajo. Los valores se refieren a una persona con un peso de 80 kg (fig. 124).

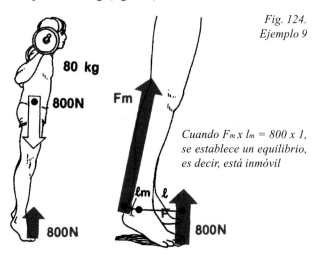

*Fig. 124.*
*Ejemplo 9*

*Cuando $F_m$ x $l_m$ = 800 x 1, se establece un equilibrio, es decir, está inmóvil*

Ejemplo 10. El peso del tronco (30 kg) se equilibra por medio de la fuerza de tracción de los músculos dorsales. Si el peso del tronco se encuentra tres veces más adelantado con respecto a las vértebras que los músculos dorsales detrás de los cuerpos vertebrales, la fuerza de tracción de los músculos de la espalda deberá ser tres veces mayor que el peso del tronco (fig. 125).

Como regla general se puede decir que las partes del cuerpo se mueven en aquella dirección en la cual el momento de torsión es mayor. Los ejemplos 11 a 13 muestran articulaciones, en las cuales la carga y los músculos se encuentran en el mismo lado de la articulación, pero actuando en distintas direcciones (figs. 126-128). Para las tres figuras vale lo siguiente: $F_m \times l_m = mg \times l$.

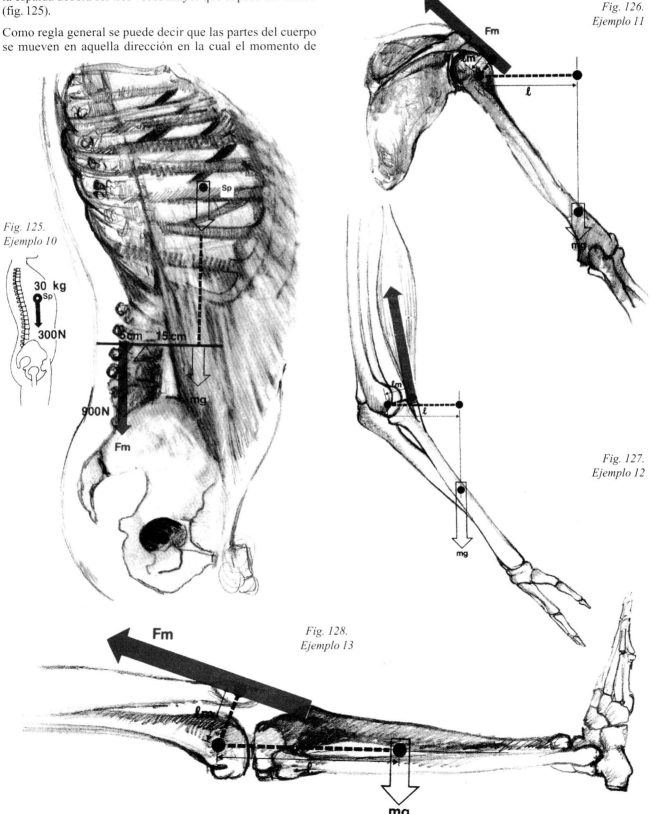

Fig. 125.
Ejemplo 10

Fig. 126.
Ejemplo 11

Fig. 127.
Ejemplo 12

Fig. 128.
Ejemplo 13

Sobre el antebrazo (1 kg) actúa una fuerza de gravitación de 10 N. Cuando el centro de gravedad se encuentra a una distancia de 20 cm de la articulación, el momento de torsión es 10 N x 20 cm. Cuando el «músculo» que flexiona el brazo a la altura del codo, se inserta a una distancia de 5 cm de la articulación, entonces $F_m$ x 5 = 10 x 2, para que la persona pueda conseguir que el brazo permanezca inmóvil.

Las figuras muestran diferentes tipos de articulaciones y cómo el cuerpo consigue evitar determinados movimientos (o llevarlos a cabo).

Fig. 129.
Ejemplo 14

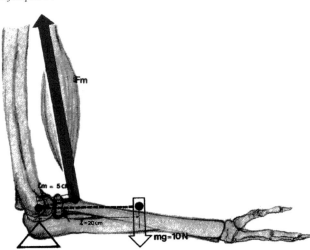

Cuando dos personas A y B tienen diferentes puntos de inserción para el principal músculo flexor del brazo, también tienen condiciones diferentes en cuanto a fuerza y velocidad.

Ejemplo 15. Supongamos que el músculo se inserta en A de tal forma que su palanca es de 4 cm con un ángulo del codo de 90° (fig. 130).

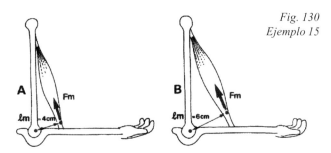

Fig. 130
Ejemplo 15

El punto de inserción en B está algo más alejado del codo, de forma que la distancia en ángulo recto con respecto a la dirección de la fuerza del músculo es 6 cm cuando el codo se encuentra en un ángulo de 90°.

Si la fuerza $F_m$ es la misma en las dos personas, el momento de torsión en B será un 50% mayor que en A. Por tanto, B es más fuerte que A.

Fig. 131. Cuando el músculo de ambas personas se acorta en 3 cms, el antebrazo de A se moverá dentro de un ángulo mayor que el de B. Por tanto, A será más rápido que B.

Fig. 131.

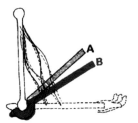

La capacidad del músculo para generar fuerza ($F_m$) puede ser influida de forma determinante por el entrenamiento de fuerza. La posición de los puntos de inserción de los músculos, sin embargo, es innata y no se modifica. Cada persona es más idónea para determinadas actividades y menos para otras, por lo menos en lo que se refiere a los rendimientos máximos absolutos.

La fuerza de los tendones y los ligamentos es pasiva (fig. 132). Ello significa que es producida por fuerzas externas (fig. 133) o por fuerzas musculares (fig. 134).

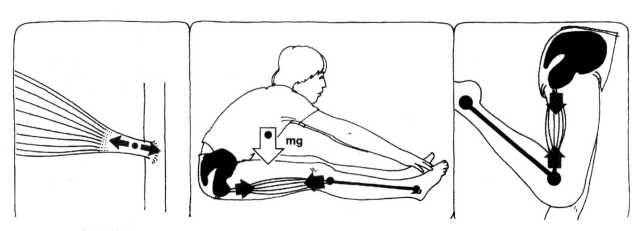

Fig. 132                    Fig. 133                    Fig. 134

Si se observa una pequeña parte de un tendón se verá que tiene que ser estirado. Por tanto, se puede dibujar una flecha de fuerza en una u otra dirección dependiendo de si se quiere destacar el hecho de que es el músculo el que tira o el punto de inserción en el hueso el que se resiste (fig. 132).

Supongamos que una persona está de pie con las rodillas ligeramente flexionadas y que uno de los extensores de la rodilla está tensado con una fuerza de 1000 N (fig. 135). Sobre el punto de inserción actúa una fuerza de 1000 N (a) en dirección descendente hacia la rodilla. Al mismo tiempo, la rótula es estirada por una fuerza de 1000 N (c) hacia arriba en dirección al muslo. Un haz de tejido conectivo en alguna parte del interior del músculo se estira con una fuerza de 1000 N (b). También la tensión en el tendón entre la rótula y la tibia es de 1000 N. La fuerza que actúa sobre el borde de la rótula, el punto de inserción del tendón y un punto de este tendón es igualmente de 1000 N, tal y como se recoge en la fig. 136. Las explicaciones anteriores sobre cómo se representan fuerzas y se pueden calcular fuerzas musculares con el principio de la báscula, se ponen en práctica en el próximo capítulo, en el cual se describe la estructura del cuerpo humano.

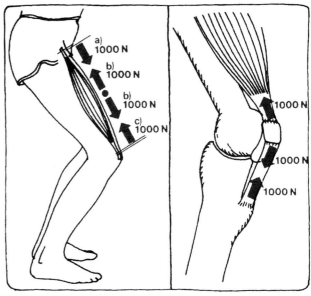

*Fig. 135.*                    *Fig. 136.*

# 23. Anatomía y función de la pierna

Para poder analizar las diferentes formas de movimiento debe conocerse la estructura del aparato locomotor. Por esta razón trataremos del origen, el punto de inserción y la función de los principales músculos, así como las posibilidades de movimiento de las articulaciones y sus limitaciones.

*Fig. 137.*

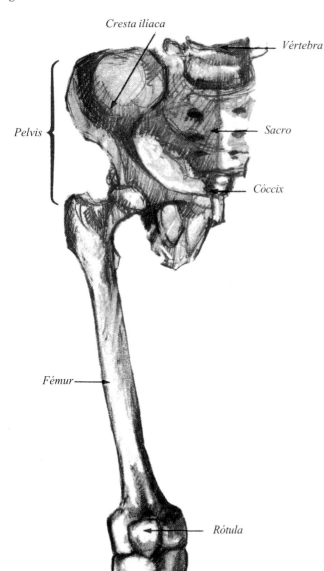

## Cadera

De aquellos músculos que son responsables de los movimientos de la cadera, algunos se originan en la columna vertebral, pero la mayoría en la pelvis. Algunos de ellos sobrepasan la rodilla. Por ello debemos familiarizarnos a grandes rasgos con las partes del esqueleto representadas en las figuras 137 a 139.

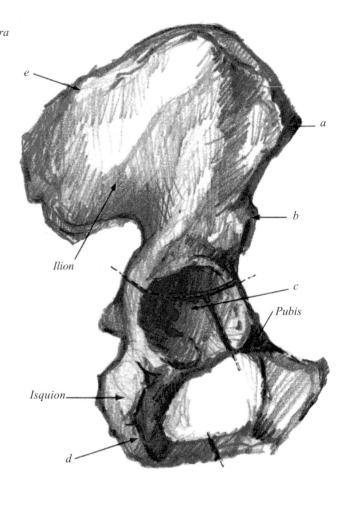

*Fig. 138.*

La *pelvis* es un concepto general para el eje óseo formado por los dos coxales y el sacro. Cuatro vértebras coccígeas forman el denominado cóccix.

*El coxal* está formado por tres porciones (fig. 138) que son

● ilion, isquion y pubis.

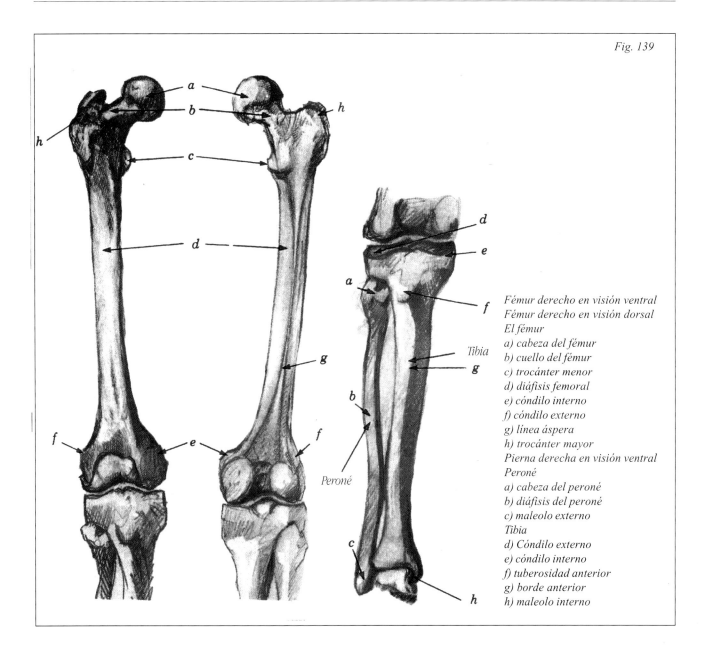

Fig. 139

Fémur derecho en visión ventral
Fémur derecho en visión dorsal
El fémur
a) cabeza del fémur
b) cuello del fémur
c) trocánter menor
d) diáfisis femoral
e) cóndilo interno
f) cóndilo externo
g) línea áspera
h) trocánter mayor
Pierna derecha en visión ventral
Peroné
a) cabeza del peroné
b) diáfisis del peroné
c) maleolo externo
Tibia
d) Cóndilo externo
e) cóndilo interno
f) tuberosidad anterior
g) borde anterior
h) maleolo interno

Todas las protuberancias, apófisis, fosas, etc. tienen nombres diferentes. Aquí solamente nombraremos algunos que están conectados con los músculos principales:
a) espina ilíaca anterior superior
b) espina ilíaca anterior inferior
c) acetábulo
d) tuberosidad isquiática
e) cresta ilíaca

La rótula (fig. 140) es plana en el borde superior (a) y se estrecha en dirección descendente (b). Su cara interna está recubierta por un cartílago de unos 6 a 7 mm de espesor, cuya superficie se adapta a la superficie del cóndilo femoral que está recubierto por otro cartílago.

Fig. 140.

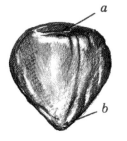

La articulación de la cadera es una enartrosis que permite movimientos en todas direcciones (pág. 147). Un fuerte balanceo de la pierna hacia atrás y afuera, sin embargo, se evita por medio de determinados refuerzos en la cápsula articular. Un balanceo hacia atrás se evita con ayuda de un ligamento muy fuerte de la cápsula articular, el ligamento iliofemoral (a), que se extiende desde el hueso ilíaco hasta el fémur. Un balanceo hacia fuera extremado se evita con ayuda del ligamento pubofemoral (b).

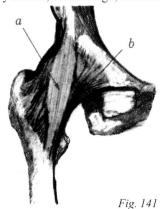

Fig. 141

Las ilustraciones de la derecha muestran los movimientos en los cuales es necesaria una gran movilidad de la cadera.

No se sabe si los estiramientos en las direcciones indicadas conducen a efectos secundarios adversos. Si se compensa la incapacidad de impulsar la pierna hacia atrás con una hipermovilidad de la región lumbar, se complicará el cuadro. Una hipermovilidad de este tipo provoca problemas que se manifiestan en menor o mayor medida en forma de dolores de espalda.

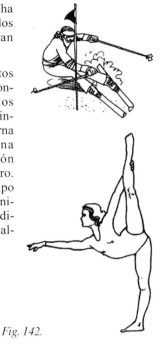

Fig. 142.

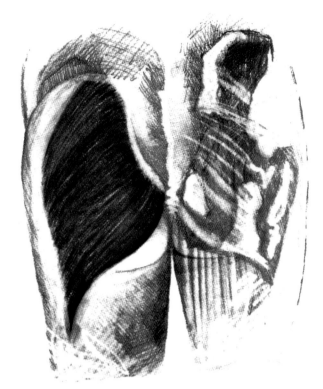

# Músculos de la cadera

Los principales músculos que recubren la articulación iliofemoral son : músculos glúteos, aductores y flexores.

Fig. 143.
M. glúteo mayor

## Músculos glúteos

– Músculo glúteo mayor (fig. 143)
– Músculo glúteo mediano (fig. 144)
– Músculo glúteo menor (fig. 145).

Los tres músculos se insertan en el trocánter mayor. El glúteo mediano y el menor tienen una zona de origen tan amplia que pueden mover el muslo en todas direcciones menos hacia el centro (aducción). Los músculos están activos al andar y correr, y son muy importantes para estabilizar la articulación coxofemoral aun cuando solamente un pie toque el suelo. Por medio de esta estabilización se evita que el cuerpo se incline lateralmente.

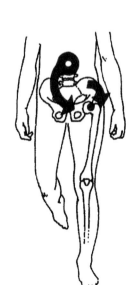

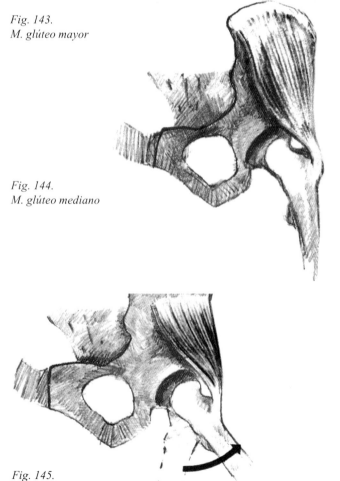

Fig. 144.
M. glúteo mediano

Fig. 145.
M. glúteo menor

Este grupo muscular es sometido a un gran esfuerzo cuando se sube por un terreno inclinado (el glúteo mayor es el responsable de que la pisada sea fuerte) y al bajar por él (los glúteos mediano y menor estabilizan las caderas).

El mediano y el menor trabajan de forma excéntrica, es decir, evitan que el cuerpo se doble hacia delante a cada paso (fig. 142). Estos músculos se pueden entrenar saltando sobre una sola pierna o corriendo, como también colocándose sobre una pierna y levantando y bajando el lado contrario de la pelvis. Otros ejercicios para estos músculos son a) echarse sobre un costado y levantar la pierna del lado contrario o b) levantar el tronco al máximo mientras un ayudante sujeta las piernas (fig. 146).

*Fig. 146.*

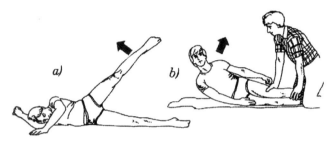

El músculo glúteo mayor se utiliza para efectuar fuertes pisadas con las piernas y contribuye también a la extensión de la articulación de la rodilla. Esta doble función es posible porque una porción del músculo se inserta en la cara externa del muslo (tuberosidad glútea, extensión en la cadera) y otra porción se convierte en un tendón muy fuerte en la cara externa del muslo (tracto iliotibial). Este tendón pasa por encima del eje de movimiento de la rodilla y encuentra su punto de inserción en la tibia. Al palpar esta zona, se nota este tendón plano y de una anchura de 3 o 4 cm en la cara externa de la pierna encima de la rodilla. El potencial de fuerza del glúteo mayor aumenta cuando las caderas están flexionadas, ya que la distancia entre el origen y el punto de inserción es mayor (ver pág. 152) (figs. 147 y 148).

En el movimiento hacia atrás de la pierna (extensión de la cadera) participan tanto el músculo glúteo mayor como los músculos que se originan en la tuberosidad isquiática. Todos se insertan en el muslo y flexionan la pierna en la rodilla (ver pág. 173).

*Fig. 147.*

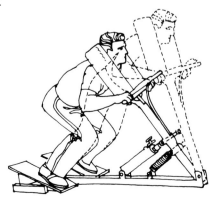

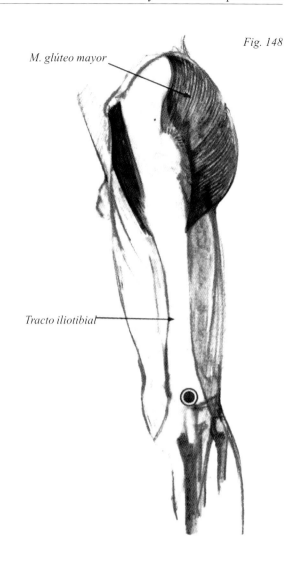

*Fig. 148*

M. glúteo mayor

Tracto iliotibial

## Aductores del muslo

Los aductores mueven la pierna hacia adentro. Reciben sus nombres de acuerdo con su región de origen, su tamaño y su aspecto (figs. 149-153).

Los aductores del muslo se originan todos en el hueso púbico y se insertan en la cara dorsal del muslo, en lo que se denomina línea áspera. Trabajan con mucha fuerza en cuanto el pie, por ejemplo, al dar un paso de carrera se levanta del suelo y comienza a moverse hacia delante. En este movimiento hacia delante la pierna efectúa una rotación hacia afuera en relación con la cadera, un movimiento que es posible gracias a la inserción de los aductores en la cara dorsal del fémur. Los esfuerzos excesivos a causa de movimientos muy vigorosos, p. ej. un golpeo en fútbol, el movimiento hacia delante de la pierna en el patinaje sobre hielo, el entrenamiento duro para la carrera, etc. pueden producir molestias en la zona de inserción de los aductores (lesiones en la zona inguinal). Estas lesiones se pueden evitar con un entrenamiento de fuerza y movilidad adecuado. El entrenamiento de fuerza, p.ej., se puede llevar a cabo con los siguientes ejercicios (fig. 154).

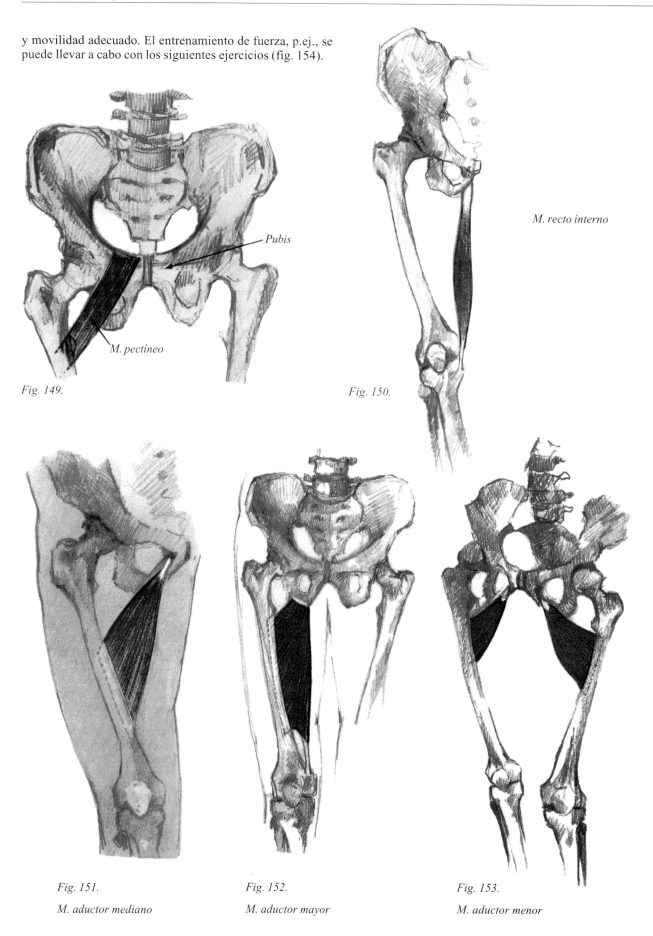

*Pubis*

*M. pectíneo*

*M. recto interno*

*Fig. 149.*

*Fig. 150.*

*Fig. 151.*

*M. aductor mediano*

*Fig. 152.*

*M. aductor mayor*

*Fig. 153.*

*M. aductor menor*

*Fig. 154 a-c.*

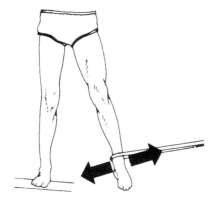

La rotación externa es posible gracias a un número de pequeños músculos que provienen del interior de la pelvis. Los músculos pasan por la cara dorsal del fémur y se insertan en el trocánter mayor. Se utilizan mucho, p.ej. en el patinaje sobre hielo (fig. 155).

*Fig. 155 a)*

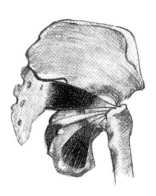

*Entrenamiento concéntrico acercando la pierna al centro. Entrenamiento excéntrico cuando se mueve la pierna lentamente hacia fuera de nuevo*

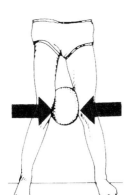

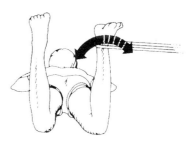

*b) Ejemplo de entrenamiento dinámico de los rotadores externos*

*En el entrenamiento estático se comprime el balón*

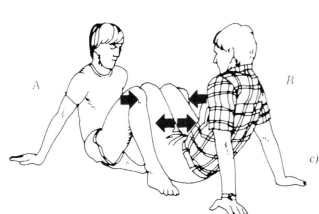

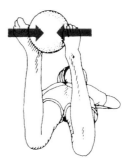

*c) Ejemplo de entrenamiento estático de los rotadores externos. En decúbito prono intente «aplastar» el balón.*

*A entrena los aductores (acercan los mulos)*
*B entrena los abductores (separan los muslos)*

# Flexores de la cadera

Toda vigorosa flexión de la cadera es posible tanto por el músculo ilíaco como por el psoas mayor. Estos músculos tienen orígenes diferentes, pero un punto de inserción común y, por tanto, reciben con frecuencia un único nombre, músculo psoas-ilíaco (fig. 156).

*Fig. 156.*

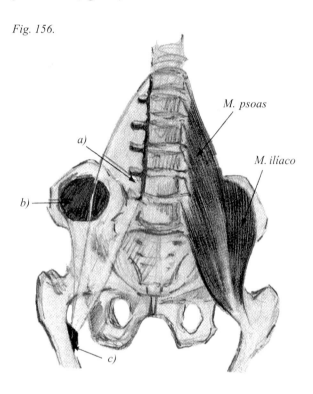

a) Origen del m. ilíaco (cara interna del ilion)
b)Origen del mpsoas (mitad inferior de la columna vertebral)
c) Inserción de los músculos - trocánter menor

Cuando el músculo psoas-ilíaco se contrae, puede ocurrir lo siguiente: a) cuando las piernas están fijas, el tronco se mueve hacia las piernas, p.j. en la fase final al incorporarse desde la posición echada (figs. 157 y 161 a,b).

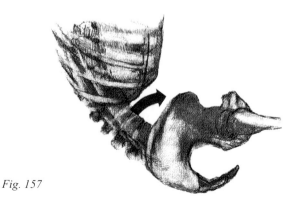

*Fig. 157*

b) Cuando el tronco está fijo, las piernas se mueven en dirección al tronco, p.ej. cuando se está colgado de las manos y se intenta levantar las rodillas hacia el pecho (figs. 158 y 161 c,d,e,f).

*Fig. 158.*

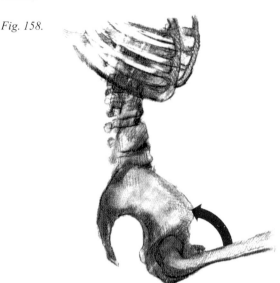

El músculo psoas-ilíaco es, con diferencia, el flexor de la cadera más potente. Es sometido a los máximos esfuerzos en los siguientes movimientos, entre otros (fig. 159).

*Fig. 159.*

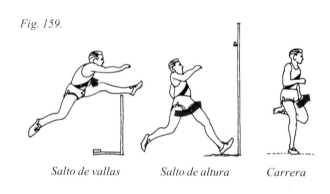

Salto de vallas       Salto de altura       Carrera

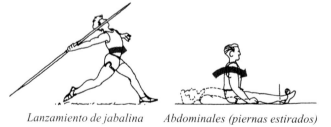

Lanzamiento de jabalina       Abdominales (piernas estirados)

En la vida cotidiana no hay necesidad de entrenar este grupo muscular de forma especial. Se activa suficientemente al andar, correr, subir escaleras, etc. Los deportistas deben saber que en un entrenamiento de fuerza de este grupo muscular no solamente somete a esfuerzo a estos músculos, sino también en la misma medida sus puntos de inserción y origen (entre otros, las vértebras lumbares). La columna vertebral adopta con facilidad una posición de lordosis, con lo cual se ven sometidos a una fuerte carga los discos intervertebrales (pág. 183). Ello a su vez, se evita con ayuda de la contracción de la musculatura abdominal, gracias a la cual la columna conserva su postura. Por tanto, el músculo psoas-ilíaco no debe ser sometido a un esfuerzo excesivo mientras las cargas puedan ser compensadas por la musculatura abdominal. En consecuencia, el entrenamiento debe centrarse primeramente en fortalecer la musculatura abdominal (pág. 191) (fig. 160).

Para completar el entrenamiento se puede seguir un entrenamiento especial para los flexores de la cadera. En la figura 161 se muestran algunos ejercicios con los cuales el deportista que disponga de una musculatura abdominal bien entrenada puede entrenar los flexores de la cadera (el entrenamiento preventivo de la musculatura abdominal se describe en la pág. 194).

Fig. 160.

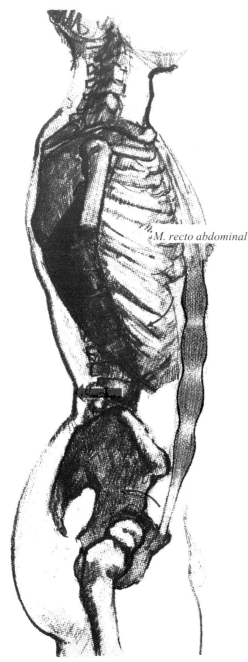

M. recto abdominal

a) Abdominales con piernas flexionadas, también con una carga en forma de dos pesas sobre el pecho (2 kg, 5 kg). El primer tercio de la incorporación es un entrenamiento de la musculatura abdominal puro (pag. 194). El resto del movimiento se produce en la articulación de la cadera y fortalece el músculo psoas-ilíaco.

Fig. 161.	a)

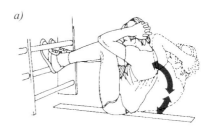

b) Con las piernas estiradas el ejercicio es más difícil y depende del grado de resistencia de los músculos en la cara dorsal del muslo.

b)

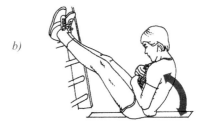

c) Estirado sobre una superficie plana o colgado de una barra se levantan las rodillas hasta la cabeza, o

c)

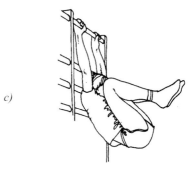

d) (para conseguir un mayor esfuerzo) se levantan las piernas estiradas tanto como sea posible. Al bajarlas se trabaja en contra de la fuerza de la gravedad, lo cual aumenta la fuerza excéntrica.

d)

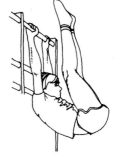

e) De pie con la espalda apoyada contra la pared y al levantar la rodilla se supera la resistencia ejercida por un ayudante.

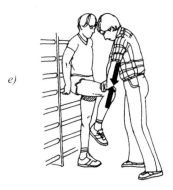

f) Se fija una banda elástica al pie y se levanta la rodilla varias veces rápidamente.

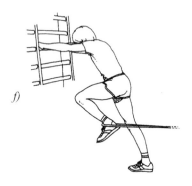

g) Los músculos de la cadera se entrenan estáticamente cuando en posición de decúbito supino se levantan las piernas hasta que el cuerpo esté en un ángulo de 90°. Una segunda persona sujeta las piernas por los tobillos y las mueve en distintas direcciones intentando que la persona echada no pueda mantener el ángulo entre las piernas y el cuerpo por más tiempo.

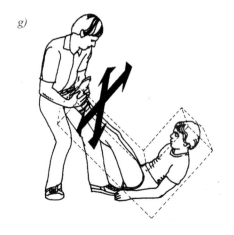

Para estirar el músculo psoas-ilíaco, la distancia entre el origen y el punto de inserción con la musculatura relajada debe lo más amplia posible. Este músculo se estira colocándose de rodillas como se ve en la fig. 162 a) y trasladando la carga sobre la pierna anterior cuidando de que el ángulo entre las piernas sea el máximo posible. Si se tiene un psoas-ilíaco fuerte y corto y una musculatura débil en la cara dorsal del muslo se tenderá a estirar la pelvis ligeramente hacia delante. Ello provoca molestias en la espalda y hace adoptar una posición que empuja el vientre hacia fuera.

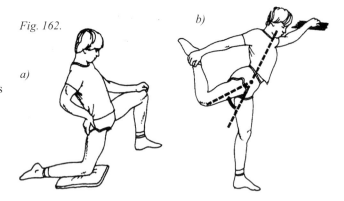

Fig. 162.

El siguiente ejercicio también está pensado para estirar el músculo psoas-ilíaco (fig. 162 b): colóquese de pie sobre una pierna y estire la pierna libre con la mano hacia atrás, de forma que el muslo se encuentre detrás de una línea imaginaria que atravesaría el tronco. Evite la lordosis sino que permita que el movimiento se desarrolle en la cadera. Intente que el ángulo de la rodilla sea el máximo posible para que el movimiento no sea frenado por otro músculo, el recto anterior.

Un tercer ejercicio de estiramiento se lleva a cabo con un ayudante, el cual levanta la pierna estirada hacia atrás fijando al mismo tiempo la pelvis, con lo cual evita que también se mueva la columna lumbar. Este ejercicio solamente debe ser realizado por aquellas personas que hayan obtenido previamente instrucciones de personal con una formación médica (fig. 163).

Fig. 163.

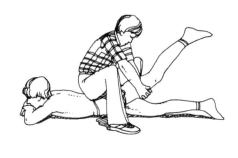

El músculo sartorio es el músculo más largo del cuerpo humano y se extiende desde la espina ilíaca antero-superior con una ligera curvatura hasta la cara interna de la rodilla donde se inserta en el cóndilo medial de la tibia. Por la variedad de sus funciones, este músculo no forma parte de ninguno de los grandes grupos musculares del muslo (fig. 164).

La antigua posición del sastre explica la foma de funcionamiento de este músculo, responsable de la flexión, adducción y rotación externa de la cadera, produciendo al mismo tiempo una flexión y una rotación interna de la articulación de la rodilla.

a) El fémur rueda hacia atrás sobre la tibia, o bien b) el fémur se desliza en el mismo punto sobre la tibia.

En realidad se desarrollan dos movimientos: el movimiento a) hasta que el ligamento cruzado anterior está completamente estirado, y el movimiento b) a continuación.

*Fig. 165.*

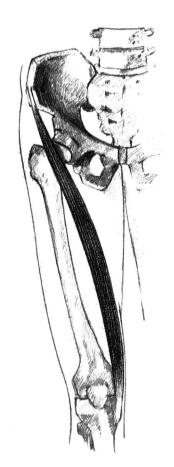

*Fig. 164.*

El ligamento cruzado anterior, por tanto, evita aquellos movimientos en los cuales la pierna en relación con el muslo se mueve hacia delante. Una lesión frecuente en el fútbol es la rotura del ligamento anterior cuando el jugador ha sido pisado desde atrás sobre la pierna. El ligamento cruzado posterior se lesiona cuando la pierna es presionada hacia atrás o la rodilla ha sido hiperextendida (fig. 166).

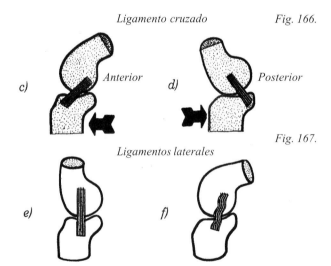

*Ligamento cruzado*　　　　*Fig. 166.*

c)　*Anterior*　　d)　*Posterior*

*Fig. 167.*

*Ligamentos laterales*

e)　　f)

# Articulación de la rodilla

La articulación de la rodilla es una estructura extremadamente complicada y por ello debe ser descrita con más detalle. La pierna se puede estirar y flexionar en la articulación de la rodilla, como también se pueden girar las pantorrillas hacia adentro y afura. Los dos últimos movimientos solamente son posibles si la rodilla está flexionada. Cuando más se flexione la rodilla, más fácil es girar la pantorrilla y también el pie. Los movimientos de la rodilla se pueden desarrollar de la siguiente manera (fig. 165).

La función de los ligamentos laterales consiste en evitar que la rodilla se mueva lateralmente. Están tensos cuando la pierna está estirada, pero relajados cuando está flexionada (fig. 167). Ello significa que con la rodilla flexionada se puede girar la pantorrilla hacia fuera hasta que los ligamentos laterales estén tensos de nuevo. Hacia dentro normalmente no se puede girar tanto la pierna, ya que los ligamentos cruzados se «enrollan» en el interior de la rodilla y actúan de obstáculo al movimiento (ver también fig. 88).

La porción inferior del fémur tiene forma cónica, mientras que la epífisis de la tibia es plana. Las superficies de contacto de ambos huesos serían muy pequeñas si no estuvieran recubiertas por una gruesa capa de cartílago y no estuvieran los denominados meniscos entre ellas. La superficie superior de los meniscos se ajusta en forma de cavidad a la forma cónica del fémur. Su superficie inferior, por el contrario, es tan plana como la de la tibia. La carga sobre la articulación de la rodilla, por tanto, se reparte sobre una superficie relativamente amplia (fig. 168).

to interno se estira y puede desgarrar el menisco, que está fijo entre el fémur y la tibia. Por esta razón, deben evitarse aquellos movimientos del tipo a) cuando se salte en cuclillas o se ande el paso del pato, como también el de b) para aumentar la movilidad en la posición de salto de vallas sobre el suelo (fig. 169).

*Fig. 168.*        *Tibia derecha en visión ventral*

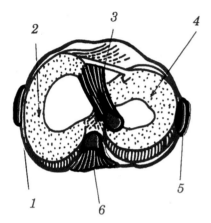

1- *Ligamento lateral interno*
2- *Menisco interno*
3- *Ligamento cruzado anterior*
4- *Menisco externo*
5- *Ligamento lateral externo*
6- *Ligamento cruzado posterior*

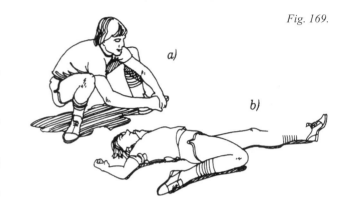

*Fig. 169.*

# Músculos de la articulación de la rodilla

## Extensores de la articulación de la rodilla

El músculo recto anterior tiene su origen en la pelvis y puede flexionar el muslo en la articulación de la rodilla, se inserta en la rótula y puede estirar la pierna en la rodilla con ayuda del potente tendón que se extiende desde la rótula a la tibia (fig. 170).

*Fig. 170.*

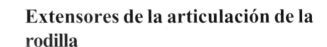

*Espina ilíaca*

*M. recto anterior*

*Rótula*

*Ligamento rotuliano*

En la flexión y la extensión de la rodilla, los meniscos se deslizan de un lado a otro para adaptarse mejor a la forma del cóndilo femoral. Como el menisco interno está unido al ligamento lateral interno, cuando adopta posiciones «antinaturales» se lesiona fácilmente si la carga es importante.

Una causa frecuente de lesión se produce cuando primero se adopta una posición en la cual la rodilla está flexionada y la pantorrilla está girada hacia afuera. Cuando entonces se flexiona la articulación de la rodilla hacia adentro, el ligamen-

A continuación se detalla la forma en la cual se puede comprobar cómo trabaja el recto anterior:

De pie sobre una sola pierna con el tronco erguido se levanta la pierna libre hasta que alcance la posición horizontal.

Fig. 172 b): ¿Hasta que punto se puede levantar la pierna? Los músculos de la cara posterior del muslo ¿son tan dúctiles que se puede estirar la pierna? ¿Cuánto tiempo se aguanta en esta posición? Muy pronto se nota un dolor urente en el recto anterior. El dolor es producido por el deficiente aporte de oxígeno mientras se ha realizado el trabajo estático.

Otros tres músculos importantes se insertan en la rótula y estiran la pierna en la articulación de la rodilla de la misma forma que el músculo recto anterior. Son los denominados músculos vastos (forman el cuádriceps crural). La figura 171 a-d muestra una pierna derecha en visión frontal.

Origen de los músculos de la fig. 171:
a) M. recto anterior. Origen: espina ilíaca anteroinferior
b) M. vasto externo. Origen: labio externo de la línea áspera
c) M. crural. Origen : cara ventral del fémur
d) M. vasto interno. Origen: labio interno de la línea áspera.

Punto de inserción:
Las fibras musculares se insertan principalmente en la rótula. La rótula misma se inserta con ayuda del ligamento rotuliano en la tuberosidad anterior de la tibia (fig. 170).

Función:
Extensión de la pierna con trabajo concéntrico en la articulación de la rodilla. Los músculos evitan una flexión en la articulación de la rodilla cuando se lleva a cabo un trabajo excéntrico.

Los tres músculos vastos forman conjuntamente con el recto anterior el músculo cuádriceps crural. Estiran la pierna en la rodilla y controlan la rótula para que se deslice correctamente sobre la carilla rotuliana.

En los ejercicios siguientes se somete a esfuerzo al m. cuádriceps crural (fig. 173):

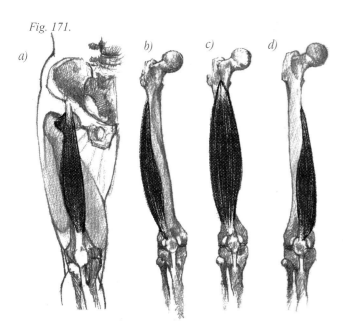

*Fig. 171.*

a) b) c) d)

a) Apoyarse con la espalda contra la pared con las caderas y las rodillas en un ángulo de 90°. El músculo trabaja estáticamente.

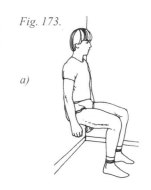

*Fig. 173.*

a)

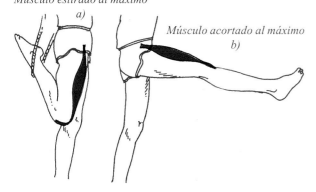

*Fig. 172.*
*Músculo estirado al máximo*

a)

*Músculo acortado al máximo*
b)

b) Colocarse de pie de tal forma que el peso recaiga sobre el pie delantero, manteniendo la rodilla de la pierna posterior cerca del tendón de Aquiles de la pierna anterior. Se nota una gran diferencia entre estar quieto (carga estática) o rebotar ligeramente (breves momentos de relajación y con ello aporte de sangre a los músculos).

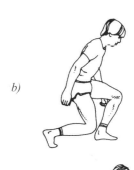

b)

c) Andar a grandes pasos, rebotando con cada uno de ellos. El peso del tronco debe encontrarse muy adelantado con respecto al pie anterior. Al frenar, la musculatura se entrena de forma excéntrica.

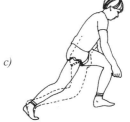

c)

La posición a) es según el método de PNF la mejor posición absoluta para estirar el músculo recto anterior.

d) Subir y bajar sobre una banqueta o una pieza de plinton. Si la musculatura de la espalda es lo suficientemente fuerte se pueden utilizar pesos como cargas adicionales. Este ejercicio entrena el músculo dinámicamente (sobre todo concéntricamente).

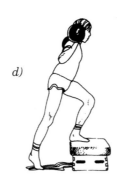

*d)*

e) En el sitio, saltar hacia arriba (concéntricamente) y abajo (excéntricamente). El movimiento debe ser frenado antes de bajar excesivamente (el ángulo de la rodilla no debe ser menor de 90°, ver fig. 174).

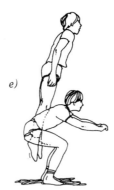

*e)*

Los ejercicios de la figura 173 a-e producen la carga máxima con las rodillas flexionadas. Cuanto más se flexionen las rodillas, mayor será la carga. Los músculos son sometidos a un esfuerzo importante, pero no peligroso. El cartílago de la carilla articular de la rótula se puede lesionar cuando se flexionan las rodillas en exceso. La explicación de ello es la siguiente: (la forma de indicar la fuerzas musculares y su efecto sobre el origen y la inserción se explican en la pág. 152).

## Ejemplos de cargas sobre la articulación de la rodilla

a) Cuando se está de pie sobre una pierna (con la rodilla ligeramente flexionada y el centro de gravedad 5 cm detrás del eje de movimiento de la rodilla), los extensores de la rodilla (m. cuádriceps crural) deben ser tensados de forma que la persona no se hunda y caiga al suelo. De acuerdo con el principio de la báscula, la fuerza muscular debe concordar exactamente con la fuerza de la gravedad cuando el brazo de palanca del músculo hacia el eje de movimiento también tiene una longitud de 5 cm.

*Fig. 174.*

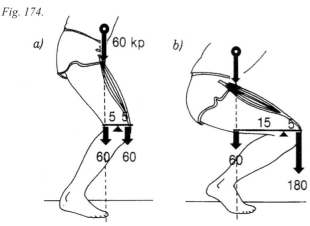

b) Si se flexionan las rodillas aún más, la rodilla se coloca más hacia delante, sin embargo, el músculo sigue teniendo un brazo de palanca de 5 cm. En el ejemplo b), la fuerza muscular debe ser 3 x 60 kp, ya que el brazo de palanca es tres veces más largo que el del músculo.

Si la flexión de rodillas es muy profunda, la fuerza muscular puede llegar a ser 4 o 5 veces mayor que el peso corporal. La fuerza que tira de la rótula en dirección al muslo (fémur) puede llegar a ser de 300 kp. La rótula es influida por fuerzas que la presionan hacia atrás contra el fémur, con una fuerza que puede ser el doble de grande si el ángulo es menor. En la fig. 175 es de 500 kp.

*Fig. 175.*

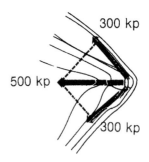

El riesgo de desgaste del cartílago es muy alto cuando se repiten regularmente ejercicios de este tipo. La norma de nunca llevar a cabo flexiones profundas de rodillas con carga adicional (pesas, velocidad, distancia de frenado corta) debería ser realmente cumplida. De los ejemplos matemáticos arriba comentados se desprende que la carga cuando la rodilla está estirada es cero. Además demuestran que la carga aumenta a medida que la flexión se va acentuando (fig. 175).

Con ayuda de la EMG (electromiografía = medición de la actividad muscular) se ha demostrado que el músculo vasto interno presenta la mayor actividad en la fase final de la extensión de la rodilla. Para entrenar en especial esta parte de la musculatura extensora deben diseñarse los ejercicios de forma que sometan la pierna a la máxima carga cuando la rodilla está estirada. Los ejercicios de las figuras 173 a-e no cumplen este objetivo.

Una fuerte carga con la rodilla estirada sí que se consigu en los ejercicios de la figura 176 a-c.

Los tres ejercicios cargan la pierna al máximo con la rodilla estirada (la rodilla permanece estirada para mantener la carga estática). Estos ejercicios fortalecen sobre todo el vasto interno, el cual es muy importante para la estabilidad de la rodilla. El fémur y la tibia forman un determinado ángulo conjuntamente. La rótula es influida sobre todo desde el fémur (músculos recto interno, vasto interno y externo). Sin embargo, debe deslizarse a lo largo de una línea vertical (ver fig. 177).

El músculo vasto interno, que actúa en la dirección de la flecha de fuerza $F_m$, debe evitar que la rótula sea estirada hacia fuera y «roce» en el cóndilo externo. Después de haber sufrido una lesión en la rodilla, este músculo se debilita con mucha rapidez y, por tanto, lo mejor es fortalecerlo de nuevo con ejercicios especiales de carga con la rodilla estirada. La fig. 178 a-c muestra unos ejercicios relativamente sencillos que son especialmente adecuados para fortalecer este músculo después de una lesión. Todos son más eficaces si se mantiene la pierna estirada.

Fig. 176

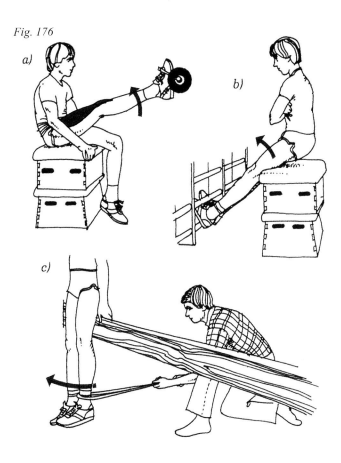

Fig. 177

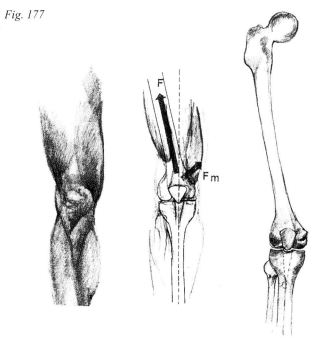

a) En este ejercicio, el músculo cuádriceps crural debe superar el peso de la propia pierna. Con ayuda de un saco de arena o de pesos sujetos al calzado se puede aumentar la carga.

Fig. 178.

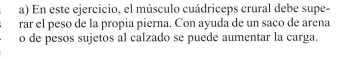
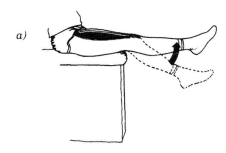

b) Aunque se levante un peso con la pierna estirada, la pantorrilla supone una carga para el m. cuádriceps. La carga incluso se incrementa, ya que se estiran los músculos de la cara dorsal del muslo y por ello quieren automáticamente flexionar la pierna en la rodilla. El m. cuádriceps, por tanto, debe superar una resistencia mayor que en a).

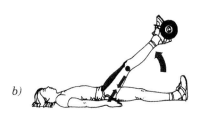

c) A diferencia del ejercicio b), que se realiza en posición echada, el isquion cae hacia atrás en este ejercicio, el cual se lleva a cabo en posición sentada. A causa de ello, los músculos de la cara dorsal del muslo aún se estiran más. En consecuencia, el ejercicio c) es más fatigoso que el b) y además somete a esfuerzo la musculatura flexora de la cadera.

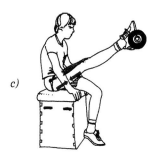

Un deportista de élite bien entrenado, como p.ej. un saltador de altura, debería poder levantar la pierna estirada en posición sentada con un peso de 15 kg en el pie unos 45° por encima de la horizontal.

# Flexores de la articulación de la rodilla

Para poder valorar debidamente la eficacia de los diferentes ejercicios destinados a la musculatura extensora de la rodilla, deben tenerse en cuenta los antagonistas de los mismos, es decir, los músculos de la cara dorsal del muslo. Todos estiran y flexionan la pierna en la articulación de la rodilla. Tienen un nombre común, músculos isquiotibiales del muslo. Se trata de tres músculos que transcurren desde el isquion hasta la pierna (fig. 179).

cuencia la palabra inglesa «hamstrings», que significa cuerda de jamón, que indica los tendones musculares que se pueden palpar claramente en la cara dorsal del muslo.

La distancia entre el origen y la inserción de esta musculatura extensora en la articulación coxofemoral y flexora de la rodilla es muy variada y depende del ángulo de las articulaciones coxofemoral y de la rodilla (fig. 180).

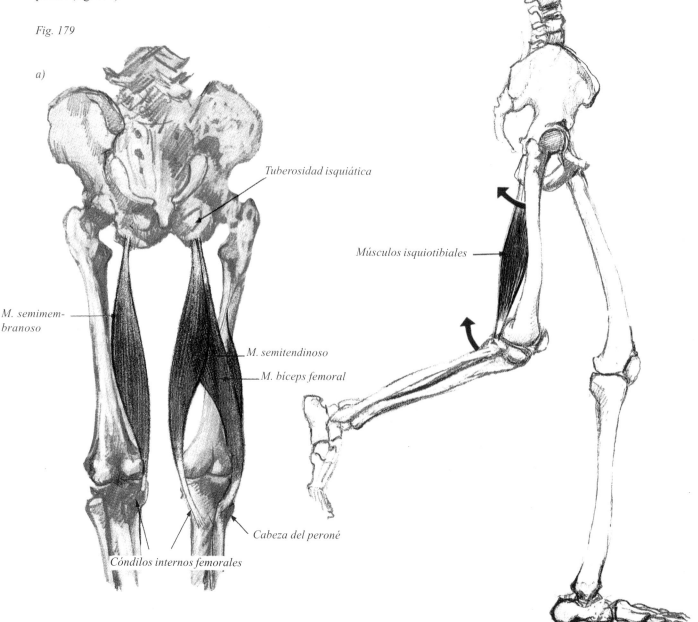

*Fig. 179*

*a)*

Tuberosidad isquiática

M. semimem-
branoso

M. semitendinoso

M. bíceps femoral

Cabeza del peroné

Cóndilos internos femorales

Músculos isquiotibiales

Los tres tienen su origen en la tuberosidad isquiática. El m. bíceps crural tiene su punto de inserción en la cabeza del peroné y puede efectuar una rotación de la pierna de tal forma que el pie queda girado hacia afuera. El m. semitendinoso y el m. semimembranoso se insertan ambos en la tuberosidad isquiática y por ello pueden efectuar la rotación interna de la pierna. Como nombre común, hoy en día se utiliza con fre-

El acortamiento de los músculos en la cara dorsal del muslo lleva a la inmovilidad de la cadera. La incapacidad de flexionar la pelvis hacia delante se intenta compensar inclinando hacia delante la espalda en la región lumbar. Muchas dolencias de espalda tiene su origen en isquiotibiales demasiado cortos.

Fig. 180.

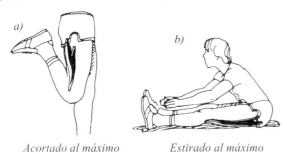

Acortado al máximo          Estirado al máximo

## Ejercicios de movilidad para los flexores de la articulación de la rodilla

Las siguientes figuras muestran algunas posiciones en las cuales se puede estirar la musculatura flexora de la rodilla con ayuda del método PNF (fig. 181).

El método PNF (Facilitación neuromuscular propioceptiva) consiste en aumentar la capacidad de estirar más la musculatura después de una contracción. Este método se utiliza con frecuencia en la gimnasia terapéutica para curar lesiones.

a) Se adoptará la posición mostrada sin por ello inclinarse hacia delante a la altura de la columna lumbar. La espalda debe mantenerse recta. En lugar de ello hay que inclinarse a la altura de las caderas hasta donde lo permitan los músculos del muslo.

Fig. 181.          a)

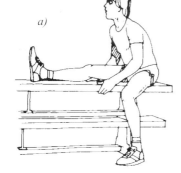

b) De pie con las piernas flexionadas, las manos tocan el suelo. Entonces se estiran las rodillas hasta notar una cierta tensión en la cara dorsal del muslo. La espalda se descarga al haber apoyado las manos en el suelo. Si el ejercicio se realiza cambiando de pierna, la espalda se descargará aún más por la posición de la pierna estirada. Este ejercicio está especialmente indicado para aquellas personas que tienen una musculatura isquiotibial relativamente larga.

b)

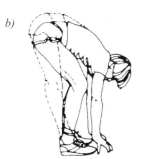

c) En decúbito supino se acerca la pierna estirada hasta el tórax.

c)

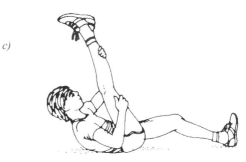

## Ejercicios de fuerza para los flexores de la articulación de la rodilla

Los siguientes ejercicios entrenan la fuerza de los músculos de la cara dorsal del muslo (fig. 182).

a) Un compañero (o un calzado de peso o una banda elástica) ejerce resistencia, de forma que se pueda flexionar la rodilla con movimientos regulares hacia delante y atrás (trabajo muscular concéntrico) o bien se pueda evitar una extensión demasiado rápida al volver a la posición inicial (trabajo muscular excéntrico). La resistencia no debe ser excesiva para que no haya que flexionar la cadera y tener la suficiente fuerza para el movimiento.

Fig. 182.          a)

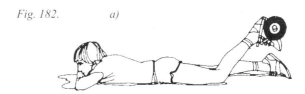

b) Mediante una flexión de la cadera con ayuda del m. psoasilíaco, es decir, al estirar hacia delante la cadera, se consigue que aumente la distancia entre el isquion y el muslo. Por tanto, los músculos flexores se han alargado en dirección a la rodilla y disponen por ello de un potencial de fuerza mayor (pág. 176). Ello significa que se carga al mismo tiempo la columna lumbar en una posición desfavorable, lo cual puede producir dolor. Por ello hay que presionar con la pelvis hacia abajo y limitar la carga para poder llevar a cabo el movimiento con la pelvis sobre la superficie.

b)

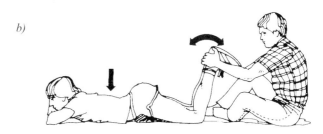

a) El mismo aparato de entrenamiento de fuerza que se utiliza para el entrenamiento de los extensores de la rodilla también es adecuado para los flexores (fig. 183).

*Fig. 183.*

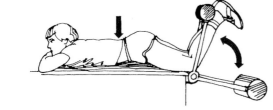

*a)*

b) Hay un ejercicio muy fatigoso en el cual la persona se arrodilla sobre una superfice blanda mientras un compañero sujeta las pantorrillas y deja caer lentamente el tronco hacia delante para levantarlo seguidamente. La pelvis debe permanecer siempre completamente recta. Es mejor comenzar con pequeños movimientos ya que este ejercicio somete los músculos a un gran esfuerzo y puede provocar calambres en las personas no entrenadas. En este ejercicio la carga es el peso del propio cuerpo. Cuando más se adelante el centro de gravedad del tronco delante de la articulación de la rodilla, mayor será el momento de torsión que deben superar los músculos flexores de la articulación de la rodilla.

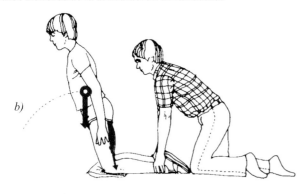

*b)*

Para mejorar la coordinación y la velocidad de los músculos de la cara dorsal del muslo, se puede correr, p.ej. con pasos cortos y rápidos e intentar tocar las nalgas con los pies, o bien montar en bicicleta pedaleando con rapidez (en la primera marcha).

# Pierna y pie

## Pierna

El m. tríceps sural es un grupo muscular muy importante para la elasticidad en el salto y la carrera. Está constituido por tres músculos (fig. 184):

a) el m. gastrocnemio con sus dos porciones en los epicóndilos interno y externo del fémur y b) el m. sóleo, un músculo plano que se origina en la cara posterior del peroné.

Estas tres partes se unen formando el tendón de Aquiles, el cual se inserta en el calcáneo.

El m. gastrocnemio (gemelos) flexiona la pierna en la rodilla e influye así sobre la articulación del tobillo, permitiendo ponerse de puntillas (flexión plantar). El músculo sóleo solamente participa en los movimientos del tobillo.

*Fig. 184.*

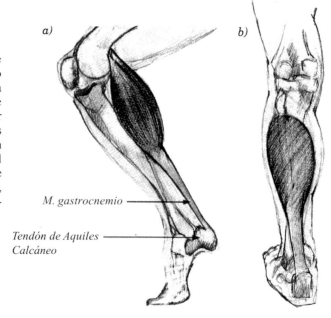

*a)*

*b)*

M. gastrocnemio

Tendón de Aquiles
Calcáneo

Los músculos de la pierna se entrenan bien desde el punto de vista de la fuerza si la mitad anterior del pie está elevada unos 5 cm con respecto al talón, poniéndose seguidamente de puntillas para dejarse caer de nuevo (fig. 184 c). Este ejercicio se puede repetir muchas veces seguidas y con rapidez (resistencia dinámica) o realizarlo 5 o 6 veces con una carga elevada (entrenamiento de fuerza máxima). Al ponerse de puntillas, los músculos son entrenados concéntricamente, al bajar de forma excéntrica. Durante este corto período de tiempo, mientras el talón está en contacto con el suelo, los músculos pueden relajarse. Por ello se produce un cierto efecto de estiramiento.

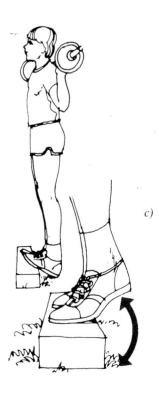

*c)*

Para seguir un entrenamiento de estiramiento puro de los músculos de la pantorrilla se puede realizar el siguiente ejercicio: Apoyarse en las manos colocándose delante de una pared (d) o inclinándose hacia adelante (e). Seguidamente se mueve la pierna al máximo hacia atrás manteniendo el talón en contacto con el suelo.

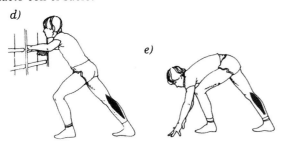

El músculo se activa de acuerdo con el método PNF si se presiona con la mitad anterior del pie algunos segundos sobre el suelo. También se puede presionar contra un árbol y al mismo tiempo estirarse con los brazos hacia delante de forma que los músculos de la pantorrilla se estiren. Si al mismo tiempo se estiran las rodillas se conseguirá estirar el m. gastrocnemio (d,e,f). Si se flexionan las rodillas se estirará el m. sóleo (g). Esto último suele olvidarse, con lo cual los músculos de la pantorrilla siguen estando rígidos y ejercen tracción.

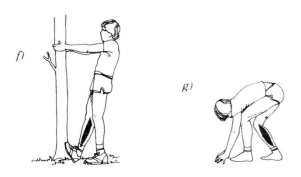

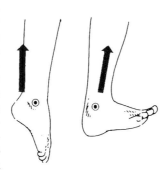

# Pie

Unos músculos de la pantorrilla acortados pueden ser la causa de que el pie tienda a adoptar una postura en la cual los dedos del pie están estirados hacia abajo. Los músculos que se extienden por la cara anterior de la pierna entre la tibia y el peroné (pag. 144) y estiran el pie hacia arriba deben trabajar en ese caso de forma ininterrumpida con una tensión muy alta para poder mantener el pie en una posición normal. Este estado de tensión puede producir dolores en la cara anterior de la pierna, sobre todo después de haber realizado un entrenamiento intensivo o haber corrido sobre una superficie dura (pág. 246) (fig. 185).

Fig. 185

Si se observa con más detenimiento el punto de inserción del tendón de Aquiles en el calcáneo se entenderá la adecuación de la distribución de la musculatura desde el punto de vista de la mecánica. Si el tendón de Aquiles se insertara como en la fig. 186 a), el efecto del brazo de palanca, es decir, la capacidad de girar el tobillo, empeoraría si se adoptara la posición de puntillas ($l_1$ se reduce a $l_2$).

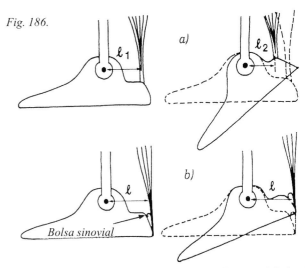

Fig. 186.

Pero, dado que el tendón de Aquiles se inserta debajo del calcáneo (fig. 186 b), el brazo de palanca conserva bastante su longitud, independientemente de si se apoya toda la planta del pie en el suelo o se está de puntillas.

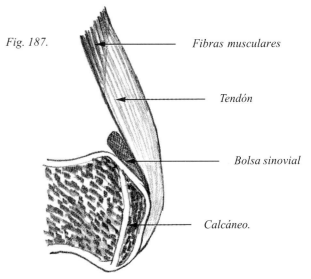

Fig. 187.

Fibras musculares

Tendón

Bolsa sinovial

Calcáneo.

La bolsa sinovial evita que el tendón de Aquiles roce con el calcáneo (fig. 187).

## Movimientos del pie

El pie puede moverse alrededor de dos ejes. Los movimientos alrededor del eje 1 se denominan extensión y flexión, alrededor del eje 2 supinación y pronación (fig. 188).

Fig. 188.

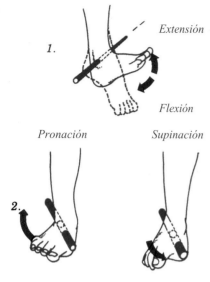

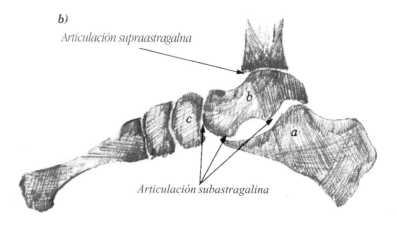

b)

Articulación supraastragalna

Articulación subastragalina

Huesos del tobillo
a) Calcáneo
b) Astrágalo
c) Escafoides
d-f) Huesos cuneiformes
g) Cuboides

## Esqueleto del pie

El esqueleto del pie se divide en huesos del tarso, huesos metatarsianos y falanges de los dedos del pie (fig. 188 a).

La flexión y la extensión se llevan a cabo entre el astrágalo y la horquilla fomada por la tibia y el peroné. Esta articulación es la tibioperoneotarsiana o tibioperoneoastragalina (fig. 189 b).

La supinación y la pronación se desarrollan entre el astrágalo, el calcáneo y el escafoides. Estas articulaciones se denominan subastragalina y calcacaneoescafoidea.

Fig. 189.

a)

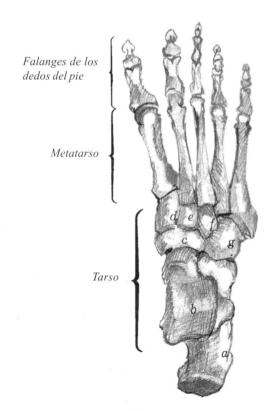

Falanges de los dedos del pie

Metatarso

Tarso

La supinación y la pronación también se desarrollan al mismo tiempo en varias superficies articulares que forman las articulaciones de los huesos del tarso.

Los movimientos de las articulaciones tibioperoneotarsiana y calcaneoescafoidea son independientes unos de otros y normalmente son controlados por los músculos. Cuando los músculos son demasiado débiles o no reaccionan con la suficiente rapidez, no pueden evitar movimientos excesivos, las articulaciones son protegidas en última instancia por los ligamentos del pie (fig. 190).

Fig. 190.

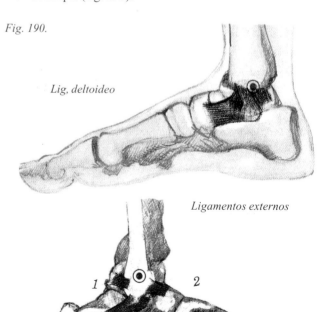

Lig, deltoideo

Ligamentos externos

Los ligamentos se originan en ambos maleolos y se reparten en forma de abanico hacia abajo en dirección a los huesos del tarso. El ligamento de la cara interna del pie, el denominado ligamento deltoideo, se origina en la mitad inferior de la tibia y se inserta en el tarso, calcáneo y el escafoides. En la cara externa del pie, es decir, proveniente del maleolo externo formado por el peroné, encontramos tres ligamentos separados unos de otros. Uno se extiende hacia delante y se inserta en la articulación tibiotarsiana, otro se extiende hacia el calcáneo y el tercero se une por detrás con el tarso.

El origen del ligamento interno se encuentra en el eje de movimiento. Por ello, el ligamento se encuentra en tensión constante. El origen de los ligamentos externos se sitúa debajo del eje de movimiento. Por esta razón, el ligamento dorsal está tensado cuando el pie está flexionado y el ligamento anterior cuando el empeine está estirado. En caso de lesiones pueden romperse porciones del ligamento o el ligamento completo. Con frecuencia el ligamento queda ileso pero se fracturan partes del maleolo.

## Músculos del pie

Los músculos más importantes del grupo de flexores (ver pág. 178) son los que forman el tríceps crural. Sin embargo, son apoyados por otros músculos cuyos tendones se pueden ver y tocar detrás de los maleolos. Los músculos principales del grupo de extensores (1,2 y 3 en fig. 191) se encuentran en la cara anterior de la pierna entre la tibia y el peroné. Sus tendones se pueden palpar muy bien sobre el empeine del pie, muy cerca de la tibia. De la pronación son responsables los dos músculos cuyos tendones se pueden palpar debajo de los maleolos externos (4,5). La supinación se consigue sobre todo gracias a los tres músculos cuyos tendones pasan detrás y debajo de los maleolos internos (7,8,9). La fig. 191 b) muestra en qué relación se encuentran con respecto a los ejes de movimiento.

*Fig. 191.*

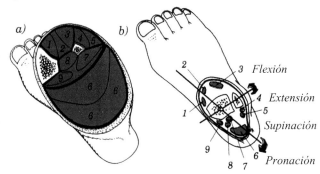

Los números de las figuras indican los siguientes músculos (también son utilizados en la pág. 182)
1- Músculo tibial anterior
2. M. extensor propio del primer dedo
3. M. extensor común de los dedos
4. M. peroneo lateral largo

5. M. peroneo lateral corto
6. M. tríceps crural
7. M. flexor largo del primer dedo
8. M. flexor largo de los dedos
9. M. tibial posterior

Para la descripción del pie y su función es importante el concepto de bóveda del pie (fig. 192). Se distingue entre:
I. Bóveda interna (medial) del pie, llamada bóveda del movimiento;
II. Bóveda externa (lateral) del pie, llamada también bóveda de apoyo;
III. Bóveda oblicua (o bóveda anterior del pie).

*Fig. 192.*

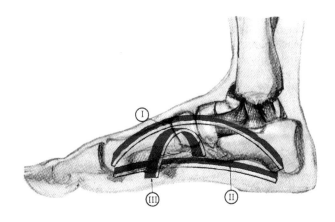

Cuando se da un paso largo al andar, la carga recae sobre la bóveda de apoyo. Controle el desgaste de su calzado en la parte externa del talón o en el dedo gordo. La amortiguación se produce en las demás bóvedas. Son soportadas por los ligamentos, la estructura en forma del cuña del pie y los músculos. Las desviaciones del aspecto normal se pueden manifestar en bóvedas altas (infrecuentes) o demasiado bajas (pies planos). Esto último también puede estar causado por unos ligamentos estirados a causa de una carga excesiva (por correr regularmente sobre un terreno duro sin apoyo para el arco del pie), o bien porque la fuerza muscular se reparte de forma no armónica sobre los diferentes músculos. Las estructuras que actúan sobre el arco de movimiento se muestran en

*Fig. 193.*

a) músculos de la pantorrilla
b) músculos extensores
c) carga sobre el pie
d) ligamento plantar
e) músculos plantares

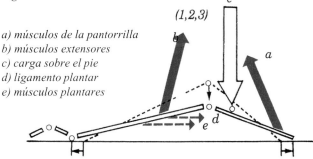

la fig. 193. Las estructuras marcadas con un + tienen tendencia a levantar la bóveda del pie (arco de movimiento), las marcadas con un - tienden a bajarla.

Cuando el pie sufre una lesión suelen estar afectados los ligamentos externos. La lesión se produce cuando la pisada no ha sido recta por alguna razón. La mayoría de las lesiones pueden ser evitadas con un calzado correcto. Los zapatos gastados (en el borde externo del tacón) con frecuencia son la causa, pero también las alfombras de fieltro repunteado, donde el rozamiento es tan grande que el pie queda pegado con la base al mínimo contacto. Los músculos que dirigen el pie hacia fuera y que al mismo tiempo tienen un efecto pronador, es decir, levantan el borde externo del pie para que el zapato no se adhiera demasiado pronto al suelo, son los músculos peroneo lateral corto y largo. La potencia y la velocidad de reacción de estos músculos son muy importantes. Se pueden entrenar tanto ellos como sus antagonistas en cuanto a fuerza en el borde interno (7,8,9), realizando ejercicios en los cuales haya que colocarse de puntillas (fig. 194). Si se está de pie con los dedos del pie fuertemente girados hacia dentro y se levantan hasta ponerse de puntillas, mientras se mantiene el equilibrio sobre el borde exterior del pie, 7, 8 y 9 son sometidos a esfuerzo. Si como en b) las puntas de los pies están giradas hacia fuera, entonces se ven afectados 4 y 5.

*Fig. 194.*

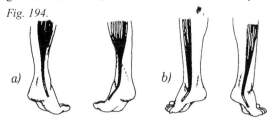

La velocidad y la capacidad coordinadora de los músculos se entrenan colocándose de pie sobre un objeto inestable e intentando mantener el equilibrio.

Se puede controlar y entrenar la capacidad de regular mínimamente la posición del pie colocándose sobre una pierna con la rodilla flexionada, dejando que los brazos cuelguen a los lados del cuerpo y cerrando los ojos (fig. 195). El equilibrio de una pierna que poco antes ha sufrido una lesión siempre es mucho peor, ya que la motricidad de precisión de los músculos no se ha recuperado del todo. El riesgo de sufrir una nueva dislocación es muy alto si no se comienza a tiempo a recuperar la motricidad con un entrenamiento especial.

*Fig. 195.*

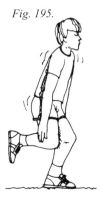

## Periostitis

Todos los deportistas sufren alguna vez *periostitis*. Los músculos elevadores del pie (1,2,3) se localizan todos en la cara ventral de la pierna, entre la tibia y el peroné, y están recubiertos por una fascia (de tejido conectivo). La porción interna de la fascia que se encuentra entre la tibia y el peroné (membrana interósea) actúa de origen directo para determinadas porciones de los músculos. Las restantes porciones musculares se originan directamente en los huesos, de forma que traspasan el periostio que está en íntimo contacto con la fascia.

El periostio puede desprenderse del hueso a causa de la fuerza de tracción de los músculos o de la tensión excesiva de la fascia, que se inserta en el hueso traspasando el periostio. En las minúsculas cavidades que se forman entonces entre el periostio separado y el hueso mismo se producen pequeñas hemorragias e inflamaciones (periostitis).

El deportista se ve especialmente afectado por la periostitis cuando corre mucho. Si el entrenamiento a base de carrera se prolonga sin dar tiempo a que los desgastes se solucionen, el proceso curativo se hará más dificultoso. También pueden aparecer dolores cuando el deportista interrumpe repentinamente el entrenamiento o cambia el terreno sobre el que se entrena. La musculatura recubierta por la fascia puede aumentar de volumen (llenarse de sangre) por encima de lo que permite la fascia. Las tensiones que ello provoca producen dolores que son similares a los una periostitis. Un aumento de la presión de este tipo se denomina síndrome compartimental.

Los casos graves de aumento de la presión se pueden solucionar quirúrgicamente partiendo la fascia muscular con un corte longitudinal entre la tibia y el peroné en la cara anterior de la pierna. De esta forma disminuye la presión en los músculos de la cara anterior.

Pueden aparecer molestias similares a una periostitis cuando se corre sobre una superficie demasiado dura. Las cargas rápidas y fuertes que se producen a cada paso pueden provocar en el peor de los casos minúsculas fisuras en la capa de laminillas externa del hueso. Esta dolencia se cura con mayores dificultades que una periostitis común.

Un calzado inapropiado hace que la bóveda interna del pie se hunda en exceso. El músculo tibial anterior que se inserta en la bóveda del pie (fig. 196) se hunde a causa de ello y tira demasiado del punto de origen. Ello ocurre sobre todo cuando al dar el paso se apoya todo el pie en el suelo en lugar de tocar el suelo primero con el talón. El calzado tiene que tener una almohadilla a la altura del arco del pie para evitar que éste se hunda.

*Fig. 196.*

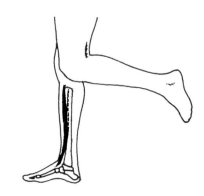

# 24. Anatomía y función del tronco

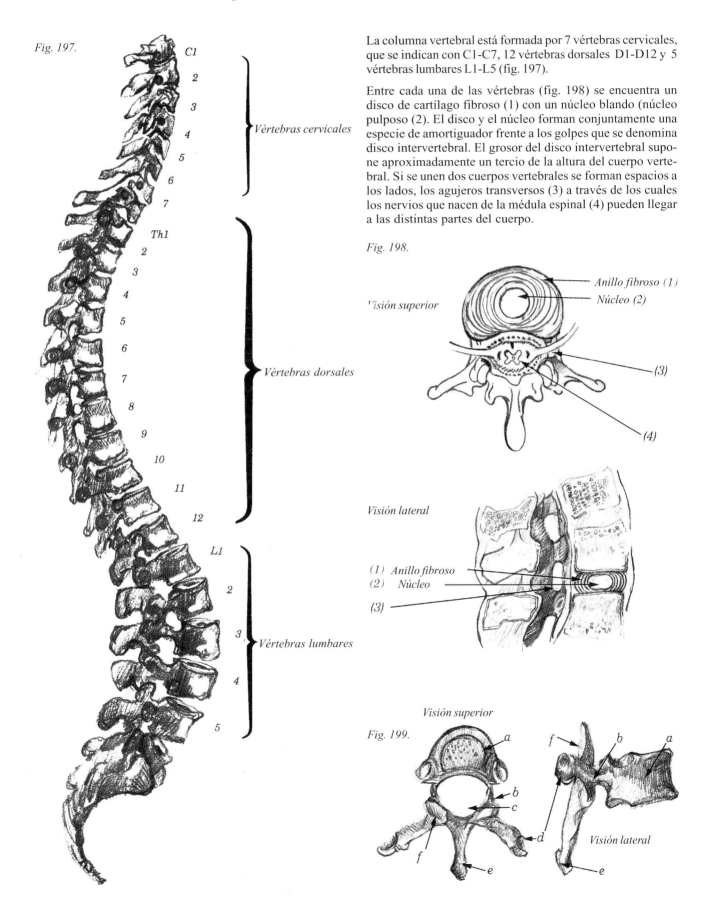

Fig. 197.

C1
2
3
4
5
6
7

*Vértebras cervicales*

Th1
2
3
4
5
6
7
8
9
10
11
12

*Vértebras dorsales*

L1
2
3
4
5

*Vértebras lumbares*

La columna vertebral está formada por 7 vértebras cervicales, que se indican con C1-C7, 12 vértebras dorsales D1-D12 y 5 vértebras lumbares L1-L5 (fig. 197).

Entre cada una de las vértebras (fig. 198) se encuentra un disco de cartílago fibroso (1) con un núcleo blando (núcleo pulposo (2). El disco y el núcleo forman conjuntamente una especie de amortiguador frente a los golpes que se denomina disco intervertebral. El grosor del disco intervertebral supone aproximadamente un tercio de la altura del cuerpo vertebral. Si se unen dos cuerpos vertebrales se forman espacios a los lados, los agujeros transversos (3) a través de los cuales los nervios que nacen de la médula espinal (4) pueden llegar a las distintas partes del cuerpo.

Fig. 198.

*Visión superior*

Anillo fibroso (1)
Núcleo (2)
(3)
(4)

*Visión lateral*

(1) Anillo fibroso
(2) Núcleo
(3)

*Visión superior*

Fig. 199.

a
b
c
f
e
d

f
b
a
e

*Visión lateral*

Una vértebra se compone de las siguientes partes caracterís- ticas (fig. 199):

a) cuerpo vertebral
b) arco vertebral
c) agujero transverso
d) apófisis transversa
e) apófisis espinosa
f) apófisis articular

Una hiperextensión de la columna vertebral hacia atrás se evita al chocar entre sí las apófisis espinosas y por la tensión del ligamento vertebral común anterior (fig. 200).

Para evitar una flexión hacia delante trabajan en parte los músculos dorsales, en parte el ligamento elástico que trans- curre entre las porciones posteriores de los arcos vertebrales (lig. amarillo), y en parte el ligamento que transcurre a los largo de la cara dorsal de los cuerpos vertebrales (es decir, en la porción anterior del agujero vertebral). Este ligamento (2) se denomina ligamento longitudinal común posterior.

*Fig. 200.*

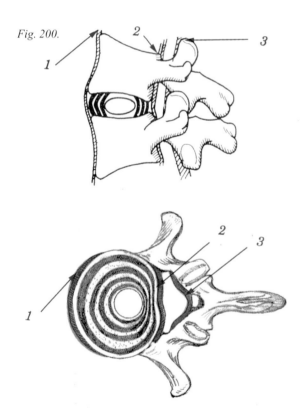

lumbar cuando se está estirado con las piernas flexionadas (fig. 201), de modo que el m. psoas-ilíaco no hiperextiende la columna vertebral (aumentando por ello la presión sobre los discos intervertebrales (ver figs. 206 y 207). En la posición sentada la presión es mayor sobre los discos intervertebrales que al estar de pie, lo cual es algo que muchos no saben.

*Fig. 201.*

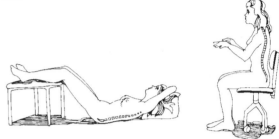

Ello es consecuencia del hecho de que los músculos dorsales tienen que trabajar más en posición sentada (estáticamente) que estando de pie. La presión sobre los discos intervertebrales depende del peso corporal (mg) que recae sobre ellos como también de la fuerza (F) con la cual se con- traen los músculos vecinos (fig. 202).

*Fig. 202.*

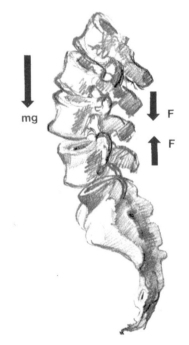

Las molestias de espalda en el deporte se producen, en gene- ral, por una carga excesiva u oblicua o por un movimiento demasiado rápido cerca de la posición final.

Las dolencias de espalda de las personas no deportistas sue- len deberse a una musculatura dorsal mal entrenada (como también de las piernas y abdomen), un desgaste producido por levantamientos frecuentes y unilaterales, una posición de trabajo sentada o inclinada hacia delante. La presión so- bre los discos intervertebrales varía según la postura del cuer- po y la carga externa. La presión es más reducida en la columna

La fuerza de compresión en la fig. 202 está generada por F + mg. La presión (P) se calcula dividiendo la fuerza por la super- ficie del disco intervertebral. En un adulto, el disco intervertebral L3 tiene una superficie de unos $10 \ cm^2$. El disco intervertebral de una persona joven puede soportar una car- ga de 800 kg o 8000 N. En las personas mayores la capacidad de soportar cargas está reducida a la mitad. Un disco intervertebral joven e ileso puede soportar una presión de $800 \ N/cm^2$ (compare estos valores con los de la pág. 186).

Cuando se carga con algo pesado, naturalmente aumenta la presión en los discos intervertebrales. Las cargas asimétricas llevan a una presión mayor que las simétricas (pág. 187). Al colgarse de unas espalderas se descarga la espalda, ya que la presión en los discos intervertebrales disminuye. Al mismo tiempo se estira la musculatura dorsal. Se consigue el mayor beneficio cuando se está colgado con los pies apoyados en el suelo y las caderas flexionadas (m. psoas-ilíaco tensado = espalda recta) (fig. 203).

*Fig. 203.*

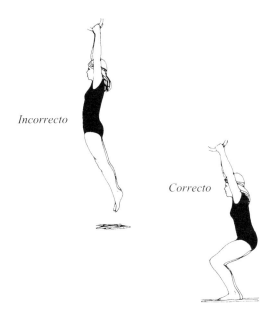

*Incorrecto*

*Correcto*

El dato curioso es que si el cuerpo es sometido a unas cargas prolongadas e importantes, una cierta cantidad de líquido es exprimido del núcleo, por lo cual la persona pierde en altura corporal. Un levantador de pesos puede haber perdido un par de centímetros de talla corporal después de un entrenamiento duro. Por la mañana los discos intervertebrales son algo más gruesos que después de un día duro; por tanto, al levantarse se es algo más alto que al acostarse.

La talla corporal de una persona se reduce a medida que se avanza en edad. El anillo fibroso de los discos intervertebrales puede desprenderse, por lo cual la masa blanda es presionada hacia atrás estirando el ligamento vertebral común posterior. Si este ligamento se estira, las células receptoras del dolor emiten la sensación de dolor (en un disco intervertebral lesionado no existen nervios receptores del dolor). Este tipo de dolor puede desaparecer si se evitan esfuerzos realizados por la espalda para levantar cargas pesadas, no trabajando en una postura inclinada hacia adelante ni estando sentado durante largos intervalos de tiempo. Si el núcleo pulposo es empujado hacia atrás en exceso (fig. 205), puede presionar sobre la raíz nerviosa que transcurre a través del agujero intervertebral. Por tanto, se pueden sentir dolores en el hombro cuando el disco intervertebral situado entre dos vértebras cervicales está lesionado. Los músculos en tensión, las

pequeñas desviaciones vertebrales o los cartílagos desgastados entre las vértebras también pueden ejercer presión sobre el nervio y con ello producir la sensación de dolor. Si los dolores aparecen en la pierna, se habla de ciática, ya que el nervio ciático se encuentra irritado.

*Fig. 204.*

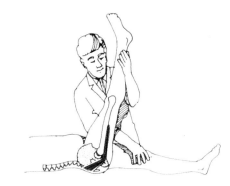

Una parte de los nervios que sale por el agujero transverso puede ser estirada con mucha fuerza en dirección al músculo cuando éste es estirado y quedar presionada contra un saliente del disco intervertebral. Ello puede producir dolores muy fuertes en la pierna. Se puede saber si el nervio ciático está irritado echando a la persona afectada en decúbito supino y levantando la pierna como se aprecia en la figura 204. Esta forma de exploración se denomina test de Lasègue. Sin embargo, este tipo de dolor no debe confundirse con el que sufre la persona no entrenada y rígida cuando realiza ejercicios de estiramiento de los músculos situados en la cara posterior del muslo (pág. 176).

La porción fibrosa de los discos intervertebrales está compuesta principalmente de fibras de colágeno que se estiran cuando la carga es prolongada. Una causa frecuente de rotura es la postura de trabajo en la cual los discos intervertebrales tienen que soportar fuerzas antagónicas durante un período largo de tiempo. Levantar cargas pesadas genera una presión tan alta en el disco intervertebral que el núcleo pulposo (1) puede romper el anillo fibroso (2) (fig. 205).

Cuando se levantan cargas pesadas estirando el tronco al mismo tiempo (p.ej. al trabajar con una pala) la presión recae sobre todo hacia atrás contra la zona del disco intervertebral que no está protegida adicionalmente por ligamentos (fig. 205). Estas cargas, en consecuencia, son especialmente peligrosas para aquellas personas que tienen una alteración de espalda.

*Fig. 205.*

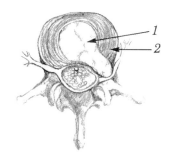

En las figs. 206 y 207 se muestra la manera de calcular con ayuda de la ley del momento de torsión (pág. 157) las cargas que recaen sobre la columna vertebral en distintas posturas, al levantar cargas o en diferentes ejercicios de entrenamiento. La persona del ejemplo pesa 80 kg, de los cuales 40 kg se encuentran por encima de L3. Las distancias se miden en cm y las fuerzas en N, es decir, 40 kg corresponden a 400 N.

Sp
5 5
400
400


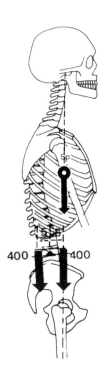

*Fig. 206. Cuando se está de pie la plomada transcurre a unos 5 cm del centro del disco intervertebral L3. Los músculos dorsales se extienden unos 5 cm detrás del centro del disco intervertebral. La fuerza muscular debe ser 400 N para evitar que el tronco caiga hacia adelante. La fuerza que recae sobre el disco intervertebral es 400 N + 400 N = 800 N.*

15 5
1200
400


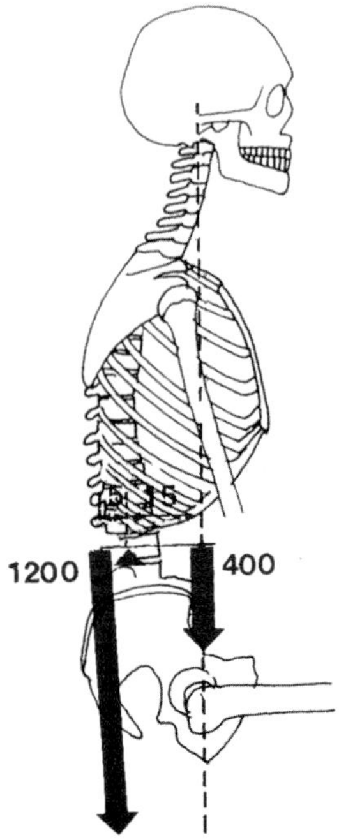

*Fig. 207. Cuando se está sentado la plomada cae unos 15 cm delante de L3. El brazo de palanca de los músculos tiene una longitud de 5 cm (como en posición de pie). Para mantener el equilibrio es necesaria una fuerza de 1200 N. La fuerza que recae sobre el disco intervertebral es 1200 N + 400 N = 1600 N.*

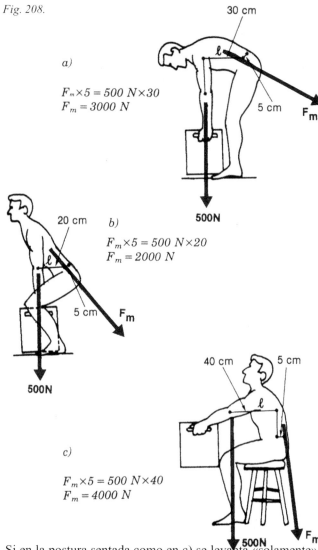

Al levantar un objeto, la persona debe colocarse de tal forma que el brazo de palanca externo (la distancia de L3 hasta el centro de gravedad común del cuerpo y del objeto) sea lo más corto posible. En la fig. 208 el tronco (40 kg) + carga (10 kg) = 500 N. La musculatura dorsal trabaja unos 5 cm debajo de L3. Si la posición es correcta (b), el brazo de palanca externo será de 20 cm frente a los 30 cm cuando la postura es incorrecta (a). En la posición sentada incluso las cargas muy pequeñas suponen grandes cargas para la espalda (fig. 208 c).

*Fig. 208.*

30 cm
a)
ℓ
$F_m \times 5 = 500\ N \times 30$
$F_m = 3000\ N$
5 cm
$F_m$
500N
20 cm
b)
$F_m \times 5 = 500\ N \times 20$
$F_m = 2000\ N$
ℓ
5 cm
$F_m$
500N
40 cm
5 cm
ℓ
c)
$F_m \times 5 = 500\ N \times 40$
$F_m = 4000\ N$
500N
$F_m$


Si en la postura sentada como en c) se levanta «solamente» un peso de 10 kg, los músculos ejercen una presión sobre el disco intervertebral que es la mitad de la carga que tiene que soportar cuando está en perfecto estado (8000 N, pág. 184). Sin embargo, el disco intervertebral se descarga tensando la musculatura abdominal y el diafragma instintivamente. Como resultado de esta tensión se genera un aumento de la presión en la cavidad abdominal, que tiene un efecto de descarga en sentido ascendente y descendente. El disco intervertebral, que es una parte de la pared abdominal posterior, queda protegido de una compresión a pesar de la fuerte carga. El efecto compresor de la musculatura dorsal puede reducirse de esta forma en un 40% (fig. 209).

Fig. 209.

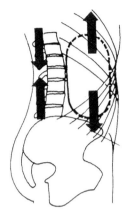

Los calculos anteriores demuestran lo importante que es no solamente tener unos músculos abdominales bien entrenados para poder descargar la espalda, sino también unos potentes músculos en las piernas para poder levantar pesos en la postura correcta, es decir, con las rodillas flexionadas.

El peso se puede repartir de forma simétrica sobre las dos manos, ya que entonces la carga es mucho menor que al llevarla con un solo brazo.

Las personas de las figs. 210 y 211 pesan 40 kg por encima de la vértebra L3. La carga es de 30 kg. El brazo de palanca de los músculos dorsales tiene una longitud de 5 cm para la inclinación lateral.

Fig. 210. Levantamiento simétrico de la carga.

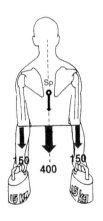

carga total
150 N + 150 N + 400 N = 700 N
(ver también fig. y texto correspondiente, pág. 47).

Fig. 211. Levantamiento asimétrico de la carga.

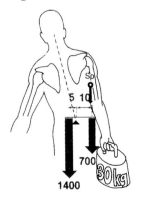

Supongamos que el centro de gravedad del cuerpo y de la carga se sitúa a 10 cm al lado de L3 (observe que el centro de gravedad se encuentra a la derecha de L3, aunque la persona se inclina hacia la izquierda). Los músculos dorsales deben ser contraídos con una fuerza de $F_m \times 5 = 700 \ N \times 10$
$F_m = 1400 \ N$. Carga total
700 N + 1400 N = 2100 N.

La espalda es sometida a un gran esfuerzo cuando se activa el músculo psoas-ilíaco (pág. 191). El músculo tiene que realizar entonces un trabajo estático cuando la persona se cuelga de unas espalderas y estira las piernas rectas hacia delante. Si las piernas de una persona de 80 kg pesan 30 kg, su centro de gravedad se encuentra a una distamia de 40 cm de la articulación coxofemoral y el músculo psoas-ilíaco trabaja con un brazo de palanca de 5 cm, se genera una fuerza de acuerdo con el cálculo de la fig. 212.

Fig. 212.

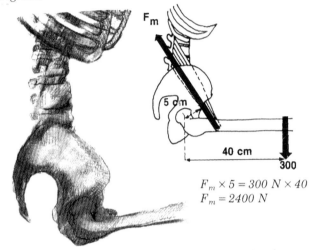

$F_m \times 5 = 300 \ N \times 40$
$F_m = 2400 \ N$

De esta fuerza, unos 1100 N está dedicado a aumentar la lordosis de la columna lumbar. La fuerza que comprime los discos intervertebrales es de unos 2200 N (fig. 213). Cuando la espalda no se mantiene recta con ayuda de la musculatura abdominal, una fuerza de 20.00 N puede ejercer una presión muy alta sobre determinadas partes de los discos intervertebrales.

Fig. 213.

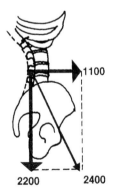

Por tanto, el ejercicio no es adecuado para las personas con una musculatura abdominal débil. En el deporte, por el contrario, el m. psoas-ilíaco es sometido a esfuerzo con mayor frecuencia.

Fig. 214.

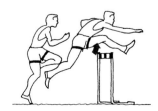

Como comparación podemos estudiar más detenidamente aquellas fuerzas necesarias para impulsar la pierna hacia delante en la carrera, el salto de vallas, el salto de altura, etc. Por el peso propio del cuerpo y la aceleración que recae sobre la pierna (sobre todo por el m. psoas-ilíaco) la fuerza generada por la contracción muscular puede llegar a ser de 4000 N (fig. 214).

Para poder valorar adecuadamente los ejercicios en los cuales es sometida a esfuerzo la musculatura dorsal, debe tenerse en cuenta el efecto estabilizador de la musculatura abdominal. En las siguientes figuras se muestran los tipos de músculos abdominales y dorsales de que disponemos.

# Músculos de la espalda (músculos erectores de la columna)

Los músculos de la espalda se pueden clasificar esquemáticamente en:
- músculos dorsales largos (saltan al menos 7 vértebras)
- músculos dorsales medianos (saltan al menos 2-6 vértebras)
- músculos dorsales cortos (llegan hasta la próxima vértebra)

Los músculos largos suelen ser superficiales y se denominan (fig. 215)

*a) M. iliocostal o sacrolumbar (desde el hueso ilíaco hasta las costillas)*
*b) m. dorsal largo (desde las apófisis costotransversas hasta las apófisis transversas y las costillas)*
*c) m. espinoso (entre las apófisis espinosas)*

Fig. 215.

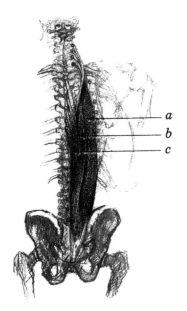

Los músculos medianos son (fig. 216):
*d) m. semiespinoso dorsal (salta 4-7 vértebras)*
*e) mm. multífidos (saltan 2-3 vértebras)*

Fig. 216.

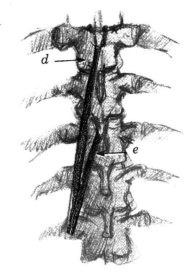

Los músculos cortos unen cada una de las vértebras y se denominan (fig. 217):
*f) mm. intertransversos (entre las apófisis transversales)*
*g) mm. interespinosos (entre las apófisis espinosas)*
*h) mm. rotadores (entre las apófisis espinosas y transversas)*

Fig. 217.

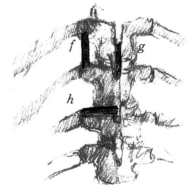

Los músculos trabajan como una unidad, sin embargo el m. psoas-ilíaco o el iliocostal participan más en la inclinación lateral del tronco que el resto de los músculos. Los músculos rotadores son muy importantes, tal y como indica el nombre, para la rotación del tronco. En todas las formas de lanzamiento es de gran importancia la combinación entre la inclinación lateral del tronco y su rotación (fig. 218).

Fig. 218.

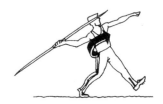

Aparentemente, el lumbago está producido, en general por una contractura muscular de los músculos rotadores. Si el músculo está contraído, los músculos vecinos también se contraen para evitar los movimientos que puedan afectar al músculo acortado por la contractura. A causa de ello disminuye el aporte de sangre a la zona, con lo cual se producen más contracturas musculares, etc.

Para que desaparezcan estas condiciones, los músculos deben descargarse (guardando cama) y relajarse (calor, masaje, relajantes musculares). Las contracturas pueden ser producidas por exceso de esfuerzo, movimientos desacostumbrados o pequeñas desviaciones vertebrales producidas por movimientos violentos. La mejor protección es una musculatura en perfecto estado de funcionamiento, tanto en la región abdominal como dorsal.

## Ejercicios para la espalda

El siguiente ejercicio (fig. 219) somete a esfuerzo a los músculos rotadores. En posición de cuadrupedia se levantan al mismo tiempo el brazo derecho y la pierna izquierda, De esta forma se activan estáticamente los músculos transversos que evitan que el hombro derecho o la cadera izquierda se desmoronen. Para que los músculos trabajen realmente de forma estática hay que mantener esta postura durante algunos segundos. A continuación se levantan el brazo izquierdo y la pierna derecha.

*Fig. 219.*

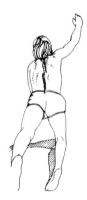

La figura 220 a-d muestra otros ejercicios para la espalda y explica su efecto.

*Fig. 220.*

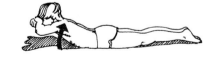

a) En este ejercicio el tronco debe moverse lentamente hacia arriba y abajo. En los jóvenes bien entrenados se pueden realizar adicionalmente giros laterales en la posición más alta. La carga sobre la mitad inferior de la espalda se incrementa cuando se mantienen los brazos estirados hacia delante. No flexione el cuello hacia atrás excesivamente. No levante demasiado el tronco.

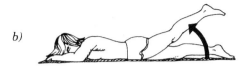

b) Levante cada vez una pierna para entrenar los músculos posteriores del muslo, el glúteo mayor así como la mitad inferior de la musculatura dorsal. Realice el ejercicio lentamente. Mantenga la posición máxima para entrenar estáticamente. No combine los ejercicios a) y b).

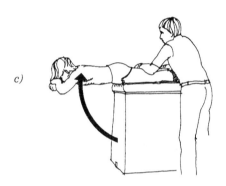

c) Échese sobre un plinto sin que la pelvis se apoye sobre él. Levante el tronco con la espalda recta hasta la horizontal. Al levantar el tronco todos los músculos dorsales son forzados a llevar a cabo un trabajo estático y los de la mitad inferior a un trabajo concéntrico mientras son entrenados excéntricamente al bajar el tronco. Por la posición de los brazos se puede dosificar el ejercicio; la carga es baja cuando los brazos permanecen pegados al cuerpo, más alta cuando se cruzan detrás de la nuca. También se pueden utilizar pequeños pesos.

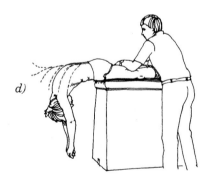

d) El mismo ejercicio que en c), pero se adopta la posición horizontal levantándose vértebra por vértebra. Al levantar el tronco, los músculos trabajan concéntricamente (en el orden L 5, L4-C1) y de forma excéntrica al bajar (en el orden C1-L5).

La siguiente figura 221 a-f muestra posiciones en las cuales el cuerpo se inclina hacia delante sin esfuerzo. Los músculos se relajan y se estiran gracias a ello.

*Fig. 221.*

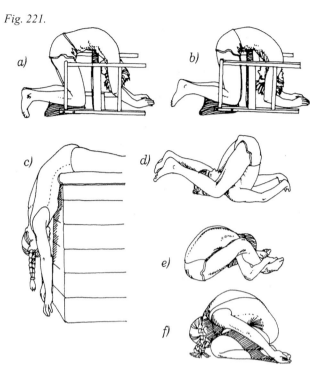

En las posiciones que se muestran en estas figuras, por medio del estiramiento de la espalda (tracción) se reduce la presión sobre los discos intervertebrales.

Para el entrenamiento de los músculos dorsales (fig. 222) también se puede inclinar el cuerpo hacia delante con las piernas estiradas y la espalda recta hasta alcanzar la horizontal (1).

A continuación se flexionarán algo las rodillas inclinando al mismo tiempo el tronco hacia delante (2).

Seguidamente se incorporará el tronco (3), levantando la espalda vértebra a vértebra. En la primera fase (1) los músculos dorsales serán sometidos a una carga estática. La carga aumentará a medida que el cuerpo se acerque a la horizontal. La carga se puede aumentar realizando movimientos de natación con los brazos en posición horizontal y alejando por ello el centro de gravedad del tronco aún más de las caderas. Si la inclinación hacia delante supera la horizontal, la carga sobre los músculos dorsales se reducirá y será asumida por el ligamento vertebral común posterior (pág. 184). Esto deben evitarlo las personas mayores y las personas con alteraciones de espalda. Al incorporar el tronco lentamente (3), todos los músculos de la espalda se ven forzados a desarrollar un trabajo concéntrico (comparar con fig. 220 d).

*Fig. 222.*

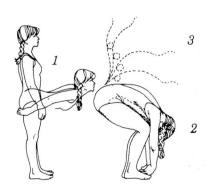

Con frecuencia se dice que girar el tronco (fig. 223 a) es un ejercicio peligroso, lo cual aún no ha sido demostrado. Además, se suele confundir con los denominados movimientos de hula-hula (fig. 223 b).

*Fig. 223*

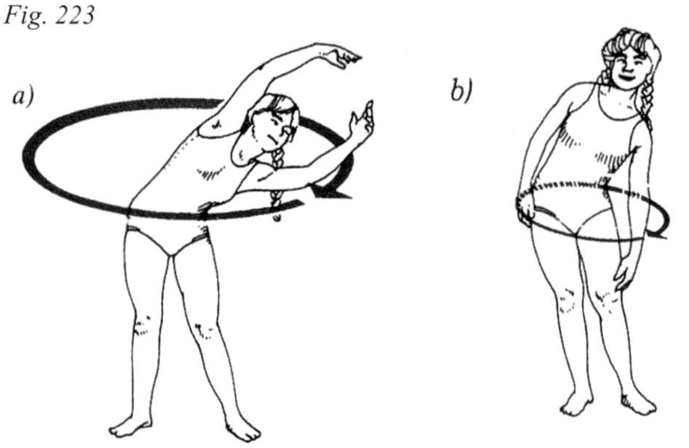

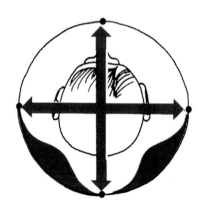

Al efectuar rotaciones con el tronco, éste describe grandes círculos, mientras que las caderas y las piernas permanecen inmóviles. Si estos movimientos se llevan a cabo con relativa lentitud en la fase de calentamiento, no existe ningún tipo de riesgo de lesión. Sin embargo, no se puede afirmar que el ejercicio sea especialmente saludable.

Los movimientos de hula-hula requieren la movilidad de la articulación de la cadera. Los pies y la cabeza no se mueven mientras las caderas se mueven en círculos.

En lo referente a la nuca, deben evitarse las rotaciones de cabeza, ya que se corre el riesgo de que si los movimientos son muy rápidos se llegue hasta aquellos puntos que producen un desgaste de los ligamentos y los cartílagos. La fig. 224 muestra los límites dentro de los cuales los movimientos de la cabeza no entrañan ningún riesgo. La nuca se puede flexionar en la misma medida en todas direcciones. Las superficies rayadas marcan las zonas peligrosas que se superan cuando la rotación de la cabeza es rápida. Si se realiza con lentitud y bajo control se pueden alcanzar perfectamente los límites máximos del movimiento de la nuca y con ello entrenar su movilidad.

*Fig. 224.*

# Músculos abdominales

Unos músculos abdominales que funcionen perfectamente (son los antagonistas de los músculos dorsales) descargan y estabilizan la columna vertebral cuando se llevan a cabo movimientos en los cuales la musculatura dorsal se ve sometida a un gran esfuerzo, p.ej. al levantar pesos. Los ejemplos de la pág. 186 muestran que la musculatura dorsal siempre se entrena al levantar pesos, al estar de pie, al sentarse, etc. En la mayoría de las personas, la musculatura abdominal es más débil que la dorsal por esta razón. Un entrenamiento común para la musculatura abdominal es recomendable para todas las personas (fig. 225 a). Por el contrario, los deportistas deben entrenar sus músculos abdominales con ejercicios que los sometan a un esfuerzo importante (fig. 225 b). Después pueden desarrollar la fuerza de los flexores de la cadera (psoasilíaco, recto anterior) y los extensores de la espalda (ejercicios adecuados ver págs. 191, 189).

*Fig. 225.*

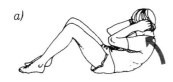

a)

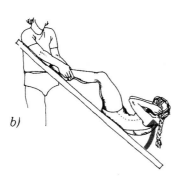

b)

Para saber qué ejercicios deben elegirse y cómo se llevan a cabo hay que entender primero la función de los músculos abdominales. Además, es importante conocer la relación entre los músculos dorsales, abdominales y flexores de la cadera.

Existen cuatro tipos diferentes de **músculos abdominales**.

### M. recto anterior del abdomen (fig. 226)
tiene su origen en la apófisis xifoides y se inserta en la sínfisis del pubis. Cuando el músculo se contrae, la persona se inclina hacia delante a la altura de las vértebras lumbares y dorsales. En posición de decúbito supino (como en fig. 225 a) y al levantar el cuerpo tanto como sea posible, sin inclinar para ello la pelvis hacia delante (sin movimiento de la articulación de la cadera), el recto anterior se habrá acortado al máximo.

*Fig. 226.*

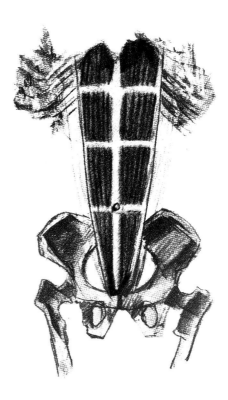

### M. oblicuo externo del abdomen (fig. 227)
se origina en la porción inferior de la cavidad torácica convirtiéndose pronto en un ligamento ancho que recubre el m. recto anterior, insertándose en la cadera del lado contrario y el ligamento inguinal.

*Fig. 227.*

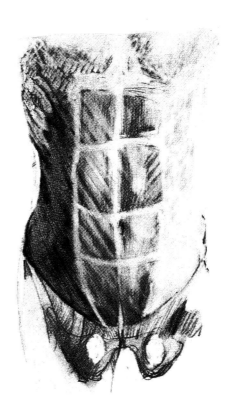

## M. oblicuo interno del abdomen (fig. 228)

se origina en la cresta ilíaca y el ligamento inguinal y pronto se convierte en una lámina tendinosa se se extiende principalmente por debajo del recto anterior. La lámina tendinosa se inserta finalmente en el lado contrario de la cavidad torácica. Los músculos oblicuos participan en los movimientos de los músculos rectos y además pueden realizar la rotación del tronco.

*Fig. 228.*

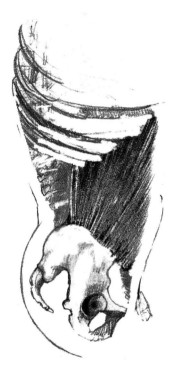

En los abdominales oblicuos (fig. 229) la carga aumenta sobre los músculos oblicuos, de forma que tanto el m. oblicuo externo derecho como el izquierdo son sometidos a esfuerzo cuando el hombro derecho gira en dirección a la cadera izquierda.

*Fig. 229.*

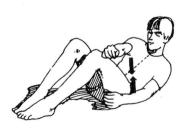

## M. transverso del abdomen (fig. 230)

no participa directamente en ningún movimiento, sino que influye sobre la forma del cuerpo (presiona los órganos intestinales hacia dentro). Además, contribuye al aumento de la presión abdominal al contraerse (fig. 231). Todos los músculos abdominales pueden aumentar la presión abdominal (la que empuja la cavidad abdominal hacia los lados) al contraerse. De esta forma se descargan los discos intervertebrales al levantar pesos (pág. 186).

*Fig. 230.*

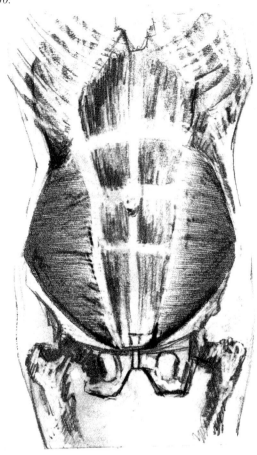

*Fig. 231.*

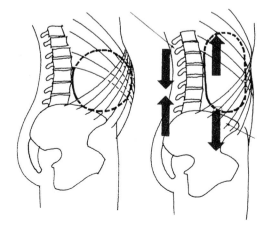

La fig. 232 muestra un corte transversal a través del cuerpo, en el cual se puede ver la relación entre la musculatura dorsal y la abdominal.

*Fig. 232.*

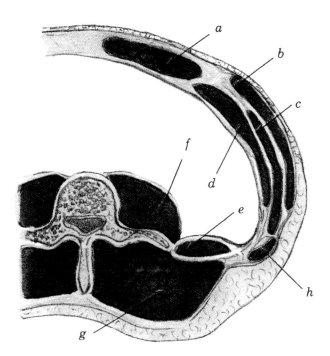

*Fig. 233.*

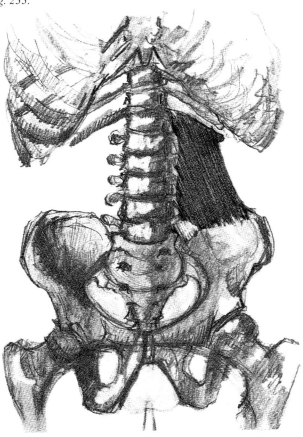

*a) m. recto abdominal*
*b) m. oblicuo mayor*
*c) m. oblicuo menor*
*d) m. transverso del abdomen*
*e) m. cuadrado de los lomos*
*f) m. iliopsoas*
*g) m. erector de la columna*
*h) m. dorsal ancho*

## M. cuadrado de los lomos (fig. 233)

En este contexto debe mencionarse el músculo más importante para la inclinación lateral. Es el músculo cuadrado de los lomos  y participa en la inclinación lateral del tronco a la altura de la columna lumbar (figs. 233 y 234). Compare aquellos movimientos que se desarrollan en las caderas y con ello activan los músculos abductores (pág. 165).

Cuando se está en posición de decúbito supino se presenta una determinada curvatura en la región lumbar, producida por la forma natural de la columna vertebral y una determinda tensión del m. psoas-ilíaco. Se puede presionar la espalda contra la base (fig. 235 b) flexionando la pelvis hacia atrás con ayuda de los músculos abdominales (B), los músculos glúteos (G0 y los posteriores del muslo (H). Este movimiento es difícil si los músculos dorsales y el psoas-ilíaco están acortados. Es más sencillo flexionando ligeramente las rodillas y levantando un poco la cabeza. De esta forma se relaja el m. psoasilíaco y se hace más fácil la inclinación hacia delante de la columna vertebral.

*Fig. 234.*

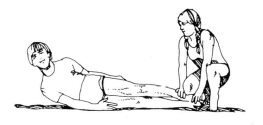

*Fig. 235.*

*a)*

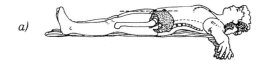

*b)*

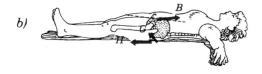

Cuando se está en posición de decúbito supino y se levantan las piernas estiradas del suelo, la espalda adopta con facilidad una posición en la cual la curvatura en la columna lumbar es mucho mayor que estando de pie. Ello es debido a que la fuerza con la cual el m. psoas-ilíaco levanta las piernas actúa de tal forma sobre la espalda que aumenta la lordosis (fig. 236) (ver también pág. 187).

(ver también pág. 187)

*Fig. 236.*

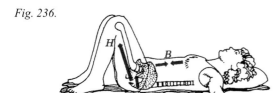

Los ejercicios en los cuales se levantan las piernas estiradas o se intenta evitar un movimiento de la pelvis (pág. 195) solamente deben ser llevados a cabo mientras se pueda estabilizar la espalda con ayuda de los músculos abdominales. Están pensados para las personas con un cierto entrenamiento y en realidad deben fortalecer los flexores de la cadera, aunque al mismo tiempo consigan un entrenamiento estático de la musculatura abdominal (fig. 237).

*Fig. 237.*

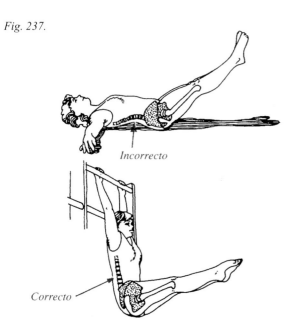

*Incorrecto*

*Correcto*

Si a continuación se quiere entrenar la musculatura abdominal, debe cuidarse de que los movimientos solamente se produzcan en la columna vertebral y no en las caderas. El ejercicio más frecuente para entrenar la musculatura abdominal son flexiones de tronco. Para evitar utilizar como ayuda el m. psoas-ilíaco, es mejor flexionar la pelvis al máximo para que no quede fuerza para contraer el músculo. Sin embargo, con frecuencia se comete el error de flexionar las rodillas (y con ello las caderas) pero fijando los pies, p.ej. debajo de unas espalderas. La flexión de la cadera es demasiado pequeña para anular el m. psoas-ilíaco. Además, puede ocurrir que se utilice la fijación de los pies para incorporarse, por lo cual la

musculatura abdominal no trabaja suficientemente. En la misma posición que en la fig. 238, pero sin fijación para los pies, hay que levantar la columna vertebral vértebra a vértebra, es decir, activar los músculos abdominales antes de poder flexionar las caderas con las piernas como contrapeso y poderse levantar.

*Fig. 238.*

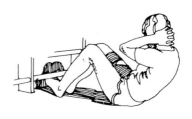

La mejor forma de entrenar la musculatura abdominal es flexionando al máximo las caderas sin fijación en los pies. En estos casos no es posible sentarse totalmente y los músculos se contraen al máximo sin flexión de las caderas (fig. 239).

*Fig. 239.*

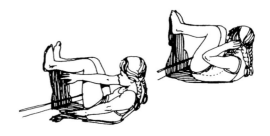

Si se gira el tronco varias veces hacia la derecha e izquierda manteniendo durante un rato la posición más alta, se consigue un entrenamiento estático de la musculatura abdominal recta y al mismo tiempo se aumenta la carga sobre la musculatura abdominal oblicua. Se puede dosificar el ejercicio 1) estirando los brazos hacia los lados (fácil), 2) cruzándolos delante del pecho o 3) apoyando las manos contra las orejas (difícil). Si se utilizan pesos se puede conseguir un aumento adicional del esfuerzo. Cuando se observa con detenimiento la forma en que se modifica la carga externa durante un abdominal (fig. 240), se entenderá que el centro de gravedad del tronco al principio presenta una determinada distancia hasta la articulación de la cadera, que se reduce continuamente a medida que se incorpora el tronco vértebra por vértebra (fig. 240 a). La carga externa (F 2) se va reduciendo cuanto más se contraen los músculos abdominales.

Al echarse sobre una superficie inclinada aumenta la carga externa cuanto más se incorpora el tronco y cuanto más se acortan los músculos (es decir, se debilitan). Por esta razón el ejercicio es muy fatigoso (fig. 240 b).

¿Qué cansa más: abdominales 1) sobre una banqueta inclinada (45° de inclinación) o 2) echado sobre el suelo con un peso de 10 kg sobre el pecho? ¡Pruébelo!

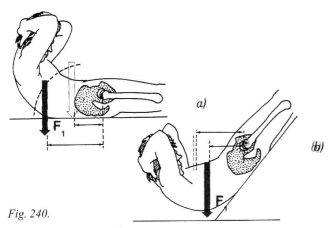

Fig. 240.

En los ejercicios realizados en una superficie inclinada se necesita un apoyo para los pies. Por ello se tiene la tendencia a activar pronto el m. psoas-ilíaco en lugar de incorporarse lentamente, es decir, trabajar con los músculos abdominales.

Los ejemplos que se presentan a continuación deben explicar la relación entre las fuerzas externas (peso de las piernas y del tronco) y las fuerzas internas (m. psoas-ilíaco y los músculos abdominales).

Fig. 241.

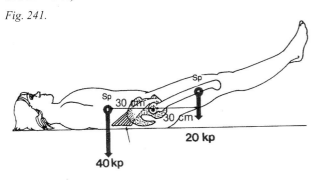

1) Una persona de 60 kg de peso se encuentra en la posición de la fig. 241. El tronco, que pesa unos 40 kg, tendrá su centro de gravedad unos 30 cm por encima de la articulación coxofemoral. Las piernas pesan 20 kg y tienen su centro de gravedad unos 30 cm por debajo de la cadera. De acuerdo con la fórmula M = F x l será:
Momento de torsión del tronco :
M = 40 kp x 30 cm = 1200 kpcm
Momento de torsión de las piernas:
M = 20 kp x 30 cm = 600 kpcm

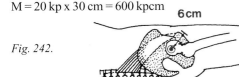

Fig. 242.

2) El grupo muscular responsable del movimiento de las caderas (m. psoas-ilíaco) debe situarse de tal forma que la dirección de tracción transcurra a una distancia de 6 cm de la cadera (fig. 242). Si la fuerza del m. psoas-ilíaco corresponde a 100 kp, el momento de torsión del músculo que actúa sobre las piernas será de 100 kp x 6 cm = 600 kpcm, es decir, de acuerdo con la fig. 241 será igual al momento de torsión externo para las piernas. Por tanto, se puede comenzar a levantar las piernas. Si la fuerza muscular es mayor se podrán levantar las piernas más deprisa.

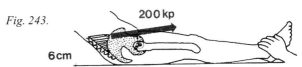

Fig. 243.

3) Si se fijan las piernas y se contrae el m. psoas-ilíaco con una fuerza de 200 kp, el momento de torsión de los músculos será de 200 kp x 6 cm = 1200 kpcm y se podrá incorporar el tronco (fig. 243).

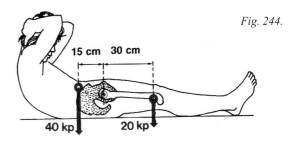

Fig. 244.

4) Si se quiere incorporar el tronco sin sujeción para los pies, debe levantarse igualmente vértebra por vértebra con ayuda de la musculatura abdominal, hasta que el centro de gravedad del tronco se encuentre a una distancia de solamente 15 cm de la cadera en lugar de 30 cm. Ahora el m. psoas-ilíaco intentará levantar tanto el tronco como las piernas. Si la columna vertebral se flexiona un poco más, la persona podrá sentarse sin que se muevan las piernas. Con las piernas flexionadas sin fijación, los músculos abdominales deben trabajar durante más tiempo antes de que se pueda producir la flexión de las caderas (fig. 244).

La siguiente fig. 245 a-d muestra algunas variantes del entrenamiento de la musculatura abdominal. Siempre hay que cuidar de que el movimiento se inicie en la columna vertebral (ligera flexión hacia adelante) antes de que la articulación coxofemoral se mueva. Las piernas solamente deben ser cargadas hasta que aún sea posible que los músculos abdominales puedan mantener la espalda ligeramente flexionada hacia delante.

Fig. 245.

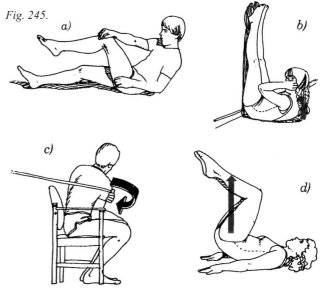

Los ejercicios de estiramiento para la musculatura abdominal son necesarios en raras ocasiones.

# Músculos respiratorios

La estructura del tórax y la función de la musculatura abdominal se tratarán solamente de forma superficial. Si desea obtener más información sobre este tema, el lector deberá recurrir a la bibliografía especializada.

El tórax está formado por 12 costillas. Los costillas superiores están conectadas con el esternón por medio de cartílagos. Las costillas 11 y 12 son flotantes y no están unidas al esternón (fig. 246).

*Fig. 246.*

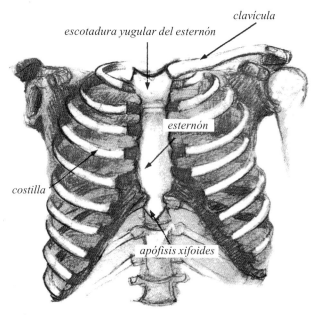

*Fig. 247.*

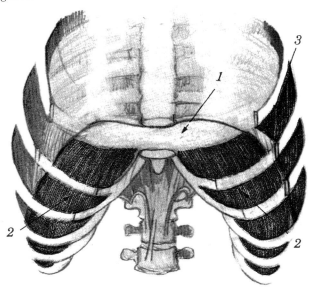

cavidad torácica (fig. 247). La porción superior de la cúpula está formada por lo que se denomina centro frénico (1) que baja verticalmente cuando las fibras musculares (2) son contraídas. Por esta causa aumenta el diámetro de la cavidad torácica (inspiración), mientras que se reduce el volumen de la cavidad abdominal. Por tanto, el vientre sale hacia afuera. Este tipo de inspiración se denomina respiración abdominal.

Además de su función como músculo respiratorio, el diafragma conjuntamente con los músculos abdominales participa también en el aumento de la presión abdominal, lo cual es importante, p.ej. al levantar grandes pesos (ver pág. 186). El diámetro de la cavidad torácica también puede aumentarse levantando las costillas con ayuda de los músculos intercostales externos. Las fibras de estos músculos están ordenadas de tal forma que levantan la costilla inferior en dirección a la superior (3). Este tipo de inspiración se denomin respiración torácica. Si la respiración es profunda muchos músculos tienen la posibilidad de influir sobre la posición de la cavidad torácica (musculatura de nuca, tórax, espalda, etc.).

Las cavidades torácica y abdominal están separadas por el músculo respiratorio más importante, el denominado diafragma. Este músculo tiene su origen en las vértebras lumbares, las costillas inferiores, así como en el apéndice xifoides, formando una bóveda hacia la parte superior de la

# 25. Anatomía y función del brazo

## Articulación escapulohumeral

Los movimientos de los brazos son controlados por numerosos músculos. La capacidad de movimiento de la articulación escapulohumeral es posible gracias a tres diferentes grupos musculares (fig. 248).

Grupo A.  Músculos que se originan en la escápula y se insertan en el brazo.
Grupo B.  Músculos que trascurren desde el tronco hasta la escápula.
Grupo C.  Músculos que provienen del tronco y se insertan en el brazo.

*A*

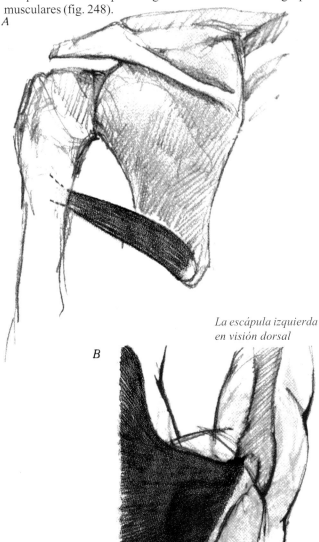

*La escápula izquierda en visión dorsal*

*B*

*C*

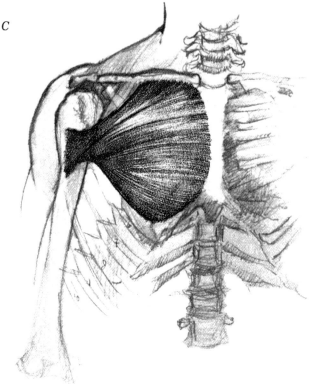

La escápula tiene la forma de un triángulo. Un borde óseo superior, la denominada espina de la escápula (1), sobresale hacia atrás y divide la cara posterior de la escápula en dos cavidades. El extremo externo de la espina forma encima de la articulación escapulohumeral una especie de techo plano (2), el denominado acromion. La porción anterior del acromion y la clavicula (3) forman la articulación acromioclavicular (4). La articulación esternocostoclavicular (5) está en conexión con el esternón (6). El extremo distal de la escápula tiene la forma de una cavidad plana (7) (cavidad glenoidea) y forma una articulación con el húmero (8). Delante de ésta, algo por debajo de la clavícula se encuentra la apófisis coracoides que, entre otras cosas, constituye el punto de origen del principal músculo flexor del codo (m. bíceps braquial) (fig. 249).

Prácticamente toda la escápula constituye una zona de origen de diversos músculos. En el brazo se distinguen claramente dos tuberosidades que sirven de inserción para dos ligamentos que recorren todo el hueso. El troquíter (10) así

*Fig. 248.*

*Fig. 250*

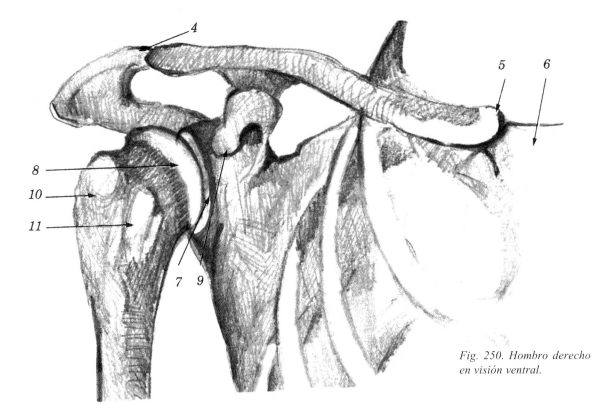

Fig. 250. Hombro derecho en visión ventral.

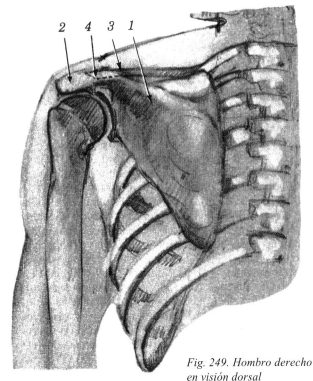

Fig. 249. Hombro derecho en visión dorsal

como el troquín (11) se llamarán, juntamente con sus ligamentos correspondientes, zona de inserción externa o anterior.

El brazo puede moverse como una enartrosis en relación con la escápula. Por tanto, son posibles los movimientos en todos los planos.

● Hacia delante-balanceo hacia atrás (anteversión-retroversión)
● hacia fuera-balanceo hacia dentro (abducción - aducción)
● rotación hacia fuera-rotación hacia dentro (supinación-pronación)

**Grupo A**

Los siguientes músculos forman parte del grupo A:

1. **m. supraspinoso** (fig. 251) levanta el brazo hacia afuera. Se sitúa debajo del m. deltoides, un gran músculo que forma los contornos del hombro.

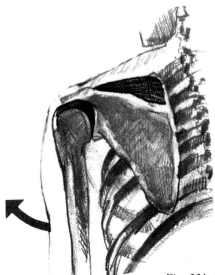

Fig. 251. Hombro izquierdo en visión dorsal.

2. **m. redondo mayor** (fig. 252) acerca el brazo al tronco y efectúa una rotación interna. Sirve de apoyo para el m. dorsal ancho (pág. 202).

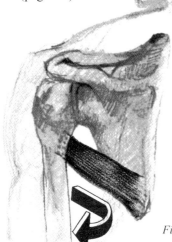

*Fig. 252.*

*Hombro izquierdo en visión posterior*

3. **m. infraspinoso**

4. **m. redondo menor**

Estos dos últimos músculos se sitúan en la zona debajo de los dos primeros y efectúan conjuntamente la rotación externa del brazo (fig. 253).

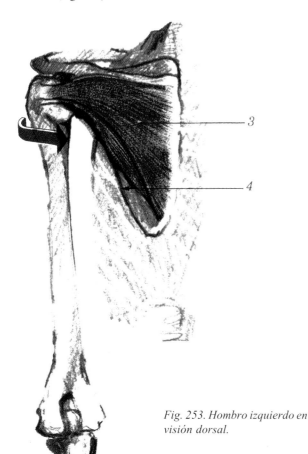

*Fig. 253. Hombro izquierdo en visión dorsal.*

5. **m. subescapular** ocupa toda la cara interna de la escápula (que limita con la pared posterior de la cavidad torácica) y estira el brazo hacia dentro y efectúa su rotación interna (fig. 254).

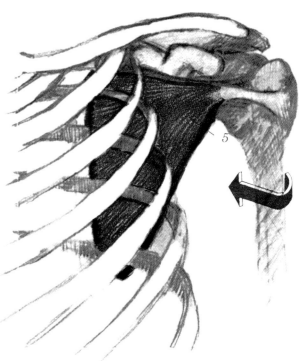

*Fig. 254. Hombro izquierdo en visión anterior.*

### Grupo B

Para mover el brazo la superficie articular de la escápula debe estar situada de tal forma que el brazo tenga la mejor posición inicial para llevar a cabo con fuerza el movimiento deseado. La escápula puede 1) levantarse y bajarse (unos 10 a 12 cm), 2) moverse hacia dentro y fuera (abducción, aducción) (15 cm) y 3) efectuar una rotación interna y externa (figs. 255 y 256).

En la supinación, la superficie articular de la escápula se mueve hacia fuera-arriba (fig. 257).

Los siguientes músculos son los responsables de levantar la escápula:
1. **m. elevador de la escápula** (1)
2. **m. romboides** (2)

Al levantarla se produce al mismo tiempo una cierta pronación.

El m. elevador de la escápula y el romboides están cubiertos por el m. trapecio.

3. **m. trapecio** (fig. 256)

Origen: escama occipital, lig. cervical posterior y vértebras cervicales y dorsales

Inserción: espina de la escápula y tercio acromial de la clavícula.

Función : aducción y supinación de la escápula. Gira la cabeza y flexiona la nuca hacia atrás.

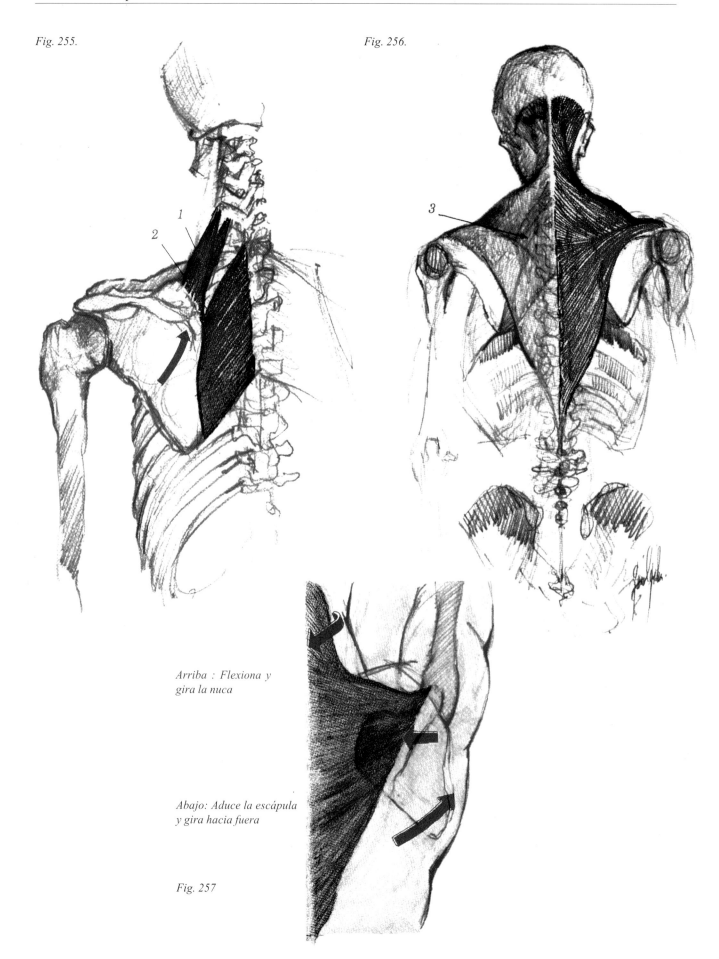

*Fig. 255.*

*Fig. 256.*

*1*

*2*

*3*

*Arriba : Flexiona y
gira la nuca*

*Abajo: Aduce la escápula
y gira hacia fuera*

*Fig. 257*

## Grupo C

Los grandes músculos superficiales que se extienden desde el tronco hacia el brazo son los músculos más importantes en cuanto a fuerza y movilidad:

### M. pectoral mayor (fig. 258)

*Fig. 258*

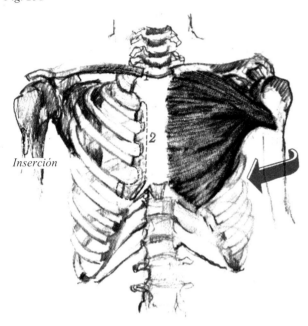

Origen: 1) mitad esternal de la clavícula, 2) esternón y 3) porciones de los cartílagos costales.

Inserción: en la zona de inserción externa del brazo.

Función: el músculo, que forma la pared anterior de la cavidad axilar, mueve el brazo hacia dentro y efectúa su pronación. Baja el brazo levantado y balancea el brazo colgante hacia delante.

Los ejercicios para el m. pectoral mayor se muestran en las siguientes figuras.

*Fig. 259.*

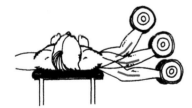

Fig. 259. En decúbito supino se sujetan mancuernas en las manos. Entonces se levantan las mancuernas con los brazos ligeramente flexionados para que los codos no sean sometidos a un esfuerzo excesivo. Con este movimiento se entrenan los músculos de forma concéntrica, al bajarlos de forma excéntrica.
La carga se puede dosificar flexionando el codo más o menos. Si al bajarlo se estira un poco más, el músculo que trabaja excéntricamente tendrá que soportar una carga mayor.

Fig. 260. El mismo ejercicio que en la fig. 259. Sin embargo, ahora se entrena solamente la porción superior del músculo (1) más cercana a la clavícula (y que evita que el brazo caiga). Otros dos potentes músculos que participan en este movimiento son el m. deltoides (fig. 263) y el m. bíceps braquial (fig. 273).

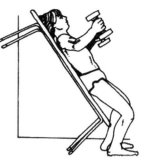

*Fig. 260.*

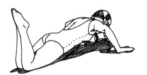

*Fig. 261.*

Fig. 261. La flexión y extensión de los brazos con una amplia distancia entre las manos activan el m. pectoral mayor (extensores del brazo, deltoides, serrato anterior, trapecio). Se consigue un entrenamiento estático cuando se presionan las palmas de las manos una contra otra delante del cuerpo. Cambiar entonces varias veces la posición de las manos.

*Fig. 262*

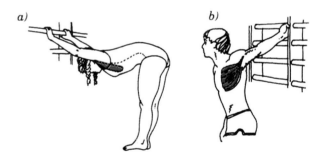

Un buen final para el entrenamiento del pectoral mayor son los ejercicios de estiramiento de acuerdo con el método PNF (fig. 262 a, b).

### M. deltoides (fig. 263)

Origen: tercio acromial de la clavícula, acromion y espina de la escápula (también podría formar parte del grupo A).
Inserción: Tuberosidad deltoidea del húmero.
Función: ya que su origen rodea la articulación escapulohumeral, este músculo puede participar en todos los movimientos del brazo. Una de sus funciones importantes consiste en la abducción del brazo (2). Las porciones del músculo que provienen de la cara posterior de la escápula impulsan el brazo hacia atrás y realizan su supinación (1). Las porciones provenientes de la clavícula lo impulsan hacia adelante y efectúan su pronación (3). El brazo también puede ser aducido.

*Fig. 263.*

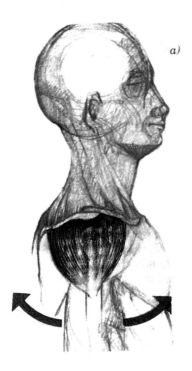

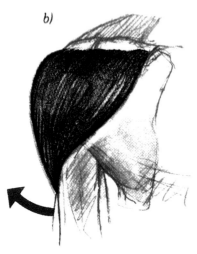

**M. dorsal ancho** (fig. 265)

Origen: apófisis espinosas de las seis últimas vértebras dorsales y de las lumbares, sacro y lateralmente hasta la cresta ilíaca.

Inserción: cresta subtroquiniana.

Función: este músculo, que forma la pared posterior de la cavidad axilar, desplaza el brazo dorsalmente con rotación interna, es decir, lo impulsa hacia atrás y lo gira hacia dentro.

En la mayoría de los establecimientos de bodybuilding hay un aparato especial para entrenar el m. dorsal ancho. Debe cargarse con pesos de forma que se pueda bajar la horquilla entre 6 a 8 veces (para un entrenamiento de fuerza normal).

*Fig. 265.*

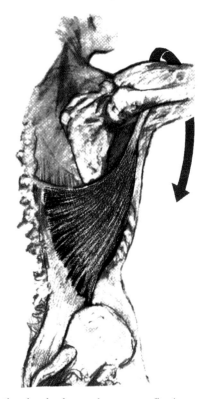

El m. deltoides se entrena con casi todos los ejercicios en los que participan los brazos. En el levantamiento de pesos como en la fig. 264 se activa la totalidad del músculo. Sin embargo, solamente debería ser sometido a una carga que permitiera levantar y bajar cargar con los brazos casi extendidos unas 6 a 8 veces. Los brazos se bajarán con la misma velocidad con la cual han sido levantados (con este ejercicio se entrena el m. supraspinoso, ver fig. 251).

Cuando se está colgado de una barra y se flexionan los brazos hasta que la cabeza asome por encima de la misma (b), se entrenan los mismos músculos que en a), pero con una mayor carga (todo el peso del cuerpo). En los dos ejercicios participan también el m. bíceps braquial (flexión), el m. trapecio (colocación de la escápula) así como el m. dorsal ancho (movimiento hacia atrás del brazo) (fig. 266).

*Fig. 264.*

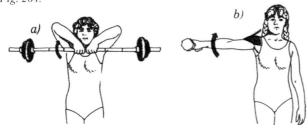

*Fig. 266.*

La fig. 266 c) muestra cómo se puede entrenar el m. dorsal ancho con ayuda de unas gomas elásticas. Un entrenamiento de movilidad del músculo no suele ser necesario por lo general. Cuando se realiza una fuerte flexión lateral con los brazos estirados por encima de la cabeza, puede notarse en ocasiones que el músculo se resiste a este movimiento.

Los siguientes ejercicios son ejemplos de movimientos puros de rotación de los hombros. Echado en decúbito prono sobre una banqueta con los codos giros hacia fuera, se levantan las mancuernas hacia atrás (rotación interna) o bien hacia delante (rotación externa) (fig. 267).

*Fig. 267.*

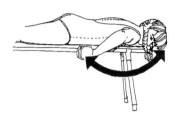

La rotación interna se realiza especialmente con ayuda del m. subescapular, el m. pectoral mayor y el m. dorsal ancho.

En la rotación externa participan sobre todo el m. supraspinoso y el m. redondo menor.

La movilidad para la rotación externa y la rotación interna del brazo se puede comprobar con el siguiente ejercicio (fig. 268).

*Fig. 268.*

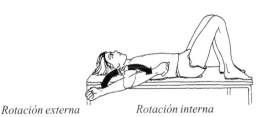

*Rotación externa*        *Rotación interna*

## M. serrato anterior

Este músculo es el responsable de la estabilidad del hombro. Tiene su origen en las costillas 1ª a 9ª , se extiende a lo largo de la cavidad torácica hacia atrás y se inserta en el borde internode la escápula.

Fig. 269 a). El músculo evita que la escápula sea empujada hacia atrás cuando la persona se apoya sobre los brazos. Se puede entrenar flexionando el cuerpo hacia delante y apoyándose de alguna manera en los brazos (fig. 269 c).

Fig. 269 b). Muestra el movimiento de las escápulas cuando el músculo se contrae.

Los dos músculos que se comentan a continuación tiene en poca importancia dentro del deporte, aunque contribuyen a la estabilidad de la escápula.

Fig. 270 muestra la localización de a) el m. pectoral menor, perteneciente al grupo B, así como b) del m. coracobraquial, que forma parte del gupo A.

*Fig. 269.*

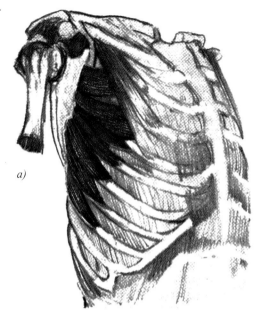
a)

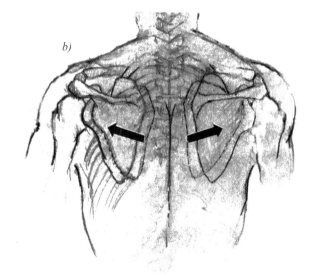
b)

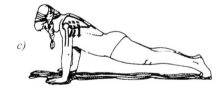
c)

*Fig. 270.*

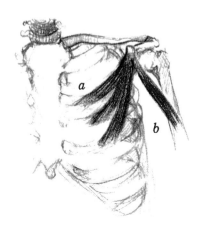

# Articulación del codo

Los movimientos del codo se desarrollan en tres articulaciones separadas unas de otras:
- una tróclea entre húmero y cúbito
- un trochus entre cúbito y radio
- una enartrosis entre húmero y radio.

En las figs. 271 y 272 se muestran las tuberosidades y superficies articulares que son de importancia para la función de la articulación del codo:

a) el epicóndilo y la epitróclea del húmero constituyen el origen de los músculos que mueven al mano a la altura de la muñeca.

b) la tuberosidad bicipital del radio es el punto de inserción del m. bíceps braquial.

c) El olécranon es el punto de inserción del m. tríceps braquial (pág. 206).

d) La superficie articular del húmero en la tróclea del codo.

e) La superficie articular del cúbito en la tróclea del codo (apófisis coronoides).

f) La superficie articular del húmero en la enartrosis (cóndilo humeral).

g) La cabeza del radio, que forma la cavidad articular de la enartrosis.

Por lo general, el olécranon (c) y la cavidad en la cual se encuentra cuando el brazo está estirado, tienen un tamaño diferente en hombres y mujeres. Por tanto, en las mujeres es más frecuente que el codo sea hiperextendido.

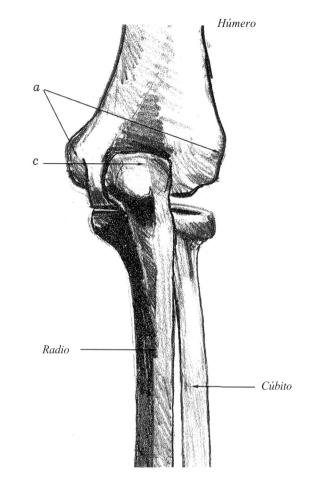

*Fig. 272. Codo derecho en visión dorsal.*

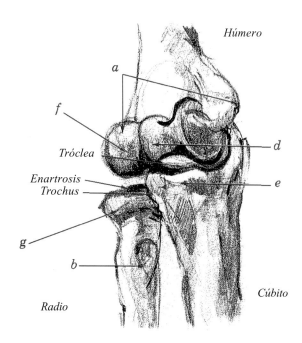

*Fig. 271. Codo derecho en visión ventral (con palma en supinación).*

## Flexión del codo

Los tres músculos flexores más importantes son (fig. 273 a-c):

**a) m. bíceps braquial** (bi = dos, ceps de caput = cabeza, brachium = brazo)

Origen :
- Apófisis coracoides (1)
- Por encima de la cavidad glenoidea (2)

Inserción :
Tuberosidad bicipital del radio (3)

Función :
- Flexiona el brazo en el codo
- Gira el antebrazo de forma que la palma de la mano indica hacia arriba (este movimiento se denomina supinación)
- Balancea el brazo hacia adelante.

Fig. 273.

*a)*

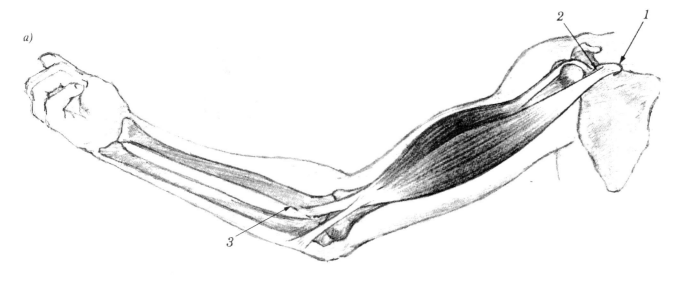

*b) m.braquial-flexiona el codo*

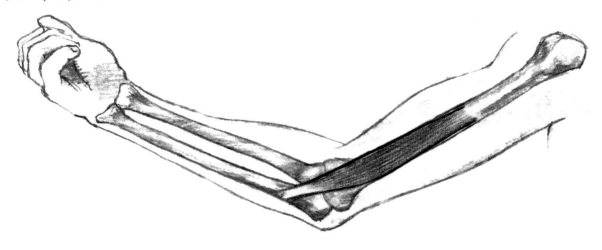

*c) m.supinador largo-flexiona el codo y puede controlar la rotación del antebrazo*

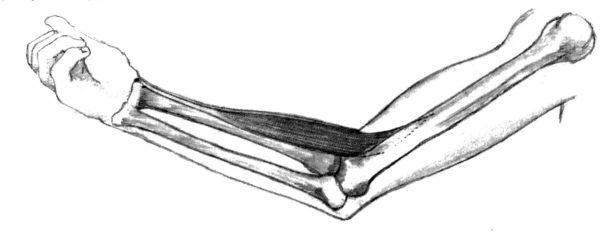

Si se desea entrenar la fuerza de los flexores del codo, debe tenerse en cuenta que el bíceps solamente puede trabajar con máxima potencia cuando se sujetan p.ej. unas halteras de tal forma que las palmas de las manos indiquen hacia arriba.

En la fig. 274 la sujeción se efectúa con las manos en supinación (desde abajo) y por tanto los músculos flexores pueden trabajar al máximo.

*Fig. 274.*

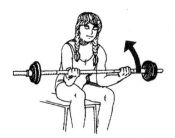

En la fig. 275. la sujeción se realiza con las manos en pronación (desde arriba), de forma que el bíceps no puede trabajar con toda su fuerza. En su lugar, los demás músculos flexores son sometidos a una carga mayor. Si se desea entrenar todos los músculos flexores, deben intercalarse ambos agarres. La fig. 276 muestra flexiones de brazos con a) antebrazo en pronación, b) antebrazo en supinación.

*Fig. 275.*

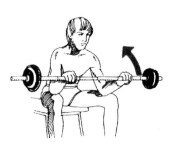

*Fig. 276.*

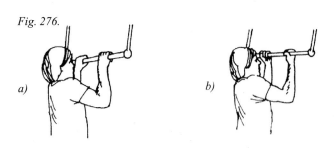

a)                                      b)

Sobre el m. bíceps habría que decir que su tendón de origen, que está marcado en la fig. 277 con 2, se extiende por el interior de la cavidad axilar y sale de la cápsula articular por un orificio entre el troquíter y el troquín (fig. 250). Gracias a este hecho este músculo contribuye de forma importante a estabilizar la articulación escapulohumeral. Cuando se ha producido una luxación de la articulación es imprescindible, entre otras cosas, entrenar la fuerza del m. bíceps braquial para evitar una nueva luxación.

La fuerza del m. bíceps depende en gran medida de la posición del brazo.

*Fig. 277.*

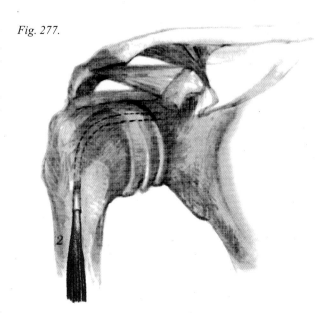

Los valores de la fig. 278 indican de cuánta fuerza se dispone aproximadamente para cargar algún objeto, estirarlo en dirección al cuerpo o para levantarse uno mismo.

*Fig. 278.*

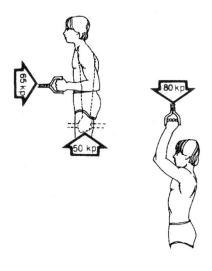

De estos datos se desprende que las personas tienen más aptitudes para colgarse de los árboles que para cargar con la bolsa de la compra.

# Extensión del codo

El músculo extensor del codo (m. tríceps braquial) se inserta en el olécranon. Tiene tres porciones, de las cuales una se origina en la escápula y las otras dos de la cara posterior del brazo (fig. 279).

La función de este músculo consiste en estirar el brazo a la altura del codo y balancearlo hacia atrás.

La porción interna está cubierta en la figura por la porción larga.

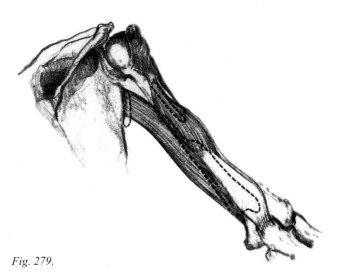

Fig. 279.

Fig. 281.

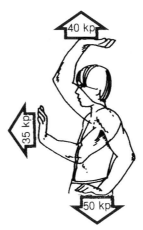

La fig. 282 muestra la localización y el tamaño de los músculos del brazo (corte transversal a través del brazo derecho).

La fuerza del músculo depende de la longitud del mismo y del
brazo de palanca. Debe tenerse en cuenta que la inserción del
músculo se encuentra muy alejada del olécranon, de forma
que en todas las posiciones de la articulación del codo se
obtiene un brazo de palanca favorable.

Fig. 280.

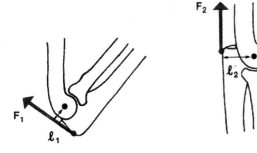

Fig. 282.

*a) m. bíceps braquial*
*a1) porción corta*
*a2 ) porción larga*
*b) m. supinador largo*
*c) m. braquial anterior*
*d) m. tríceps braquial*
*d 1) vasto interno*
*d2) porción larga*
*d3) vasto externo*

Si el brazo está fuertemente flexionado, el brazo de palanca
del músculo extensor es más corto (l₁) (fig. 280). Al mismo
tiempo, la fuerza del músculo es máxima. La fuerza más baja
(momento de torsión) se consigue cuando la articulación está
estirada, ya que la fuerza muscular (F₂) es muy reducida. La
fuerza en la articulación del codo depende también de la posición del brazo en relación con la escápula. Cuando el brazo
está estirado hacia delante, la porción larga del m. tríceps
braquial tiene una posición menos inadecuada (distancia corta
entre origen e inserción) que cuando el brazo está dirigido
hacia arriba verticalmente. La fig. 281 muestra cuánta fuerza
se tiene aproximadamente que ejercer para empujar un objeto
hacia delante, hacia abajo o hacia arriba.

La fig. 283 ofrece propuestas de diferentes ejercicios para un
entrenamiento de fuerza del m. tríceps braquial.

Fig. 283.

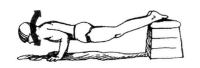
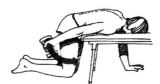
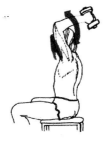
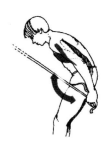

# Articulación radiocarpiana

El esqueleto de la mano está compuesto de ocho huesos del carpo, cinco huesos metacarpianos, así como por las falanges (fig. 284).

Los movimientos de la mano se llevan a cabo en el cóndilo formado por los cuatro huesos del carpo que están conectados articularmente con el radio.

Los movimientos de la articulación radiocarpiana son (fig. 285)
a) flexión palmar b) flexión dorsal
c) abducción radial d) abducción cubital

Los movimientos rotatorios de la mano se denominan e) pronación y f) supinación. Éstos no se desarrollan en la articulación radiocarpiana, sino exclusivamente entre los dos huesos del antebrazo (en el trochus).

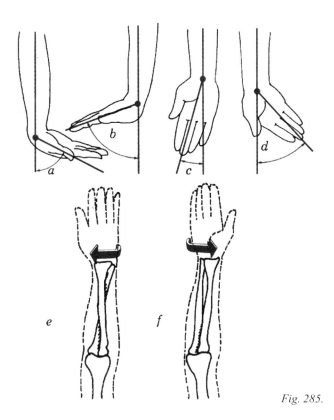

Fig. 285.

Los músculos que efectúan la rotación del antebrazo y con ello de la mano se denominan pronadores y supinadores. Las figs. 286-288 muestran los principales músculos de esta región.

Fig. 286.

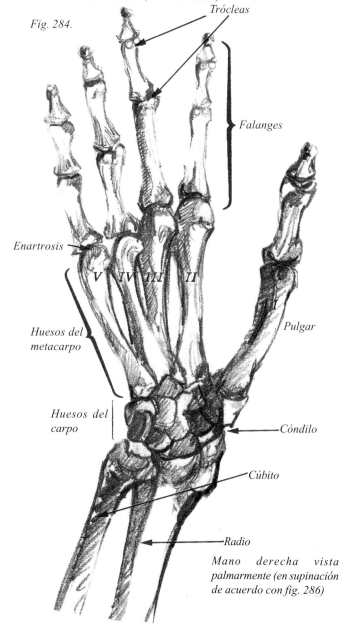

Fig. 284.

Trócleas

Falanges

Enartrosis

V  IV  III  II

Huesos del metacarpo

Pulgar

Huesos del carpo

Cóndilo

Cúbito

Radio

Mano derecha vista palmarmente (en supinación de acuerdo con fig. 286)

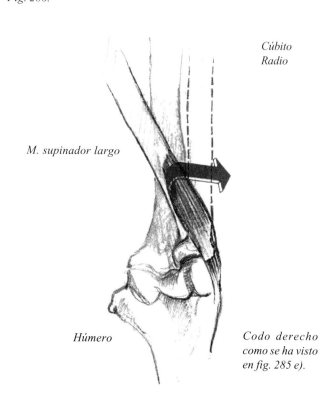

Cúbito
Radio

M. supinador largo

Húmero

Codo derecho como se ha visto en fig. 285 e).

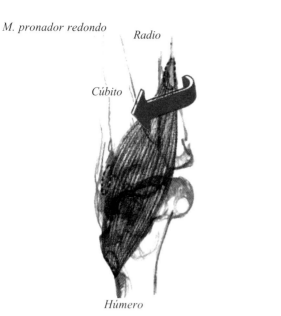

*M. pronador redondo*

*Radio*

*Cúbito*

*Húmero*

*Fig. 287. Codo derecho en visión ventral.*

El músculo más potente pronador de la mano es, sin embargo, el m. bíceps braquial (pàg. 204).

Los supinadores son más fuertes (tienen un mayor momento de torsión) que los pronadores. Por esta razón, por ejemplo, las tuercas tienen la espiral hacia la derecha. Cuando se sujeta una tuerca, una persona diestra trabaja con movimientos supinadores y los músculos trabajan de forma concéntrica. Entonces se puede notar con mucha claridad cómo el m. bíceps braquial participa en el movimiento generando una gran fuerza. Si no se tiene suficiente fuerza para atornillar una tuerca difícil, se cierra la articulación radiocarpiana (se deja que los supinadores trabajen estáticamente, lo cual es más provechoso). El movimiento de rotación se produce por la supinación de la articulación escapulohumeral al mismo tiempo que el codo está flexionado.

De los aproximadamente 20 músculos que controlan los movimientos de la articulación radiocubital los mayores y más importantes se originan en el epicóndilo humeral. En él se originan los músculos que efectúan la abducción radial y la flexión dorsal de la articulación radiocubital.

Las siguientes figuras muestran algunos músculos que son sometidos a esfuerzo entre otras cosas, en el revés del tenis, al levantar un martillo, etc. En el denominado codo de tenista, el punto de origen de estos músculos está dañado.

En la fig. 289 se hallan dibujados:

a) m. extensor común de los dedos
b) m. primer radial externo, que transcurre a lo largo del radio
c) m. cubital posterior, que transcurre a lo largo del cúbito.

En la epitróclea se originan aquellos músculos que efectúan la abducción cubital de la muñeca o bien su flexión palmar. Ello ocurre, por ejemplo, en todas las formas de lanzamiento, de golpeo o en el smash de tenis. Las lesiones producidas por este tipo de sobrecarga se denominan codo de lanzador, codo de tenis, etc.

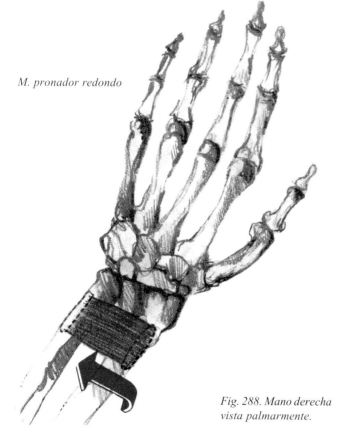

*M. pronador redondo*

*Fig. 288. Mano derecha vista palmarmente.*

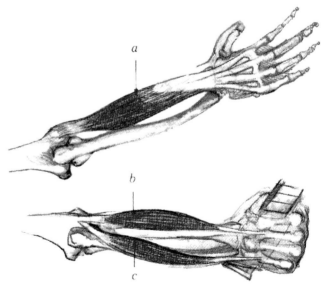

a

b

c

*Fig. 289. Brazo derecho en visión dorsal*

Las figuras 290 y 291 muestran algunos músculos que se originan en la epitróclea:

d) m. flexor común sup. de los dedos
e) m. cubital anterior
f) m. palmar mayor.

*Fig. 290. Brazo derecho en visión palmar.*

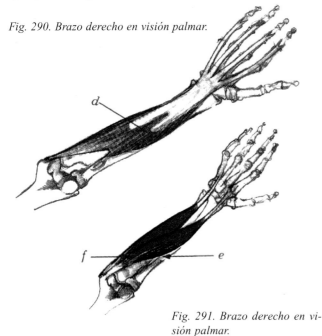

*Fig. 291. Brazo derecho en visión palmar.*

Un codo de tenista se puede prevenir llevando a cabo un entrenamiento de fuerza muy cuidadoso. Los ejercicios deben ser realizados con una carga ligera. Deben producir tanto un entrenamiento estático como también dinámico. Sujete con la mano una mancuerna (raqueta, bolo) y mueva la muñeca en diferentes direcciones (figs. 292 a-d, 293).

*Fig. 292.*

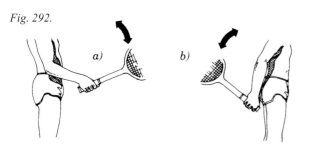

*En dirección al pulgar (abducción radial)*

*En dirección al meñique (aducción cubital)*

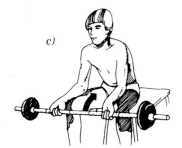

*Flexión palmar*

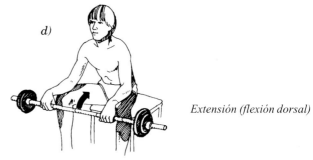

*d)*      *Extensión (flexión dorsal)*

*Fig. 293.*

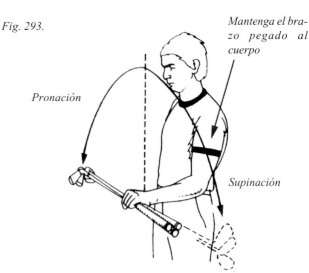

*Pronación*

*Mantenga el brazo pegado al cuerpo*

*Supinación*

Para tener una muñeca de gran movilidad y al mismo tiempo conseguir un estiramiento de los músculos en dirección a la articulación radiocarpiana, se recomienda realizar los siguientes movimientos (fig. 294):

a) haga girar la muñeca con las manos ligeramente flexionadas

b) apoye las manos en el suelo, ejerza una ligera presión con los brazos sobre las manos e intente conseguir que las articulaciones radiocarpianas estén en un ángulo de 90°

c) el mismo ejercicio como en b), pero apoyando esta vez el dorso de las manos contra una pared o con ayuda de la otra mano.

Tenga en cuenta que la movilidad en la flexión palmar c) es algo menor que en la flexión dorsal b).

*Fig. 294.*

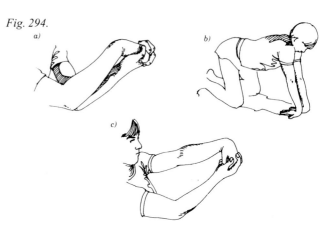

# Parte V.
# Postura y movimiento

# 26. La biomecánica en el deporte

Para poder estudiar los movimientos en profundidad, hay que saber algunas cosas sobre las leyes de la mecánica. Sólo entonces se podrán entender mejor los ejercicios que hay que analizar o realizar. La descripción de determinados ejercicios deportivos con ayuda de leyes de mecánica suele convertirse en una reflexión filosófica. En este capítulo, por tanto, solamente se comentarán algunos conceptos que son aplicables directamente a la práctica, para poder entender cómo y por qué se realiza un determinado ejercicio de una cierta manera. Con ayuda de las figuras (no con fórmulas) se describen los conceptos de fuerza, centro de gravedad y momento de inercia. El concepto de momento de torsión ya se ha comentado en el capítulo 22 como en varios ejemplos de la parte dedicada a la anatomía, por lo cual en este capítulo únicamente se explicará con algunos ejemplos más.

## Las fuerzas

Una fuerza se representa con una flecha, que indica su magnitud y su dirección. Se distingue entre fuerzas externas y fuerzas internas.

Las *fuerzas externas* que deben ser tenidas en cuenta en el deporte son las siguientes (fig. 295):
a) la fuerza de la gravedad que actúa sobre el cuerpo (mg)
b) la fuerza contraria de la base que actúa sobre el deportista (= fuerza normal [N])
c) la fuerza de la fricción entre el pie y la base (Fμ)
d) la resistencia del aire (Fl).

Entre las *fuerzas internas* se encuentran (fig. 296 a,b):
e) las fuerzas musculares (Fm)
f) las fuerzas de los tendones, ligamentos y tejido conectivo (F).

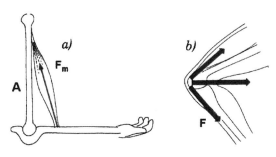

Fig. 296.

Ahora estudiaremos más detenidamente las características de estos distintos tipos de fuerza,

## Fuerzas externas

### Fuerza de la gravedad

Para entender lo que es la fuerza de gravedad se puede imaginar una fuerza que actúa sobre el centro de gravedad del cuerpo (ver apartado correspondiente). Está producida por la atracción de la Tierra, la cual tira de todos los cuerpos en dirección a su centro. La cantidad de fuerza depende del peso del cuerpo: 60 kg corresponden aproximadamente a 600 N. El cálculo exacto para convertir kg en N es: 1 kp = 9,81 N. Este factor de conversión (9,81) se indica con la letra g.; la fuerza de la gravedad sobre un cuerpo que pesa m x g Newton se indica con mg (figs. 297 y 298).

Fig. 297.

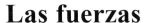

Fig. 295.

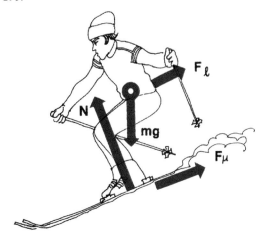

Fig. 298.

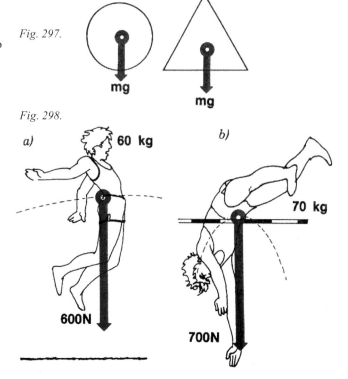

## Fuerza normal (N)

La fuerza normal aparece cuando un cuerpo ejerce presión sobre una base (fig. 299). Cuando una persona de 60 kg de peso se encuentra de pie sobre un plano, presionará con 600 N sobre la base. La fuerza que actúa sobre la persona desde la base hacia arriba sobre la persona es igualmente de 600 N. Estas dos fuerzas que actúan sobre diferentes cuerpos, consecuentemente, son igual de grandes y se encuentran en direcciones opuestas. Forman lo que se denomina una pareja de fuerzas y se llaman fuerzas acción-reacción recíprocas.

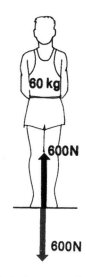

*Fig. 299.*

La intensidad de la fuerza normal depende de la fuerza con la cual una persona presiona sobre la base, es decir, qué peso tiene y en qué medida activa los músculos extensores de las caderas, las rodillas y el tobillo. Cuando salta, golpea con el pie o en un caída, la fuerza normal puede ser 3 a 4 veces mayor que el peso del cuerpo (mg). (fig. 300).

ción 1 a la 2 relaja ligeramente los músculos. En consecuencia, disminuye la presión sobre la base, es decir, la fuerza normal se reduce (hasta p.ej. los 400 N). Entre 2 y 3, el esquiador frena el movimiento hacia abajo, el cual se ha generado entre 1 y 2. El freno se consigue gracias a músculos que trabajan de forma excéntrica y la presión sobre la base es mayor. De 3 a 4 los músculos trabajan concéntricamente, presionando más fuerte sobre la base (en nuestro ejemplo hasta un máximo de 800 N). En 4, el esquiador tiene tanto impulso hacia arriba que llega a 5 sin haber ejercido una presión demasiado fuerte sobre la base. Incluso puede relajar algo los músculos (400 N). A partir de 5 ya vuelve a estar inmóvil y la presión es de nuevo 600 N con un trabajo muscular estático.

Al balancear los brazos (fig. 302) también se modifica la fuerza normal. Los movimientos de los brazos sirven para cargar y descargar el cuerpo en las diferentes actividades. El balanceo de los brazos tiene una gran importancia al correr, al saltar, al aterrizar o al pasar por encima de un listón, para esquiar, lanzar, para equilibrarse, etc. (fig. 303). Analice un movimiento bien conocido por Vd. y estudie la función que tienen los brazos en el mismo.

*Fig. 302.*

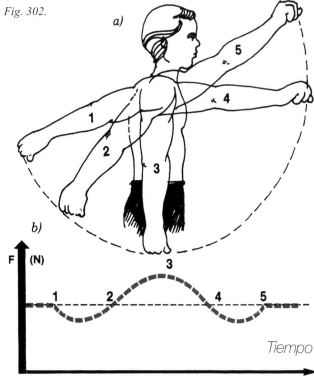

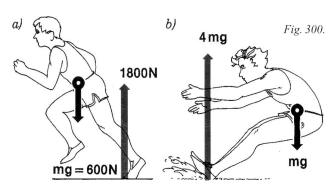

*Fig. 300.*

Si cuando está de pie la persona se balancea, la fuerza normal será modificada.

Estas transformaciones se explican analizando el funcionamiento de los músculos. Para el esquiador de la fig. 301, que flexiona y estira las piernas, vale lo siguiente:

Los músculos trabajan de forma estática mientras no se incline hacia delante. La fuerza normal, por tanto, es de 600 N si el esquiador tiene un peso de 60 kg. Cuando pasa de la posi-

*Fig. 301.*

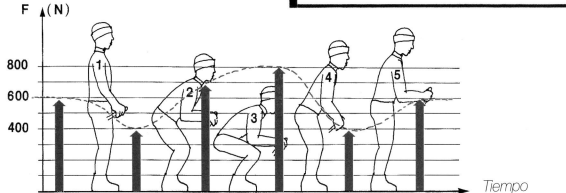

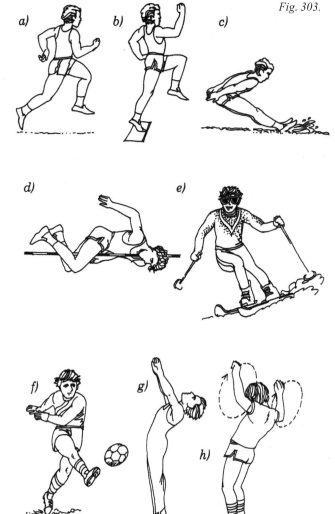

Fig. 303.

Por ejemplo, si el brazo es acelerado o frenado con ayuda del músculo pectoral mayor o del dorsal ancho, la fuerza recae sobre el cuerpo en sentido contrario. Las flechas en las figs. 305 a y b muestran de qué forma el cuerpo se ve influido cuando cambia la velocidad del movimiento de los brazos. La flecha negra indica la fuerza sobre el brazo, la flecha roja la fuerza sobre el tronco. La fuerza se reparte regularmente sobre los puntos de origen y de inserción del músculo.

Cuando un brazo
a) se mueve hacia atrás pero es frenado,
b) se acelera hacia atrás (en dirección a la espalda),
c) se acelera hacia delante,
d) se mueve hacia delante pero es frenado, el cuerpo es influido en dirección a las flechas rojas.

Fig.305.

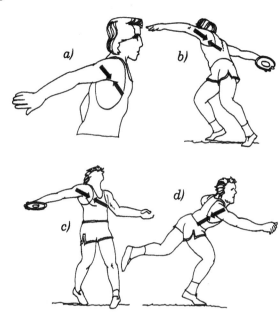

Por regla general, se puede decir que se necesita una fuerza si se quiere cambiar la velocidad de los brazos. Esta fuerza actúa tanto sobre el punto de inserción como sobre el de origen de los músculos. Las fuerzas son entonces igual de potentes y se dirigen en sentido contrario, es decir, los brazos y el cuerpo son influidos desde distintas direcciones (fig. 304).

Al golpear balones o pelotas (balón de fútbol, pelotas golpeadas con una raqueta) también se habla de fuerza normal. La fuerza normal que recae sobre la pelota es la misma que la fuerza normal que recae sobre el pie, por ejemplo, siendo éstas recíprocamente fuerzas de acción-reacción. La fuerza sobre la pelota alcanza un máximo cuando la misma ha sido comprimida al máximo y baja entonces hasta cero. Lo mismo vale para la fuerza que recae sobre la raqueta (figs. 306 y 307).

Fig. 304.

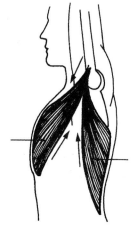

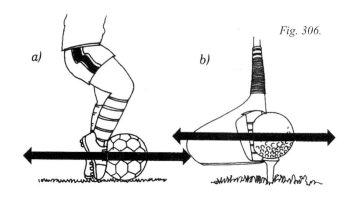

Fig. 306.

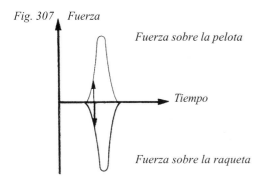

Fig. 307. Fuerza

Fuerza sobre la pelota

Tiempo

Fuerza sobre la raqueta

## Fuerza de rozamiento

La fuerza de rozamiento se genera por el hecho de que se tienen que romper los bordes en las desigualdades entre suelo-calzado, raqueta-pelota, esquí-nieve para que un cuerpo pueda deslizarse por encima de otro. El grado de rozamiento depende de la naturaleza de las superficies (coeficiente de rozamiento μ) y de la fuerza con la cual son comprimidas (N) (fig. 308.)

Fig. 308.

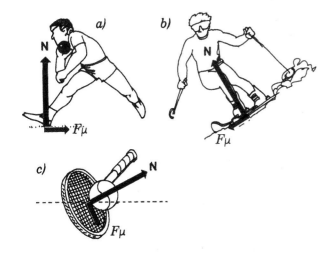

*Ejemplo 1* (fig. 309): cuando es necesaria una fuerza de 20 N para separar un cuerpo que es presionado con una fuerza de 100 N sobre la base, el coeficiente de rozamiento es:

$$\mu = \frac{20}{100} = 0,2$$

*Ejemplo 2* (fig. 310): cuando un esquiador de 60 kg de peso se desliza por una superficie horizontal y es frenado constantemente por una fuerza de rozamiento de 30 N, el coeficiente de rozamiento será:

$$\mu = \frac{30}{600} = 0,05$$

En caso de que μ=0, no habrá fuerza de rozamiento.

En caso de que μ=1, el cuerpo no se moverá.

Fig. 309.

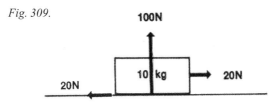

Fig. 310.

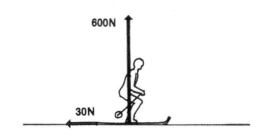

## La resistencia del aire (F1)

La intensidad de la resistencia del aire y del agua depende de la superficie frontal (A) del cuerpo, qué velocidad tiene este cuerpo y en qué medida tiene una forma aerodinámica (k). Dos cuerpos (figs. 311 a y b, 312) pueden tener una superficie frontal igual, pero su forma aerodinámica puede ser muy diferente vista lateralmente.

Fig. 311.

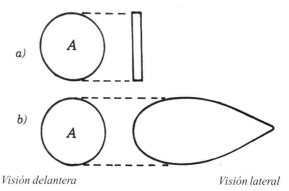

*Visión delantera*          *Visión lateral*

Fig. 312.

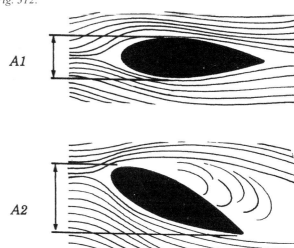

Por un cambio de posición del cuerpo con frecuencia cambia A como también k. Los estudios experimentales han demostrado que la resistencia del aire (resistencia del agua) depende de los tres factores antes mencionados: $F_1 = A \times v^2 \times k$.

Cuando se duplica la superficie se duplica también la resistencia. Una duplicación de la velocidad, por el contrario, lleva a una resistencia cuatro veces mayor. Si se mejora la forma aerodinámica, la constante (k) disminuye, es decir, la resistencia del aire se reduce.

En el deporte se intenta disminuir la resistencia del aire p.ej. en el salto de longitud, en el salto de esquí, el patinaje, sobre todo en el esquí. En natación es especialmente importante disminuir la resistencia del agua (figs. 313 y 314).

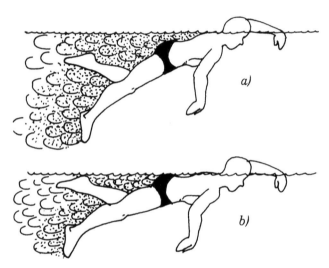

*En la fig. 313 a), tanto la superficie (A) como la forma aerodinámica (k) son menores que en b).*

Fig. 314.

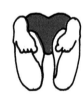

*a) cuando se nada a braza, al acercar las piernas al cuerpo, la superficie (A) es pequeña.*

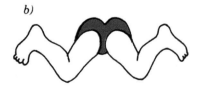

*b) cuando se golpea con las piernas la superficie (A) es mayor.*

# Fuerzas internas

## Las fuerzas musculares

Las fuerzas musculares se consideran unas de las denominadas fuerzas internas. Por ejemplo, para vencer la fuerza de la gravedad o la fuerza de rozamiento, o bien para aumentar la fuerza normal, el cuerpo utiliza las fuerzas musculares. Los puntos de origen y de inserción del músculo son afectados en igual medida (fig. 315), es decir, con fuerzas exactamente de la misma intensidad y en direcciones opuestas. El tamaño y la consistencia (situación del centro de gravedad) de la parte del cuerpo A o B son determinantes para el tipo de movimiento. Cómo será el movimiento depende, sin embargo, de si A y B se pueden mover libremente o si uno de ellos es «sujetado» de alguna manera.

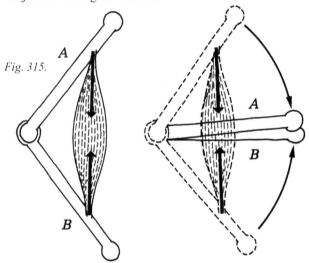

Fig. 315.

*Ejemplo 1*: Cuando A y B son idénticos y ambos tienen total libertad de movimientos, se juntan como si fueran una navaja de bolsillo. Algo parecido ocurre cuando se realiza un salto de altura con el cuerpo estirado y entonces se flexiona el cuerpo a la altura de las caderas. El m. iliopsoas estira las piernas hacia arriba y el tronco hacia abajo. Ya que las piernas son algo más ligeras que el tronco tiene que recorrer en comparación un camino algo más largo. Sin embargo, es imposible mover solamente las piernas (fig. 316).

Fig. 316.

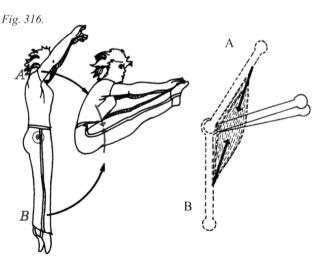

*Ejemplo 2*: Si B no se puede mover se mueve A (fig. 317).

*Fig. 317.*

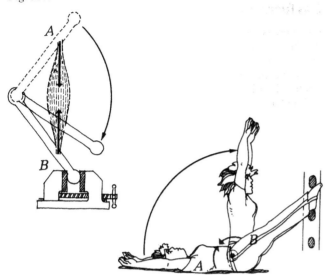

*Ejemplo 3*: Cuando las dos partes tienen pesos diferentes, aquella parte que se puede mover con mayor facilidad recorrerá el camino más largo. La fig. 318 muestra algunas situaciones en las cuales se puede observar que ambas partes giran alrededor de la misma articulación, aunque en direcciones opuestas.

Cuando el tronco gira en una dirección, los esquíes giran automáticamente en dirección contraria.

*Fig. 318.*

a)

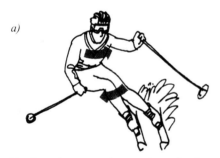

Una extensión de caderas y un lanzamiento hacia atrás de las piernas levantan el cuerpo por encima del listón en el salto con pértiga.

b)

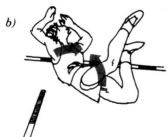

Para no tocar el listón con las piernas al saltar en estilo *fosbury*, el tronco se flexiona a la altura de las caderas con tanta fuerza como sea posible en cuanto las caderas hayan pasado por encima del listón. Si se lanzan entonces las piernas y los brazos hacia atrás al máximo, se evitará que el cuerpo gire y se aterrice sobre la nuca.

c)

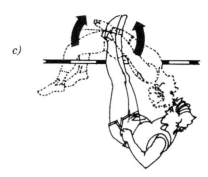

En la fase de caída en el salto de longitud, una flexión hacia delante del tronco y un remar constante de los brazos produce un movimiento pendular de las piernas en sentido contrario.

d)

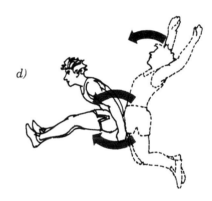

En el estilo de rodillo se evita que la última pierna toque el listón levantando la rodilla por medio de una fuerte flexión en las caderas en cuanto se haya pasado el listón con el tronco.

e)

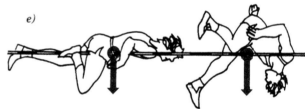

Un buen lanzador, cuando se encuentre preparando un lanzamiento, nunca estirará tanto el brazo que no utiliza para el lanzamiento que éste se encuentre casi detrás del cuerpo. Antes del lanzamiento se frenará este movimiento. El brazo se moverá entonces en dirección opuesta para de esta forma aumentar el movimiento giratorio del tronco y darle más impulso al brazo que efectúa el lanzamiento.

f)

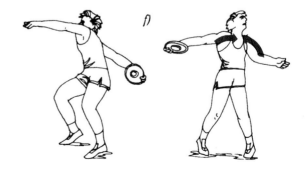

## Las fuerzas en tendones y ligamentos

son fuerzas internas pasivas. Solamente se generan cuando la fuerza muscular (Fm) o ciertas fuerzas externas han cargado el tendón o el ligamento. Cuando las cargas externas son excesivamente fuertes, se puede producir, por ejemplo, una rotura de ligamentos (fig. 319).

*Fig. 319.*

*a)*

*b)*

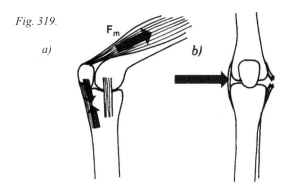

# El centro de gravedad

El centro de gravedad (CG) de un cuerpo es un punto imaginario, del cual se podría colgar del cuerpo de tal forma que siempre se encontraría en equilibrio, independientemente de que fuera girado e inclinado (figs. 320 y 321).

*Fig. 320.*

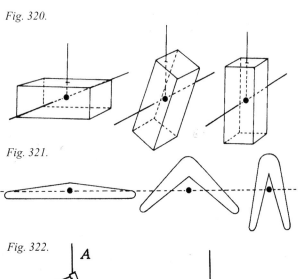

*Fig. 321.*

*Fig. 322.*

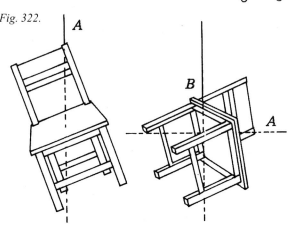

En los cuerpos simétricos es fácil localizar el centro de gravedad. En los cuerpos asimétricos, sin embargo, es más difícil. Un entrenador debe saber por su experiencia e intuición dónde se encuentra en centro de gravedad del deportista en una determinada situación. Gracias a ello le será posible dar indicaciones correctas para realizar el ejercicio.

Se puede determinar el centro de gravedad de forma experimental colgando el cuerpo de un punto aleatorio (A). Se sabe que el cuerpo se balanceará de un lado a otro hasta que se pare con el centro de gravedad directamente debajo del punto del cual está colgado. También se sabe que el centro de gravedad se encuentra en un punto en la línea perpendicular que baja desde A. Si se repite el experimento colgando el cuerpo de un nuevo punto B se obtendrá una nueva línea perpendicular. El centro de gravedad se encuentra en el cruce de ambas líneas (fig. 322).

*Fig. 323.*

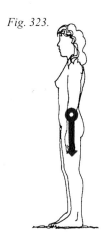

El centro de gravedad de aquella persona que se encuentra en la postura anatómica básica (fig. 323) se localiza aproximadamente a la altura del ombligo, algunos centímetros por delante de la 3ª vértebra lumbar. La situación del centro de gravedad cambia si levantamos un brazo, nos ponemos de puntillas, levantamos una pierna, etc. Supongamos que el centro de una persona colocada en la posición anatómica básica se encuentra 100 cm sobre el suelo. Este centro se trasladará unos 4 cm hacia arriba cuando la persona levanta un brazo, unos 8 cm si levanta los dos y 8 cm cuando se pone de puntillas, etc. (fig. 324).

La serie de figuras de la fig. 324 muestra los cambios de localización de los centros de gravedad con respecto a la base.

Cuando una persona salta en el aire, de forma que el centro de gravedad se sitúa unos 150 cm por encima del nivel del suelo, un cambio de la postura del cuerpo no cambiará esta altura. El mismo salto siempre llevará a que el centro de gravedad se sitúe a 150 cm del suelo, independientemente de si el cuerpo varía en «su camino hacia arriba».

*Fig. 324.*

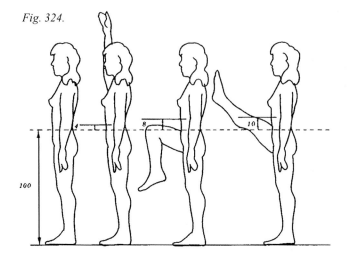

La figura 325 muestra cómo el centro de gravedad alcanza siempre la misma altura en cuatro saltos iguales, aunque la altura de la mano y de la cabeza en la posición final estén a distancias diferentes del suelo. Si se bajan ambos brazos, la cabeza se elevará 8 cm más. Si se levanta una pierna, el resto del cuerpo bajará 8 cm. La explicación de ello es muy sencilla: el grupo muscular que levanta la pierna (p.ej. m. iliopsoas) actúa sobre el cuerpo con la misma fuerza pero en dirección opuesta, es decir, lo empuja hacia abajo.

*Fig. 325.*

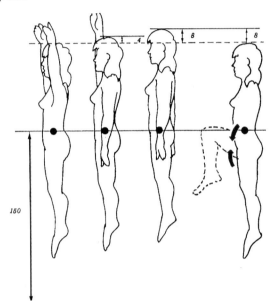

El patrón de movimiento en los lanzamientos con salto del balonmano, al lanzar sobre la canasta, en el remate en voleibol, el cabezazo en el fútbol, el salto por encima del listón del salto de altura, el salto de pértiga, la carrera de vallas, etc. se basan sobre los principios del centro de gravedad ya comentados.

Hay que tener en cuenta que en el momento del lanzamiento (fig. 326) debe levantarse la mano al máximo con el brazo izquierdo y ambas piernas completamente estiradas.

*Fig. 326.*

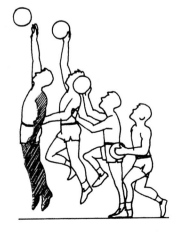

Con ambos brazos y la pierna derecha levantada al máximo, la pierna llega tan pronto como es posible al suelo, de forma que se puede volver a correr (fig. 327).

*Fig. 327.*

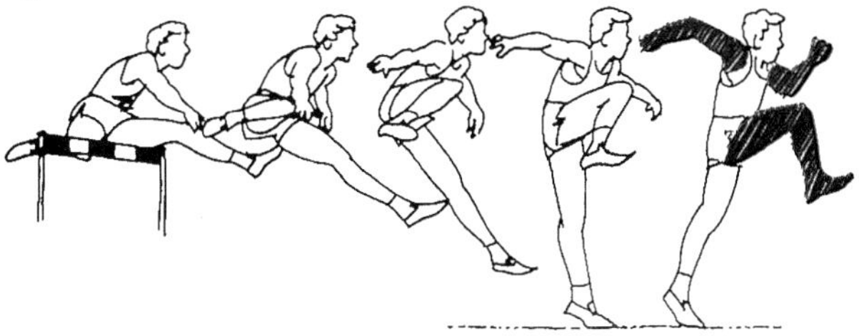

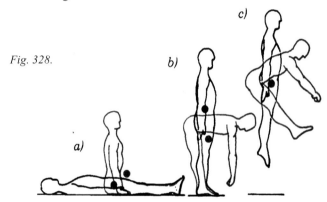

La fig. 328 muestra otras variantes de la localización del centro de gravedad. Una flexión de las caderas puede, dependiendo de la situación, llevar a tres cambios de posición del centro de gravedad.

*Fig. 328.*

En la fig. 329 a) podemos ver dónde se sitúa el centro de gravedad de las distintas partes del cuerpo, expresado en el porcentaje de la longitud de la parte del cuerpo en cuestión. El centro de gravedad del brazo p.ej. se sitúa a una distancia del hombro que corresponde al 40% de la longitud total del brazo.

La fig. 329 b) muestra la masa de las diferentes partes del cuerpo expresadas como porcentaje del peso total del cuerpo. Por ejemplo, la cabeza pesa el 7% del peso total del cuerpo.

*Fig. 329.*

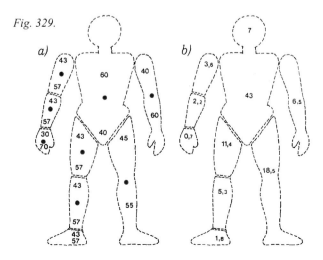

Con ayuda de las siguientes figuras y cálculos se puede entender cómo se valoran diferentes ejercicios con ayuda de los conocimientos acerca del centro de gravedad, momento de torsión, función y situación de los músculos.

Supongamos que una persona está colgada de tal forma que el centro de gravedad de las piernas (alejado de las caderas a una distancia correspondiente al 45% de la longitud de las piernas) en la fig. 330 a) se encuentran a una distancia de 0,40 m de las caderas y en b) y c) a 0,30 m. Si la persona pesa tanto que el peso sólo de las piernas es 25 kg (18% del peso total por pierna), la fuerza de la gravedad será 250 N. El momento de torsión externo en a), b) y c) será entonces:

a)
$M = F \times l$
$M = 250 \text{ N} \times 0,40 \text{ m}$
$M = 100 \text{ Nm}$

b)
$M = F \times l$
$M = 250 \text{ N} \times 0,3 \text{ m}$
$M = 75 \text{ Nm}$

c)
$M = F \times l$
$M = 250 \text{ N} \times 0,3 \text{ m}$
$M = 75 \text{ Nm}$

*Fig. 330.*

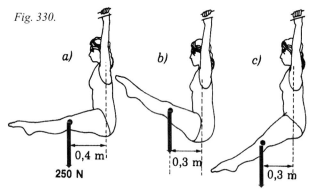

Supongamos que las piernas son levantadas por el m. iliopsoas y que su distancia con respecto a la articulación de la cadera es 0,05 m (fig. 331). Entonces valdrá lo siguiente:

a)
$F \times 0,05 \text{ m} =$
$= 100 \text{ Nm}$
$F = 2000 \text{ N}$

b)
$F \times 0,05 \text{ m} =$
$= 75 \text{ Nm}$
$F = 1500 \text{ N}$

c)
$F \times 0,05 \text{ m} =$
$= 75 \text{ Nm}$
$F = 1500 \text{ N}$

*Fig. 331.*

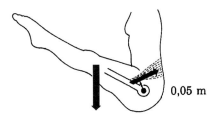

Todos quienes hayan probado alguna vez saben que es prácticamente imposible adoptar la posición b), aunque de acuerdo con el cálculo, la fuerza sería la misma que el c). La razón es que el m. iliopsoas es más largo en c) que en b), por lo cual es más fácil desarrollar la suficiente fuerza. En b) la distancia entre el punto de origen y de inserción puede ser incluso menor que el 50% de la longitud del músculo en descanso. De aquí se deduce que el músculo no puede desarrollar nada de fuerza (ver pág. 151). Además, los músculos isquiotibiales en la posición b) son estirados de tal manera, que desarrollan una especie de efecto de cinta elástica y quieren estirar las piernas hacia abajo con más fuerza. Por tanto, es prácticamente imposible mantenerse en la posición b).

Las siguientes figuras muestran situaciones en las cuales el juego de conjunto entre la fuerza de los flexores de la cadera y la ductilidad de los músculos posteriores del músculo es determinante para la forma de movimiento (fig. 332).

Un balanceo hacia delante de las piernas y el cuerpo demasiado pronto hace que ya no se puedan mantener las piernas en una posición adecuada para la caída. En lugar de ello, el cuerpo se «abre» de tal forma que los pies tocan el suelo demasiado pronto.

*Fig. 332.*

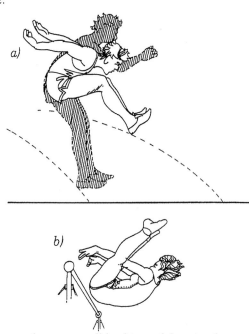

Para hacer más comprensible el tema del centro de gravedad, podemos hacer la siguiente observación: cuando se levanta un objeto se someten a esfuerzo diversos músculos, dependiendo siempre de cómo se levante el objeto (fig. 333).

Si se levanta el objeto como en a), la carga será menor para los músculos flexores del codo que en b) (brazo de palanca corto). La articulación del hombro será sometida a una carga casi de 0, pero en b) será muy alta.

*Fig. 333.*

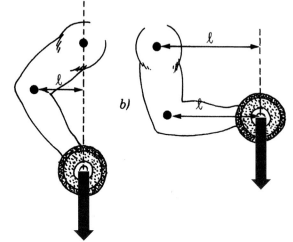

En el entrenamiento de fuerza de los flexores del codo, con el brazo apoyado sobre un soporte, los músculos flexores son forzados a realizar un esfuerzo máximo, mientras que la musculatura del hombro, que limitaría la carga para los flexores del codo, se descarga (fig. 334).

*Fig. 334.*

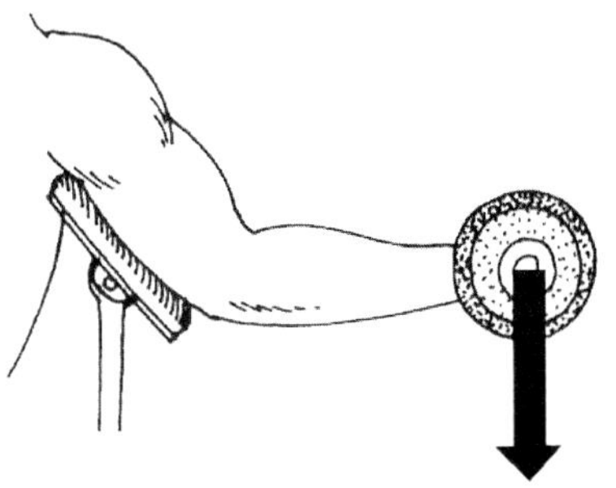

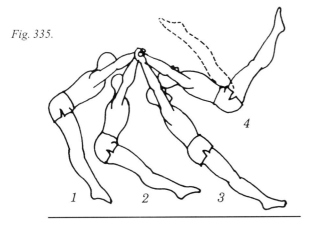

Cuando se hace una rueda en la barra fija (fig. 335) hay que impulsarse hacia delante con una posición de la cadera que permita levantar las piernas desde la posición adelantada. Por tanto, hay que mantener las caderas lo más rectas posible en las posiciones 1 a 4. Si se levantan las piernas ya en las posiciones 1 o 2, en 3 o 4 caerán en lugar de levantarse.

*Fig. 335.*

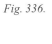

El centro de gravedad de la cabeza se sitúa unos centímetros antes de la primera vértebra cervical, lo cual obliga a los músculos de la nuca ($F_m$) a mantener la cabeza erguida por medio del trabajo estático (fig. 336). El centro de gravedad del tronco se encuentra delante de la columna vertebral, con lo cual se activan los músculos dorsales. El peso de todo el tronco se sitúa algo por delante de la articulación de la cadera (lo cual varía individualmente), a causa de lo cual se somete a esfuerzo la musculatura glútea (figs. 337 y 338).

*Fig. 336.*

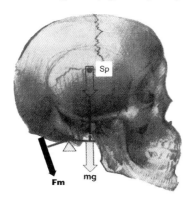

*Fig. 337.*

*Fig. 338.*

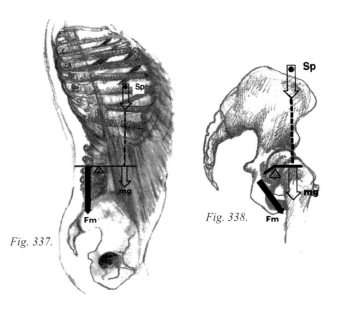

El m. cuádriceps vence la tendencia del peso del cuerpo a flexionar las piernas en las rodillas. El m. sóleo evita que la articulación del tobillo ceda bajo el peso del cuerpo y que nos caigamos hacia delante. Todos estos músculos trabajan para mantener la posición erguida y son llamados músculos posturales (fig. 339).

*Fig. 339.*

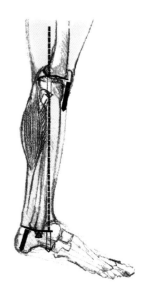

La situación del centro de gravedad en una parte del cuerpo es de gran importancia para el movimiento de la misma. Si se quiere balancear o hacer girar un objeto se podrá iniciar el movimiento con más facilidad si el radio de impulso es más pequeño. Es más fácil hacer girar una pelota de lanzamiento en un radio de 0,5 m que en uno de 1 m. Un martillo con una cuerda de 3 m no podría ser manejado.

*Fig. 340.*

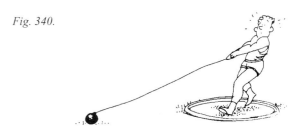

Para que una pierna pueda ser balanceada rápidamente hacia delante cuando se da un paso en la carrera, hay que mantener el radio de balanceo lo más reducido posible. Ello se consigue acercando el talón a las nalgas (3) en cuanto se haya levantado la pierna del suelo (1). La pierna y el centro de gravedad son balanceados hacia delante tan cerca como sea posible de las caderas.

Esta técnica de carrera es típica de los esprints. Cuando se corre más lentamente no se derrocha energía innecesaria levantando las pantorrillas tanto (lo cual requiere fuerza y rapidez en los músculos posteriores del muslo). En lugar de ello se puede permitir que la pierna se balancee hacia delante con ayuda de la fuerza de la gravedad y de la musculatura flexora de las caderas (fig. 341).

*Fig. 341.*

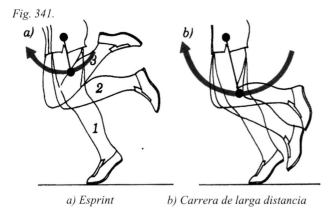

a) Esprint          b) Carrera de larga distancia

Durante la preparación de la mayoría de los lanzamientos (golpeos) el brazo tiene que estar flexionado. El centro de gravedad del brazo, por tanto, debe encontrarse cerca del hombro mientras la musculatura del hombro acelera el brazo. En un lanzamiento, los grupos musculares se activan siguiendo este orden : abdomen, hombro, codo (fig. 342).

Los golpeos en fútbol siguen el mismo patrón de los lanzamientos. Los músculos se activan siguiendo el orden abdomen, cadera, rodilla (fig. 343).

*Fig. 342.*          *Fig. 343.*

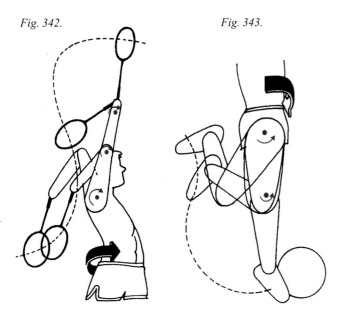

En la página 216 se ha mencionado que dos partes del mismo peso que son empujadas una contra otra se mueven en el mismo ángulo. Ello solamente ocurre, sin embargo, cuando también la distancia entre la articulación y el centro de gravedad de las dos partes es igual (fig. 334 a)

Si se consigue que el centro de gravedad de una parte se encuentre mucho más alejado de la articulación que el de la otra parte, la primera se moverá en un ángulo más pequeño que la segunda (fig. 344 b). Este principio es utilizado con frecuencia en el deporte. Por tanto, para utilizar una parte del cuerpo de forma efectiva hay que «preparar» la otra parte (que se desea mover) de tal forma que el centro de gravedad se encuentre cerca de la articulación. Al mismo tiempo, hay que «preparar» la segunda parte de forma que su centro de gravedad esté muy alejado de la articulación.

*Fig. 344.*

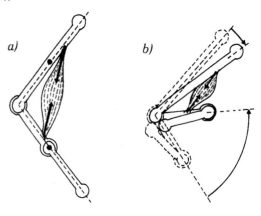

Los siguientes cuatro ejemplos (figs. 345 a-d) muestran este principio; en ellos se trata de balancear la pierna hacia delante con rapidez.

*Ejemplo a*: la rodilla flexionada al máximo traslada el centro de gravedad de la pierna y lo sitúa cerca de la articulación de la cadera. Gracias a ello, la pierna puede ser balanceada hacia delante con facilidad. El centro de gravedad del tronco, en principio, debe mantenerse alejado de la articulación de la cadera. Por tanto, hay que tener los brazos relativamente flexionados.

*Fig. 345.*

*a)*

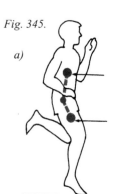

*Ejemplo b*: al balancear las piernas hacia delante y atrás en el salto de longitud, éstas se flexionan al máximo (centro de gravedad cerca de las caderas), mientras se mantienen los brazos estirados por encima de la cabeza (centro de gravedad muy alejado de las caderas).

*b)*

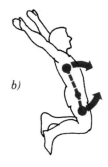

*Ejemplo c*: en la carrera de vallas se intenta mantener ambas piernas lo más alejadas posible de las caderas (brazo derecho recto y brazo izquierdo muy flexionado), para que la fuerza muscular al flexionar la cadera pueda ser aprovechada por la pierna. La pierna derecha debe estar flexionada cuando es impulsada hacia arriba y ser estirada lo más tarde posible.

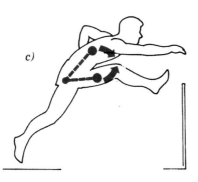

*Ejemplo d*: al dar un cabezazo en fútbol se desea que el cuerpo se mueva con rapidez. Por tanto, el centro de gravedad debe estar lo más cerca posible de las caderas (los brazos se mantienen laterales al cuerpo). Sin embargo, el centro de gravedad de las piernas debe estar alejado al máximo de las caderas en el momento del golpeo (piernas estiradas). Intente imaginarse cómo sería el cabezazo si fuera llevado a cabo en la posición b.

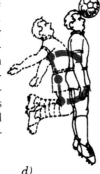

Los siguientes ejemplos muestran cómo se «prepara» el cuerpo al llevar a cabo movimientos con la articulación del hombro (figs. 346 a-e).

*Ejemplo a*: cuando se mueve el brazo estirado en círculo delante del cuerpo, el cuerpo es estirado en dirección contraria. Si se mantiene el brazo flexionado, el cuerpo se flexiona menos. Este efecto y otros similares se pueden comprobar fácilmente cuando se dispone de un taburete giratorio.

Fig. 346.

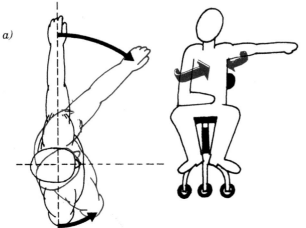

*Ejemplo b*: si en el estilo rodillo se desea «rodar» la segunda pierna (la izquierda) por encima del listón, hay que estirar el brazo en dirección opuesta. Observe cómo se gira el brazo en las fases 2 y 3 y se gira hacia arriba detrás de la espalda. Hay que mantenerlo más recto y alejado del cuerpo.

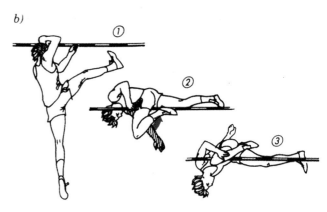

*Ejemplo c* : un brazo recto que es bloqueado y después se mueve en la dirección de giro es más efectivo para un lanzamiento que un brazo flexionado y que se acerca lateralmente al cuerpo.

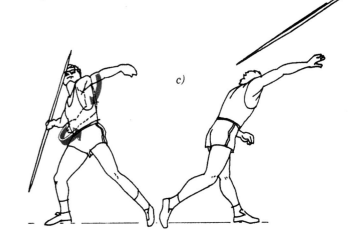

*Ejemplo d* : si al aterrizar se estiran los brazos hacia atrás y abajo, el cuerpo querrá girar en sentido contrario (o bien: el movimiento de los brazos disminuye la velocidad de rotación del cuerpo). De aquí se deduce que los pies en la fig. 346 d) aterrizan más hacia la izquierda que si no se hubiera realizado ningún movimiento contrario de los brazos.

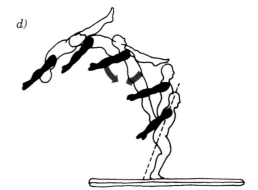

*Ejemplo e*: si los brazos son estirados hacia abajo delante del cuerpo, en la fig. 346 e) los pies aterrizan más a la derecha a causa del movimiento contrario de los brazos. Aquellos músculos que estiran los brazos hacia abajo provienen del tórax y, por tanto, tienen que estirar el cuerpo «hacia arriba». Los brazos rectos provocan un movimiento contrario del cuerpo más fuerte que los flexionados. Si los brazos son estirados hacia afuera y abajo, el movimiento giratorio del cuerpo no se verá afectado.

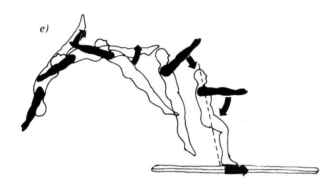

# El momento de inercia

Los ejemplos anteriores han demostrado que cuanta más fuerza muscular sea necesaria para acelerar una parte del cuerpo, más alejado estará el centro de gravedad de esa parte del cuerpo del centro de rotación. La masa (el peso) de la parte del cuerpo también es decisiva. Cuánto más pese más fuerza se necesitará para acelerarla ( o para frenarla). En física se utiliza el término *momento de inercia* para describir al mismo tiempo cuánto pesa un cuerpo y la distancia que hay entre el centro de gravedad y el eje de rotación. En la columna izquierda de la fig. 347 se muestran cuerpos en una posición en la cual el momento de inercia es menor que en la columna derecha.

En física, el momento de inercia se abrevia con la letra I. Si se quiere calcular el momento de inercia hay que conocer la masa (m) del cuerpo así como el radio de rotación (r). El momento de inercia se calcula con la siguiente fórmula : $I = m \times r \times r$, es decir, $I = mr^2$

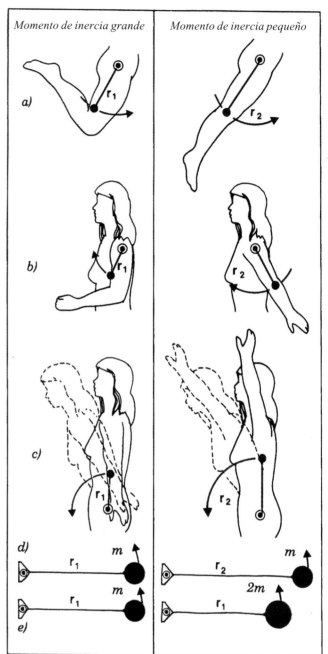

*Fig. 347.*

*Fig. 348.*

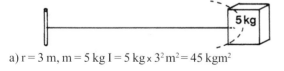

a) $r = 3$ m, $m = 5$ kg $I = 5$ kg $\times 3^2$ m$^2 = 45$ kgm$^2$

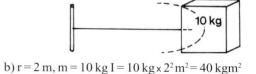

b) $r = 2$ m, $m = 10$ kg $I = 10$ kg $\times 2^2$ m$^2 = 40$ kgm$^2$

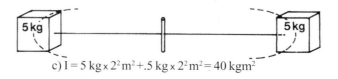

c) $I = 5$ kg $\times 2^2$ m$^2 + .5$ kg $\times 2^2$ m$^2 = 40$ kgm$^2$

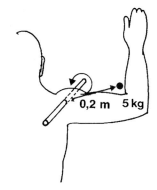

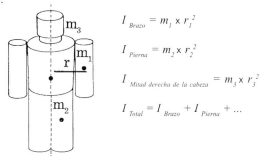

Fig. 349.

$$I_{Brazo} = m_1 \times r_1^2$$

$$I_{Pierna} = m_2 \times r_2^2$$

$$I_{Mitad\ derecha\ de\ la\ cabeza} = m_3 \times r_3^2$$

$$I_{Total} = I_{Brazo} + I_{Pierna} + ...$$

d) $I = 5\ kg \times 0,2^2\ m^2 = 0,20\ kgm^2$

Fig. 350.

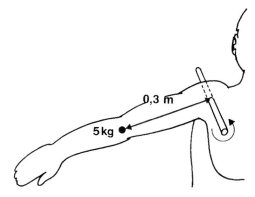

e) $I = 5 \times 0,3^2 = 5 \times 0,09 = 0,45\ kgm^2$

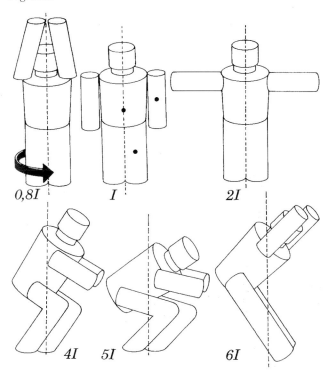

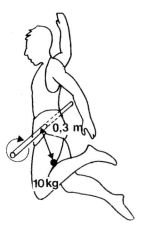

f) $I = 10 \times 0,3^2 = 10 \times 0,09 = 0,9\ kgm^2$

En base a los distintos valores obtenidos en las figuras 348 a-f se sabe cuánta fuerza es necesaria para acelerar las distintas partes del cuerpo con la misma velocidad.

Cuando se calcula el momento de inercia de un cuerpo que gira alrededor de su propio centro de gravedad (ello ocurre en todas las formas de vuelo) se deben dar los pasos que aparecen en la fig. 349.

Este tipo de cálculo también se puede hacer estando el cuerpo en diversas posturas y rotando alrededor del eje longitudinal del cuerpo. Los momentos de inercia son distintos a los que se obtienen cuando el cuerpo se haya en la postura anatómica básica (ver fig. 350).

El momento de inercia aumenta a medida que las partes del cuerpo se alejan del eje de rotación. El momento de inercia en una rotación hacia delante o hacia atrás (salto) varía aporoximadamente de acuerdo con los valores comparativos indicados (fig. 351).

Se ha demostrado experimentalmente que la velocidad de rotación (w) de un cuerpo, que es producida por una fuerza en rotación y después queda sin influencia externa, depende de la posición del cuerpo. Los componentes velocidad de giro y velocidad de rotación no se modifican. I x w = constante. De aquí se deduce lo siguiente:

Fig. 351.

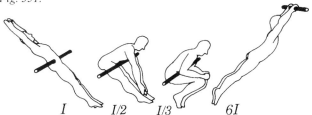

*Ejemplo 1*: La velocidad de rotación (w) en un giro con los brazos colgando lateralmente (momento de inercia I) disminuye la mitad (w/2) en cuanto se levanten los brazos lateralmente, ya que el momento de inercia se duplica hasta 2 I a causa del cambio en la posición de los brazos.

Si se adopta una posición semisentada, I puede convertirse en 4 I, por lo cual la velocidad de rotación disminuye en un cuarto (w/4).

Estas modificaciones se observan en el salto - pirueta - caída (fig. 352).

*Fig. 352.*

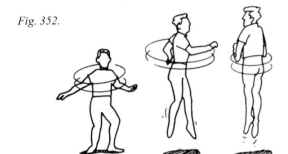

*Ejemplo 2*: en algunas formas de impulso en esquí se comienza con una posición baja (p.ej. 4 I) y durante el impulso se va levantando (2 I). De esta manera se aumenta la rotación conseguida al principio en más o menos el doble (fig. 353).

*Fig. 353.*

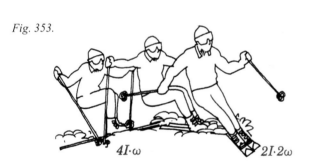

Ejemplo 3: cuando termina un impulso se puede reducir la velocidad de rotación a la mitad (de 2 I a 4 I), poniéndose de rodillas. De esta forma es más fácil entrar en un camino recto (fig. 354).

*Fig. 354.*

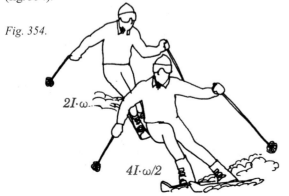

*Ejemplo 4*: Cuando se salta para llevar a cabo el estilo rodillo, el cuerpo adopta una posición con un momento de inercia muy importante para la rotación alrededor del hombro paralelo al listón (fig. 355 a). Si el saltador de altura no puede cambiar esta posición rápidamente, se arriesga a tirar el listón con la segunda pierna. Ello resulta de la rotación lenta que tiene en esta posición. Para poder pasar la segunda pierna por encima del listón, el saltador tiene que tener una velocidad de giro máxima, es decir, un momento de inercia lo más pequeño posible. Ello lo consigue manteniendo el cuerpo recto y las manos al lado del cuerpo (fig. 355 b).

*Fig. 355.*

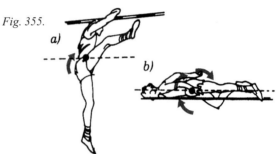

*Ejemplo 5*: El saltador de altura efectúa la rotación más rápidamente hacia atrás cuando dobla el cuerpo que cuando lo mantiene recto. Puede evitar un giro lateral más fácilmente si mantiene los brazos algo separados del cuerpo que si los tiene pegados a él. (fig. 356).

*Fig. 356.*

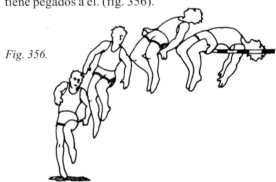

*Ejemplo 6*: un lanzador aumenta la velocidad de giro del cuerpo (y con ello la velocidad del brazo de lanzamiento) de la siguiente manera: en la fase final del lanzamiento se levanta de una posición bastante baja y se coloca en otra donde todas las partes del cuerpo, excepto el brazo de lanzamiento, se encuentren en un eje de rotación (fig. 357).

*Fig. 357.*

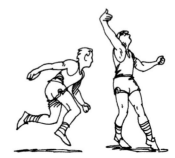

*Ejemplo* 7: un nadador comienza un giro golpeando con las piernas hacia abajo contra el agua (el agua presiona contra él tal y como muestran las flechas). Las manos también empujan en la «dirección errónea». Cuando el nadador estira las caderas hacia atrás, el agua comienza a presionar sobre la espalda del nadador. Gracias a la postura de su cuerpo y el movimiento del agua, el nadador obtiene una cierta velocidad de giro (w). En este momento se encoge tanto como le es posible, con lo cual la velocidad de giro se duplica (fig. 358).

*Fig. 358.*

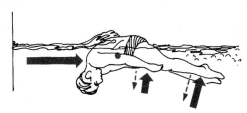

Ejemplo 8: para una gimnasta es más difícil hacer un volteo en la barra fija si el cuerpo está completamente recto (a) que si está ligeramente flexionado en las caderas (b). Cuando existe una ligera flexión, el centro de gravedad está algo separado del cuerpo, es decir, en la barra. Cuando se inclina la cabeza hacia atrás, curvando el cuerpo, todavía es más difícil que el cuerpo gire alrededor de la barra (c) (fig. 359).

*Fig. 359.*

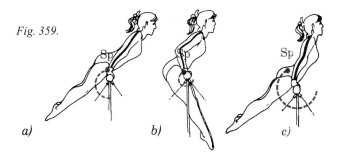

a)          b)          c)

# Ejemplo de un análisis del movimiento

Para terminar mostramos un ejemplo de cómo se puede realizar un análisis de un rendimiento deportivo con ayuda de unos conocimientos sobre anatomía y leyes mecánicas. A partir de este análisis se puede diseñar un programa de entrenamiento de fuerza y movilidad y adaptarlo a las necesidades de diversos deportistas. Como ejemplo del análisis usaremos el salto de longitud, estudiando la serie de acuerdo con  a) carrera, b) batida, c) vuelo y d) caída. En cada fase del vuelo determinaremos qué músculos trabajan y de qué forma (concéntrica, excéntrica y estáticamente). Además determinaremos qué músculos tienen que ser muy extensibles, por tanto, cuáles deben seguir un entrenamiento de movilidad (fig. 360).

### Carrera

Observe cómo se apoya el pie: el borde externo del talón debe tocar primero la base para disminuir el riesgo de lesiones. Intente dirigir el pie recto hacia delante. Si el pie se apoya primero con toda la planta o con la mitad anterior del pie, o el pie está ligeramente girado hacia fuera, se pueden sufrir fácilmente molestias con dolores en la pantorrilla (periostitis, pág. 182). Un buen paso de carrera  requiere una musculatura extensora de la rodilla (cuádriceps femoral, pág. 172) muy fuerte, para así poder efectuar el empuje del pie con fuerza, pero sobre todo al apoyarlo en el suelo. Al efectuar el empuje, los flexores de la cadera (iliopsoas, pág. 168) deben estar tan estirados y tensados que no interfieran en la extensión de la cadera y el adelantamiento de la pelvis, que son simultáneos. ya que en la fase de empuje se está de pie sobre la mitad anterior del pie, la musculatura de la pantorrilla (tríceps sural, pág. 178) tiene que ser lo suficientemente fuerte para evitar que la persona caiga «hacia atrás» mientras trabajan los extensores de la rodilla y las caderas. El músculo de la pantorrilla trabaja en la fase inicial del empuje de forma estática, en la fase final de forma concéntrica (fig. 361).

*Fig. 360.*

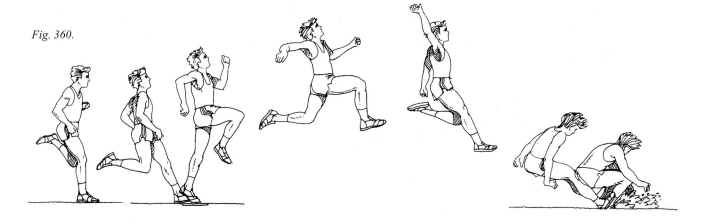

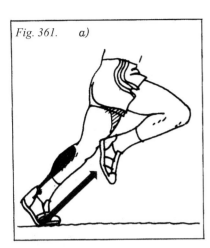

Fig. 361. a)

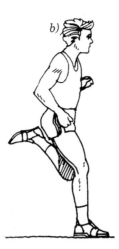

b)

Durante la fase de balanceo, el talón debe levantarse lo antes posible en dirección a los glúteos. Ello requiere un trabajo concéntrico de los flexores de la rodilla (músculos posteriores del muslo, pág. 176), para que el momento de inercia en el movimiento de balanceo hacia delante sea el mínimo. La velocidad en el balanceo hacia delante, por tanto, depende de la fuerza de los flexores de caderas y rodillas, así como también de la movilidad de los extensores de la rodilla. Por esta razón, el entrenamiento debe estar planificado de manera que se consiga un fortalecimiento del primer iliopsoas, los músculos posteriores del muslo, el cuádriceps y el tríceps sural, así como un estiramiento del segundo iliopsoas y el cuádriceps.

**Batida**

Cuando se realice la batida, el cuerpo habrá alcanzado la velocidad máxima. Para que el cuerpo llegue tan lejos como sea posible, el ángulo de batida en el salto de longitud debe ser teóricamente de 45°. En la práctica, el atleta debe frenar la velocidad que ha conseguido para poder levantarse del suelo. Para conseguir un ángulo de batida de 45°, la fuerza de resistencia debe ser tan alta y tan dirigida hacia atrás, que el impulso hacia delante después de realizar la batida sería demasiado bajo. Por tanto, la dificultad de la batida consite en alcanzar la suficiente altura sin que

Fig. 362.

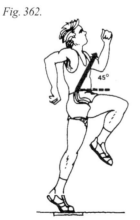

el impulso hacia delante se reduzca en exceso. En teoría, solamente se puede conseguir una batida sin perder velocidad hacia delante cuando la fuerza de resistencia se dirige hacia arriba verticalmente. Ello requeriría una batida muy rápida desde una posición baja (fig. 362).

Fig. 363.

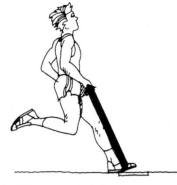

Último paso corto

Algunas técnicas de batida parten de la base que se traslada el centro de gravedad hasta un punto muy bajo gracias a un antepenúltimo paso muy largo, y con un último paso relativamente corto se consigue que la fuerza de resistencia sea lo más recta posible (fig. 363).

Desde esta posición baja se tienen ciertas posibilidades para empujar el cuerpo hacia arriba incluso en la fase final de la batida, es decir, influir sobre él para que se mueva hacia arriba-adelante. Si de esta forma se intenta ganar en altura sin perder mucha velocidad se conseguirá un ángulo de batida de unos 20 a 25 % y una pérdida de velocidad de un 30% aproximadamente. Este estilo requiere que se genere una fuerza explosiva en las caderas, la rodilla y el empeine (fig. 364).

Fig. 364.

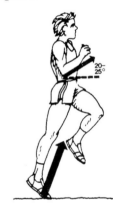

Se puede conseguir una cierta altura de una forma especial, resistiéndose con la pierna de salto y un último paso muy largo contra la velocidad que se tiene. Para ello, la pierna permanece muy estirada y el salto ya no es llevado a cabo por los músculos de las caderas (músculos glúteos, pág. 164) sino por los extensores de la rodilla (fig. 365).

Estas dos variantes de estilo se pueden comparar con el rodillo y el *fosbury* en el salto de altura. En el estilo rodillo se observa una flexión más fuerte de la rodilla y movimientos de balanceo con brazos y piernas. En el *fosbury* se alcanza una velocidad más alta y se produce un empuje en la batida, siendo la fuerza de las caderas un factor determinante. También se podrían hacer comparaciones con el fútbol (cabezazo) o el voleibol, en los cuales se tiene una velocidad alta o también baja.

Fig. 365.

Último paso largo

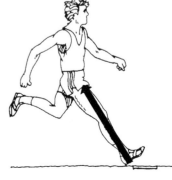

## Vuelo

Los diferentes estilos de batida en el salto de longitud producen rotaciones de diversa intensidad hacia delante. Normalmente se «anulan» estas rotaciones con el salto a) de extensión y b) de dos y medio (fig. 366).

a) Cuando el saltador se encuentra dentro de un fuerte movimiento de rotación hacia delante, debe estar estirado en el aire para no girar durante demasiado tiempo y a causa de ello adoptar una posición desfavorable para la caída. Ya que la velocidad de rotación está determinada por el momento de inercia del cuerpo (pág. 224), la rotación será mayor cuanto más se encoja el saltador. Cuanto más pequeña sea la rotación desarrollada en la batida, antes podrá colocarse el saltador en una posición adecuada desde el punto de vista de la resistencia del aire.

b) Cuando la rotación es «demasiado grande» debe ser anulada por medio de movimientos contrarios, es decir, por movimientos de giro de brazos y piernas. Un movimiento de brazos en la dirección que indica la flecha  →  lleva a que el cuerpo se mueva en dirección contraria a la altura de la articulación del hombro, es decir, la rotación hacia adelante se anula. Un balanceo hacia atrás de la pierna en el sentido que indica la flecha ← provoca una flexión de las caderas en otra dirección, es decir, la rotación hacia delante se anula.

## Caída

En la caída es necesaria una mayor movilidad de los músculos posteriores del múslo y de la mitad inferior de la espalda. Para la flexión de las caderas extrernadamente fuerte antes de la caída se requieren músculos largos en la cara posterior del muslo para evitar que los talones toquen tierra antes de lo debido. Una longitud máxima de salto se consigue cuando los talones llegan al punto donde hubiera caída el centro de gravedad. Por el contrario, si los talones caen demasiado delante, el saltador caerá hacia atrás. Si los talones caen más cerca de la tabla de batida, el resultado del salto será peor y, segundo, el saltador rotará hacia delante en la caída (fig. 367).

Si la caída es perfecta, el saltador de longitud se encogerá como si fuera una acordeón, con lo cual las rodillas tendrán que soportar una carga muy alta. Es necesario un entrenamiento adecuado a base de flexiones profundas de rodillas para prevenir lesiones agudas.

*Fig. 367.*

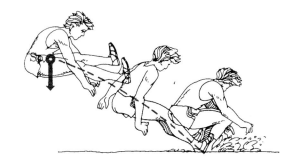

*Fig. 366*

a)                                    b)

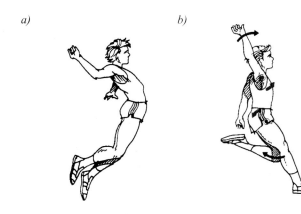

# 27. Equilibrio muscular y postura

*Jarmo Ahonen, fisioterapeuta, y Tiina Lahtinen, fisioterapeuta, OMT 2*

**Definiciones**

▶ **Equilibrio:** estado en el cual se anulan dos o más efectos contrarios (fuerzas).

▶ **Sentido del equilibrio:** capacidad para adoptar o mantener una determinada posición o postura utilizando la fuerza de la gravedad; sentido estático.

▶ **Equilibrio muscular:** si el equilibrio muscular es adecuado, los músculos se activarán en el orden correcto y de la forma más económica posible. Ello se manifiesta en desarrollos de movimientos fluidos, adecuados y bien coordinados, siendo la postura del cuerpo correcta desde el punto de vista funcional. Al mismo tiempo, los huesos, las articulaciones y los músculos son sometidos a carga de forma óptima.

(Pulkkinen y Ahonen, 1988)

# Introducción

La importancia del equilibrio muscular y la postura correcta se entiende mejor cuando se estudian determinados hechos. Todos debemos obedecer las leyes de nuestra sociedad para no tener dificultades. Pero además también vivimos bajo la influencia de otras leyes que afectan a aquellos que ignoran las leyes de la sociedad : las leyes de la naturaleza influyen mucho más sobre nuestras vidas de lo que nos imaginamos. El análisis de la postura del cuerpo y el equilibrio muscular, así como de la carga adecuada a la que se ven sometidos los huesos, las articulaciones y los músculos se basa en la percepción y el conocimiento de estas leyes.

▶ **Ley de la gravedad:** la gravedad atrae los objetos hacia el centro de la Tierra.

▶ **Leyes fundamentales de la mecánica:**
**I Ley de Newton** (ley de la inercia de las masas): un cuerpo permanece en estado de reposo y sigue un movimiento regular y lineal siempre y cuando el estado de movimiento no sea modificado por una fuerza externa.

**II Ley de Newton** (ley de la dinámica):cuando un cuerpo con una masa (m) es sometido a una fuerza (F) se pone en movimiento, acelerándose constantemente (a) en la misma dirección de la fuerza. Fuerza = masa por aceleración (F = m x a).

**III Ley de Newton** (ley de la estática): Cuando un cuerpo A actúa sobre un cuerpo B con una fuerza F, el cuerpo B actuará sobre el cuerpo A con una fuerza F. Por tanto, un efecto produce otro efecto igual en valores absolutos, pero en dirección opuesta.

▶ **Leyes clínicas:**
**Posición neutral:** todos los huesos verticales deben estar absolutamente verticales. Todos los huesos horizontales deben estar absolutamente horizontales (Schuster).

▶ **Leyes biológicas:**
**ley de Wolf:** adaptación funcional de los huesos

**ley de Davis:** adaptación funcional de los tejidos de las partes blandas.

# Desarrollo de la postura del cuerpo y equilibrio muscular

Vista lateralmente, la columna vertebral de un adulto forma un arco plano en forma de doble S. Esta forma, así como la coordinación de movimientos y las diferentes posiciones del cuerpo, son el resultado de un desarrollo gradual. En el feto domina la cifosis, con una fuerte curvatura hacia delante de la columna vertebral. A causa de la pelvis flexionada también los músculos flexores de las caderas son cortos (m. iliopsoas) (fig. 368 A).

Después del nacimiento, durante un tiempo el bebé no puede levantar la cabeza a causa de la fuerza de la gravedad. Los movimientos de la cabeza y el cuerpo se realizan alrededor del eje horizontal. La postura está principalmente flexionada, es decir, los músculos flexores dominan. A medida que se desarrolla la fuerza muscular y el interés por su entorno, el niño pronto levanta la cabeza cuando está echado boca abajo. Los extensores de la nuca son los primeros músculos antigravitatorios que adquieren fuerza. Al mismo tiempo actúan sobre la columna vertebral, que se curva ligeramente hacia delante.

La formación de la lordosis lumbar se inicia cuando el niño comienza a apoyarse sobre las manos y a levantar el tronco. El gateo y los intentos por levantarse fortalecen la musculatura de la mitad inferior de la espalda. La columna dorsal permanece recta durante bastante tiempo ya que domina el intento de levantar la totalidad del cuerpo. Durante la fase de gateo y los primeros intentos por ponerse de pie, los flexores de las caderas son aún cortos (fig. 368 B).

Poco a poco, el niño adquiere una postura erguida. Los extensores de la columna cervical se hacen cada vez más fuertes y con la activación de los músculos extensores de la mitad inferior de la espalda, la lordosis lumbar es cada vez más marcada. Los extensores de la pelvis, los músculos glúteos mayores, se fortalecen y contribuyen a adoptar una postura erguida. Juntamente con los extensores, los flexores correspondientes (m. glúteo mediano) ocupan un lugar muy importante en el desarrollo de una lordosis lumbar equilibrada y correcta (fig. 368 C).

En la postura erguida se consigue un estado de equilibrio de la columna vertebral. Al estar de pie sobre las dos piernas, los músculos antigravitatorios, que actúan en contra de la fuerza de la gravedad, influyen cada vez más sobre la postura erguida. Los flexores de las caderas se estiran hasta alcanzar la longitud correcta. Los músculos glúteos se fortalecen y contribuyen a dar estabilidad a la postura de la pelvis. Los músculos abdominales y los flexores de la columna vertebral se desarrollan para evitar la hiperactivación de los músculos dorsales. La cifosis plana (curvatura hacia atrás) de la columna dorsal resulta de la activación de los músculos abdominales y la utilización creciente de las extremidades superiores (fig. 368 D).

**Factores que influyen negativamente sobre la postura del cuerpo y el equilibrio muscular**
– limitación de la movilidad normal que obliga a la persona desde su nacimiento a estar sentada durante mucho tiempo
– ideales de postura erróneos durante la juventud
– falta de trabajo corporal variado
– falta de entrenamiento corporal
– deficiencia general de movimiento
– trabajo unilateral
– lesiones y abandono de la rehabilitación necesaria
– cambios de postura a causa del embarazo
– puericultura (levantar y llevar niños en brazos, lactancia)
– aumento de peso (sobre todo en la zona abdominal)
– andar por terrenos planos y desiguales
– entrenamiento con errores de planificación y realización
– predisposición hereditaria inadecuada
– razones psíquicas (melancolía, decaimiento, poca confianza en uno mismo, tensiones, estrés).

(comparar con fig. 369).

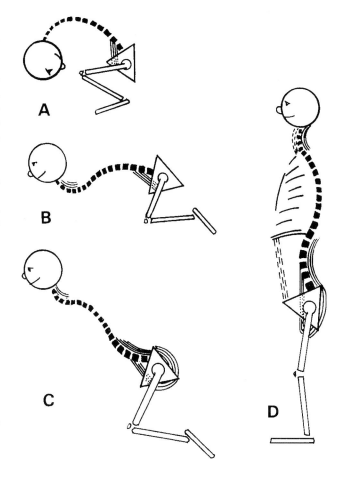

*Fig. 368. Representación esquemática del desarrollo de la postura desde el feto (A), pasando por la fase de gateo (B) y de incorporación (C) hasta llegar a la postura de pie de la persona adulta (D).*

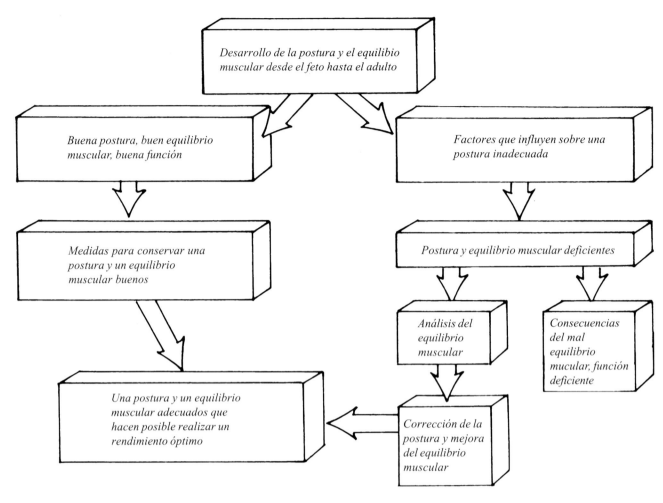

Fig. 369. Representación esquemática del desarrollo de una buena postura y un  equilibrio muscular adecuado (J. Ahonen, 1988).

# 28. La importancia del equilibrio muscular para el rendimiento deportivo

Todo deportista intenta alcanzar la perfección. Aunque no se pueda conseguir, sin duda es un buen indicador del camino que debe seguirse. Hay muchos factores que obstaculizan este camino, que pueden ser tanto heredados como adquiridos y con ello modificables.

Los rendimientos deportivos óptimos presuponen un buen equilibrio muscular. El entrenamiento se hace entonces más eficaz y el riesgo de lesiones se reduce. Se consiguen mejores resultados cuando la fuerza recae directamente sobre las articulaciones principales de la cadena de movimientos. En las disciplinas puntuables como son el patinaje artístico y la gimnasia, el equilibrio muscular se muestra en los movimientos realizados en las posturas correctas. También contribuye a que el rendimiento produzca una impresión óptica.

El efecto principal y más extenso del equilibrio muscular consiste en conservar durante toda la vida la costumbre de desarrollar movimientos correctos, adquirida en los primeros años de vida, es decir, la utilización correcta del cuerpo, con lo cual se podrá evitar la aparición de enfermedades del aparato de sostén y la locomoción.

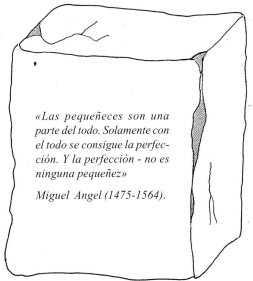

«Las pequeñeces son una parte del todo. Solamente con el todo se consigue la perfección. Y la perfección - no es ninguna pequeñez»

Miguel Angel (1475-1564).

Conseguir un buen equilibrio muscular, la adopción de una postura correcta y la aplicación de lo aprendido al rendimiento deportivo son cosas nada fáciles. Todo ello requiere conocimientos sobre biomecánica, funciones musculares, métodos de entrenamiento de fuerza y diversas técnicas de estiramiento. Además, es necesario tener ojo para detectar los mínimos errores en los movimientos rápidos. Este trabajo escrupuloso y duro será recompensado finalmente con la perfección del rendimiento.

Los deportistas y los entrenadores deberían saber que los rendimientos más altos se componen de muchos factores parciales. Su combinación correcta es la máxima exigencia en el arte del entrenamiento.

## Objetivos del análisis y corrección del equilibrio muscular

- Mejor conocimiento de la capacidades individuales, las posibilidades y las limitaciones.
- Determinación de los problemas en cuanto a fuerza, capacidad de estiramiento, movilidad articular, postura y activación de los músculos.
- Estimulación del desarrollo y del crecimiento para conseguir lo más rápidamente posible la «perfección».
- Desarrollo de la fuerza y la eficacia de la musculatura.
- Desarrollo de la capacidad de estiramiento de la musculatura y de la movilidad de las articulaciones.
- Desarrollo de la coordinación y la corrección en la sucesión de la activación muscular.
- Mejora de la postura estática y funcional, la armonía exterior de los movimientos.
- Prevención de lesiones.
- Aceleración de la recuperación después de sufrir lesiones.
- Prolongación de la carrera deportiva y adquisición de costumbres de entrenamiento sanas para toda la vida.

> ¿Quién toma las decisiones acerca de las modificaciones que deben hacerse?
> ¿Quién toma las medidas correspondientes?
> ¿Quiénes son los ayudantes necesarios?

Con frecuencia, el deportista no nota ningún error en su equilibrio muscular. Sin embargo, debe reconocer y aceptar cuando le son mostrados estos errores. Los cambios en la postura, el equilibrio muscular y las costumbres en cuanto a los movimientos requieren mucha dedicación. Si un deportista no comprende la importancia de estas modificaciones no se podrán esperar buenos resultados. El deportista es personalmente responsable de que se lleven a cabo los cambios necesarios. El papel de terceros se limita a dar indicaciones. La motivación solamente es cosa del deportista.

## Postura básica

Para entender qué es lo que se pretende alcanzar con un equilibrio muscular sin errores, debemos estudiar la postura del deportista desde todos los ángulos. Los giros alrededor del eje vertical se verán desde arriba. El estudio de la postura y las cargas a las que se someten el tobillo y el pie se llevará a cabo gracias a una caja provista de espejos (figs. 370-373).

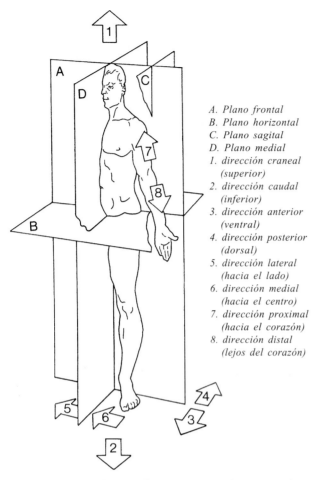

A. *Plano frontal*
B. *Plano horizontal*
C. *Plano sagital*
D. *Plano medial*
1. *dirección craneal (superior)*
2. *dirección caudal (inferior)*
3. *dirección anterior (ventral)*
4. *dirección posterior (dorsal)*
5. *dirección lateral (hacia el lado)*
6. *dirección medial (hacia el centro)*
7. *dirección proximal (hacia el corazón)*
8. *dirección distal (lejos del corazón)*

*Fig. 370. Planos básicos de movimientos y direcciones de movimientos.*

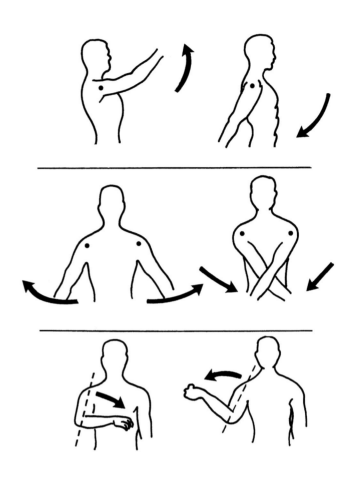

*Fig. 371. Representación esquemática de los ejes de movimiento y movimientos de articulaciones.*

# Efecto de la fuerza de la gravedad sobre la postura

Vista lateralmente, la columna vertebral forma un doble arco plano en forma de S. La cabeza, el pecho y la pelvis forman tres zonas diferenciadas, cuyas posturas y movimientos dependen de aquellos realizados por la totalidad de la columna vertebral (fig. 374). La columna cervical muestra en estado normal una lordosis plana (curvatura hacia delante). Esta lordosis debe conservarse en todos los movimientos y posturas del cuerpo, sobre todo cuando la columna vertebral es sometida a carga. En la postura erguida el centro de gravedad de la cabeza se encuentra ligeramente adelantado con respecto al punto de apoyo. Por esta razón, los extensores de la nuca siempre están más o menos en tensión en cuanto la persona adopta la postura erguida. Cuando el centro de gravedad se traslada hacia atrás con respecto a un punto de apoyo (p.ej. al inclinarse hacia atrás) las vértebras cervicales I y VII se acercan a causa de la fuerza de la gravedad, por lo cual se acentúa la lordosis. En consecuencia, el borde posterior de la cabeza se inclina hacia abajo mientras que la barbilla más bien se levanta. Cuando los músculos del cuello y la nuca presentan un desarrollo desigual no son capaces de trabajar para vencer el efecto de la fuerza de la gravedad. De aquí resulta un vicio postural de la cabeza.

El ángulo de origen de la vértebra cervical inferior puede estar excesivamente inclinado hacia delante en relación con la columna dorsal. Entonces, también la cabeza se encuentra excesivamente adelantada y los ojos están dirigidos hacia abajo. Esta postura se compensa levantando la barbilla, lo cual acentúa la lordosis y debilita la funcion de los músculos del hombro.

La columna dorsal presenta una cifosis plana, es decir, está curvada hacia atrás. En esta región, las vértebras dorsales I y XII se acercan bajo el efecto de la fuerza de la gravedad. Las costillas están sujetas por detrás a las vértebras dorsales y por delante al esternón; forman el tórax. A causa de las uniones articulares siguen los movimientos de la columna dorsal. Además, el centro de gravedad de la columna vertebral se encuentra más adelantado que su punto de apoyo. Ello intensifica el efecto de «caída» de la fuerza de la gravedad sobre la postura de la columna dorsal.

La debilidad de los extensores de la mitad superior de la espalda y la tensión de los músculos de la cara anterior (músculos pectorales) se manifiestan con frecuencia en una postura incorrecta y en la compresión del tórax. El borde anterior del tórax se inclina hacia abajo y los hombros caen hacia adelante.

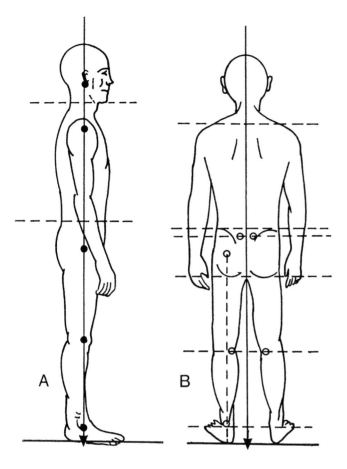

Los músculos abdominales sujetan la columna lumbar por delante y evitan que la lordosis se marque en exceso. Unos músculos abdominales debilitados no son capaces de resistir el efecto de la fuerza de la gravedad, los músculos dorsales en tensión y los flexores de la cadera, factores todos que acentúan la lordosis.

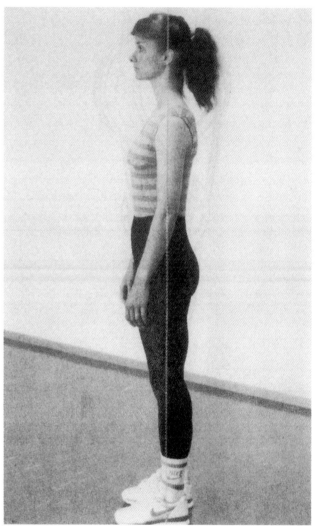

*Fig. 372. El análisis de la postura tiene muchas normas de medición. Determinados puntos del cuerpo deben estar situados correctamente en relación unos con otros. Desde una visión lateral (A), la plomada debería caer desde el lóbulo, pasando por el centro de la articulación escapulohumeral, el centro de la articulación coxofemoral, la rótula y el tobillo hasta llegar a la base. Desde la visión dorsal (B), el cuerpo debe dividirse en dos mitades iguales. Comparando los puntos marcados se puede realizar un análisis de la postura bastante exacto.*

*Fig. 373.*

Las regiones inferiores de las columnas vertebral y dorsal forman una zona de transición, en la cual una degeneración de la postura y un cambio de posición en una u otra dirección pueden provocar dolor y trastornos funcionales. Afectan los movimientos ascendentes y descendentes, de forma que los modelos de movimiento pueden cambiar. La inactividad de los músculos de los hombros, su limitación en el desarrollo de fuerza y en su resistencia se encuentran entre las consecuencias de un vicio postural (fig. 375).

Cuando la postura es normal, la columna lumbar muestra una lordosis, es decir, se curva hacia delante. Por efecto de la fuerza de la gravedad, las vértebras lumbares I y V se acercan. La pelvis se sujeta a la columna lumbar por medio de la articulación situada entre la 5ª vértebra lumbar y el sacro. Por esta razón, todos los movimientos de la pelvis afectan toda la columna vertebral y viceversa. Por el efecto de la fuerza de la gravedad el borde anterior de la pelvis se inclina hacia delante.

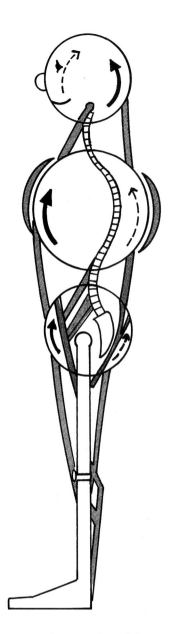

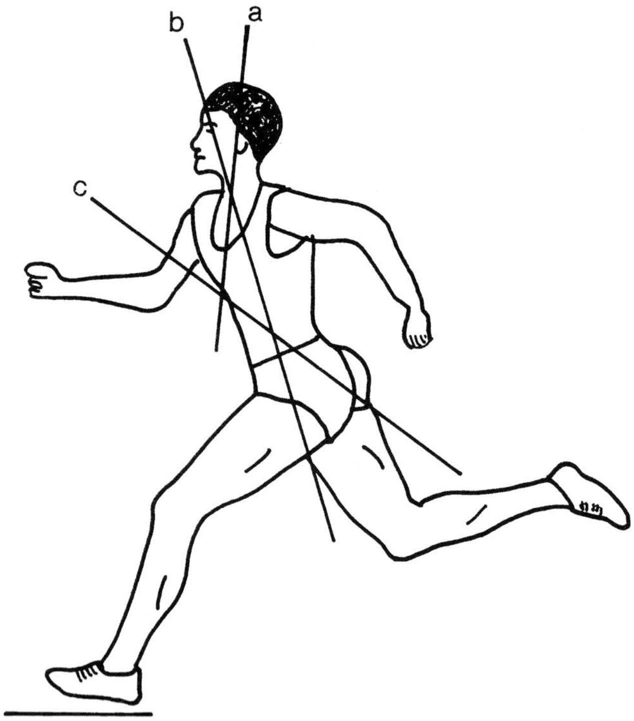

Fig. 375. Tanto al correr como al andar se puede producir una pérdida del control de la postura. Entonces las líneas de fuerza pasan de largo en las articulaciones, la fuerza se genera de forma poco económica. Además, las posiciones incorrectas de las articulaciones provocan dolores articulares. En esta figura la línea de postura que nomalmente es unitaria está dividida en tres líneas separadas: cabeza-columna cervical (a), columna dorsal-mitad superior de la columna lumbar (b), mitad inferior de la columna lumbar-sacro (c).

Fig. 374. Representación esquemática de las tres zonas principales del cuerpo y de los músculos que influyen sobre sus movimientos. Las flechas punteadas indican las direcciones hacia las cuales son giradas las zonas cuando existe un problema de equilibrio muscular, en el cual también la fuerza de la gravedad juega un papel importante. La flecha seguida indica la dirección de la corrección de la postura.

# 29. Vicios posturales

Todas las personas son únicas en cuanto a la estructura de su cuerpo. Por esta razón, nunca encontraremos dos posturas o dos vicios posturales idénticos. Sin embargo, existen unas posturas y alteraciones posturales típicas que deben conocerse si se desea conseguir una mejora en cuanto a postura y rendimiento por medio de la corrección del equilibrio muscular.

## Espalda redondeada (hipercifosis)

La columna dorsal en ocasiones es cifótica, es decir, inclinada en exceso hacia delante. Una posible causa es el haber padecido en la edad de crecimiento la enfermedad de Scheuermann, que puede deformar  las vértebras puntiagudas haciendo que adopten una forma en cuña. La debilidad de los extensores de la mitad superior de la espalda y la rigidez de los músculos de la mitad anterior del tórax también pueden contribuir a esta deformación. Sin embargo, por lo general se trata de una costumbre. El vicio postural se ha aprendido. Pero aún se puede corregir en los primeros años de vida. Una hipercifosis de la columna dorsal afecta las funciones de las articulaciones escapulohumerales. El paciente no es capaz de levantar los brazos del todo.

## Espalda cóncava (hiperlordosis)

En su estado normal  la columna lumbar presenta una lordosis. Un valor de 30° se considera dentro de la normalidad en las exploraciones radiográficas para el ángulo lumbosacral, el ángulo entre la línea del sacro y la 5ª vértebra lumbar, por una parte, y entre el plano horizontal, por otra parte, cuando la columna lumbar es observada lateralmente (fig. 376).

Cuando las articulaciones de la columna lumbar se encuentran en una posición intermedia, ni extrema ni tampoco bloqueada, pueden funcionar de forma óptima en todas las direcciones de movimiento. También las características elásticas de la columna lumbar son óptimas en esta posición.

Sin embargo, bajo la influencia de la fuerza de la gravedad, un mal equilibrio muscular, posturas de trabajo no fisiológicas y técnicas de entrenamiento erróneas, la columna lumbar desarrolla con facilidad una hiperlordosis, la curvatura hacia adelante se hace demasiado marcada. Ello a su vez puede favorecer la aparición de procesos degenerativos en la región lumbar y los discos intervertebrales. Además, la mayor curvatura hacia delante de la columna lumbar influye sobre la postura del resto de la columna vertebral. En la región pelviana se manifiesta por la debilidad de los músculos glúteos y el exceso de actividad de la función flexora de la cadera. El hundimiento del borde anterior de la pelvis tiene como consecuencia un vicio postural  y entorpece la plena capacidad de funcionamiento de las articulaciones coxofemorales.

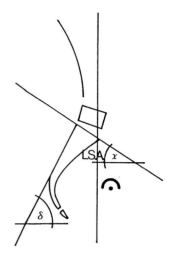

Fig. 376. a) Sacro vertical. El ángulo lumbosacro (LSA) es menor de 30°. La curvatura de la columna lumbar está estirada.

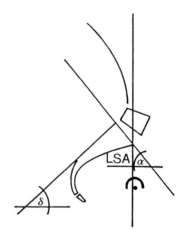

b) Sacro normal. El ángulo lumbosacro (LSA) es de 30°. Las curvaturas de toda la columna dorsal son normales desde la visión lateral

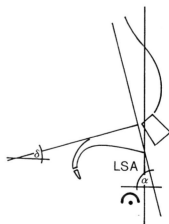

c) Sacro horizontal. El ángulo lumbosacro (LSA) es menor de 30°. La curvatura está muy marcada.

# Síndrome de cruce

Lo típico es que los trastornos del equilibrio muscular se manifiesten en un síndrome de cruce. Este síndrome lo describió en el año 1979 V. Janda basándose en sus exploraciones con EMG. Se distingue entre síndrome de cruce superior cuando existe una cifosis de la columna dorsal, una lordosis importante de la columna cervical y una posición adelantada de la cabeza. En el síndrome de cruce inferior se trata de una lordosis lumbar muy marcada y una caída hacia delante de la pelvis (figs. 377, 378 y tabla 16).

Los trastornos del equilibrio muscular son con frecuencia de naturaleza funcional. Se pueden corregir con unos ejercicios a conciencia y concretos. Los músculos rígidos se pueden estirar normalmente con buenos resultados. Los músculos débiles se ejercitan en posturas en donde su función no es obstaculizada por los músculos rígidos (fig. 379).

# Columnas lumbar y dorsal rectas, la «espalda en tabla»

## Hipolordosis e hipocifosis

Las curvaturas en el plano sagital son importantes para la elasticidad de la columna vertebral. Todas las desviaciones en una dirección u otra modifican las posiciones de las articulaciones y pueden afectar su funcionamiento.

Cuando un segmento de la columna vertebral (p.ej. la columna lumbar) está recto, se pueden sufrir dolores. Un estiramiento irreversible de la columna lumbar puede tener diversas causas. Una de ellas es la posición vertical del sacro, un hecho que no se puede modificar. Cuando los jóvenes se sientan con la espalda encorvada pueden provocar también una postura «desmoronada» de la columna lumbar, en la cual desaparece la lordosis. A medida que avanza la edad, después de sufrir un traumatismo (p.ej. después de operaciones quirúrgi-

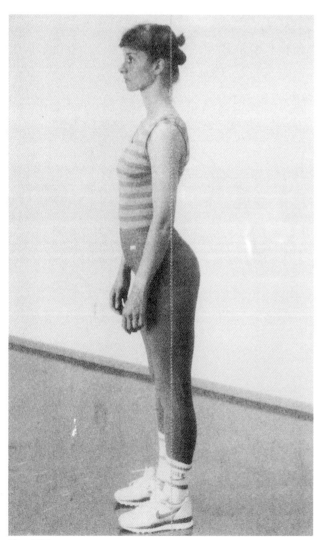

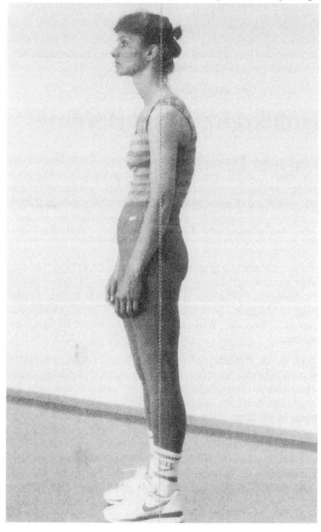

*Fig. 377*

cas) o a causa de un deslizamiento de las articulaciones (espondilolistesis), la columna lumbar puede adoptar una forma estirada, incluso cifótica, que deja más espacio a las raíces nerviosas y la médula espinal.

En el caso de la «espalda en tabla» la columna dorsal está recta. Sin embargo, la lordosis lumbar puede seguir siendo completamente normal. Lo típico es que se sientan dolores y fatiga en la columna dorsal y muchas veces la región cervicotorácica está anquilosada. Ello también somete a una carga excesiva a la columna cervical y afecta el equilibrio muscular.

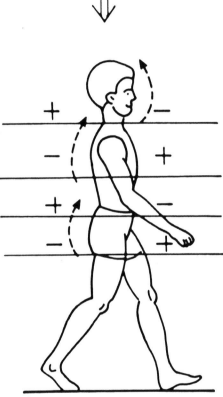

Fig. 378. La fuerza de la gravedad (G) así como los músculos rígidos (+) y débiles (-) provocan un empeoramiento de la postura. Con ejercicios de fuerza y estiramiento se pueden mejorar las condiciones para desarrollar una buena postura erguida. Los ejercicios de coordinación, en los cuales se modifica la postura, son muy importantes para conseguir una buena postura del cuerpo en todos los movimientos.

La elasticidad y la capacidad de amortiguar golpes son más reducidas cuando la columna vertebral está estirada. La espalda duele al mínimo esfuerzo.

El objetivo del entrenamiento consiste en fortalecer la musculatura de forma equilibrada y aumentar su elasticidad, para, de este modo, normalizar la postura de la columna lumbar. Por ello, debería tenerse en cuenta la posición de la cadera. El entrenamiento de la musculatura dorsal y los ejercicios de movilidad no deben ser llevados a cabo de forma que la carga

por rotación al flexionarse hacia atrás afecte más la unión de las cinco vértebras lumbares y el sacro, la denominada unión presacra. Los músculos abdominales y glúteos solamente deben ser utilizados como apoyo para que el movimiento se distribuya uniformemente sobre la totalidad de la columna lumbar al flexionarse el cuerpo hacia atrás. Hay que experimentar un poco antes para encontrar los ejercicios y posturas adecuados (fig. 380).

*Tabla 16*

| Músculos rígidos | Músculos débiles |
|---|---|
| Erectores de la columna cervical<br>　M. erector de la columna<br>　m. esplenio del cuello<br>　m. esplenio de la cabeza<br>　m. trapecio<br>　(porciones descendentes)<br>　m. recto post. mayor de<br>　la cabeza<br>　m. recto menor post. de<br>　la cabeza<br>　m. oblicuo mayor o inf. de<br>　la cabeza<br>　m. oblicuo menor o sup. de<br>　la cabeza | Flexores de la columna cervical<br>　m. largo del cuello<br>　m recto ant. mayor de la cabeza<br>　m. escaleno anterior<br>　m. recto anterior menor de la cabeza<br>　m. suprahioideo<br>　m. infrahioideo<br>　m. esternocleidomastoideo<br><br>　M. serrato anterior<br><br>　M. trapecio<br>　(porción ascendente y descendente) |
| Elevadores de las escápulas<br>　m. angular del omóplato | Aductores de la escápula<br>　m. romboides |
| Músculos escalenos | Músculos paravertebrales extensores de la columna dorsal |
| Músculos pectorales mayores y menores<br>　m. pectoral mayor y menor | Músculo recto del abdomen |
| Extensores de la columna lumbar<br>　m. erector de la columna<br>　m. cuadrado de los lomos | |
| Flexores de la cadera<br>　m. psoas-ilíaco<br>　m. recto anterior (funciona también como extensor de la rodilla) | Extensores de la cadera<br>　m. glúteo mayor |
| Extensor del tobillo<br>　m. tríceps sural | Abductores del muslo<br>　m. glúteo mediano<br>　m. tensor de la fascia lata<br>Flexores de la rodilla<br>　m. bíceps femoral<br>　m. semitendinoso<br>　m. semimembranoso<br>Extensores de la rodilla<br>　m. recto anterior |

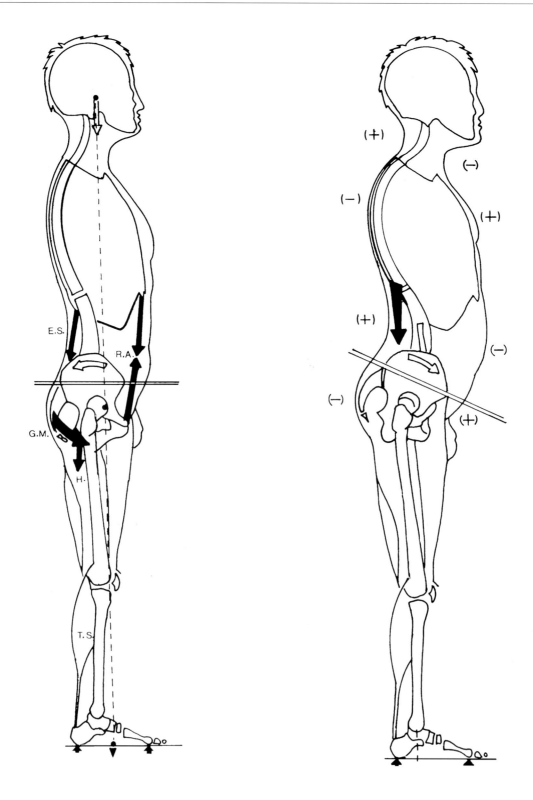

*Fig. 379. Una postura erguida correcta depende la fuerza y la capacidad de estiramiento de los músculos. Los músculos que más combaten la desviación de la posición de la pelvis están marcados con las flechas, las cuales indican la dirección con la cual recaen las fuerzas. Los músculos de la pantorrilla (TS) tienen una función clave, ya que el ángulo de inclinación del cuerpo depende enteramente de su actividad. Si los músculos de la pantorrilla están debilitados, el peso descansa sobre los talones, la plomada no cae sobre los puntos de apoyo correctos, toda la postura del cuerpo está afectada negativamente.*

*Abreviaturas: ES = erector spinae (erector de la columna, en este caso la mitad inferior), RA = rectus abdominis (m. recto mayor del abdomen), GM = glutaeus maximus (m. glúteo mayor), H = ms. hamstrings (músculos de la cara posterior del muslo). TS = triceps surae (m. tríceps sural).*

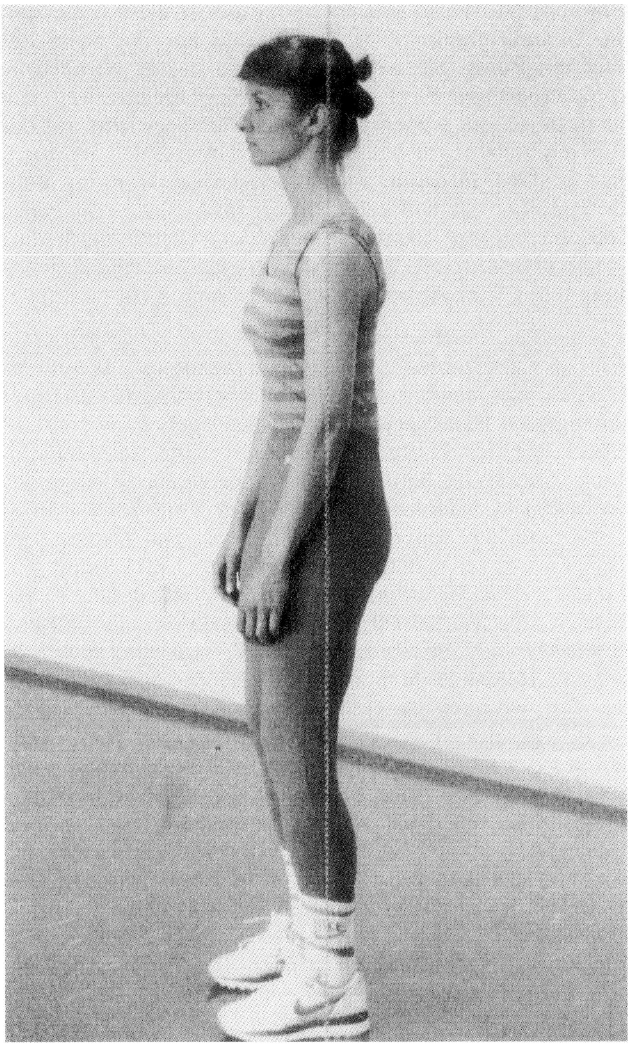

*Fig. 380.*

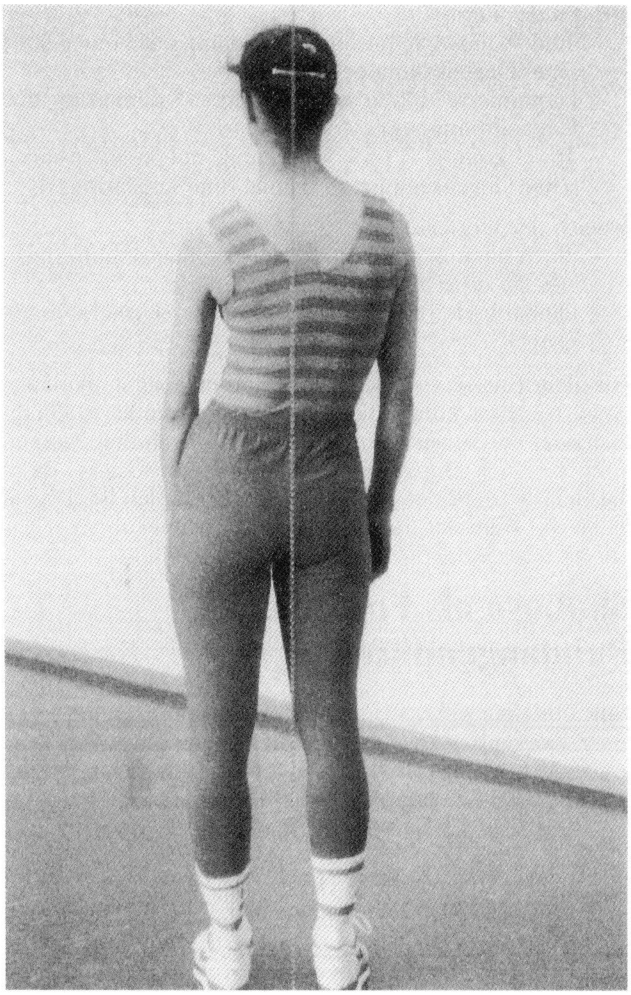

*Fig. 382. Columna vertebral escoliótica (deformada lateralmente) y su desviación de la plomada.*

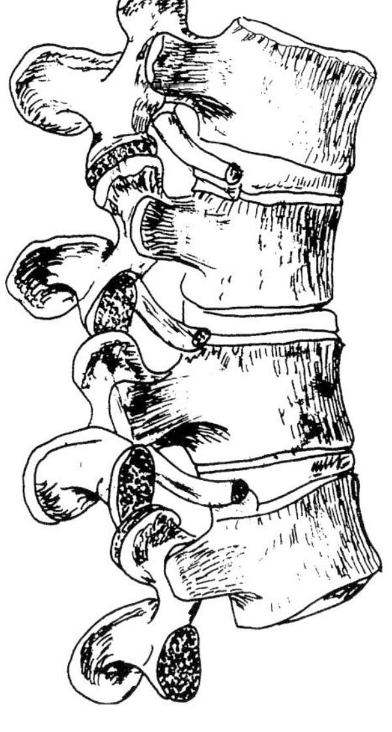

*Fig. 381. Si la columna lumbar se estira se abren los agujeros transversos. La pérdida de elasticidad de la columna vertebral y la carga desigual que descansa sobre los discos intervertebrales son muy desfavorables. Los bordes anteriores de los discos intervertebrales soportan una carga excesiva, la presión interna empuja hacia atrás. Especialmente cuando se levantan pesos, la mitad posterior del disco puede ser lesionada.*

La carga excesiva y la carga producida por la rotación producen con facilidad dolor en el espacio parasacro y el intervertebral , el cual se sitúa encima del primero. Estos dolores pueden estar delimitados localmente o irradiar hacia la región glútea, incluso hacia las piernas. Las irritaciones de las raíces nerviosas pueden producirse siempre que determinados movimientos sobrepasen su amplitud. El síndrome ciático es un problema típico de esta región. Los dolores de espalda que se asocian irradian hacia la pierna y provocan trastornos del sentido del tacto, incluso debilidad muscular (fig. 381).

# Escoliosis

Si se observa la postura de la espalda desde atrás, la columna vertebral puede compararse con una plomada que recorre la cara superior de las apófisis espinosas. Las desviaciones de esta plomada, es decir, las desviaciones laterales de la columna vertebral, se denominan escoliosis (fig. 382). Se estudian bajo determinados criterios:

► Según su forma:
 – escoliosis total, en forma de C (desviación lateral sin desviación contraria)
 – escoliosis combinada, en forma de S (curvatura y contracurvatura)
 – escoliosis triple (curvatura primaria con contracurvatura compensadora en dirección craneal y caudal).

► Según su causa:
 – por diferencias de la longitud de las piernas de causa funcional/anatómica
 – escoliosis consecuencia del trabajo o el ejercicio
 – escoliosis idiopática o primaria (causa desconocida)

Desde el punto de vista del deporte son importantes aquellos tipos de escoliosis que pueden ser corregidos por medio de medidas correctoras o modificando el entrenamiento. También las escoliosis idiopáticas son importantes, ya que debe valorarse la capacidad de carga de la columna vertebral. De esto depende la elección del deporte y el entrenamiento.

# Escoliosis como consecuencia de una dismetría de las piernas

Cuando una pierna es más corta que la otra, se habla de una **diferencia de la longitud de las piernas anatómico-estructural**. Ello provoca la inclinación de la pelvis hacia el lado de la pierna más corta. Puesto que la columna vertebral está fijada al sacro, la inclinación repercute sobre toda la columna vertebral (fig. 383).

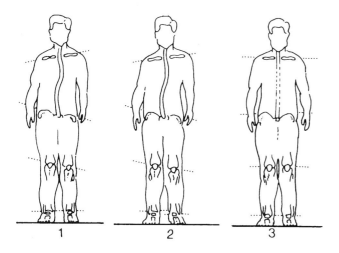

*Fig. 383. Una diferencia anatómica de la longitud de las piernas de causa funcional puede deberse, p.ej. a un acortamiento de la tibia (1). La diferencia funcional de la longitud de las piernas depende de una bóveda del pie hundida o una postura incorrecta del tobillo (2). En ambos casos, el efecto sobre la postura general del cuerpo es la misma. La diferencia anatómica se puede corregir con una plantilla en el calzado. La diferencia funcional se soluciona con ejercicios de fortalecimiento de la bóveda del pie, así como con la utilización de una prótesis (apoyo del pie) que mejore la postura del tobillo y de la bóveda del pie. Con ayuda de estas medidas se consigue una postura del cuerpo normal o buena (3).*

La forma más común de este tipo de escoliosis es la concavidad, la curvatura hacia dentro de la columna vertebral en el lado correspondiente a la pierna más larga. La inclinación se compensa más arriba en la columna vertebral y afecta hasta la cabeza, ya que se tiene la tendencia de mantener los ojos en el plano horizontal para mantener el equilibrio. Esta diferencia puede ser corregida con facilidad con una plantilla en el calzado. Si es superior a los 5 mm, la plantilla debe situarse debajo de toda la planta del pie. Si la necesidad de elevación sobrepasa los 10 mm, se recomienda colocar un tacón más alto en el zapato para que éste no pese excesivamente.

Si la diferencia de longitud no se corrige, se producirá un desgaste prematuro de la articulación de la cadera en el lado de la pierna más larga producida por las diferencias de las relaciones de carga y la menor superficie articular sometida a carga. En comparación con el estado normal, esta cadera se encuentra en constante posición de aducción. La rodilla de la pierna más corta está sometida a una carga de torsión que puede provocar dolores con facilidad y acelerar la aparición de signos de desgaste. En cuanto a la columna vertebral, la escoliosis tiene como consecuencia una distribución incorrecta de la carga. En el lado de la pierna más larga, la columna está constantemente inclinada hacia un lado, de forma que las vértebras adoptan una posición de curvatura hacia atrás. Además, la carga sobre los discos intervertebrales es mayor en el lado de la pierna más larga; deben soportar no solamente una carga de compresión, sino también de rotación. De acuerdo con un estudio del Dr. Ora Friberg, el tercio lateral posterior del disco intervertebral corre el mayor riesgo de lesión, ya que la carga es más alta en este punto. Los vicios posturales de la columna lumbar consecuencia de una diferencia de la longitud de las piernas pueden causar la compresión de los orificios de salida de las raíces nerviosas.

Las desviaciones laterales de la columna lumbar se compensan por lo general en la zona de unión de la columna dorsal y la lumbar. Se produce un anquilosamiento y la capacidad de carga disminuye debido a los cambios de postura. Las funciones de los musculos y articulaciones son asimétricas. Si éstos son sometidos a carga aparecen dolores y fatiga. Tal y como se ha dicho anteriormente, las personas tienen tendencia a mantener los ojos en el plano horizontal. Por esta razón, las desviaciones pueden llegar hasta los segmentos superiores de la columna cervical. Esta región es de gran importancia para mantener el equilibrio, ya que en las articulaciones de la columna vertebral existen muchas terminaciones nerviosas estáticas que regulan la postura de la columna vertebral conjuntamente con el órgano del equilibrio. Por tanto, cualquier trastorno de este sistema tiene efectos sobre el equilibrio.

En lo referente al entrenamiento deportivo, debe tenerse en cuenta que una diferencia importante de la longitud de las piernas (más de 10 mm) no permite una función óptima de las articulaciones y un perfecto desarrollo de la fuerza muscular. Las líneas de fuerza no pasan por las articulaciones; éstas pueden ser lesionadas por cargas inadecuadas. Con frecuencia se descubre una asimetría de fuerzas del m. glúteo mediano que al correr se manifiesta en el hecho de que la pierna más débil / más larga cruza más la línea central imaginaria que la otra pierna (fig. 384).

La **dismetría de las piernas** también puede ser de naturaleza **funcional**. En estos casos, la estructura ósea puede ser com-

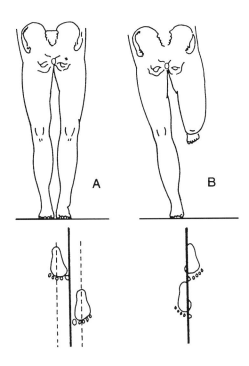

*Fig. 384. Cuando se está de pie o se anda, los pies se apoyan normalmente a ambos lados de una línea imaginaria en el suelo (A). Cuando se corre, ambos pies pisan sobre esa línea central e incluso la sobrepasan. Cuanto más débil sea el m. glúteo mediano, la pisada de los pies estará más cruzada (B). En la región de pie y pantorrilla pueden aparecer momentos de torsión incorrectos, que provocan lesiones por sobrecarga en los deportistas.*

pletamente normal, pero los ligamentos y músculos de los pies son débiles y laxos unilateralmente. La causa de ello pueden ser luxaciones del tobillo no rehabilitadas por completo o haber seguido un largo período de entrenamiento sin un fortalecimiento de la musculatura de los pies.

En estas situaciones los problemas son los mismos que en el caso de la diferente longitud de las piernas. La diferencia funcional nunca debe ser solucionada con una plantilla en el calzado. Es más, hay que usar unas plantillas muy blandas. Caundo el pie sea lo suficientemente fuerte gracias a los ejercicios y la gimnasia se podrá renunciar a estas plantillas blandas.

## Escoliosis isquiática

Las hernias discales pueden reducir la anchura del canal medular y provocar un estado de irritación, incluso una compresión total de los nervios que se extienden hacia las piernas. Estos estados son extraordinariamente dolorosos. El paciente intenta encontrar una postura en la cual los dolores sean menores. Esta postura de fuerte escoliosis no puede resolverse mientras la raíz nerviosa siga estando comprimida (fig. 385). Por esta razón, el primer paso en la terapia es eliminar la irritación de la raíz nerviosa y su causa. Para ello da buenos resultados permanecer en descanso absoluto sin dolor

así como la tracción. Cuando hayan desaparecido los problemas neurológicos puede comenzarse por recuperar la postura normal de la espalda.

La rehabilitación de una persona con problemas de ciática debe estar en manos de un fisioterapeuta. Cuando los dolores hayan desaparecido la escoliosis volverá a formarse. La postura se normaliza. Lo importante es recuperar el equilibrio muscular y cuidar de que el nervio ciático no vuelva a irritarse a causa de determinados ejercicios y en competiciones.

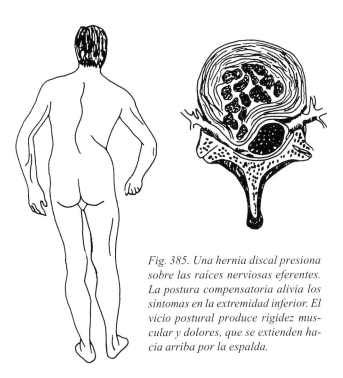

*Fig. 385. Una hernia discal presiona sobre las raíces nerviosas eferentes. La postura compensatoria alivia los síntomas en la extremidad inferior. El vicio postural produce rigidez muscular y dolores, que se extienden hacia arriba por la espalda.*

## Escoliosis debida al entrenamiento o el trabajo

Un desarrollo desigual de la fuerza de la musculatura de espalda, hombros y columna lumbar puede en ocasiones conducir a una escoliosis funcional. Con frecuencia su causa es un trabajo unilateral o una postura de trabajo inadecuada (girada o inclinada lateralmente). Para solucionar este problema es importante corregir la postura de trabajo, cambiar las condiciones de trabajo y aprender desarrollos de movimientos correctos. Un trastorno del equilibrio muscular se corrige con el estiramiento de los músculos rígidos y el fortalecimiento de los débiles.

Una escoliosis debida al entrenamiento se observa especialmente en aquellos deportes que exigen un rendimiento marcadamente unilateral, p.ej. realizados con una sola mano. Entre éstos se encuentran las disciplinas de lanzamiento, el tenis, el badmintons, el squash y el salto con pértiga. Los músculos del lado dominante se desarrollan con más fuerza que los otros, Junto con la escápula y el brazo también se mueve la columna vertebral. Los músculos correspondientes están unidos a la columna vertebral y provocan una tracción asimétrica sobre las vértebras y sobre toda la zona de influencia del punto de inserción. En consecuencia, una gran parte de la columna vertebral es sometida a esfuerzo. Este estado puede mejorarse y en ocasiones incluso corregirse por completo, ejercitando el lado más débil hasta conseguir un equilibrio.

La idea de que deben entrenarse solamente los músculos que participan en los diferentes movimientos de cada una de las disciplinas deportivas es errónea. Las consecuencias de ello son lesiones y la disminución de la capacidad de rendimiento. Hay que tener en cuenta que los músculos no son solamente agonistas y antagonistas, sino que también trabajan como estabilizadores y sinergistas. Un trabajo muscular equilibrado, que presupone una elasticidad normal, una fuerza suficiente y una buena coordinación, es la única forma de conseguir un alto rendimiento motor.

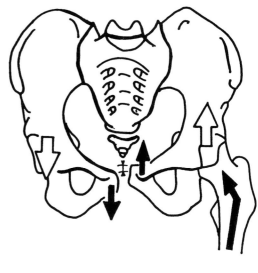

# Rotación de la columna lumbar

La pelvis está formada por tres huesos. Están unidos por suturas fuertes y fijas, las cuales permiten una movilidad muy reducida entre los distintos huesos, pero estas desviaciones son importantes porque las asimetrías y los trastornos funcionales pueden tener influencia sobre otras regiones del cuerpo por encima o debajo de la pelvis. La unión entre el sacro y el ilíaco se denomina articulación sacroilíaca. Las personas tienen dos articulaciones sacroilíacas, una a cada lado del sacro. Distribuyen las cargas provenientes de la columna vertebral a través del sacro sobre la pelvis y las transmiten a las extremidades inferiores a través de los huesos ilíacos y las articulaciones coxofemorales. En la parte delantera se encuentra la sínfisis púbica, que presenta unos ligamentos y estructuras de tejido conectivo muy fuertes. Estas tres suturas trabajan conjuntamente de tal forma que, por ejemplo al andar, la pierna que se encuentra en la fase de apoyo empuja el ilíaco hacia arriba y atrás. En el otro lado el movimiento es exactamente el contrario: el ilíaco gira hacia delante y baja ligeramente en comparación con el sacro. En la sínfisis púbica se produce una mínima torsión (fig. 386).

Este sistema puede alterarse de forma traumática, con la fijación de la articulación sacroilíaca en su posición extrema. Por regla general, la región ya era hipermóvil antes del traumatismo. Las causas pueden ser factores hormonales (en mujeres), inflamaciones y rotaciones continuas y unilaterales. El vicio postural lleva a una rotación de la columna lumbar y escoliosis de la misma. Con frecuencia, este estado concuerda con el que se produce como consecuencia de una diferencia de la longitud de las piernas. El diagnóstico y la terapia deben confiarse a médicos y fisioterapeutas.

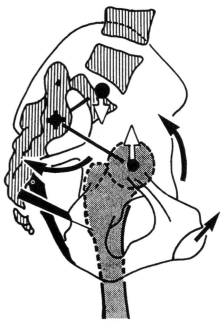

*Fig. 386. Cuando se anda hacia delante, la articulación coxofemoral y el hueso ilíaco salen hacia afuera en el lado de la pierna anterior que soporta la carga y después son girados hacia atrás. Este movimiento se desarrolla de forma contralateral y simétrica. Las funciones incorrectas producen trastornos de carga y torsiones en la articulación coxofemoral, la sínfisis del pubis y las articulaciones lumbares.*

# Vicios posturales de las extremidades inferiores

## Hiperextensión de la articulación de la rodilla (genu recurvatum)

Un desgarro del ligamento cruzado anterior puede provocar la hiperextensión de la rodilla. Este vicio postural es común en las mujeres que llevan zapatos con tacones demasiado altos. En ocasiones se trata únicamente de una costumbre de colocarse de forma que los muslos permanezcan relajados y las rodillas estén muy estiradas. Esto sobrecarga las articulaciones y provoca el estiramiento y distensión de los ligamentos. Además, influye sobre las posiciones de la pelvis y la columna vertebral y aumenta la lordosis lumbar (fig. 387).

## Extensión incompleta de la rodilla

La extensión de la lordosis lumbar se compensa en ocasiones con una ligera flexión de las rodillas cuando se está de pie. Por esta razón, los músculos del muslo está en tensión constante. Su elasticidad se reduce y en ocasiones también se pierde fuerza muscular. Además, la rótula presiona contra la superficie articular situada debajo de ella, lo cual suele provocar dolor. Otra posible causa de la postura con rodilla flexionadas son unos flexores de la rodilla demasiado rígidos (fig. 388). En este caso el tratamiento consiste simplemente en estirar los músculos del muslo y corregir la postura. En caso de que la extensión incompleta sea producida por rigidez o por lesiones en las estructuras articulares, el tratamiento debe estar en manos de los médicos y los fisioterapeutas.

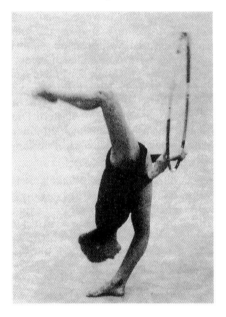
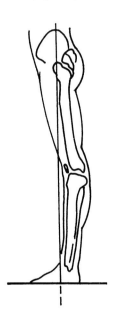
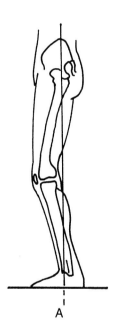
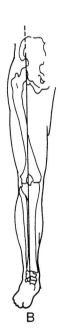
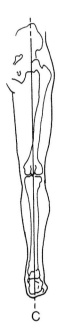

A    B    C

*Fig. 387. Cuando se produce una hiperextensión de la rodilla, la plomada se encuentra muy adelantada con respecto a las rodillas. La articulación soporta una carga de forma inadecuada y se produce una distensión de las estructuras articulares. Los deportistas jóvenes rara vez sienten dolores en estos casos. Pero si estas cargas inadecuadas se prolongan durante mucho tiempo pueden conducir con el paso del tiempo a procesos degenerativos de las articulaciones.*

*Fig. 388. Si la rodilla se estira de forma incompleta, la plomada queda demasiado atrás de la rodilla. Los músculos de la cara anterior del muslo están constantemente en tensión y se vuelven rígidos (fig. A). Visto desde delante y detrás, la plomada debe transcurrir por el centro de la articulación coxofemoral y el centro de la rótula, del tobillo y del calcáneo hasta el segundo dedo del pie (figs. B y C). Esta línea también debe conservarse estando en cuclillas y montando en bicicleta.*

Esta situación puede corregirse. Hay que aprender a estar de pie de forma que las rodillas estén en la posición correcta. Entonces el peso del cuerpo se distribuirá equitativamente sobre las dos piernas y pies. La nueva formación de mecanorreceptores, que perciban la posición de las rodillas, lleva mucho tiempo: ocupa varios meses, pero vale la pena.

## Piernas en O (genu varum)

Cuando la postura es óptima, la plomada debe transcurrir desde la superficie de soporte de la articulación coxofemoral hasta el centro de la rodilla. Si la rodilla queda fuera de esta línea, pero los tobillos se encuentren dentro de ella, se hablará de piernas en O (fig. 389 A). No hacen imposible practicar un deporte, pero el deportista es propenso a sufrir lesiones por sobrecarga en la región de rodillas, piernas y muslos, tobillos y pies. Colocar una plantilla en forma de cuña en el borde externo de los pies puede ayudar en cierta medida, ya que entonces las cargas se repartan mejor.

## Piernas en X (genu valgum)

Especialmente en los deportistas jóvenes, todavía en fase de crecimiento, se observan con frecuencia piernas en X a causa del hundimiento de la bóveda longitudinal del pie (fig. 389 B). Este estado muchas veces se corrige por sí solo cuando el crecimiento es más lento y los músculos se fortalecen. De no ser así, esta postura se corrige con plantillas colocadas debajo del borde interno de los pies. Ello mejora las líneas de carga de las extremidades inferiores y previene muchas lesiones (p.ej. síndrome tibialis medialis, fracturas de carga en la región de pierna y pies, dolores de la región externa de la rodilla, así como en la rótula).

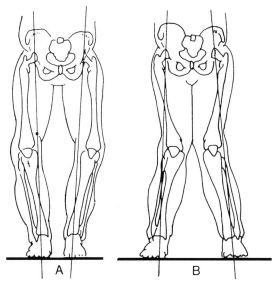

*Fig. 389. Genu varum (A), genu valgum (B).*

# Motricidad del tobillo y del pie

Los ortopedas han confirmado que es extremadamente raro encontrar un pie anatómicamente perfecto. Andar mucho sobre una superficie demasiado lisa y llevar un calzado muy ajustado son algunas de las causas del mal estado general de los pies. Con frecuencia, la relación anatómica entre el pie y el talón con respecto a la tibia es inadecuada, con los cual se ve afectada la función del pie. También las deformaciones anatómicas del pie evitan que éste sea cargado adecuadamente. En estos casos se conseguirá una forma de la pierna correcta con ayuda de plantillas ortopédicas; además el calzado debe ser muy específico.

Cuando la persona está de pie con las articulaciones en una posición neutra, la tibia está perpendicular al suelo. El calcáneo, los extremos distales de los huesos del pie así como los dedos del mismo tocan el suelo. En esta postura, también las bóvedas del pie están en una posición correcta. La carga recae correctamente sobre la rodilla y la fuerza del m. cuádriceps se transmite en un ángulo óptimo a través de la rótula a la tibia.

La mayoría de las personas tienen las piernas ligeramente en O, posición que se denomina de tibia-vara (varo significa que una parte del cuerpo es cóncava con respecto al centro del cuerpo). Al andar, la posición vara aumenta en 4-5°. Al correr se añaden otros 3-4°, ya que el pie se apoya en el suelo cruzado con respecto a la línea de carrera.

Además de la tibia vara, en ocasiones se aprecia una ligera posición vara de la articulación subastragalina. Cuando se efectúa la pronación de esta articulación, la bóveda longitudinal interna del pie se hunde y aumenta la inestabilidad del pie.

Las articulaciones de los dedos del pie también deben tener una buena movilidad y encontrarse en una posición anatómicamente correcta, para permitir que el paso se realice correctamente y evitar lesiones. La articulación de la base del primer dedo debe flexionarse al menos 45°-50° hacia arriba para evitar que el pie se tuerza hacia un lado en la fase de apoyo. Además, al andar o correr los dedos no deben flexionarse hacia arriba. El pie debe soportar una carga recta. La supinación del primer dedo puede conducir gradualmente a una postura incorrecta muy desagradable (hallux valgus).

En la flexión dorsal, la reducción del ángulo entre el pie y la tibia depende de la velocidad de avance. Al andar es suficiente con una flexión dorsal de 12°; cuando se corre relativamente rápido aumenta hasta los 22°. Cuando se hace jogging lentamente, la tibia se inclina más fuertemente hacia delante en la fase intermedia de apoyo que cuando la velocidad es alta; por esta razón, el ángulo también aumenta en 28°. Un ángulo tan grande suele exigir la ayuda de la articulación subastragalina, que efectúa una pronación. Ello produce el hundimiento de la bóveda longitudinal del pie. Si el esprínter tiene un pie muy elástico y fuerte y un tendón de Aquiles con un buen funcionamiento, en la fase de apoyo prácticamente no se produce una flexión dorsal o una pronación.

La tibia y el peroné forman junto con la cara superior del calcáneo la articulación suprastragalina, que es la gran responsable de la la movilidad del pie (sobre todo de los movimientos de flexión y extensión). Cuando se dan pasos normales al andar o correr, la tibia realiza una ligera rotación interna mientras que la articulacióm suprastragalina efectúa una pronación. Esta pequeña rotación no produce molestias, sino que aumenta la elasticidad.

# Aumento de la carga en el deporte

Al andar, el calcáneo y la pierna son sometidos a una carga que concuerda con el peso corporal de la persona. Una persona de 70 kg de peso somete el calcáneo a una carga de 70 kg cuando se traslada. Muchas posturas incorrectas insignificantes en la región de pies y tobillos no se perciben cuando el pie del deportista solamente es observado cuando éste está de pie o anda, ya que la fuerza muscular suele ser suficiente para conservar una posición del pie correcta.

Por el contrario, la situación cambia en las disciplinas con carrera, y muy especialmente en las de salto, donde se impulsa con una sola pierna. Cuando se corre sobre una superficie regular el pie debe soportar una carga tres veces superior a la del peso corporal, en una deportista de 70 kg, por tanto, pesa 210 kg. Cuando se desciende por una cuesta, esta carga aumenta aún más. Ello explica que incluso las más pequeñas deformaciones pueden favorecer de forma determinante la aparición de lesiones. Todo deportista debe revisar precozmente sus pies y su técnica de carrera y no esperar a sufrir una fractura por sobrecarga.

## Pie normal

Observemos primeramente la estructura de un pie nomal (fig. 390). Los huesos forman tres bóvedas, cuya elasticidad y estabilidad están determinadas por la elasticidad y resistencia de los ligamentos, cápsulas articulares, músculos y tendones largos. Esta estructura abovedada es importante para todo el cuerpo, ya que de ella dependen la torsión del tendón de Aquiles y la pierna, la posición de la rodilla, la rotación de la articulación coxofemoral, el ángulo lumbosacro y , en parte también, la diferencia funcional de la longitud de las piernas.

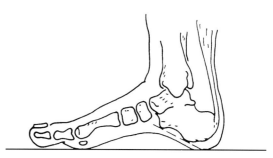

Fig. 391. El esqueleto del pie forma tres bóvedas que se adaptan a la carga si tienen elasticidad y fuerza suficientes.

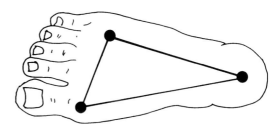

Fig. 392. La carga se debe distribuir regularmente por la mitad anterior y posterior del pie, de forma que aproximadamente un 50% descanse sobre las almohadillas y el otro 50% sobre el talón.

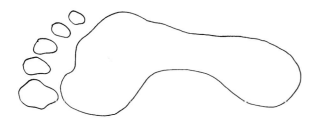

Fig. 390. La huella de un pie normal.

La importancia de la posición de la pelvis para la columna dorsal y cervical no debe ser olvidada. Dentro de una cadena cinética cerrada (después de apoyar el pie en el suelo), cada articulación afecta a la más próxima. Si la musculatura de los pies se ha desarrollado de forma regular, las estructuras articulares son normales y la estructura ósea es simétrica, la carga se reparte sobre todo el pie, sobre todo en tres puntos. El calcáneo soporta un 50% de la carga, mientras que la otra mitad se reparte equitativamente en dos puntos de la zona de la almohadilla. El pie podría compararse con un taburete de tres patas que nunca se tambalea (figs. 391-393).

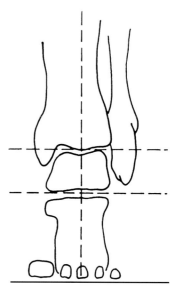

Fig. 393. En un pie normal la carga se reparte de forma regular. En posición neutral, el ángulo de la tibia (Ti), el astrágalo (Talus=Ta) y el calcáneo (C) forman un ángulo de 90° con respecto a la base, cuando los pies están en contacto con el suelo.

## Bóveda alta del pie (pie cavo)

Generalmente, las bóvedas del pie excesivamente altas son bastante rígidas. No puede amortiguar bien el golpe cuando el pie se apoya en el suelo. Este estado suele estar acompañado de rigidez en la musculatura de la pantorrilla (m. gastrocnemio y m. sóleo) y la propensión a tener problemas con el tendón de Aquiles. Además, la fascia plantar suele ser muy rígida. Debajo de las falanges base del primero y quinto dedos se forman ojos de pollo y durezas. Entre un 20 y un 30% de los deportistas tienen este tipo de pie (figs. 394 y 395).

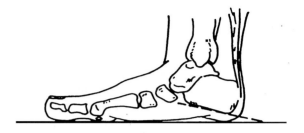

Fig. 396. Pie plano (bóveda plana).

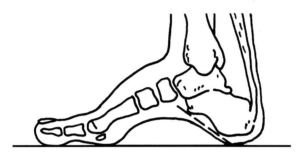

Fig. 394. Pie cavo (bóveda demasiado elevada).

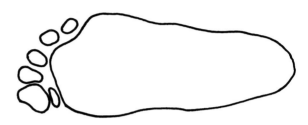

Fig. 397. Pie plano (huella).

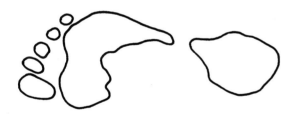

Fig. 395. Pie cavo (huella).

Las lesiones por sobrecarga más frecuentes cuando se tiene el pie cavo son las inflamaciones en la zona del tendón de Aquiles, irritaciones e inflamaciones de la fascia plantar, dolores en el talón y muchas dolencias asociadas en piernas y espalda. Como profilaxis se puede estirar la musculatura rígida, movilizar los ligamentos y articulaciones anquilosadas, así como llevar plantillas o calzado especial que amortigüen el golpe. Además se debe evitar el entrenamiento en terrenos demasiado duros.

## Bóveda plana del pie (pie plano)

Como ya indica el término «pie plano», la bóveda longitudinal del pie está hundida (figs. 396 y 397). Las causas se encuentran en unos ligamentos débiles, la flexión plantar del calcáneo, posición vara de pie y calcáneo, músculos de las pantorrillas rígidos, diferencia de longitud de las piernas y posición vara de la tibia (tibia vara).

Los pies planos se observan en un 40% de los deportistas. El pie es elástico, incluso laxo. Debajo de las articulaciones base del primero y segundo dedos del pie se forman durezas.

Las dolencias que pueden ser debidas a los pies planos son los dolores de pies, pantorrillas, rodillas, caderas y articulaciones sacroilíacas. Como prevención es recomendable llevar calzado con un tacón estable para evitar la hiperpronación. También son adecuadas las plantillas con una forma individual.

El estiramiento de los músculos rígidos, así como el fortalecimiento de los grupos musculares débiles, también son medidas profilácticas importantes. Se trata entonces de los siguientes músculos: flexores de los dedos del pie, abductores del primer dedo, flexores del pie (m. tibial anterior), pronadores del pie (m. tibialis posterior), los cuales juegan un papel determinante en la profilaxis del síndrome tibialis medialis, los abductores de la cadera (m. glúteo mediano y menor), los músculos tetracefálicos del muslo (m. cuádriceps femoral, sobre todo su porción interna, m. vasto interno) y los supinadores de la cadera.

| Posiciones de las articulaciones | |
|---|---|
| Abducción | = fuera de la línea central |
| Aducción | = hacia la línea central |
| Flexión dorsal | = flexión del pie |
| Eversión | = giro hacia fuera |
| Inversión | = rotación interna |
| Flexión plantar | = extensión del pie |

La supinación y la pronación no son **posiciones**, sino **movimientos**

(Wallace)

# Posición vara de la mitad anterior del pie

En los atletas la posición vara del pie es de unos 5-7°. En los corredores que siguen un tratamiento a causa de dolores en las piernas el ángulo medio tiene 11° (fig. 398).

Cuando es sometido a carga, la mitad anterior del pie es presionada contra el suelo. Se produce una mayor pronación del pie y una fuerte inversión de la tibia. Cuando este estado es persistente y aumenta la carga, sobre todo en el entrenamiento, el tejido se verá sobrecargado tarde o temprano. El riesgo de lesión aumenta. Mientras que la pronación normal sirve para amortiguar el golpe, un aumento de esta pronación es la causa de múltiples problemas.

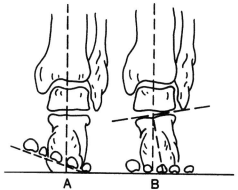

Fig. 398 . Posición vara del pie cuando el astrágalo está en posición neutral (A).
*Cuando los extremos distales de los huesos del metatarso y los dedos se apoyan en el suelo, el calcáneo gira hacia fuera para compensar y la tibia hacia dentro. Ello debe ser tenido en cuenta en relación con plantillas y calzado deportivo (B).*

# Hiperpronación

Cuando la bóveda longitudinal interna del pie cede a causa de una hiperpronación, los huesos del empeine se ven sometidos a una carga excesiva que produce estados irritativos y fracturas.

Una rotación excesiva de la tibia y el peroné también favorece la aparición de fracturas en esta región. Una inversión excesiva de la tibia hace que el movimiento de la rodilla no sea correcto. El tendón rotuliano está sujeto a la cara anterior de la tibia por debajo de la rótula. Cuando este punto de inserción es girado hacia dentro, el denominado ángulo Q se modifica hasta los 30°. Ello hace imposible que la función del m. cuádriceps sea equilibrada (fig. 399).

Si aumenta el movimiento lateral de la rótula se producirá el rozamiento entre la cara posterior de ésta y la cara anterior de la articulación. Ello lleva en ocasiones a una condromalacia rotuliana, un reblandecimiento muy molesto del cartílago rotuliano. Al mismo tiempo se estira el ligamento iliotibial en la cara externa del muslo y la rodilla y en ocasiones se ve sobrecargado, con dolores típicos en la cara externa de la rodilla. El mismo ligamento iliotibial produce molestias en la región de las caderas cuando el fémur es girado hacia dentro en exceso durante la fase de apoyo del pie. El rozamiento a veces es la causa de una inflamación de la bolsa sinovial entre el tendón y el trocánter mayor.

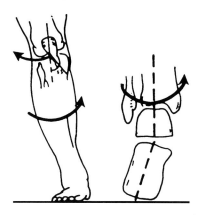

Fig. 399. *En caso de hiperpronación, la tibia efectúa un fuerte giro hacia dentro y provoca la torsión de la rodilla. El denominado ángulo Q puede alcanzar los 30°, con lo cual la rótula se desvía hacia fuera.*

Los supinadores de la cadera (m. piriforme entre otros) intentan evitar la hiperpronación del muslo. Ello conduce a veces a una sobrecarga e irrita el nervio ciático. Cuando se realiza un diagnóstico diferencial de los dolores de la mitad inferior de la espalda y de los dolores ciáticos también hay que tener en cuenta este síndrome del m. piriforme.

La hiperpronación también sobrecarga el tendón de Aquiles. Aunque el pie está en supinación cuando es apoyado en el suelo, efectúa una pronación en la fase de carga y hace girar el tendón de Aquiles. Si el pie cede excesivamente se produce un giro muy fuerte que conduce gradualmente a una inflamación peritendinosa (fig. 400).

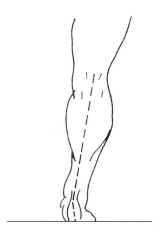

Fig. 400. *En caso de hiperpronación, el tendón de Aquiles rota, lo cual provoca inflamaciones en esa región.*

El síndrome tibialis-medialis es debido a una hiperpronación del pie, ya que el músculo que soporta la bóveda del pie (m. tibial posterior) se estira cuando la bóveda baja. Cuando existe una debilidad estructural de la bóveda este músculo es sometido a sobrecarga a cada paso, de forma que el punto de inserción del músculo en la cara dorsal interna de la tibia se inflama. Desde aquí el dolor irradia hacia la cara interna de la pierna. Cuando el dolor solamente es tratado físicamente pero no se corrige la carga inadecuada, el resultado suele ser malo y el dolor reaparece al poco tiempo.

# Cadena cinética

El aparato articular del ser humano forma una cadena de movimiento, lo que se denomina una cadena cinética. En esta cadena las articulaciones se encuentran en interacción. Cuando se realizan análisis de los movimientos en postura erguida por cadena cinética cerrada se entiende aquella fase en la cual el pie se apoya en el suelo sometido a carga. Entonces cualquier modificación del eslabón inferior de la cadena afecta los eslabones superiores (articulaciones). Aquí el pie y el tobillo juegan un papel fundamental, ya que durante un cierto intervalo de tiempo todo el peso del cuerpo descansa sobre una sola pierna.

La supinación y la pronación del pie influyen, por una parte, sobre los movimientos de la bóveda del pie y, por otra parte, sobre los movimientos de las articulaciones del tobillo y de la tibia y el peroné. Sobre la cadena cinética cerrada influyen como se muestra en la tabla 17.

*Tabla 17*

|  | Supinación | Pronación |
|---|---|---|
| Calcáneo | Inversión | Eversión |
| Pie | Aducción | Abducción |
| Bóveda del pie | Elevación | Descenso |
| Pierna | Eversión | Inversión |
| Rodilla | Abducción | Aducción |
| Rótula | Medial en relación con la pierna | Lateral en relación con la pierna |
| Muslo, art. coxofemoral | Rotación externa | Rotación interna |
| Pelvis | Borde anterior sube | Borde anterior baja |
| Columna lumbar | Extensión | Lordosis |
| Tórax | Borde anterior baja | Borde anterior sube |
| Columna dorsal | Flexión | Extensión |

Las correcciones en un segmento de la cadena tienen en parte efectos de gran alcance. Lo mismo vale para los errores. Los pequeños errores son compensados en parte por mecanismos compensadores propios del cuerpo. Cuando la carga es importante, por el contrario, se manifiestan al exterior.

# 30. Musculatura y postura

La postura no solamente depende de la fuerza de la gravedad y la morfología, sino de forma determinante de la musculatura. Si el equilibio muscular es adecuado, la persona está en equilibrio como un poste, sin grandes tensiones musculares. Para conservar este estado no es necesario generar mucha fuerza muscular, además de que los músculos trabajan principalmente en el centro, donde son más gruesos. Las articulaciones son cargadas en posición central y los ligamentos se encuentran en su longitud de descanso.

Los desequilibrios musculares interfieren en esta estructura óptima. Una postura del cuerpo incorrecta suele ser debida a la inactividad, las posturas de trabajo inadecuadas y los vicios en la posición sentada. Unos ideales de postura erróneos en la juventud, así como los entrenamientos unilaterales, destruyen poco a poco el equilibrio entre fuerza y elasticidad de la musculatura. Aparecen los típicos esquemas de errores. Los músculos contribuyen a aumentar el efecto de la fuerza de la gravedad en lugar de apoyar el «pilar humano».

La musculatura de la nuca y del eje escapular es sometida a una gran carga. Por lo general, estos músculos son mucho más potentes que los del cuello y muy propensos a sufrir contracturas. Para evitarlo deben entrenarse los flexores del cuello por separado o junto con la musculatura abdominal (fig. 401). Los músculos de la cara ventral del eje escapular (porción ventral del m. deltoides) y los músculos pectorales (m. pectoral mayor y menor) muchas veces son demasiado fuertes con respecto a sus antagonistas, los músculos de la cara posterior del hombro (porción dorsal del m. deltoides) y los flexores de la escápula (mm. romboides, la porción central del m. trapecio). Ello acentúa la cifosis (curvatura hacia atrás) de la columna dorsal. En el entrenamiento deben fortalecerse los extensores de la mitad superior de la espalda, los flexores de la escápula y las partes posteriores del eje escapular. Para ello son adecuados los movimientos de remo, los balanceos hacia atrás con los brazos, etc.

La debilidad de los músculos abdominales sigue siendo uno de los mayores problemas en lo referente al equilibrio muscular. El borde anterior de la pelvis se inclina hacia abajo, lo cual produce lordosis. La musculatura de la mitad inferior de la espalda se hace hiperactiva; su elasticidad y capacidad de relajación se reducen. Ello afecta los ligamentos de soporte de la columna vertebral. El ligamento vertebral común anterior se estira, de forma que su función de sujeción de la columna vertebral en el borde anterior del pilar se debilita. Por el contrario, en la parte posterior se acorta y se vuelve rígida, lo cual evita la inclinación hacia delante de la columna lumbar. En determinadas situaciones se estrechan los orificios de salida de las raíces nerviosas. Una musculatura abdominal débil no es capaz de apoyar la columna vertebral cuando se levantan peso. En la región de pelvis y columna lumbar se producen con facilidad movimientos y cargas incorrectas, que pueden afectar a la estructura de la espalda (fig. 402). En los ejercicios de salto los músculos abdominales deben ser especialmente efectivos para poder ser ser activados a tiempo antes de tomar contacto con el suelo. De lo contrario, la columna vertebral se vería afectada a causa del efecto del golpe además de la alteración postural.

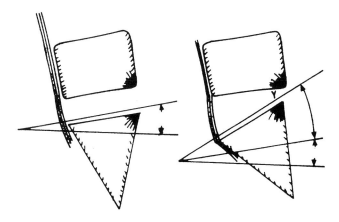

*Fig. 402. El ligamento común anterior de las vértebras en la cara anterior de la columna vertebral (lig. longitudinal anterior), se estira cuando aumenta el ángulo lumbosacro (LSA). En el control de la postura hay que tener en cuenta que los ligamentos vuelven con mucha lentitud a su posición inicial. La columna lumbar deber ser fijada en la posición correcta por los músculos durante varias semanas, incluso varios meses, antes de que se pueda esperar que la nueva posición se mantenga establemente.*

Los músculos abdominales deben ser entrenados de formas muy variadas para estimular sus características coordinativas y su capacidad para llevar a cabo movimientos rápidos de corrección de postura. Además de los tradicionales ejercicios de flexión de tronco (fig. 403) y sobre un plano inclinado (fig. 405) deben incluirse también aquellos ejercicios en los

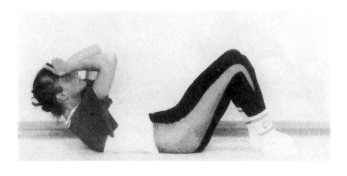

*Fig. 401. En los ejercicios para la musculatura abdominal las manos se pueden colocar en la frente en lugar de bajo la cabeza o en la nuca. Éste es un buen ejercicio para la musculatura del cuello, ya que tiene que soportar la cabeza y el peso de los manos.*

cuales se mueve la pelvis y el tronco está apoyado (fig. 404). La musculatura abdominal debe ser entrenada partiendo de diferentes posiciones iniciales, incluso desde la posición de pie. De lo contrario, no se conseguirá el efecto deseado (fig. 406 y 407).

Los antagonistas de los músculos abdominales, el extensor de la mitad inferior de la espalda (m. erector trunci = erector de la columna), con frecuencia están contraídos y acortados. Si un músculo tiene que trabajar durante bastante tiempo en un estado de acortamiento, se debilita. Se pierde el necesario impulso de estiramiento y el músculo no es capaz de trabajar con pleno rendimiento. Además, su metabolismo se ve afectado negativamente.

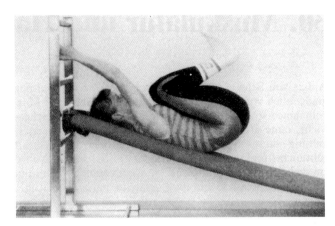

Fig. 405. Para hacer más difícil este ejercicio se utiliza un plano inclinado, cuyo ángulo de inclinación pueda aumentarse. Para evitar esfuerzos innecesarios para la columna vertebral las piernas no deben ser descendidas y estiradas sobre la base.

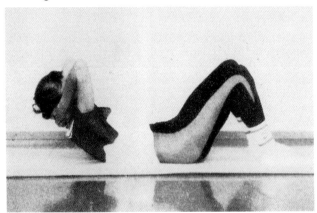

Fig. 403. Las flexiones de tronco son unos ejercicios tradicionales para la musculatura abdominal. Si las plantas de los pies no se apoyan en el suelo, el efecto recae principalmente sobre los músculos rectos del abdomen. Estos abdominales también deben realizar como ejercicio de sujeción estática en el ángulo más difícil. Los músculos abdominales son lo que se denomina músculos posturales, que contribuyen a mantener la postura del cuerpo. Por esta razón es tan importante que el ejercicio sea realizado con fuerza y resistencia.

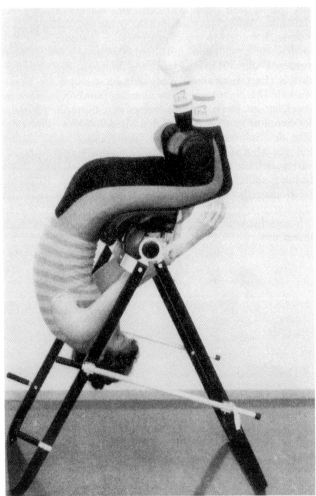

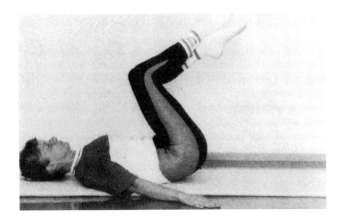

Fig. 404. Los músculos rectos abdominales también son responsables de mover las vértebras lumbares. Se entrenan levantando la mitad inferior del vientre y la pelvis. Para ello se puede levantar la pelvis directamente y acercar las rodillas al tórax. Al principio se pueden apoyar las palmas de las manos en el suelo para contribuir al desarrollo del movimiento.

Fig. 406. Con diferentes aparatos se puede conseguir que los ejercicios sean más variados.

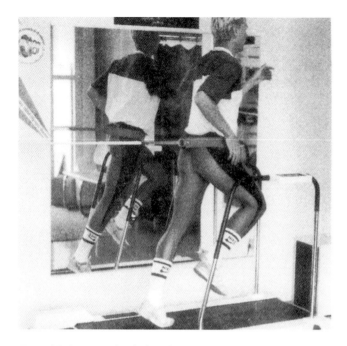

Fig. 407. La posición de la pelvis se puede corregir andando o corriendo. Para ello se estira hacia atrás el borde anteroinferior de la pelvis con ayuda de un cinturón y una correa. El deportista intenta mantener la pelvis en la postura correcta utilizando para ello sus músculos abdominales o el m. glúteo mayor. Con ayuda de espejos colocados a los lados y delante del corredor es más fácil reconocer la posición correcta.

Para evitarlo deben estirarse los músculos de la mitad inferior de la espalda. También hay que mejorar su coordinación, fuerza y resistencia. En el entrenamiento de fuerza no hay que olvidar las diferentes capas de músculos dorsales y sus funciones. Los largos extensores superficiales se activan cuando se levanta la espalda en línea recta (movimiento de buenos días). Realizan movimientos de mucha amplitud. Los músculos intervertebrales, que unen las diferentes vértebras y controlan la motricidad de precisión de la columna vertebral, juegan un papel muy importante en cuanto a la estabilidad y la salud de la espalda. Los ejercicios para el fortalecimiento de estos músculos suelen ocupar un lugar predominante; no se cuestiona que su efecto de apoyo sea tan importante como el de los ligamentos. Más adelante se deben entrenar los músculos dorsales en todas las posiciones iniciales posibles. Esto vale también para los ejercicios de levantamiento de peso (figs. 408-410). En el entrenamiento deben tenerse en cuenta los efectos palanca de las diferentes estructuras.

En general, los ejercicios musculares deben ser de tipo coordinativo, es decir, ser útiles para la función de apoyo de la columna vertebral y estar dirigidas a conseguir el objetivo deseado (p.ej. el rendimiento deportivo). Sin embargo, todavía existen muchos métodos de entrenamiento inadecuados.

Cuando la mitad inferior de la espalda está recta o cifótica, no deben estirarse los músculos de esta región. El objetivo principal consiste en normalizar la postura o posición de la columna vertebral. El entrenamiento con flexiones hacia atrás aumenta la curvatura de la columna vertebral hacia delante. Este ejercicio puede ser acompañado de tracción, p.ej. con

ayuda de peso en las caderas o los tobillos.

El **flexor de la cadera** (m. psoas-ilíaco) desempeña un papel imprescindible en cuanto a la postura erguida. Una porción del mismo (el m. psoas) se inserta en la última vértebra dorsal (D 12) y en la cara anterior de cada vértebra lumbar. Como indica el nombre, el punto de inserción de la otra porción se sitúa en la cara interna del hueso ilíaco.

Cuando está tenso, especialmente al andar y correr, baja la cadera hacia delante y aumenta la lordosis de la columa lumbar. Su antagonista es el m. glúteo mayor. Cuando está debilitado, lo cual es usual en los antagonistas de los músculos rígidos, no es posible adoptar una postura base. Además cambian los

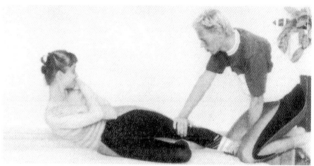

Fig. 408. El fortalecimiento de la musculatura abdominal oblicua forma parte de todo entrenamiento correcto. Los movimientos antes comentados se llevan a cabo en posición echado de costado. Cuando se realizan en pareja, uno sujeta las piernas del otro para hacer posible una rotación efectiva del tronco.

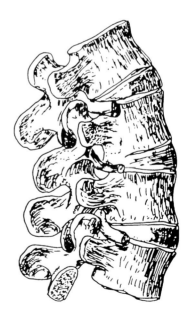

Fig. 409. Cuando existe una lordosis lumbar muy marcada producida por una postura incorrecta o una fuerte flexión dorsal, los canales de las raíces nerviosas son comprimidas. En ocasiones, las pequeñas articulaciones de la cara posterior de la columna vertebral quedan fijadas en la posición de flexión dorsal con lo cual hacen imposible una flexión anterior completa.

esquemas de movimientos en la región pelviana y dorsal. La cadera no se estira por completo, lo cual se compensa con una mayor lordosis de la mitad inferior de la espalda. Para conservar la movilidad normal y capacidad de carga debe conseguirse que el músculo extensor de la cadera tenga una elasticidad suficiente (figs. 411 y 412).

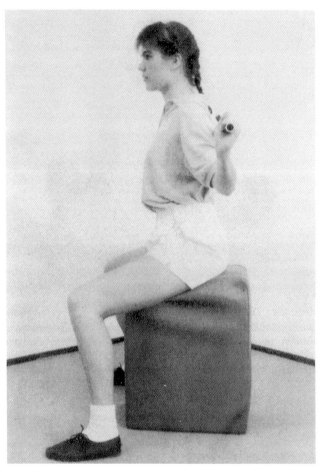

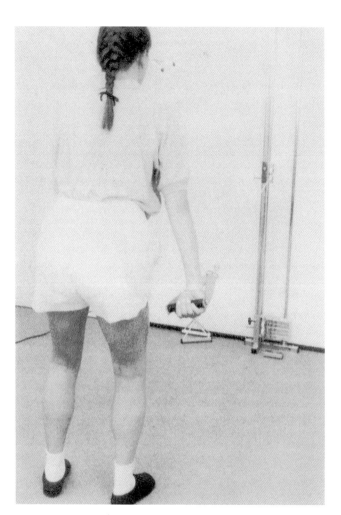

*Fig. 411. Desarrollo del control de la espalda con ejercicios asimétricos. Se intenta mantener la posición central con la musculatura a pesar de la carga unilateral.*

*Fig. 410. Los músculos paraespinales de la espalda se pueden activar y ejercitar con movimientos rotatorios pequeños y rápidos desde diferentes posiciones iniciales.*

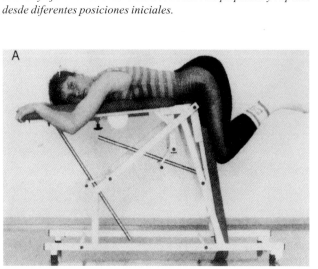

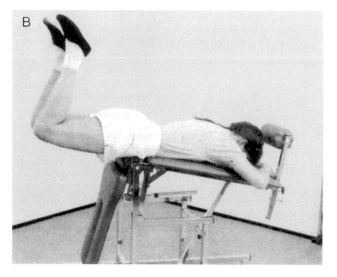

*Fig. 412. Fortalecimiento de los extensores de la espalda con un brazo de palanca corto (foto A) o largo (foto B).*

Cuando el m. psoas ilíaco es demasiado débil, no puede cumplir su cometido, el de hacer posible una lordosis lumbar plana. El psoas ilíaco puede fortalecerse con diferentes ejercicios de levantamiento de rodillas, pero también trabaja de forma efectiva en los ejercicios de abdominales con piernas flexionadas.

La musculatura glútea (m. glúteo mayor) participa en todos los rendimientos en los cuales la pelvis trabaja especialmente (correr, sobre todo sprints, disciplinas de lanzamiento, levantamiento de peso, tenis, patinaje, etc.). Su función principal consiste en estirar la cadera, es decir, mover el muslo hacia atrás. Cuando el pie está apoyado en el suelo, el m. glúteo influye de forma determinante en la postura. Cuida de que la pelvis permanezca en una posición central, con lo cual la columna vertebral también adopta su posición normal. Una musculatura glútea debilitada permite que la pelvis caiga hacia atrás y se reduzca la lordosis lumbar, con lo cual se modifica toda la posición de la columna vertebral.

Entrenar la musculatura glútea y controlarla, incluso alcanzarla por medio de ejercicios no es fácil (figs. 413-415). Muchos deportistas se esfuerzan en vano. La fuerza de las piernas tiene una dirección incorrecta y no influye sobre la columna lumbar y los músculos glúteos no son activados a tiempo.

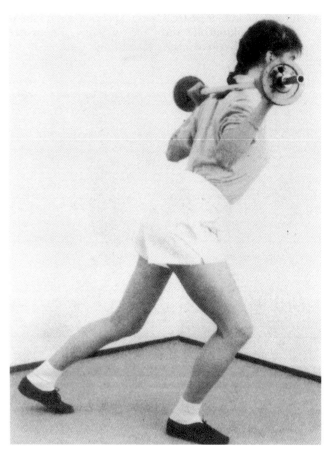

*Fig. 415. En la posición erguida , diferentes ejercicios con halteras con cambio de paso y traslado de peso sirven para desarrollar la postura del cuerpo y la fuerza muscular de la espalda.*

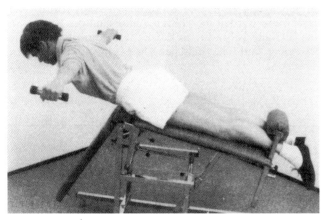

*Fig. 413. Fortalecimiento de los músculos de la mitad dorsal del cuerpo. El movimiento de los brazos intensifica el trabajo de los músculos de la mitad superior de la espalda, especialmente de los aductores de la escápula.*

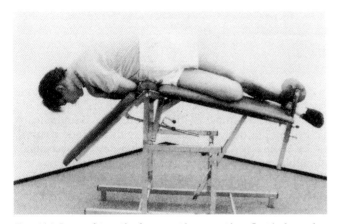

*Fig. 414. La combinación de extensión, rotación y flexión lateral es una forma efectiva de desarrollar el control y la fuerza del tronco.*

En el entrenamiento debe procurarse mejorar la coordinación y el control. A menudo cuesta tiempo aprender, porque las habilidades motoras y coordinativas de la región pélvica no están bien desarrolladas. Además influyen los patrones de movimiento mal aprendidos. La adquisición y automatización de nuevos movimientos solamente se consiguen con lentitud.

Los extensores de la rodilla (m. cuádriceps femoral) suelen estar bien desarrollados en comparación con la musculatura de la cara posterior del muslo. La relación de fuerzas debe ser 2:3 a favor de la cara anterior del muslo. En caso de que los músculos de la cara anterior del muslo sea más corta, sobre todo la porción superficial central (m. recto anterior), estirarán el borde anterior de la pelvis hacia abajo. Ello influye negativamente sobre toda la postura. Se nota especialmente al andar y correr, cuando se estira la cadera y se mueve el muslo hacia atrás, mientras que la articulación coxofemoral hace de eje.

Para corregirlo deben introducirse ejercicios de estiramiento, que no sometan a carga la rodilla en las posiciones extremas (figs. 416 y 417). Además debe cuidarse de que el m. recto anterior flexione la articulación coxofemoral. Cuando se estiran los músculos del muslo la articulación coxofemoral siempre debe estar estirada. También pueden incluirse ejercicios para controlar la pelvis inclinando su borde anterior hacia arriba.

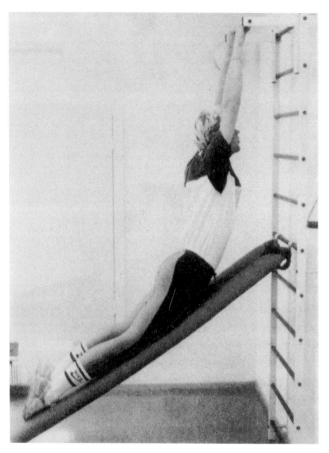

Fig. 416. Estiramiento de los músculos ventrales de pelvis y abdomen con columna descargada. Este ejercicio contribuye a normalizar la columna lumbar.

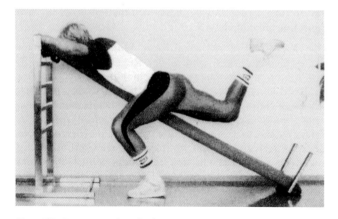

Fig. 417. La activación y la fuerza del m. glúteo mayor se pueden entrenar con este ejercicio (ver foto). La postura correcta de la columna lumbar se asegura apoyando el pie en el suelo. La realización de este ejercicio requiere el movimiento de la articulación coxofemoral.

Los músculos de la cara posterior del muslo (m. bíceps femoral, m. semitendinoso, m. semimembranoso) trabajan principalmente como flexores de la rodilla, aunque también participan en la extensión de la rodilla. Constituyen una zona problemática, ya que generalmente son demasiado débiles en comparación con los músculos ventrales del muslo. Además, pueden ser rígidos o demasiado cortos. En lo referente a la postura, la potente musculatura ventral del muslo empuja el borde posterior de la pelvis hacia abajo y corrige la lordosis lumbar. Un músculo débil no desarrolla el mismo efecto de apoyo. Una musculatura excesivamente rígida en la cara ventral del muslo conduce a una corrección desmesurada de la postura de la pelvis. Además, pueden desgarrarse a causa de una elasticidad insuficiente y una amplitud de movimientos demasiado reducida.

Cuando se realicen ejercicios de potenciación de los músculos ventrales del muslo, debe cuidarse especialmente de que los movimientos sean correctos técnicamente y se realicen con los músculos adecuados. Con frecuencia se comete el error de comenzar a flexionar las articulaciones coxofemorales a medida que avanza la flexión de rodillas. A causa de ello la carga recae sobre la musculatura de la mitad inferior de la espalda; la lordosis lumbar se acentúa.

Es mejor realizar los ejercicios con una sola pierna de forma que la otra pierna se mantenga al lado del banco de ejercicio con la cadera y la rodilla flexionadas. De esta forma se consigue que las caderas y la región lumbar estén en una posición en la cual es casi imposible trasladar los movimientos a los músculos erróneos (fig. 418).

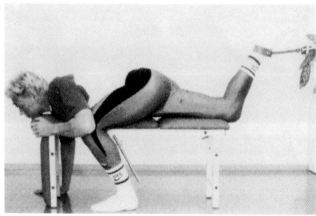

Fig. 418.

En este sentido es conveniente considerar la importancia de los mm. glúteo mediano y menor para la postura. La finalidad principal de estos músculos consiste en garantizar la estabilidad lateral de la pelvis y realizar la abducción del muslo. Cuando este músculo no es lo suficientemente fuerte durante la fase de apoyo (cuando el pie está en contacto con el suelo) se produce un movimiento lateral desmesurado de la pelvis (fig. 419). Al andar, el tronco se inclina de forma típica hacia el lado débil para compensar. Al correr, incluso la menor debilidad se manifiesta en un mayor cruce de la línea central imaginaria durante la fase de apoyo.

estos músculos debe tenerse en cuenta lo siguiente: a pesar de que ambos músculos se insertan con el mismo tendón, el tendón de Aquiles, tienen dos puntos de fijación, uno en la cara dorsal inferior del fémur y otro en la cara lateral externa del peroné. Por ello se recomienda realizar ejercicios de estiramiento en varias posiciones.

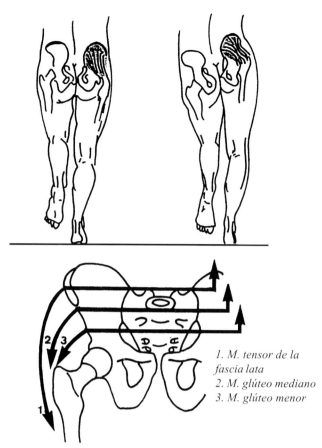

1. M. tensor de la fascia lata
2. M. glúteo mediano
3. M. glúteo menor

Fig. 419. Un m. glúteo mediano fuerte garantiza la estabilidad lateral de la columna lumbar. Unos abductores de la cadera débiles no ofrecen un apoyo suficiente.

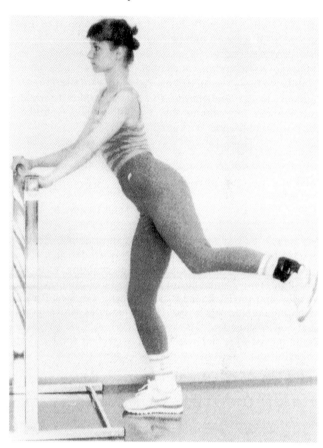

Fig. 420. Un m. glúteo mediano en buenas condiciones es importante para el equilibrio de todo el cuerpo. Para fortalecer este músculo se puede levantar la pierna hacia atrás y lateralmente. Los pesos en los tobillos o la resistencia ejercida por un obstáculo aumentan la eficacia. La postura correcta de la columna lumbar se conserva gracias a los músculos abdominales y de la espalda.

La músculatura glútea mediana se puede entrenar con facilidad, p.ej. en decúbito lateral y levantando la otra pierna estirada. La supinación y la flexión de la cadera pueden evitarse ya que el trabajo es trasladado a otros músculos y con ello se pierde el efecto deseado (figs. 420 y 421).

Por lo general, un músculo glúteo mediano debilitado es muy rígido, ya que a cada paso ha trabajado en el límite máximo de su capacidad de rendimiento. Este músculo también sufre los efectos de la diferencia de la dismetría; por lo general aparecen dolores y rigidez en el lado de la pierna más larga a causa de la mayor carga que ha de soportar.

Los músculos de la pantorrilla (m. gastrocnemio y m. sóleo) también participan en el control de la postura influyendo sobre el ángulo de inclinación del cuerpo. Cuando los músculos de la pantorrilla son pasivos o débiles, el peso en posición de pie descansa sobre los talones y la plomada se desvía de forma importante hacia atrás. Además, la fuerza de la musculatura de las pantorrillas es necesaria para levantar los talones al andar y correr, para conservar la postura de «gato» y un paso elástico.

Si los músculos de la pantorrilla son demasiado rígidos aparecerán problemas funcionales al correr lentamente y en los ejercicios de levantamiento. En lo referente al estiramiento de

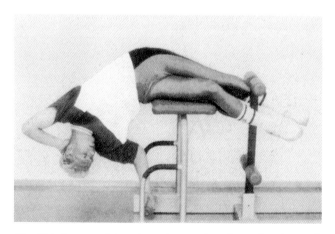

Fig. 421. La musculatura lateral se puede estirar y fortalecer eficazmente con aparatos especiales.

# Control de la postura y el movimiento

Una buena postura no sirve de nada si no se puede conservar cuando se realizan los más diversos movimientos. Por ello no es suficiente realizar el análisis de la postura estando de pie o sentado únicamente (con plomada o retícula).

> La postura no es solamente un estado estable o una posición estable, sino una unidad de movimiento dinámica, en la cual los brazos de palanca y los ángulos articulares son armónicos y las articulaciones pueden desarrollar su efecto amortiguador.
>
> Jarmo Ahonen, 1987

> La postura en una forma fisiológica de utilizar el cuerpo.
>
> Tiina Lahtinen, 1988

La conservación de la postura mientras se llevan a cabo los movimientos depende de muchos factores. En primer lugar, la fuerza de la gravedad atrae todas las partes del cuerpo en dirección al centro de la Tierra. Entonces son importantes la fuerza y la capacidad de estiramiento. Es fundamental reconocer la técnica de ejercicio correcta, la repetición frecuente y sin errores y la adquisición por medio del entrenamiento de una resistencia muscular suficiente. La fatiga muscular local es una de las principales causas de la degeneración de la postura y la técnica de movimiento.

Fig. 422.

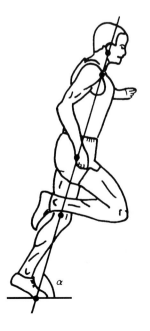

Un objeto se encuentra en equilibrio cuando la suma de las fuerzas que actúan sobre él es igual a cero. El mantenimiento del equilibrio dinámico se muestra en una técnica de rendimiento óptima, se trate de andar, correr, montar a caballo u otra forma de movimiento. Lo importante es que no sea necesario ningún tipo de tensión muscular para conservar el equilibrio, la motricidad sea económica y el desarrollo de fuerza óptimo (figs. 422 y 423).

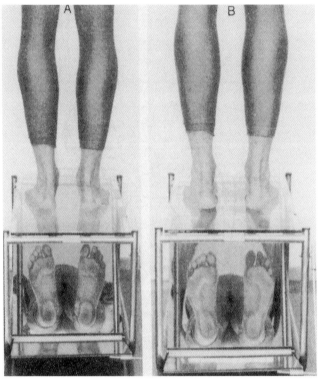

Fig. 423. Un cajón especial provisto de espejos permite ver la distribución incorrecta del peso corporal causada por una posición errónea de los pies (foto A). Con unos ejercicios especiales para los pies y/o plantillas puede corregirse (foto B).

Si se observa al deportista de frente debe tenerse en cuenta lo siguiente en los cambios de postura: la plomada que transcurre desde la superficie articular de la articulación coxofemoral a través del centro de la rodilla y tobillo hasta el segundo dedo del pie debe seguir los mismos puntos cuando el deportista realiza movimientos de carrera, flexiones de rodillas y levantamiento de peso, es decir, solamente cuando se modifican el eje longitudinal y transversal. Este ideal lo cumplen muy pocos deportistas. Por medio de las medidas adecuadas en cuanto a entrenamiento y apoyo, p.ej. la utilización de plantillas, pueden corregirse estos errores (figs. 424 y 425).

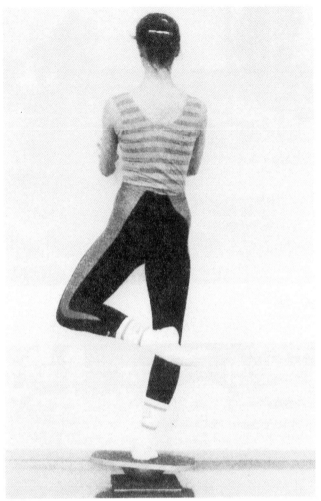

*Fig. 424. Con una plancha de equilibrio se ejercitan la estabilidad del tobillo y la fuerza de los pies. Al mismo tiempo se mejora la estabilidad de la pelvis y de toda la cadena cinética.*

# El equilibrio muscular específico para un deporte determinado

Muchos deportes se caracterizan por sus movimientos unilaterales. Sigue creyéndose de forma errónea que es suficiente con desarrollar la fuerza específica para una única disciplina. En un principio se conseguirá un aumento del rendimiento, pero con el tiempo aparecerán vicios en los movimientos y las posturas. Como consecuencia de ello se sufrirán lesiones y un retraso o estancamiento de los progresos conseguidos a través del entrenamiento. Los entrenamientos específicos para una disciplina deportiva deben estar precedidos por un entrenamiento de fuerza general. Con ello se consigue un desarrollo corporal equilibrado que a la larga hace posible alcanzar un buen nivel de rendimiento.

El desequilibrio producido por el esfuerzo puede compensarse con el entrenamiento de fuerza de los antagonistas. Solamente de esta forma podrá el deportista seguir una carrera deportiva sin sufrir lesiones o por lo menos solamente daños menores.

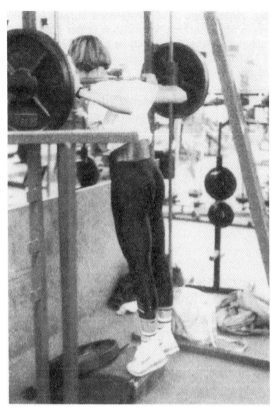

*Fig. 425. Cuando se fortalecen los músculos de la pantorrilla , el movimiento debe llevarse a cabo con toda la amplitud de movimientos de los tobillos. La postura del cuerpo debe permanecer óptima en los ejercicios de pies y tobillos.*

Las pequeñas lesiones se pueden reconocer gracias a los tests de movilidad y musculares, lo cual hace posible seguir un tratamiento correcto antes de que degeneren convirtiéndose en alteraciones o lesiones de mayor importancia. Para cada disciplina se pueden diseñar diferentes tests. El terapeuta debe conocer siempre la disciplina en cuestión para que los resultados obtenidos se traduzcan en un beneficio para el entrenamiento. Además de este tipo de tests debe llevarse a cabo un análisis general del equilibrio muscular.

La tabla 18 muestra los resultados de los tests a los que se sometieron 20 saltadores de pértiga finlandeses (todos diestros). El objeto del estudio era la máxima fuerza estática de las articulaciones de hombros y caderas, así como la movilidad de las articulaciones. Se comprobó el claro desequilibrio entre el lado derecho e izquierdo del cuerpo.

En el lanzamiento de jabalina es necesario que se genere la fuerza de forma rápida. Ya que el aparato de lanzamiento es muy ligero, el movimiento de la mano al final del lanzamiento es extraordinariamente rápido. Con un movimiento parecido a un latigazo se pueden alcanzar velocidades muy altas (figs. 426 y 427).

Desde el punto de vista del cuidado y del equilibrio musculares, este deporte constituye un problema. Al finalizar el movimiento de lanzamiento, la cabeza del húmero sale incluso hasta 2 cm de la cavidad articular. A la larga ésto produce distensión, debilidad y desgarros de los rotadores externos (m. infraespinoso y m. redondo menor).

Los lanzadores de jabalina estiran sus rotadores externos con mucho cuidado, pero sobre todo los fortalecen. Deben ser capaces de frenar el movimiento de forma que no «lancen el brazo junto con la jabalina». En el entrenamiento de fuerza de los rotadores externos los ejercicios siguen el mismo principio que los demás ejercicios de fuerza. Primero se entrena la resistencia, después la fuerza máxima y al final la fuerza explosiva. Los ejercicios de golpeo deben acostumbrar a los músculos al frenazo al final del movimiento de lanzamiento.

Un desequilibrio similar y específico de una disciplina se encuentra, p.ej. entre los remadores que trabajan con un único remo. Sus músculos dorsales se desarrollan de forma extremadamente unilateral. Los saltadores de vallas tienen problemas similares. Para saltar por encima de una valla se necesita una buena elasticidad giratoria de la articulación coxofemoral de la pierna de salto. Si el movimiento de giro de la cadera no es lo suficientemente amplio, durante el salto el movimiento se traslada a las articulaciones rígidas de la pelvis y de la columna lumbar. Sin embargo, las dos articulaciones coxofemorales deben tener la misma amplitud de movimientos.

No hay duda de que en muchos otros deportes observaremos las mismas asimetrías. Como regla general se puede decir que hay que procurar siempre mantener un equilibrio y realizar ejercicios compensadores y correctores con cuidado y energía.

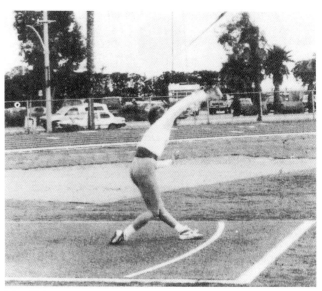

Fig. 426.

*Tabla 18:*   *Tests de fuerza y movilidad de un saltador de pértiga*

| Izquierda | | Derecha |
|---|---|---|
| J. A. 14. 7. 1983 | Persona en estudio fecha | J.A. 14. 7. 1983 |
| N (Newton) | | N |
| | **Articulaciones escapulohumerales** | |
| 167 | Flexión | 176 |
| 181 | Extensión, posición sup. | 205 |
| 145 | Extensión., posición inf. | 135 |
| 129 | Abducción | 127 |
| 135 | Abducción horizontal | 121 |
| 222 | Aducción horizontal | 221 |
| 211 | Rotación lateral | 181 |
| 249 | Rotación medial | 236 |
| | **Articulaciones coxofemorales** | |
| 243 | Flexión | 247 |
| 234 | Extensión | 241 |
| 155 | Abducción | 167 |
| 237 | Aducción | 240 |
| 243 | Rotación lateral | 244 |
| 246 | Rotación medial | 253 |
| | **Mediciones de los ángulos de las articulaciones escapulohumerales** | |
| $-1,5°$ | Rotación lateral | $+8,9°$ |
| $-13,4°$ | Rotación medial | $-16,0°$ |
| | **Articulaciones coxofemorales** | |
| 111,4° | Flexión | 111,2° |
| 28,5° | Rotación lateral | 29,7° |
| 30,3° | Rotación medial | 30,3° |

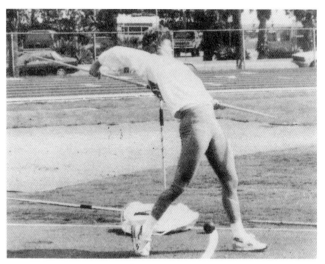

Fig. 427.

# El equilibrio muscular general

Desde la visión de la biomecánica, el cuerpo humano debe encontrarse en un determinado equilibrio para poderse mover lo más eficaz y elásticamente posible. El equilibrio se ha conseguido cuando la suma de las fuerzas que afectan a un objeto es igual a cero. El sistema de diferentes brazos de palanca del cuerpo, sin embargo, es tan complicado que no es posible determinar su efecto y su contrario para cada músculo. No se puede decir que con una fuerza flexora de la rodilla de 1000 N se conseguirá un estado de equilibrio cuando la fuerza de extensión sea de 1000 N. Además, deben tenerse en cuenta las consecuencias de la activación y relajación de los músculos en cuestión, el tipo de trabajo o de deporte, y la longitud de los brazos de palanca. Hoy en día se pueden establecer con bastante precisión y con ayuda de aparatos de medición las fuerzas que actúan en los músculos. También se dispone de valores que indican cuándo se ha alcanzado el equilibrio muscular. El problema es que estos aparatos de test son caros.

En la práctica, los entrenadores y los fisiólogos deportivos deben limitarse a realizar tests aproximativos para determinar el grado de equilibrio muscular. Por esta razón, nosotros nos centraremos en el análisis del equilibrio muscular en base a tests aproximativos de la fuerza y la capacidad de estiramiento, así como en el análisis de las técnicas de rendimiento.

Cuando el equilibrio muscular es bueno se realizan movimientos armónicos, siempre y cuando la habilidad y la coordinación estén bien desarrolladas (fig. 428). Entre el lado izquierdo y el derecho no debe haber diferencias. Por el contrario, con frecuencia los rendimientos deportivos son tan unilaterales que el lado dominante, p.ej. el brazo de un tenista, se hace claramente más fuerte. Esta diferencia debe mantenerse lo más reducida posible con ayuda de ejercicios de fuerza compensadores.

Las relaciones entre los agonistas y sus antagonistas son muy importantes para la postura y la capacidad de resistencia. Con los tests isométricos se puede establecer aproximadamente la fuerza muscular estática.

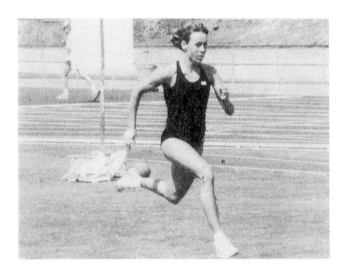

*Fig. 428. Un entrenamiento a conciencia del equilibrio muscular y una mejora cuidadosa de las características coordinativas y técnicas valen la pena. El resultado es un deportista con un desarrollo equilibrado, que es capaz de conseguir excelentes marcas.*

# Tests isométricos estáticos

En los movimientos más rápidos los músculos tienen menos tiempo para tensarse. La relación entre los extensores de la rodilla y sus flexores se modifica con la velocidad. Un buen equilibrio muscular conlleva una buena movilidad de las articulaciones. Al estar de pie, andar y correr, las exigencias de movilidad son limitadas. Para los deportes con grandes amplitudes de movimientos, la movilidad de las articulaciones y la capacidad de estiramiento de los músculos son muy importantes.

*Tabla 19*

| Articulación | Grupo muscular/movimiento | Relación aprox. |
|---|---|---|
| Tobillo | Inversión / eversión | 1/1 |
| | Extensión / flexión | 4/1 |
| Rodilla | Extensión / flexión | 3/2 |
| Cadera | Aducción / abducción | 1/1 |
| | Extensión / flexión | 1/1 |
| Cuerpo | Extensión / flexión | 3/1 |

Ejemplo : resultados del test de grupos musculares antagonistas y agonistas en el aparato de test isocinético
Velocidad del movimiento : 10 RPM (60°/seg)
(RPM = rounds per minute, giros por minuto)

Extensores de la rodilla (cuádriceps) 1 x peso corporal
Flexores de la rodilla (isquiotibiales) 2/3 de la fuerza extensora
Diferencia entre derecha e izquierda : menos del 15%

Velocidad del movimiento : 50 RPM (300°/seg)

Extensores de la rodilla (cuádriceps) : 50 % del peso corporal

Flexores de la rodilla (isquiotibiales) : 80-85% de la fuerza extensora

Se somete a test la capacidad de extensión de los siguientes músculos:

– Músculos de la pantorrilla (m. gastrocnemio y m. sóleo); los tests se llevan a cabo con las rodillas flexionadas y estiradas
– Extensores del muslo (aductores)
– Flexores de la rodilla (isquiotibiales)
– Extensores de la rodilla (m. cuádriceps femoral); los tests se llevan a cabo con la articulación coxofemoral estirada y la articulación coxofemoral en posición intermedia
– Flexores de la cadera (m. psoas ilíaco y m. recto anterior); se someten a test con la columna lumbar en posición intermedia
– Cintilla iliotibial
– Pronadores de la cadera
– Supinadores de la cadera
– Músculos abdominales y estructuras anteriores de la columna vertebral; su capacidad de estiramiento se valora en base a la flexión dorsal y estiramiento de la columna vertebral.
– Músculos de la mitad inferior de la espalda y estructuras posteriores de la columna vertebral; se valoran mediante la flexión hacia delante de la columna lumbar
– Músculos pectorales (m. pectoral mayor y menor)
– Extensores de la columna cervical
– Flexores superficiales de la columna cervical.

# Tests de estiramiento

## Amplitud del movimiento

Deben tenerse en cuenta los siguientes factores
- ► edad
- ► sexo
- ► tipo morfológico (somatotipo)
- ► deporte o tipo de trabajo
- ► grado de actividad (deportista de élite/aficionado)
- ► estado actual del deportista
- ► período de ejercicio
- ► otras particularidades (tipo de pie, dismetría de las piernas)

## Calidad del movimiento

Deben tenerse en cuenta los siguientes factores:

- ► aumento gradual de la resistencia en el desarrollo del movimiento

- ► rigidez muscular al comienzo y durante el desarrollo del movimiento

## Rebote al final del desarrollo de un movimiento

El movimiento de rebote al finalizar el desarrollo fisiológico de un movimiento puede ser de las siguientes formas:

- ► elástico

- ► rígido

- ► duro

La sensación de rebote al final del movimiento, en los límites externos del movimiento, se produce por el trabajo muscular que frena el movimiento. Esta sensación se tiene, por ejemplo, en las flexiones de rodilla, cuando el movimiento es frenado por los músculos de la cara ventral del muslo. Se habla de rebotes rígidos cuando unos músculos acortados frenan el movimiento antes de que se alcance el límite fisiológico del mismo. Un rebote también rígido, pero un poco más duro, lo provocan los ligamentos al final del movimiento (p.ej. rotación de caderas). Cuando disminuye la movilidad de las articulaciones, aparecen dolores al rebotar a causa de la rigidez muscular o el rebote es duro, siempre es conveniente consultar a un médico o un fisioterapeuta. El tratamiento exclusivamente de la musculatura no es suficiente en estas situaciones.

## Asimetría derecha-izquierda

La asimetría en la capacidad de estiramiento tiene como resultado movimientos unilaterales y un desarrollo de fuerza poco económico. Cuando se estudia visualmente, con frecuencia pasa desapercibida esta asimetría entre el lado derecho y el izquierdo. Unos tests de estiramiento manual específicos ofrecen el resultado correcto.

Existen tests específicos y no específicos para determinar la movilidad muscular. En un test no específico se determina la movilidad general y el juego de conjunto de varios grupos musculares. Tocarse los dedos de los pies con las puntas de las manos muestra la elasticidad de todas las estructuras posteriores (espalda, músculos glúteos, cara dorsal del muslo, músculos de la pantorrilla). Este test no se recomienda, ya que la rigidez de la espalda puede ser compensada por la flexión de la cadera; de esta forma se consigue el mismo resultado que cuando la movilidad de la espalda está limitada y los músculos dorsales del muslo están rígidos. La inmovilidad de una estructura puede enmascarar la rigidez en otra región.

Los tests específicos de la capacidad de estiramiento de la musculatura son preferibles a otros tests más imprecisos. Aunque sea necesario dedicarles más tiempo, ofrecen unas informaciones mucho más exactas. En ellos el músculo se aísla con diferentes técnicas de fijación para descartar movimientos compensatorios.

En la tabla 20 se recogen los diferentes valores orientativos para los diversos movimientos articulares, las reglas del test y los movimientos realizados bajo estas condiciones. También se presentan las consecuencias locales de una movilidad deficiente. En los deportes con exigencias de movimiento más altas de lo normal estas normas no son válidas. En esos deportes son necesarios valores especiales que tengan en cuenta el aumento de la movilidad de diversas articulaciones en relación unas con otras (fig. 429).

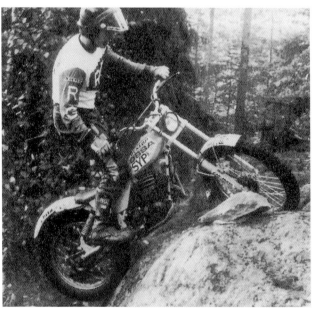

*Fig. 429. El equilibrio muscular, la habilidad y la coordinación son de especial importancia en aquellos deportes que requieren no sólo un buen control sobre el cuerpo, sino también el dominio de un aparato.*

# Tests de equilibrio muscular aproximativos

En el entrenamiento deportivo, como también en el estudio fisioterapéutico de la actividad motora, deben tenerse presentes determinadas regiones estratégicamente importantes desde el punto de vista de la postura. Un estudio de este tipo puede llevarlo a cabo el entrenador, el fisioterapeuta o el masajista. El objetivo del mismo es elegir a los deportistas que nesesitan un estudio más detallado y un programa deportivo de rehabilitación individual.

*Tabla 20 : Examen de la capacidad de estiramiento de los diferentes grupos musculares*

| Grupo muscular | Movimiento a realizar y valor normal | A tener en cuenta en los tests | Consecuencias de la rigidez |
|---|---|---|---|
| columna lumbar | curvatura equilibrada en la flexión hacia adelante y atrás | posición de columna lumbar y rodillas | dolores en la columna lumbar, caderas y cara posterior del muslo |
| musculatura lateral del tronco | inclinación lateral simétrica hacia derecha /izquierda de pie | estabilización de las lumbares, imposibilidad de rotaciones | dolores en la región inferior de la espalda, rigidez del m. cuadrado de los lomos |
| flexores de la cadera | extensión de la cadera en 30° | estabilización de las lumbares, limitación para aumentar la lordosis lumbar | rigidez de los flexores de la cadera, lordosis lumbar más marcada |
| extensores de la cadera (flexores de la rodilla también participan) | flexión de la cadera, con rodillas flexionadas 135°, con rodillas estiradas , dependiendo del deporte, 100-140°, muslos en supinación incluso 180° | estabilización lumbar, limitación de la supinación de los muslos | rigidez de la cara posterior del muslo y nalgas, cifosis de la columna lumbar |
| aductores de la cadera | abducción de la cadera al menos 45° | limitación de la supinación de los muslos | rigidez de los aductores, dolores y problemas en la región del pubis |
| abductores de la cadera | echado de costado con rodilla flexionada, la pierna superior cae sobre la inferior | estabilización lumbar | dolores en la cara externa de la rodilla, inflamaciones de las bolsas sinoviales de la cadera |
| supinadores de la cadera | pronación de la cadera 45° | estabilización lumbar. al mismo tiempo rotación de ambas | supinación del pie y de toda la pierna |
| pronadores de la cadera flexores de la rodilla | supinación de la cadera 45-60° extensión de la rodilla 0° | estabilización lumbar estabilización de la pelvis | pronación del pie y de toda la pierna rigidez de los mm. posteriores del muslo, dolor rotuliano, posición erronea del pie hacia edentro y afuera; inflamaciones de los ligamentos de la rodilla |
| extensores de la rodilla | flexión de la rodilla 130° | estabilización lumbar, limitación de la lordosis lumbar | rigidez de la cara anterior del muslo; rótula en posición superior; hiperextensión de la rodilla |
| músculos de la pantorrilla | flexión dorsal del pie 20° | tobillo y talón en posición central | molestias en el tendón de Aquiles, pronación compensadora |

# Movilidad

Objetos del test son :

- movilidad de la columna cervical
- movilidad del eje escapular
- flexión frontal de la columna vertebral
- flexión dorsal de la columna vertebral
- simetría de la flexión lateral
- capacidad de estiramiento de los flexores de la cadera
- capacidad de estiramiento de los extensores de la rodilla
- capacidad de estiramiento del tendón iliotibial
- capacidad de estiramiento de los flexores de la rodilla
- capacidad de estiramiento de la musculatura de la pantorrilla

▶ **Movilidad de la columna cervical**
- flexión frontal ; mentón sobre el pecho
- flexión dorsal : frente hasta el plano horizontal
- rotaciones : 90° en ambas direcciones
- flexión lateral (simetría)

▶ **Movilidad del eje escapular**
- manos arriba (simetría)
- manos a nivel de los hombros hacia atrás (simetría)
- juntar las manos detrás de la espalda; una desde arriba, la
- otra desde abajo

▶ **Flexión frontal de la columna vertebral**
- dedos hasta el suelo con rodillas estiradas; control de la mitad superior e inferior de la espalda, así como de la postura de la cadera
- lo mismo, pero con flexión hacia atrás derecha (simetría)

▶ **Flexión dorsal de la columna vertebral**
- empuje de las lumbares hacia delante y flexión de la espalda hacia atrás (simetría, lordosis regular)

▶ **Simetría de la flexión lateral**
● flexión lateral en ambas direcciones, determinación del alcance de los dedos hacia la cara dorsal de la pierna y análisis del movimiento de la columna vertebral, la torsión debe ser regular

▶ **Capacidad de estiramiento de los flexores de la cadera**
● decúbito supino sobre el borde de una banqueta, una rodilla pegada al vientre, la pelvis en posición central, la columna lumbar apoyada; la otra pierna cuelga relajada por encima del borde de la banqueta; cuando existe rigidez muscular la cadera queda algo flexionada

▶ **Capacidad de estiramiento de los abductores de la cadera**
● posición como arriba; en caso de rigidez muscular no se consigue un ángulo de 90°
● en decúbito prono, pelvis apoyada, talones hacia las nalgas

▶ **Capacidad de estiramiento de los flexores de la rodilla**
● en decúbito supino, levantar la pierna con rodilla estirada, al menos 120°; observar la posición de las lumbares; no se permiten rotaciones o inclinaciones

▶ **Capacidad de estiramiento de los músculos de la pantorrilla**
● en cuclillas, puntas de los dedos en el suelo, espalda permanece estirada, talones contra el suelo

## Fuerza

Cuando se someta a test la fuerza deben tenerse muy en cuenta en qué medida el deportista controla sus músculos. Además, hay que asegurarse de que se comprueben realmente las funciones que se están estudiando. Hay que elegir una postura o movimiento de test, en la cual sea mejor comprobar la fuerza del grupo muscular correspondiente.

Objeto del test son:
● fuerza flexora de la columna cervical
● fuerza extensora de la columna cervical
● conservación de la postura erguida
● función de los músculos abdominales
● fuerza de sostén del m. glúteo mediano
● activación del m. glúteo mayor
● mantenimiento de la postura del pie.

▶ **Fuerza flexora de la columna cervical**
● en decúbito supino: levantar la cabeza y acercar la barbilla al pecho (fatiga, simetría)
● lo mismo contra un objeto en la frente (fuerza muscular isométrica)

▶ **Fuerza extensora de la columna cervical**
● flexión hacia atrás contra un objeto (el realizador del test presiona contra la nuca)

▶ **Mantenimiento de la postura erguida**
● golpes contra los hombros desde adelante y atrás (estabilidad de la posición, actividad muscular, simetría)

▶ **Función de los músculos abdominales**
● decúbito supino con rodillas flexionadas, sin apoyar los pies en el suelo, incorporar el tronco directamente hacia delante y un lado

▶ **Fuerza de apoyo de los músculos glúteos medianos, el denominado test de Trendelenburg**
● de pie sobre una pierna (control de la pelvis)
● de pie sobre una pierna, movimiento lateral de la pelvis (repetición, simetría)
● valoración de movimientos de carrera (balanceo del tronco, cruce de los pasos)

▶ **Activación de los músculos glúteos mayores**
● en decúbito supino se levanta la pierna estirada; hay que prestar especial atención a las nalgas, la cara dorsal del muslo y la espalda; valoración de la activación de la musculatura glútea en posición de pie, andando y corriendo, así como al final de un movimiento en cuclillas cuando casi se está de pie nuevamente
● si la musculatura de la espalda se activa claramente demasiado temprano, el músculo gluteo mayor puede someterse a test de forma diferente. El deportista está echado en decúbito prono sobre el borde de una banqueta, una pierna al lado del borde, la cadera y la rodilla flexionadas, pie en el suelo. Levantando la pierna sobre la banqueta se activan también los músculos glúteos, de forma que se puede comprobar la fuerza de los mismos

▶ **Postura inmóvil del pie**
● de cuclillas sobre una sola pierna: valoración del mantenimiento de la línea formada por cadera - rodilla - centro de los tobillos - segundo dedo del pie

# Corrección de la postura de la pelvis

En el análisis de la postura hemos destacado sobre todo la posición de la pelvis y los factores que influyen sobre ella. La posición de la pelvis tiene una influencia decisiva sobre todo el cuerpo. La postura de la columna vertebral se rige en todos los planos anatómicos según el ángulo de inclinación de la columna lumbar. Cuando existe una diferencia de la longitud de piernas esto se manifiesta claramente: la carga y la postura de la extremidad inferior y de la columna vertebral son diferentes en el lado de la pierna más larga que en el de la más corta. Si este estado no se corrige provoca un desgaste prematuro de las articulaciones, además de los trastornos del equilibrio muscular.

La corrección de la postura de la pelvis comienza con una exploración detallada que debe dar a conocer las causas:
● observar la postura en reposo y en movimiento (carga)
● control de la fuerza muscular y la capacidad de estiramiento
● exploraciones fisioterapéuticas específicas de las articulaciones

## Vicios posturales de la pelvis como consecuencia de un equilibrio muscular deficiente

### Inclinación hacia delante

- flexores de la cadera rígidos: ejercicios de estiramiento
- musculatura inferior de la espalda rígida: ejercicios de estiramiento
- extensores de la cadera y músculos glúteos débiles: fortalecimiento, en el cual deben «encontrarse» los músculos glúteos
- musculatura abdominal débil: fortalecimiento

### Flexión hacia atrás

- musculatura rígida en cara dorsal del muslo: ejercicios de estiramiento
- musculatura glútea rígida: ejercicios de estiramiento
- músculos de la mitad inferior de la espalda débiles: fortalecimiento, al principio con pequeños brazos de palanca.

### Flexión lateral

- m. cuadrado de los lomos rígido: estiramiento, fortalecimiento de los músculos del lado contrario

## Vicios posturales de la pelvis como consecuencia de dismetría en las piernas

Los tests funcionales se llevan a cabo con plantillas en el calzado del deportista; la postura de la columna lumbar y de la columna vertebral se observa en reposo y en movimiento. Los resultados más exactos se obtienen con radiografías. En ocasiones deben corregirse las plantillas de la pierna más corta.

## Vicios posturales de la pelvis como consecuencia de deformaciones de los pies

El tratamiento se lleva a cabo mediante plantillas y ejercicios de fortalecimiento.

# 31. Cuestiones especiales sobre el entrenamiento deportivo

## Obstáculos morfológicos en el camino hacia un equilibrio muscular y una movilidad aceptables

Un entrenamiento consecuente conduce generalmente a la adquisición de una buena capacidad de estiramiento y flexibilidad. Si a pesar de todo, no se consigue la elasticidad deseada, ello puede tener causas morfológicas. No queda otra alternativa que aceptar los hechos y obrar en consecuencia. A veces hay que modificar la técnica o usar medios de ayuda. En el peor de los casos habría que cambiar de deporte o abandonar definitivamente el deporte de alto rendimiento. Hacer realidad el deseo de seguir una carrera deportiva en la juventud no compensa si hay que poner en juego la salud para toda la vida.

Unos músculos rígidos en las pantorrillas limitan la flexión dorsal general. Su capacidad de estiramiento puede mejorarse con diferentes ejercicios. La movilidad limitada, sin embargo, puede estar relacionada con determinadas estructuras anatómicas de la región de los tobillos. Por eso, cuando se estiran se siente dolor en la musculatura de las pantorrillas. Los huesos interfieren unos con otros y evitan que se lleve a cabo el movimiento completo. En estos casos los ejercicios de estiramiento no consiguen ninguna mejoría.

nes cuando se levanta un peso desde la posición en cuclillas. Además hay que cuidar de conservar la línea frontal formada por articulación coxofemoral - rodilla - centro del tobillo - segundo dedo del pie.

Las articulaciones coxofemorales generalmente tienen una capacidad rotatoria suficiente para la mayoría de los deportes. En el ballet, en el patinaje artístico y en la gimnasia moderna, sin embargo, los pies deben poderse abrir en un ángulo de 180°. Esta supinación no solamente es posible gracias a la articulación de la rodilla; se reparte por tobillos, rodillas y caderas. Cuando la supinación de la cadera es buena (60° o más) no suelen aparecer grandes problemas en las rodillas o los tobillos (fig. 430).

Si la supinación de la cadera es incompleta, aparecen importantes fuerzas de torsión. Entonces deben evitarse los ángulos de 180° de los pies. Si se fuerzan, existe un riesgo de sufrir lesiones en las rodillas; los ligamentos de las rodillas y tobillos se estiran en exceso. Como consecuencia de ello, la postura de los pies empeora, las bóvedas de éstos se hunden y se produce el denominado hallux valgus. La articulación coxofemoral se ve menos afectada por esta hiperextensión, ya que es una enartrosis que también puede girar alrededor de un eje vertical (fig. 431).

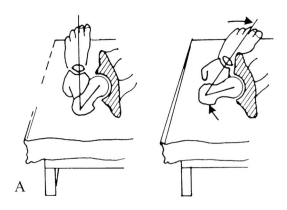

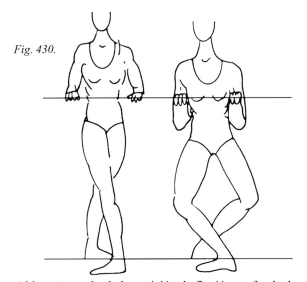

*Fig. 430.*

Al levantarse desde la posición de flexión profunda de rodillas y al correr lentamente , el ángulo entre la pierna y la pantorrilla debe reducirse lo suficiente para evitar una hiperpronación compensatoria. Cuando se está en cuclillas y al levantar pesos del suelo, la deficiente flexión dorsal se extiende a la espalda y afecta hasta la columna vertebral. Para corregirlo se utilizan plantillas y, además, se elevan los talo-

*Fig. 431. A) En la anteversión de la cadera se giran hacia dentro la rodilla y el pie (pronación). La supinación de la cadera está limitada a causa de la anatomía de la cadera.*

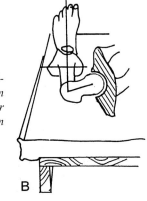

*B) Si existe una buena movilidad simétrica en la articulación coxofemoral, no hay limitaciones por razones estructurales en la pronación ni en la supinación.*

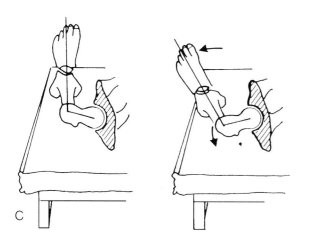

*C) Una articulación coxofemoral en retroversión hace posible una supinación mayor de lo normal. Una pronación sería desfavorable.*

Si la falta de movilidad es debida a una excesiva rigidez de la musculatura y los ligamentos, deben elegirse ejercicios de estiramiento como terapia. Sin embargo, en ocasiones la causa se encuentra en una postura incorrecta del muslo, que no permite una supinación suficiente ya que los huesos chocan entre sí. En el ballet clásico esto se convierte en un obstáculo, por lo que los bailarines deben pasar al baile moderno en el cual pueden evitarse estas posiciones extremas. Pero cuando el cuello del fémur es girado en la dirección contraria se puede conseguir fácilmente la supinación completa.

En la región de la columna lumbar en ocasiones se sufre una reducción de la movilidad de determinadas parejas de vértebras. La movilidad limitada de una articulación intervertebral con frecuencia produce una hipermovilidad de las vértebras situadas inmediatamente encima y debajo. Para corregirla son adecuados algunos tratamientos de movilidad y ejercicios estabilizadores. En pocas ocasiones se descubre una adherencia de una o ambas apófisis costotransversas de la última vértebra lumbar con la cara corsal interna de la cresta ilíaca. En este caso, la vértebra afectada no participa en los movimientos de flexión y rotación y la siguiente articulación vertebral se hace ligeramente hipermóvil. Ante situaciones como ésta están contraindicados los ejercicios de flexión de la espalda. El deportista debe practicar un deporte que no someta la espalda a un esfuerzo excesivo.

Aunque en principio las anomalías de la espalda no suelen hacer imposible la práctica de un deporte, en ocasiones conllevan problemas imposibles de superar. Por esta razón, el diagnóstico temprano y una actuación en consecuencia ahorran al deportista muchas preocupaciones y frustraciones.

# La estrategia a seguir para eliminar errores motores

La causa de las lesiones deportivas no siempre es fácil de determinar. El cuerpo humano está provisto de unos excelentes mecanismos de compensación. Los tejidos se adaptan a las cargas y a las anomalías estructurales. En algunas lesio-

nes por sobrecarga se pueden determinar frecuentemente dos, tres, cuatro o más factores diferentes que los producen y que por su actuación en conjunto sobrepasan la capacidad de carga de los tejidos. Si se ignoran los signos de dolor, rigidez e inflamación, pueden producirse lesiones graves, como son fracturas por sobrecarga, desgarros de ligamentos, etc.

Otros factores son consecuencia de lesiones deportivas anteriores, una biomecánica incorrecta, un aumento repentino de la intensidad del entrenamiento y de su amplitud, modificación de las técnicas de entrenamiento y rendimiento, cambio de calzado o de la superficie sobre la cual se entrena, empeoramiento del equilibrio muscular o descuidos en cuanto al cuidado muscular.

El médico del deporte o el ortopeda debe conocer la historia del deportista. Sólo así se pueden descubrir las relaciones entre las lesiones y sus causas. «Si encuentra la causa de una lesión, eso está bien. Pero al mismo tiempo habrá pasado por alto otras dos o tres» (Lynn Wallace). Un dolor o una lesión por sobrecarga muy pocas veces tiene una única causa, pero un único factor puede haberlos provocado (fig. 432).

La eliminación de los errores motores es un componente muy

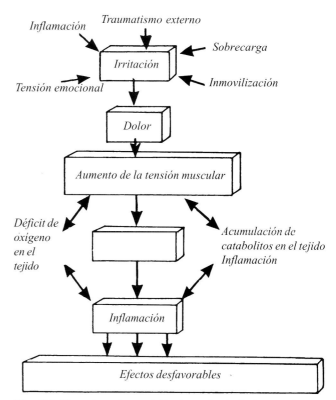

*Fig. 432. Mecanismo de aparición de un obstáculo funcional como consecuencia de una irritación del aparato locomotor y de sostén (rigidez muscular, reducción de la movilidad articular, disminución de la movilidad de los tendones, dolor por carga y movimiento, dolor en reposo, etc.).*

importante de la rehabilitación deportiva. A continuación se presentan los principios más importantes:

► El deportista debe ser el primero en indicar que existe un problema.
► Cuando se ha reconocido la existencia de un problema, éste debe ser localizado.
► Cuando se han descubierto las causas, se diseña un plan para eliminarlas.
► El próximo paso consiste en poner en práctica el plan (fisioterapia, entrenamiento de compensación, modificaciones de postura y equilibrio muscular, cambios en el entrenamiento normal).
► Entonces se valora nuevamente la situación.
► Si el resultado obtenido es bueno, se reanudará el entrenamiento normal.
► Si el resultado no es satisfactorio, se elaborará un nuevo plan y se pondrá en práctica.

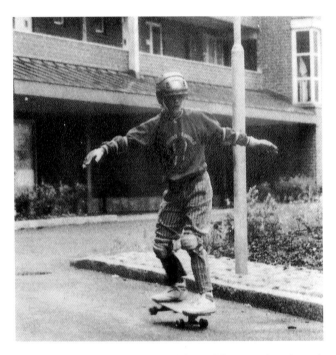

*Fig. 433. En los niños, la actividad física debe tener el carácter de juego. En primer lugar se encuentra el desarrollo de la movilidad general, la agilidad y la técnica. Los ejercicios de equilibrio y habilidad requieren elasticidad y valor; por ello los niños los llevan a cabo con especial facilidad. El monopatín es uno de los mejores aparatos para desarrollar el equilibrio. También se recomiendan diversos ejercicios de escalada y gimnasia con aparatos.*

# Entrenamiento del equilibrio muscular

Un análisis del equilibrio muscular, es decir, el reconocimiento de errores y deficiencias, es muy importante. Para corregir errores debería incrementarse la fuerza de los músculos débiles. Los músculos rígidos deben estirarse y, de ser necesario, mejorar la coordinación y la agilidad con diversos ejercicios (fig. 433).

Para el fortalecimiento de la musculatura se utilizarán los métodos usuales del entrenamiento de fuerza. Al mismo tiempo, se mejora el control general del cuerpo, el peso del cual actuará de carga. Los ejercicios para desarrollar la fuerza explosiva se realizarán con ayuda de pesos libres o con aparatos de entrenamiento.

La capacidad para generar fuerza con rapidez es de extrema importancia en diversos deportes. También la dirección del movimiento puede cambiar con mucha rapidez. Cuando un deportista no es capaz de conservar la postura cuando realiza movimientos rápidos, no habrá sacado todo el provecho de su entrenamiento del equilibrio muscular.

Los músculos que estabilizan la postura desarrollan mucho trabajo estático. Por esta razón, también deben entrenarse con métodos estáticos (isométricos). Por tanto, en los ejercicios de la musculatura abdominal el movimiento puede frenarse en la fase más difícil; esta posición debe conservarse durante todo el tiempo posible. Esto se repetirá entre tres y cinco veces. Nunca habrá que contener la respiración. El oxígeno necesario se obtendrá respirando con rapidez.

El equilibrio muscular se puede corregir con mayor rapidez con ayuda de ejercicios de estiramiento. Estos ejercicios no deben realizarse conjuntamente con el resto del entrenamiento para evitar que interfieran con el desarrollo de otras características.

Con los ejercicios de coordinación y agilidad se intenta profundizar en lo ya aprendido, que debe aplicarse en el entrenamiento específico para cada disciplina deportiva. Los ejercicios fundamentales se realizarán delante del espejo. Los movimientos del tórax y caderas y las posturas correctas para llevar a cabo el esfuerzo y mantener el equilibrio deber estar totalmente automatizadas. Solamente cuando se haya ejercitado el sentido muscular y de la postura se introducirán los ejercicios de movilidad específicos para cada disciplina (tabla 21).

**Ejemplo de un entrenamiento aeróbico para mejorar el equilibrio muscular y la postura del cuerpo:**
► Calentamiento: 5-10 min en una bicicleta ergométrica
► Ejercicios de fuerza muscular con 15, 20 o 30 repeticiones, pero solamente de 30 seg de duración.
► Resistencia de las vías respiratorias: en principiantes entre 40 y 50% del máximo, en avanzados 50-70%
► Ejercicios interválicos: durante 30 seg, estiramiento muscular o 10 seg, tensión, 3 seg, descanso, 20-30 seg, estiramiento
► Para mantener el pulso se llevará a cabo un entrenamiento aeróbico después de los ejercicios de fuerza muscular y estiramiento, con 30 seg de actividad como correr en el sitio, salto de comba, bicicleta estática, salto de trampolín, etc.
► Este ciclo se repetirá entre dos y cuatro veces de acuerdo con la capacidad de rendimiento.

*Tabla 21*

| Resistencia general | Fuerza resistencia | Fuerza máxima | Fuerza explosiva |
|---|---|---|---|
| Aumento de la capilarización, mayor irrigación muscular | Aumento de la masa muscular, menor que en el entrenamiento de la fuerza máxima, mayor capilarización | Aumento de la masa muscular | Aumento de la velocidad de movimiento, mejora del tiempo de respuesta |
| Muchas repeticiones, 15-25 (-40) / serie | Menos repeticiones, 8-10-12 / serie | Entrenamiento piramidal, pocas repeticiones 2-4-6 /serie | Pocas repeticiones, 2-4-6 /serie |
| Poca resistencia 25-50% | Resistencia media 50-80% | Resistencia alta 80-100% | Poca resistencia, 25-50% |
| 5 series | 4 series | 3-5 series | 3-5 series |

# Fracturas por sobrecarga

Las fracturas óseas de las extremidades inferiores producidas por sobrecarga son relativamente frecuentes entre los corredores, saltadores y bailarines. Los más afectados suelen ser el 3er cuneiforme, la tibia y el peroné, y la mitad superior del fémur. Un aumento de la carga junto con un ángulo de carga incorrecto produce una presión de adaptación que resulta excesiva para el organismo (fig. 434).

El resultado de ello son diferentes tipos de fracturas. En caso de que no sean tratadas con inmovilización y no se corrija el ángulo de carga, en la región de fractura se produce una fibrosis (unión de la fractura con tejido fibroso en lugar de tejido óseo) y la formación de una pseudoarticulación. Para restablecer la estabilidad y conseguir que desaparezca el dolor en la región suele ser necesaria una intervención quirúrgica.

La posición del pie tiene una influencia decisiva sobre la postura de todo el cuerpo y el ángulo de carga (fig. 435). Si la biomecánica del pie ha cambiado por alguna razón, aparecerán momentos de torsión no fisiológicos en los metatarsianos, la tibia y el peroné, así como en el fémur. Por esta razón, los pies siempre deben fortalecerse con aparatos de equilibrio y gimnasia para los dedos del pie. Si existe algún tipo de problema anatómico, el deportista debe llevar un calzado adecuado a su caso personal (figs. 436 y 437).

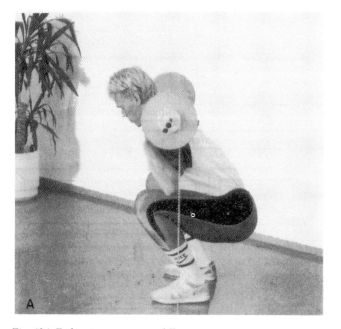
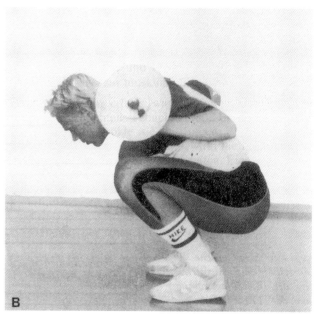

*Fig. 434. En los ejercicios en cuclillas es importante mantener la carga sobre el punto de apoyo (foto A). Si la carga se encuentra demasiado adelantada, las estructuras de la espalda deben soportar una carga excesiva (foto B).*

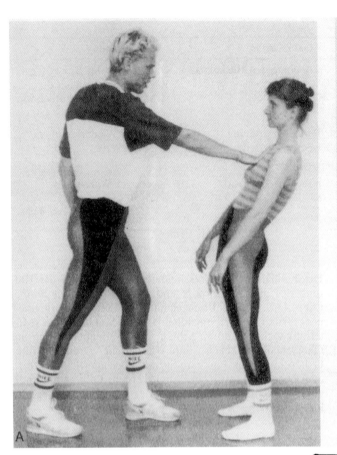
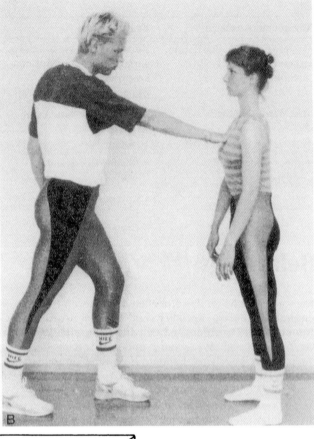

*Fig. 435. Si una parte demasiado importante del peso recae sobre los talones, las fuerzas externas hacen que el cuerpo pierda el equilibrio. (foto A). Si el peso se distribuye de manera uniforme sobre todo el pie, los factores distorsionadores externos son más fáciles de compensar. La distribución del peso y el «ángulo de inclinación» correcto de cuerpo se pueden ejercitar tal y como se muestra en la foto (foto B).*

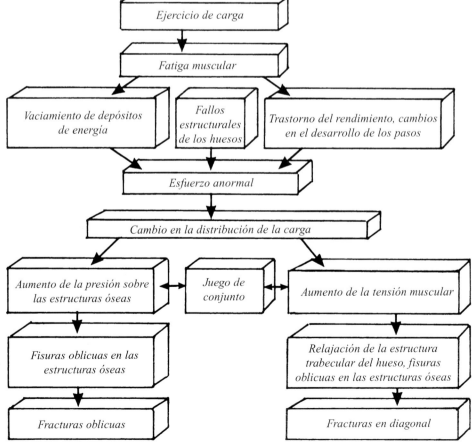

Ejercicio de carga

Fatiga muscular

Vaciamiento de depósitos de energía

Fallos estructurales de los huesos

Trastorno del rendimiento, cambios en el desarrollo de los pasos

Esfuerzo anormal

Cambio en la distribución de la carga

Aumento de la presión sobre las estructuras óseas

Juego de conjunto

Aumento de la tensión muscular

Fisuras oblicuas en las estructuras óseas

Relajación de la estructura trabecular del hueso, fisuras oblicuas en las estructuras óseas

Fracturas oblicuas

Fracturas en diagonal

*Fig. 436. Representación esquemática de los efectos del entrenamiento de carga y de los mecanismos que provocan diversas fracturas por sobrecarga. Según Frankell y Nordin.*

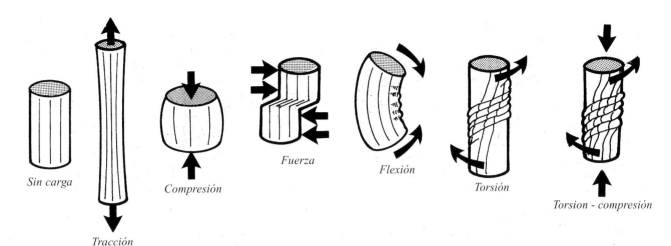

Fig. 437. Representación esquemática de las diferentes fuerzas y fuerzas combinadas que someten el hueso a carga.

# Técnica respiratoria para apoyar la actividad muscular

El oxígeno es imprescindible para todas las funciones corporales. Se obtiene por medio de la inspiración. Para los diversos rendimientos motores se utilizan diferentes técnicas respiratorias y el ritmo respiratorio se modifica de acuerdo con la intensidad del rendimiento. Una respiración correcta hace más fácil el rendimiento deportivo y protege las estructuras del cuerpo (p.ej. al levantar grandes pesos). También el grado de relajación depende en gran medida de la capacidad de controlar la respiración.

## Técnicas respiratorias básicas

**En la respiración apical** el aire entra en la parte superior de los pulmones. Los músculos respirtorios superiores se activan. Esta respiración se caracteriza por el levantamiento de las clavículas y los hombros, así como por la dilatación de la mitad superior del tórax. Esta técnica respiratoria se utiliza cuando se necesita oxígeno con rapidez. Su desventaja consiste en que el oxígeno obtenido de esta forma es insuficiente para los rendimientos de cierta duración así como el hecho de que aumenta la tensión de los músculos que ayudan en la respiración (mm. escalenos, m. esternocleidomastoideo).

**En la respiración torácica** todo el tórax se ensancha. El aire inspirado se extiende por la parte central de los pulmones; el aporte de oxígeno es considerable. Si se respira con tranquilidad, la inspiración se hace posible gracias al levantamiento de las costillas por medio de los m. intercostales externos y porciones de los m. intercostales internos, situados entre los cartílagos anteriores de las costillas. Cuando la inspiración se acelera, se activan además el m. pectoral menor, el m. serrato anterior y el m. pectoral mayor.

La espiración comienza de forma espontánea inmediatamente después de la espiración. El aire es expulsado de forma pasiva, sin actividad muscular. Solamente si la respiración es rápida, o sea, cuando el metabolismo gaseoso debe producirse a mayor velocidad, se activan los músculos de la espiración. Éstos bajan las costillas y comprimen el tórax. Este movimiento es llevado a cabo por los mm. intercostales internos, sobre todo por las porciones situadas entre las costillas. También los músculos abdominales rectos y oblicuos participan comprimiendo la cavidad abdominal y la mitad inferior del tórax. Si la espiración es difícil, como ocurre durante los ataques de asma, los músculos abdominales contribuyen a bajar las costillas. Además, empujan el diafragma hacia arriba para presionar el resto de aire de los pulmones. En los deportistas asmáticos, el cuidado muscular también debe incluir el masaje de la musculatura respiratoria y el aprendizaje de las técnicas respiratorias correctas.

La respiración diafragmática se produce, tal y como indica el nombre, con ayuda del diafragma. Éste actúa como un émbolo entre las cavidades torácica y abdominal. Cuando se contrae, se hunde hacia abajo y propicia la inspiración mediante el aumento del volumen de la cavidad torácica. Una tensión abdominal alta evita que se pueda producir la respiración diafragmática. En los deportes en los que los músculos abdominales se encuentran en tensión por razones cosméticas o funcionales, la aspiración se produce principalmente por la expansión de la cavidad torácica.

Las personas que están siempre en tensión con frecuencia tienen grandes dificultades para relajar los músculos abdominales. Su función respiratoria no puede llevarse a cabo, ya que la constante posición elevada del diafragma no permite que sea eficaz. Además de las técnicas de relajación siempre deberían practicarse las técnicas respiratorias.

Los pulmones tienen una forma de cono y el mayor volumen se sitúa en su mitad inferior. Ésta es la razón por la cual el diafragma tiene tanta importancia para la inspiración. Sin su actividad, los pulmones no podrían llenarse al máximo. La espiración máxima, a su vez, requiere que el diafragma se relaje por completo y que se activen todos los músculos espiratorios. Solamente así se consigue expulsar el resto de aire de los pulmones.

En muchos rendimientos deportivos (halterofilia, tiro, etc.) es típico contener la respiración. Una fuerte tensión muscular, unida a una respiración contenida, conduce con rapidez a un déficit de oxígeno. La parada respiratoria total pone en peligro la circulación sanguínea. La presión venosa en el cerebro aumenta, la circulación capilar en los pulmones se hace más lenta y la resistencia al flujo de los vasos pulmonares mayor. Este estado no puede mantenerse durante mucho tiempo. Por esta razón solamente es posible mantener la respiración durante un corto intervalo de tiempo cuando se levanta un gran peso.

Cuando se realizan ejercicios musculares estáticos, con frecuencia es difícil no contener la respiración. En estos casos se recomienda respirar de forma breve y entrecortada.

Para los ejercicios de fuerza dinámicos se recomienda espirar en las fases del movimiento que sean concéntricas y relajantes. Durante la inspiración se lleva a cabo un movimiento excéntrico y elástico, que al mismo tiempo prepara el movimiento concéntrico. Por lo general se espira en los movimientos de flexión. Cuando se estira el cuerpo (flexión hacia atrás) se vuelve a inspirar. Esto es de especial importancia en los ejercicios de corrección de la postura, cuando hay que combinar la extensión de la columna dorsal y la dilatación del tórax.

El dominio de una técnica respiratoria correcta forma parte de todas las técnicas de levantamiento en los ejercicios de fuerza. Cuando se levanta un peso del suelo, la columna vertebral debe estar inclinada hacia adelante, pero no flexionada. A causa de la modificación de los brazos de palanca aumenta la presión sobre los discos intervertebrales y, en el peor de los casos, se puede sobrepasar su capacidad de carga. Cuando las cargas son altas, la presión debe repartirse lo más uniformemente posible sobre los discos intervertebrales. Por detrás, las vértebras son sujetadas por músculos, pero en la cara anterior la única estructura de sujeción es el ligamento longitudinal común anterior. Por ello debe aumentarse la presión intraabdominal para aumentar el efecto de apoyo desde delante.

Al comienzo de un movimiento de levantamiento, la persona realiza de forma instintiva la denominada maniobra de Valsalva, que consiste en el cierre del ano y la apertura del diafragma. Como consecuencia de ello se activan los músculos inspiratorios y la inspiración. Ello aumenta la presión de la cavidad abdominal cerrada. Además, los músculos abdominales se ponen en tensión. De esta forma se compensa en parte la carga que tienen que soportar los discos intervertebrales (fig. 438).

En caso de que un disco intervertebral esté lesionado o no soporte una inclinación hacia delante del cuerpo, debe evitarse levantar grandes pesos. Hay que considerar como alternativa el entrenamiento en cuclillas, p.ej. unas cuclillas frontales con una mancuerna en el pecho o en el aparato de Hack, para que la columna vertebral permanezca recta y en la misma dirección que el desarrollo de la fuerza.

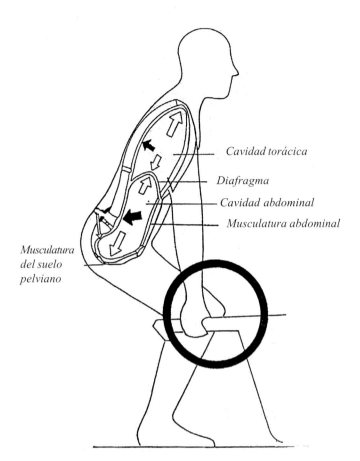

Cavidad torácica

Diafragma

Cavidad abdominal

Musculatura abdominal

Musculatura del suelo pelviano

*Fig. 438. Cuando se prepara un movimiento de levantamiento, se activan todas las estructuras que aumentan la presión intraabdominal. El mantener la respiración suele terminar en un fuerte grito, como ocurre en la halterofilia y el lanzamiento de pesos.*

# Hemisferios cerebrales, motricidad y aprendizaje

«Sin imágenes interiores, el ser humano no puede pensar. Nosotros dibujamos tal y como pensamos» (Aristóteles). A esta teoría de Aristóteles podríamos añadir que también nos movemos tal y como pensamos.

Estas imágenes internas de movimiento aparecen en el hemisferio derecho. Su función se forma en los primeros años de vida. Las informaciones sensoriales que llegan simultáneamente a los dos hemisferios, son tratadas de forma diferente en cada una de ellas. En el hemisferio derecho se forman imágenes de movimiento, a partir de las cuales se elabora un sistema de reglas para los movimientos de todo el cuerpo. En el hemisferio izquierdo, por el contrario, la información sensorial se transforma en palabras y pensamiento analítico. Los movimientos se almacenan por separado en el hemisferio izquierdo, desarrollándose al mismo tiempo planos motores.

Ambos hemisferios también tienen una memoria diferente. En el derecho se almacenan las informaciones visuales, espaciales, rítmicas y musicales. El hemisferio izquierdo, por su parte, almacena palabras e información siguiendo un orden lógico. Cuando se aprenden movimientos, las palabras y la lógica no deben jugar papeles diferentes. Los dos hemisferios siempre trabajan conjuntamente, pero cuando se trata del aprendizaje y la realización de movimientos domina el lado derecho.

Los centros del lenguaje se localizan en el hemisferio izquierdo, pero los sentimientos que produce el hemisferio derecho tienen la misma importancia que las palabras con las cuales intentamos describirlos.

Cuando hacemos jogging, esquiamos, jugamos al tenis y hacemos otras actividades físicas, el hemisferio derecho domina nuestros pensamientos y acciones. También tenemos conciencia de nosotros mismos y de nuestro entorno, aunque no lo describamos en palabras. Esta conciencia muda controla también los rendimientos deportivos. En el entrenamiento se aprenden los movimientos necesarios en los centros motores del cerebelo, y en el hemisferio derecho se elabora la imagen completa del rendimiento. Se habla entonces del «deporte interior» (fig. 439). Si el deportista es corregido mientras lleva a cabo el rendimiento o es criticado después de finalizar, la imagen interna no se puede desarrollar de forma óptima. La causa es el aumento de la actividad del hemisferio izquierdo. El hemisferio izquierdo «cree saber mejor» cómo se deben llevar a cabo los movimientos. Intenta solucionar los problemas de forma analítica, diferenciando las distintas fases del movimiento y detectando los posibles errores.

Por lo menos en las competiciones debe «hacerse callar» al hemisferio izquierdo y darle al derecho la oportunidad de controlar el rendimiento de la forma como se aprendió en el entrenamiento. Escuchando música, canturreando o cantando en voz alta se puede evitar que el hemisferio izquierdo interfiera en el rendimiento. Los deportistas adultos pueden alcanzar un estado similar de función cereberal como los niños con la ayuda de la música. Aunque los niños tienen una menor capacidad de coordinación de movimientos que los adultos, para ellos es mucho más fácil aprender nuevos movimientos. Los niños son controlados por el hemisferio derecho, cuando los padres y entrenadores provocan la participación del hemisferio izquierdo haciendo las indicaciones innecesarias. Con palabras solamente se pueden mencionar las condiciones positivas; las críticas y sobre todo decir; «ten mucho cuidado de no hacerte daño» deben evitarse. El hemisferio derecho reacciona de forma sana ante las situaciones imprevistas, pero el hemisferio izquierdo interfiere en los movimientos. Después de haber sufrido una lesión, los deportistas de todas las edades deben reducir con eficacia la función del hemisferio izquierdo. Además de escuchar música sería de gran utilidad también contar las inspiraciones.

La música puede mejorar la capacidad de concentración del deportista. Hablar, el ruido o los estímulos visuales muy fuertes en el entorno activan el hemisferio izquierdo. Con ayuda de la música la activación puede trasladarse al hemisferio derecho, el cual controla la función muscular. También se cree que la música provoca la secreción de endorfinas en el cerebro, lo cual produce sensaciones agradables. Además, las endorfinas alivian el dolor, lo cual es importante para las disciplinas de resistencia, ya que el ácido láctico, que produce dolor, se acumula en los músculos. En el entrenamiento se puede escuchar música, pero en las competiciones está prohibida.

# Resumen

El deporte y la actividad física suelen ser controlados por el hemisferio derecho. Este hemisferio «intuitivo» que no funciona verbalmente genera, además de los rendimientos deportivos, también sensaciones positivas que van unidas a la actividad física. Estas sensaciones y el resultado obtenido determinan qué y cómo se efectúa un aprendizaje motor. Lo mismo ocurre con la actividad física terapéutica. Tanto los entrenadores como los terapeutas deben reforzar con una postura positiva las funciones del hemisferio derecho tanto en los deportistas como en los pacientes. Gracias a ello se conseguirán los mejores resultados.

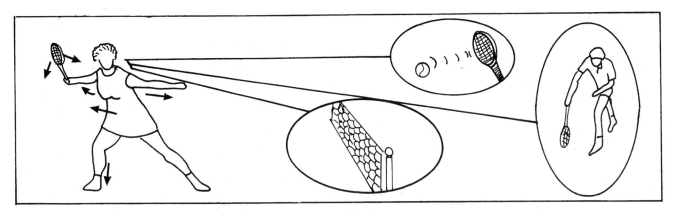

*Fig. 439. El analítico hemisferio izquierdo no es capaz de procesar con la suficiente rapidez los datos que tienen relación con el juego. El hemisferio derecho diseña y hace posible los movimientos necesarios con ayuda de las «imágenes interiores».*

# Obstáculos en el camino hacia nuevas coordinaciones de movimientos

No es fácil aprender cosas nuevas. Los niños aprenden a través del juego, la imitación y la fantasía. Si la capacidad de aprendizaje es muy buena, el aprendizaje no es interferido por viejos errores o costumbres (fig. 440). En el entrenamiento deportivo es muy importante enseñar a los niños desde un principio las técnicas de movimiento correctas. El proceso de aprendizaje debe ser variado, ya que la agilidad desempeña un papel fundamental en el entrenamiento. En la edad adulta esta capacidad es difícil de adquirir por medio del entrenamiento. La motivación del niño frente a un entrenamiento de la posición y la corrección del equilibrio muscular puede ser difícil. Por esta razón, estos ejercicios debe formar parte del juego (fig. 441).

El proceso de crecimiento, los «estirones», pueden significar una interferencia pasajera para la adquisición del equilibrio muscular y la coordinación, de forma que todos los movimientos se hacen torpes y la postura empeora. En estas épocas no deberían esperarse de los alumnos grandes progresos técnicos. Al contrario, el simple mantenimiento del nivel alcanzado ya es motivo suficiente de satisfacción. Si las exigencias son demasiado altas en estos períodos de estancamiento en el aprendizaje, la constante sensación de fracaso puede acabar con la motivación y toda la ilusión por el deporte puede perderse.

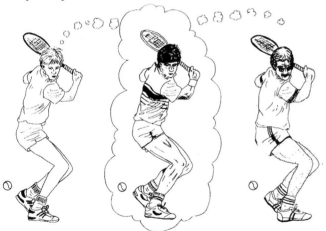

Fig. 440. Un niño aprende sin dificultad, ya que no ha adquirido inhibiciones en cuanto al aprendizaje. Observa el modelo de movimiento, lo copia e imita el movimiento. Por el contrario, un adulto secciona el ejemplo en varias partes e intenta hacerse su propia imagen del movimiento. La información se complica y el movimiento deseado puede resultar completamente diferente, a menudo incorrecto.

El concepto de «postura» se asocia con frecuencia a valores que no tienen nada que ver con la forma de vida actual. Antes se hablaba de ello en el colegio o en las academias militares, pero al oír esta palabra no se piensa en salud y deporte. Por

ello es comprensible que los ejercicios de corrección de la postura y mejora del equilibrio muscular sean considerados poco importantes y más bien molestos. Estas ideas tan negativas y críticas son uno de los primeros obstáculos que hay que superar cuando se comienza a aprender un nuevo modelo de postura y movimiento.

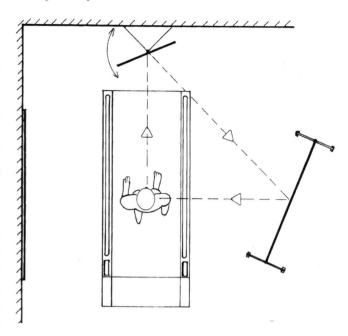

Fig. 441. Colocarse delante de un espejo ayuda mucho en el aprendizaje de movimientos. Los espejos situados alrededor de la cinta continua permiten que el deportista que está andando o corriendo pueda ver su postura y sus movimientos también desde un lado. Ello hace más fácil el aprendizaje y la percepción del desarrollo del movimiento.

Ello se hace aún más difícil por el hecho de que considera como correctos las posturas y los movimientos acostumbrados y erróneos, mientras se consideran incorrectos los nuevos movimientos. Los mecanorreceptores de las estructuras articulares y musculares, que perciben los movimientos y las posturas, aprenden a aceptar con el paso de los años las costumbres dominantes. El correspondiente centro cerebral considera importante el flujo de información que acostumbra a recibir de los mecanorreceptores, independientemente de si los movimientos y posturas son correctos o no. Cuando se corrige un movimiento erróneo, el cuerpo se resiste. Por lo general la nueva postura es considerada desagradable. El deportista debe ser convencido con espejos, vídeos, indicaciones verbales y ejercicios de muestra sobre la importancia de la corrección de su postura y la mejora del equilibrio muscular, ya que su cuerpo no le motiva a ello. Solamente cuando la mejora en cuanto a la postura y el equilibrio muscular haya permanecido estable durante algunas semanas, incluso meses, se podrá confiar en que serán conservadas en todas las situaciones. En el entrenamiento deportivo esto requiere mucha paciencia e incluso quejas del entrenador. También el fisioterapeuta debe motivar y estimular al paciente de forma intensa.

En el entrenamiento muchas cosas resultan más fáciles que en la competición o la explicación. Con frecuencia se trabaja durante largo tiempo con un bailarín o un deportista para conseguir eliminar un viejo error y aprender la forma correcta, que en el entrenamiento finalmente se consigue realizar sin dificultades. Entonces llega la primera competición o el debut. De repente, todos los viejos errores vuelven a aparecer y la nueva técnica se pierde por completo. Ello se suele atribuir a los nervios antes de la competición o a la fiebre de candilejas. Pero no siempre es tan sencillo.

Como ya se ha mencionado, el cerebro se compone de dos hemisferios: el izquierdo, analítico, y el derecho, creativo. Los psicólogos deportivos ingleses, John y Christofer, han desarrollado una técnica de entrenamiento en la cual se utilizan determinados símbolos e imágenes interiores como ayudas en el aprendizaje. Afirman que de esta forma se pueden transmitir habilidades técnicas al hemisferio derecho. En una situación de competición, las habilidades aprendidas también se encuentran en el hemisferio derecho y por tanto pueden utilizarse. Solamente cuando ambos hemisferios dominan el nuevo modelo se podrá interiorizar realmente la nueva técnica, postura o posición.

No es raro encontrar que la persona tiene costumbres que dificultan el proceso de aprendizaje. Si domina el hemisferio izquierdo, los deportistas tienen tendencia a la crítica negativa innecesaria, la cual evita el aprendizaje de nuevas cosas. Pero el proceso de aprendizaje requiere una postura abierta y positiva. Otro factor distorsionador es el denominado *chattering-mind-syndrom*, incapacidad para decidirse por aquello que es fundamental.

Si domina el hemisferio derecho, el aprendizaje puede estar dificultado por ensoñaciones, lo cual conduce fácilmente a realizar de forma incorrecta el ejercicio. Estos deportistas requieren mucha atención, control y guía para que no adquieran costumbres de movimientos erróneos (fig. 442).

Si el proceso de aprendizaje no avanza de la forma deseada o aparecen retrocesos graves, deben establecerse pronto los posibles factores distorsionadores.

Para los ejercicios de postura y equilibrio muscular han de utilizarse métodos también controlados por el hemisferio derecho para conseguir que una buena postura y un equilibrio correcto de músculos y articulaciones sean realmente aprehendidos y automatizados. En lugar de hablar siempre de ángulos de inclinación y activación muscular, lo que se enseña debe estar acompañado de símbolos e imágenes. Por ejemplo, para muchas personas, el gato es el símbolo de la agilidad. La mayoría de ellas también son capaces de moverse de forma tan ágil, elástica y sigilosa como un gato. Si a un tenista le pedimos que en el golpeo adopte una postura de elasticidad gatuna, seguramente lo conseguirá desde el punto de vista del equilibrio muscular y la carga sobre las articulaciones. Si quisiéramos explicárselo de forma analítica sería mucho más difícil conseguir el mismo resultado.

El estado psíquico se refleja en la postura y los movimientos, como así en la cara. También el cuerpo tiene su propio lenguaje y muestra alegría o decaimiento. Los deportistas con tendencia a las depresiones suelen mostrar una mala postura, pero los que tienen un carácter positivo están «radiantes». Las causas de la posible depresión debe descubrirlas un psicólogo deportivo. Si no se puede resolver, incluso el entrenamiento más duro no dará ningún resultado.

Por otra parte, se puede intentar combatir el decaimiento con un determinado plan de entrenamiento. Para elllo se eligen ejercicios que mejoren la postura, abran posiciones fijas y modifiquen toda la expresión corporal en la dirección positiva. El ser humano es una unidad psicofísica. Igual que la psique puede influir sobre el cuerpo (el soma), también los movimientos del cuerpo pueden influir sobre el estado del alma.

| | hemisferio izquierdo | hemisferior derecho |
|---|---|---|
| Rendimientos y capacidades | • tiempo<br>• diferenciación / detalles<br>• palabras<br>• lógica<br>• pensamiento analítico<br>• situación de entrenamiento | • situación<br>• idea completa<br>• imágenes<br>• intuición<br>• pensamiento asociativo<br>• situación de competición |
| Ejercicio mental | • finalidad<br>• preparación<br>• análisis | • creatividad<br>• música<br>• símbolos y fantasía |
| Costumbres que entorpecen el proceso de aprendizaje | • indecisión («chattering mind syndrome»)<br>• postura negativo-crítica | • falta de concentración<br>• soñar despierto |

*Fig. 442.*

Incluso el ambiente del entrenamiento determina si el deportista aprende nuevas habilidades o no. Cada persona aprende según su propio ritmo. Si en el entrenamiento en grupo se exige que todos aprendan a la misma velocidad, los más débiles sentirán miedo en esta situación, lo cual puede hacer imposible el aprendizaje. Si un entrenador quiere conseguir buenos resultados, debería procurar que la atmósfera fuese positiva, constructiva y motivadora. Cuando se trabaja en técnicas complicadas deberían evitarse las competiciones innecesarias para permenecer abiertos al aprendizaje lúdico. En muchos deportes hay que cuidar de que los deportistas jóvenes adquieran las habilidades de cada fase de aprendizaje. Si pasan demasiado pronto a los niveles superiores, o sea, antes de dominar los fundamentos sin cansarse, con alegría y de forma automática, se perderán la armnonía y la fluidez de los movimientos, la coordinación empeorará y el progreso se retrasará o se estancará por completo. En el interés de una base sólida, un deportista con aptitudes puede incluso estar toda una temporad en un nivel inferior.

El talento tiene formas diversas de manifestarse. No nos podemos permitir perder a un buen deportista solamente porque aprende las cosas más lentamente que los demás. Las personas no maduran con la misma rapidez; se trata solamente de eliminar los obstáculos que hay en el camino del aprendizaje. Lo importante es ser capaz de liberarse de los prejuicios y conseguir la colaboración entre los diferentes campos profesionales.

# BIBLIOGRAFÍA

Ballreich R, Baumann W (Hrsg). Grundlagen der Biomechanik des Sports. Stuttgart: Enke 1988.

Ballreich R, Kuhlow A (Hrsg). Biomechanik der Leichtathletik. Stuttgart: Enke 1986.

Bartels H, Bartels R. Physiologie, 4. Aufl. München: Urban & Schwarzenberg 1991.

Dirix A, Kunttgen HG, Tittel K (Hrsg). Olympia-Buch der Sportmedizin. Köln: Dtsch. Ärzteverlag 1989.

Dvorák J. Dvorák V. Checkliste Manuelle Medizin. Stuttgart, New York: Thieme 1990.

Eriksson B, Mellstrand T, Peterson L, Renström P, Svedmayr N. Sport, Krankheit und Medikament. Köln: Dtsch. Ärzteverlag 1989.

Gustavsen R, Streeck R. Trainingstherapie im Rahmen der manuellen Medizin. Prophylaxe und Rehabilitation. 2. Aufl. Stuttgart, New York: Thieme 1990.

Hinrichs HU. Sportverletzungen. Erkennen. Helfen. Vorbeugen. Reinbek: Rowohlt 1989.

Hollmann W, Hettinger T. Sportmedizin - Arbeits- und Trainingsgrundlagen. 3. Auflage. Stuttgart, New York: Schattauer 1990.

Ilmarinen J, Välimäki (eds). Children and Sport. Berlin, Heielberg: Springer 1984.

Katch Fl, McArdle WD. Nutrition, Weight Control, and Exercise, 3rd ed. Philadelphia: Lea & Febiger 1988.

Knebel K.P. Funktionsgymnastik. Dehnen. Kräftigen. Entspannen. Reibek: Rowohlt 1991.

Niethard FU, Pfeil A. Orthopädle. 2. Aufl. Heidelberg: MLP Duale Reihe 1992.

Peter E. Pain, managament and control in physiotherapy. London: Heinemann 1988.

Pitzen R, Rössler H. Orthopädle. 16. Aufl. München: Urban & Schwarzenberg 1989.

Prokop L. Kinder-Sportmedizin. Stuttgart: Gustav Fischer 1986.

Prokop L, Jelinek R, Suckert R. Sportschäden. Stuttgart: Gustav Fischer 1980.

Rohen JW. Funktionelle Anatomie des Menschen. 7. Aufl. Stuttgart, New York: Schattauer 1993.

Sölvebron SA. Das Buch vom Stretching. München: Mosaik 1989.

Weineck J. Functional Anatomy in Sports. 2nd ed. Chicago: Year Book Medical Publishers 1990.

Yokochi C, Rohen JW. Weinreb EL. Photographische Anatomie des Menschen. 5. Aufl. Stuttgart, New York: Schattauer 1992.